常见肾脏病诊疗学

主编 刘春梅 考玉芹 李 辉 刘 琳

天津科学技术出版社

图书在版编目(CIP)数据

常见肾脏病诊疗学/刘春梅,考玉芹,李辉主编. —天津:天津科学技术出版社,2010.7
ISBN 978-7-5308-5829-5

Ⅰ.①常… Ⅱ.①刘… ②考… ③李… Ⅲ.①肾疾病—诊疗 Ⅳ.①R692

中国版本图书馆CIP数据核字(2010)第118394号

责任编辑:石 崑
责任印制:白彦生

天津科学技术出版社出版
出版人:蔡 颢
天津市西康路35号 邮编 300051
电话:(022)23332398(事业部) 23332697(发行)
网址:www.tjkjcbs.com.cn
新华书店经销
北京中印联印务有限公司印刷

开本 787×1092 1/16 印张 17.5 字数 400 000
2010年7月第1版第1次印刷
定价:30.00元

编委会名单

主　编　刘春梅　考玉芹　李　辉　刘　琳
副主编　刘　娟　王　华　王新玲
编　委（以姓氏笔画为序）
　　　　王　华　王新玲　卢亚华　考玉芹　刘春梅　刘　娟
　　　　刘　琳　李　辉　郝建华

前 言

医学是一门不断发展的科学，新的研究成果的大量出现和临床经验的日益积累，拓展了医务人员的知识面。《常见肾脏病的诊疗学》是一部全面论述肾脏疾病、重点突出且紧密联系临床实际的专科论著。全书分为肾脏的解剖学、原发性肾小球肾炎、原发性肾病综合征、继发性肾小球疾病、肾脏病常用药物、连续性血液净化、腹膜透析和泌尿生殖系统疾病的检查共八个章节，并有常见疾病的诊治指南。编著者主要是临床医院富有医学理论基础并兼有丰富临床实践经验的学者，有助于临床医师及在校学习的医学生研读。

该书的特点为：(一)内容充实，纲目清楚，凡与临床肾脏疾病有关的基础理论、检诊方法和重要疾病均见于卷中。(二)信息新颖，全书以分子生物学为本阐明肾脏病的有关病理机制等问题。(三)着重于临床应用，由于原发性肾小球肾炎、原发性肾病综合征是常见肾脏疾病，该书第二、三章着重详述该类疾病的诊断及详细治疗方案。基于上述全、新、实效等三方面特点，该书将引导读者了解肾脏疾病的现状，增长临床诊治能力。

衷心感谢为本书撰稿的各位专家及出版社的大力支持。

刘春梅　考玉芹　刘　琳

2010 年 3 月

目 录

第一篇　肾脏的解剖学	(1)
第二篇　原发性肾小球肾炎	(8)
第一章　急性肾小球肾炎	(8)
第二章　急进性肾小球肾炎	(10)
第三章　隐匿性肾小球肾炎	(18)
第四章　慢性肾小球肾炎	(19)
第三篇　原发性肾病综合征	(24)
第一章　微小病变性肾病	(24)
第二章　系膜增生性肾小球肾炎	(30)
第三章　IgM 肾病	(34)
第四章　IgA 肾病	(36)
第五章　局灶性节段性肾小球硬化	(46)
第六章　膜性肾病	(55)
第七章　系膜毛细血管性肾小球肾炎	(61)
第八章　小儿肾病综合征	(69)
第四篇　继发性肾小球疾病	(76)
第一章　狼疮性肾炎	(76)
第二章　病毒性肝炎相关性肾炎	(80)
第三章　糖尿病肾病	(82)
第四章　肾淀粉样变性病	(85)
第五篇　肾脏病常用药物	(88)
第一章　肾上腺糖皮质激素	(88)
第二章　细胞毒性药物	(102)
第三章　环孢素 A、FK506 和霉酚酸酯	(109)
第四章　血管紧张素受体拮抗剂	(120)

第五章　利尿剂和白蛋白 …………………………………………………… (128)
　　第六章　肾病综合征的凝血异常与抗凝治疗 …………………………… (134)
第六篇　连续性血液净化 ……………………………………………………… (151)
　　第一章　连续性血液净化的适应证和并发症 …………………………… (151)
　　第二章　血液净化对肾衰竭的治疗模式与临床应用 …………………… (155)
第七篇　腹膜透析 ……………………………………………………………… (230)
第八篇　泌尿生殖系统疾病的检查 …………………………………………… (241)
　　第一章　尿液分析 ………………………………………………………… (241)
　　第二章　肾功能实验 ……………………………………………………… (259)

第一篇　肾脏的解剖学

肾脏为左右各一的成对的器官,形似蚕豆。肾脏位于腹腔的后上部,腹膜后,脊柱两侧,紧贴腹后壁。肾脏前面有腹膜遮盖,右肾上方有肝脏,所以其位置较左肾低 0.5~1 个椎体,左肾上极平第 11 胸椎,下级平第二腰椎,右肾上极平第 12 胸椎,下极平第 3 腰椎。第 12 肋骨斜过左肾的后中部,而斜过右肾的后上部。左肾下极距髂嵴约 6cm,右肾下极距髂嵴约 5.5cm,一般女性较男性者低。两肾的长轴均向外下方倾斜,两肾的背部体表投影或触诊区约为:两肾内缘距脊柱正中线旁开 2.5cm,外缘距脊柱正中线旁开 7.5cm,上极平第 11 胸椎,下极平第 3 腰椎。

肾脏的体积各人略有不同,左肾较细长,右肾较宽短,平均长 10~12cm,宽 5~6cm,厚 3~4cm,重 120~150g。肾脏有上下两极、前后两面和内外两缘。上极宽而薄,下极窄而厚。外缘隆起,内缘凹陷,凹陷中央称肾门,是肾脏血管、淋巴管、输尿管和神经出入的部位,它们共同聚集于肾门处而形成肾蒂,右肾蒂较左侧者短。肾蒂中各结构的排列顺序是:由前向后为肾静脉、肾动脉和输尿管,由上向下为肾动脉、肾静脉和输尿管。肾门向肾内延续为肾窦,肾窦是肾实质围绕成的腔隙,窦内充以肾动静脉的主要分支、淋巴管、神经、肾小盏、肾大盏、肾盂和肾盂周围的脂肪组织。在肾脏的额状切面上,可见肾实质分为肾皮质和肾髓质。皮质位于肾实质的表层,占肾实质的外 1/3,由肾小球、近端小管和远端小管组成,可见密布的细小颗粒,其深部邻近髓质部分称髓旁区。髓质位于肾实质的内层,占肾实质的内 2/3,由髓袢和集合管组成,富含直小血管,呈暗红色,它们共同组成 10~20 个圆锥形的肾椎体,肾椎体的底端朝向肾皮质,尖端伸向肾小盏,称肾乳头,髓袢和集合管形成放射状的条纹称髓放线。髓放线可伸入皮质,髓放线之间的皮质结构称皮质迷路。皮质成分伸入肾椎体之间称肾柱。肾脏与周围器官的关系:左、右肾略有不同。肾脏的前面邻接腹腔器官:右肾的上 2/3 接触肝的右叶,下 1/3 接触结肠右曲,内缘接触十二指肠降部;左肾的上 1/3 接触胃,中 1/3 接触胰体和胰尾,下 1/3 接触空肠,外缘上半与脾相邻,下半与结肠左曲相邻,两肾上缘有肾上腺。肾的后面仅与肌腱膜、腰方肌、腰大肌和横膈相邻,所以肾穿刺术均自背部进针。

肾脏的被膜:肾脏的外表面有三层结构被覆,组成肾被膜。最内层紧贴肾皮质,称肾纤维膜,由丰富的胶原纤维、少量的弹力纤维和平滑肌组成，薄而坚韧。肾纤维膜与肾实质结合部有平滑肌和结缔组织构成的肌织膜，肌织膜不易剥离，经肾门伸入肾窦而被覆于肾窦壁。中间层即肾纤维膜的外面，为脂肪组织构成的肾脂肪囊，在肾门处进入肾窦而充填于肾窦内容物的间隙内。最外层即肾的脂肪囊外面，由肌腱和肌筋膜构成的肾筋膜，肾前筋膜较薄弱，与腹主动脉和下腔静脉周围的结缔组织及对侧的肾前筋膜相连续，肾后筋膜与腰大肌和腰方肌的筋膜相连，肾前和肾后筋膜在肾上腺上方融合并与膈下筋膜相连，所以肾可随呼吸上下移动，在下方则与腹膜外组织和髂筋膜连接。进行肾穿刺活检时，穿刺针头先停留在肾脂肪囊内，当患者憋住气时，再向肾实质快速插入，以免撕裂肾组织。

肾脏的皮质和髓质含有大量肾单位和集合管，它们密集分布，构成肾实质的主要成分。在上述结构之中，含有少量结缔组织，称肾间质，其中有血管、淋巴管和神经穿行。

一、肾单位(nephron)

每个肾脏含有60万~70万肾单位。肾单位是肾脏的结构和功能的基本单位，由肾小球和其下属的近端小管、髓袢和远端小管组成。肾小球由毛细血管球和肾小囊构成，通过滤过形成原尿，肾小管是一条细长迂曲的上皮性小管，平均长30~38mm，具有重吸收和排泌功能而形成终尿，肾小球、近端小管和远端小管分布于皮质和肾柱，髓袢和集合管分布于髓质和髓放线。

根据分布和结构特点，有皮质肾单位(corticalnephron)和髓旁肾单位(juxta medullary nephron)之分。皮质肾单位的肾小球位于皮质浅层，髓袢较短，肾小管周围毛细血管网丰富，髓旁肾单位的肾小球位于皮质深层，髓袢很长，可达肾乳头，肾小管周围仅有直小血管伴行，缺乏毛细血管网，髓旁肾单位数量较少，仅占肾单位总数的10%~20%。

二、肾小球

肾小球有中央的毛细血管球和包绕于其外面的肾小囊组成，直径150~250μm。入球小动脉经反复分支形成毛细血管球，再汇集成出球小动脉，小动脉出入的一侧称肾小球血管极，肾小囊与近端肾小管相通连，相连接处称肾小球尿极。

入球小动脉进入血管极后，即分为5~8支，以此为基础进而分成5~8团毛细血管小叶或毛细血管节段(segment)，毛细血管节段间基本无吻合支，独立行使功能，所以，当肾小球出现节段性病变时，其他毛细血管节段不受影响，之后，它们再依次汇合为出球小动脉并离开肾小球血管极。肾小球毛细血管与其他部位的毛细血管相比，尚有两个特点：①肾小球毛细血管由内向外的静水压较其他部位的毛细血管高出2~3倍，这是由于入球小动脉与出球小动脉相比，前者短而粗，走行平直，后者长而细，走行屈曲，因之两者的压力差较大。静水压大一方面有利于肾小球毛细血管的过滤和原尿形成，另一方面也容易使血流中的免疫复合物等大分子物质在毛细血管壁沉积而导致损伤。②肾小球毛细血管壁的结构较一般的毛细血管复杂，由内皮细胞、基底膜和上皮细胞组成，而且每层结构也各具特点，这种精细的结构保证了肾小球毛细血管过滤的精确性，但也使之容易损伤。

肾小球毛细血管内皮细胞(endothelial cell)：内皮细胞呈扁平梭形，细胞核位于毛细血管的系膜侧，与系膜细胞相邻，光镜下为深染的小圆形，细胞质较少，环绕于毛细血管基底膜内侧，含有少数线粒体、高尔基复合体、内质网、溶酶体及吞噬泡等。此外，肾小球毛细血管内皮细胞属有孔型内皮细胞，胞体有大量环形小孔，直径约40~100nm，称为窗孔(fenestrations)，窗孔与基底膜之间有一薄层带负电荷的唾液酸糖蛋白，可吸附细菌，并阻止大分子物质通过

(图1-1~2),具有Ⅰ型和Ⅱ型组织相容性抗原。

肾小球毛细血管基底膜(glomerular basement memb rane,GBM):位于内皮细胞和上皮细胞之间,为一层半透膜,由于富含糖蛋白,用PAS和PASM等特殊染色方法,光镜下可清楚地显示出来。成人肾小球毛细血管基底膜厚约270~350nm,儿童约为110nm。电镜观察可见GBM分为三层:内疏松层(lamina rara interna),厚约80nm;中间的致密层(lamina densa),厚约120nm;外疏松层(lamina rata externa)厚约100nm。GBM以Ⅳ型胶原和糖蛋白为主,与系膜基质相同,所以,GBM在肾小球系膜侧与系膜基质融合而消失。

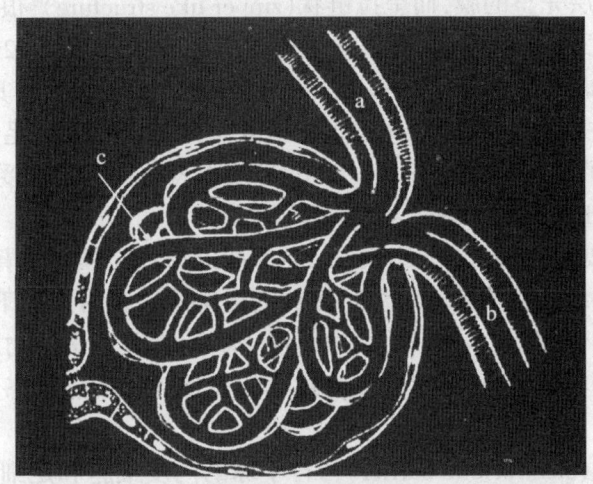

a.入球小动脉 b.出球小动脉 c.毛细血管节段

图1-1 肾小球

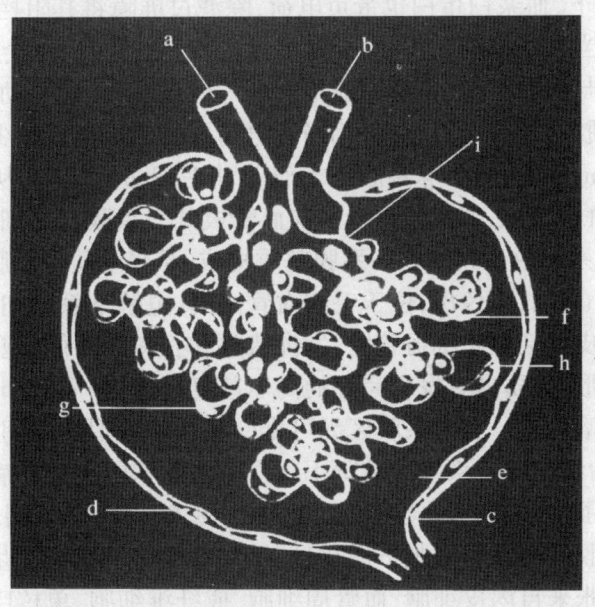

a.入球小动脉 b.出球小动脉 c.肾小囊基底膜 d.壁层上皮细胞
e.肾小囊腔 f.GBM g.脏层上皮细胞 h.内皮细胞 i.系膜

图1-2 肾小球

肾小球毛细血管上皮细胞(epithelial cell)：又称肾小囊脏层上皮细胞，贴伏于 GBM 的外侧及系膜区的周围。光镜下上皮细胞核较内皮细胞核大，而且染色较浅。电镜下可见发育完好的高尔基复合体、微管和微丝，多数线粒体，易见溶酶体，胞体有多数伪足状突起，故又称足细胞(podocyte)，先从胞体伸出几个大的突起，再依次分出次级突起，有的可分出三级突起，末级突起的末端膨大如足，称足突(foot processes)，足突相互形成指状镶嵌的交叉状与 GBM 相接触（图 2—26，图 2—23~25）。足突之间的裂隙称为裂孔(slit pore)，宽约 40nm，构成肾小囊的一部分，裂孔接近 GBM 处，尚有一层薄膜，称为裂孔膜(slitdiaphragm)，厚度约为 4~6nm，裂孔膜并非一层完整的膜，而呈拉链状(zipper like structure)，很多平行的条状结构与两端的足突相连，条宽 7nm，间距 4nm，条状结构的中心有一条直径 12nm 的实性加强区，所以，两条之间的有效滤过面积应为 4nm×28nm。近年来，发现裂孔膜具有 podocin、nephrin、CD2AP 和细胞骨架相关蛋白 α-actin-4 等多种抗原。此外，足细胞、足突和裂孔膜表面均有一层带负电荷的唾液酸糖蛋白，厚约 20~60nm。足细胞表面具有 C3b 受体和 Heymann 抗原，胞质具有 syna—ptopodin、podocalyxin、WT1 等抗原。

肾小球滤过膜或滤过屏障(filtrated barrier)：原尿的形成必须通过肾小球的内皮细胞、基底膜和足细胞，这三层结构称为肾小球滤过膜或滤过屏障。正常情况下，分子量 7 万以下的物质可通过滤过膜，如葡萄糖、多肽、尿素、电解质、水等，大分子量的物质则不能通过或选择性通过，取决于其所携电荷、分子形状等。滤过膜的完整性和功能状态直接关系到正常尿的生成。

肾小球电荷屏障 (electrostatic barrier)：肾小球的内皮细胞和足细胞表面均被覆着 20~60nm 的糖蛋白，基底膜也富含糖蛋白，糖蛋白可携带双向电荷，等电点为 4.7，而人的体液 pH 为 7.6，因此，肾小球滤过屏障必然携带负电荷，称为电荷屏障。滤过屏障可选择性地滤出小分子物质。正常状态下，血浆白蛋白也带负电荷，除滤过屏障将其阻拦外，电荷屏障无疑也构成了一道电荷阻挡，当其负电荷减少时，即使滤过屏障结构完整，也会出现蛋白尿。胶状铁是带双相电荷的物质，与蛋白相似，将其调成不同的等电点时，注射于动物，等于调整电荷屏障的负电荷，结果显示胶状铁等电点越高，相当于电荷屏障的负电荷越少，则滤出率越高。

肾小球系膜(mesangium)：肾小球系膜位于肾小球毛细血管之间，从肾小球血管极处广泛地联系着每根毛细血管，将毛细血管球悬吊在血管极处。系膜与足细胞交接处，称副系膜区(paramesa—ngium)。系膜由系膜细胞和系膜基质构成，系膜基质是系膜细胞合成的细胞外基质。系膜细胞胞核小而圆，染色深，位于毛细血管之间，电镜下系膜细胞呈星形，表面有多数突起，长者可伸入内皮下甚至毛细血管腔，发挥清除和吞噬的功能，胞核呈圆形或卵圆形，生长活跃时，呈不规则形，胞质内有发育完好的高尔基复合体、内质网和核糖体，较多的微管和微丝，易见吞噬泡和溶酶体。有时系膜区尚可见一些临时停留的浸润的白细胞、单核巨噬细胞和来自骨髓的原始细胞等。系膜区在肾小球内所占面积因生理和病理情况不同而有变异，婴幼儿占肾小球切面的 6.2%，中老年人可达 10.4%，病理状态下则增宽更明显，2~3μm 的标准切片中，一个系膜区的系膜细胞不得超过 3 个。系膜细胞来源于生后肾组织的原始间充质细胞，但也有人主张来自内皮细胞、血管周细胞、成纤维细胞、单核巨噬细胞乃至血管平滑肌细胞等。肾小球系膜有多种生理功能和病理意义：①支持和保护肾小球毛细血管袢。②吞噬和清除功能，一直认为系膜细胞属于单核巨噬细胞系统，后来对系膜细胞的吞噬和清除功能出现了争论，但来自骨髓的单核巨噬细胞则肯定具有这一功能，系膜基质有间隙，形成系膜的微管系统,所以,一些不能或不易通过滤过屏障的大分子物质以及沉积于毛细血管壁的免疫复合物等特殊物质均可通过吞噬、转运或通过系膜微管通道系统(mesangial channel)进入淋巴管、血管,或通过血管极进入肾小管。③系膜细胞具有肌动球蛋白形成的原纤维,具有血管紧张素受体,可以收缩,对前列腺素 E_2 也较敏感,可以舒张,这样,既可调解肾小球的血流状态,也可改变系膜微管通道,从而影响大分子物质的转运。④系膜细胞通过产生系膜基质或基膜样物质,参与肾小球毛细血管基底膜的更新。⑤具有一定的分泌肾素的内分泌功能。⑥系膜细胞可产生多种细胞因子(IL1、6、8、EGF、PDGF、IGF、TGF—D、CSF、FGF、TNF、ET等)和生物活性酯(PGE_2、PGl_2、TXA_2、PGF_2),对肾小球炎症的发生和发展以及系膜增生均有重要作用。⑦系膜细胞具有一些特殊抗原,如免疫相关抗原(immune associated antigen,Ia)、胸腺细胞表面抗原(Thy 1 antigen)等。

系膜、内皮细胞、基底膜和足细胞的关系:肾小球毛细血管基底膜并非完整地包绕毛细血管腔,仅包绕着系膜侧以外的三面,将内皮细胞和系膜与足细胞分隔,在系膜区,基底膜与系膜基质相融合,因此,内皮细胞与系膜细胞间无基底膜分隔,所以,系膜细胞可以取代内皮细胞,并可伸入毛细血管腔或长入毛细血管壁,有利于吞噬和清除有害物质和大分子物质。光镜下,不可能檀确区分三种细胞,只能用特殊染色方法(PAS, PASM,Masson 法)将基底膜显示出来,根据细胞的位置区分细胞的种类。

肾小囊(Bowman,s capsule):近端小管的盲端扩大并内陷构成的球状囊。外层与近端小管管壁相延续,在肾小球尿极处相移行,称为肾小囊的壁层,由基底膜和壁层上皮细胞组成,基底膜厚约 150nm,壁层上皮细胞呈扁平状,除具有一般的细胞器外,有较多的微丝结构。肾小囊壁层上皮细胞在肾小球血管极处移行为脏层上皮细胞或足细胞,肾小囊基底膜与入球小动脉基底膜也在血管极处合并形成毛细血管基底膜(GBM),壁层上皮细胞与足细胞间的腔隙称肾小囊腔。

肾小球内的固有细胞包括肾小球内皮细胞、系膜细胞和足细胞,在 2~3μm 的切片中,一个正切的肾小球,固有细胞约 60±10 个,多于此标准,属于细胞增生。

肾小球旁器(juxtaglomerular apparatus,JGA):又称肾小球旁复合体(juxtaglomerular complex),位于入球小动脉、出球小动脉和远端小管之间的锥形区域,由球旁细胞、球外系膜细胞、极周细胞和致密斑组成。球旁细胞(juxtaglo— merular cell,JGC):入球小动脉和出球小动脉平滑肌细胞在血管极处衍化为上皮样细胞,细胞体积较大,立方形或多边形,着色浅淡,可见有膜的内分泌颗粒分布于细胞浆内,直径约 5mm,多数为电子密度中等的致密物质,少数有结晶状结构,用免疫病理方法证实这些内分泌颗粒含有肾素。球外系膜细胞 (extraglomerular mesangial cell):又称 Lacis 细胞、Polkissen 细胞、极垫细胞、Goodmaghtigh 细胞,位于入球小动脉、出球小动脉和致密斑之间的一群细胞,与肾小球内的系膜细胞相连,细胞核卵圆形,细胞浆浅淡,细胞器少,细胞表面有突起,细胞间有与致密斑基底膜相连的基膜样物质包绕,它们也可分泌肾素。极周细胞(peripolar cell):位于肾小囊壁层上皮细胞和足细胞移行处,因其环绕肾小球血管极而得名。极周细胞也有多数球形内分泌颗粒,可能分泌一种促肾小管上皮细胞吸收钠离子的物质,通过肾小囊进入肾小管。致密斑(macula densa,MD):远端小管接近肾小球血管极时,紧靠肾小球一侧的上皮细胞变得窄而且高,形成一个椭圆形的隆起,称为致密斑。直径约为 40~70μm。细胞表面被覆一层黏蛋白,并有微绒毛和不规则的皱襞,相邻细胞近腔面有紧密连接,侧面为指状相嵌连接,基部有短皱褶,圆形细胞核,胞浆内有高尔基复合体,较多的线粒体、内质网和多聚核糖体,细胞顶部胞膜内陷形成小泡。致密斑与球外系膜细胞和出入球小动脉有广泛接触,致密斑细胞之间的间隙可随肾脏的功能状态而膨胀或缩窄。球旁细胞和球外系膜细胞均可分泌肾素,部分肾素穿过小动脉内皮细胞直接入血,部分肾素经肾间质和毛细血管入血。肾素分泌调节的机制有多种学说,致密斑与入球小动脉的接触面积是其关键所在,一方面远端小管的致密斑对尿内钠离子浓度较敏感,钠离子浓度降低,致密斑细胞缩小,致密斑与入球小动脉接触面积减少,导致球旁细胞肾素分泌增加。另一方面,当肾小球缺血,入球小动脉容积减少,也可使致密斑与入球小动脉接触面积减少。肾素分泌增加。球旁细胞起源于平滑肌细胞,仍保留其某些特点,细胞内钙离子增多时,不但使平滑肌收缩,而且肾素分泌增加。此外,交感神经和某些体液因子对肾素分泌也有影响。

三、肾小管(renaltubule)

肾小管是肾单位的另一组成部分,是肾实质的主要成分。起始于肾小球的尿极,原尿经肾小囊的尿极流入肾小管,经各段肾小管的重吸收和排泌作用,流入集合管、乳头管,至肾小盏形成终尿。

近端小管(proximal tubule):是重吸收作用的主要部位,直径50~60μm,长约14mm,管壁由基底膜和内侧的立方上皮组成。近端肾小管的前段为曲部,盘曲在肾小球周围,此段较长,构成皮质迷路的大部分,当它伸至皮质髓放线时,即为直部,小管变直。近端小管曲部又称近曲小管,光镜下可见管径较粗,上皮细胞呈立方形,胞质嗜酸性,管腔小而不规则。电镜下可见位于基底部的细胞核;胞质内有丰富而成熟细胞器:大量的线粒体、粗面和滑面内质网,高尔基复合体、核糖体,散在分布的溶酶体、吞噬泡、微体、微管、微丝等;细胞的腔面有多数细长的微绒毛,形成光镜下的细胞腔面的刷毛缘,致使近曲小管的腔面的吸收面积大大增加;细胞的基底部,细胞膜内陷形成许多基底褶,线粒体垂直于基底膜分布于基底褶内,使之转送吸收物质的面积大大增加;细胞的侧面,有许多侧突,与相邻细胞的侧突形成指状交叉。近端小管直部构成髓袢降支的上段,上皮细胞的特点与曲部相似,只是微绒毛较短,侧突和基底褶较矮且少,线粒体较少。

髓袢的降支和升支:又称肾小管的细段,是连接近端肾小管和远端肾小管的细直管,其长度依肾单位的类型而异,皮质肾单位的细段很短,髓旁肾单位的细段较长,可达10mm以上,呈袢状,降支起始于皮髓质交界处,直达髓质深层或肾乳头,于不同深度作袢状反折成为升支细部。细段的管径仅约15μm,管壁薄,由基底膜和扁平的上皮细胞组成的结构也较简单,腔面的微绒毛和底部的基底皱褶均已消失,细胞器也不发达,光镜下甚至与小血管的内皮细胞不易区别。

远端小管:分为直部和曲部。远端小管直部与髓袢升支相连,长约9mm,直径约35μm,穿行于髓放线,进而迂曲于皮质迷路衍变为远端肾小管曲部,曲部长约5mm,直径约20~50μm。由基底膜和立方上皮细胞组成,与近端小管相比,细胞器较少,腔面的微绒毛和底部的基底皱褶均较少。位于肾小球血管极附近的远端小管曲部,形成致密斑,已如前述。

集合管:位于髓放线,长约20~22mm,皮质肾单位的远端肾小管各自注入集合管,髓旁肾单位则数个共同合并注入。集合管最终注入较粗的乳头管。起始部分为立方上皮细胞,接近乳头管时,逐渐衍变为柱状细胞。集合管的上皮细胞由明细胞和暗细胞组成,明细胞遍布集合管全长,是主要细胞,细胞器较少,有短小的微绒毛和少数小型基底皱褶,暗细胞主要位于皮质,线粒体很多,微绒毛和基底皱褶也较发达。

四、肾间质(renal interstitium)

肾单位和集合管之间有肾间质充填。肾皮质的—H—间质很少,肾髓质中相当较多。肾间质由细胞、纤维和基质组成。肾间质的细胞有:成纤维细胞,数量较多,胞体呈梭形,具有产生纤维和细胞外基质的功能,与肾间质纤维化有密切关系;巨噬细胞,呈圆形或卵圆形,具有吞噬和清除功能;载脂细胞(1ipid—laden cell),主要位于肾髓质,胞体呈略长的不规则星芒状,胞浆内可见丰富的粗面内质网和脂质小滴,具有多种功能:产生前列腺素、纤维和基质、髓质血管降压物质,具有收缩功能、吞噬功能等;血管周细胞(pericyte),呈短梭形,可产生纤维和基质。肾间质的纤维成分主要有胶原纤维和网状纤维。肾间质的基质主要有黏多糖和间质液。

五、肾盏、肾盂和输尿管

它们是排尿的管道。肾盏由移行上皮(2~3层细胞)和固有膜构成;肾盂由移行上皮(3~4层细胞)和平滑肌(内纵行和外环行两层)以及结缔组织构成的外膜构成;输尿管自内向外是移行上皮(5~6层细胞)、平滑肌(分为内纵行、中环行和外纵行三层)和结缔组织组成的外膜构成。

六、肾血管

肾动脉起自第一腰椎水平的腹主动脉两侧,进入肾门前,分为前后两个主干,进入。肾门后,依次分为5支肾段动脉,走行于肾窦内,再分支形成叶动脉走行于肾椎体之间。在皮髓质交界处,形成弓状动脉,再向皮质表面垂直发出小叶间动脉。入球小动脉来自小叶间动脉,并进入肾小球血管极而形成肾小球的毛细血管球,出球小动脉在皮质肾单位形成肾小管周围毛细血管网,在髓旁肾单位形成与髓袢平行的直小动脉。肾小管周围毛细血管网合成小叶间静脉,进而形成弓状静脉、叶间静脉、肾段静脉和肾静脉,出肾门汇入下腔静脉。静脉系统与动脉系统相伴行。髓质的直小动脉呈袢状转换为直小静脉而进入弓状静脉。

七、肾淋巴管

肾淋巴管有深、浅两组。深组位于肾实质,分布于肾单位周围,但肾小球内无淋巴管,最后伴随肾血管出肾门,注入腹主动脉和下腔静脉周围的腰淋巴结。浅组位于肾纤维膜下,收受肾皮质浅层的淋巴液,与深组和肾周脂肪囊的淋巴管有交通支,在肾门处与深组淋巴管会合。

八、肾神经

肾受自主神经支配,交感神经来自肾丛和腹腔丛,副交感神经来自迷走神经。主要分布于肾血管周围,调节血管的舒缩功能。

(刘 娟)

第二篇 原发性肾小球肾炎

第一章 急性肾小球肾炎

急性肾小球肾炎(acute glomerulonephritis)简称急性肾炎,是小儿泌尿系统最常见的疾病之一。一般起病较急,起病前多有前驱感染,以急性链球菌感染最常见,占80%左右,主要表现为水肿、少尿、血尿、高血压。如能及时诊治,预防急性循环充血、高血压脑病、急性肾功能衰竭发生,预后一般良好。最近,乙型肝炎病毒(HBV)引起肾小球肾炎的报道日趋增多,尤其是在乙型肝炎的高发区,原发性肾小球肾炎患者中血清HBsAg阳性率达47.7%。HBV相关性肾炎的发病多与HBV免疫复合物在肾组织局部沉积有关。其病理方面主要表现为膜性肾炎、膜增生性肾炎,其次为系膜增生性肾炎。限于篇幅,本节重点介绍链球菌感染后肾小球肾炎。

【病因与发病机制】本病是一种感染后免疫反应引起的弥漫性肾小球炎性病变,常继发于乙型溶血性链球菌感染之后。其发病机制多认为是致肾炎菌株的链球菌作为抗原,刺激机体产生相应抗体,在体内形成抗原抗体复合物,沉着在肾小球并激活补体,引起一系列免疫损伤和炎症。病理方面主要表现为毛细血管内渗出性增生性肾炎。

【临床表现】

(一)发病年龄、性别与季节

1.年龄好发于3~12岁小儿。我院统计急性肾炎7岁以上占65.4%。

2.性别男女均可发病,我院统计以男性较多。

3.季节全年均可发病,但以春季、晚秋多发。

一般都有链球菌感染的前驱病史如上感、扁桃体炎、脓皮病等,经1~3周潜伏期后出现以下典型症状。

1.水肿是本病最常见也是最早出现的症状,轻重不等,轻者仅眼睑、面部少许水肿而重者水肿可涉及全身,为非凹陷性,甚至可有胸水、腹水。一般持续1~2周,水肿随尿量增加而消失。

2.少尿 一般每日尿量在200~400ml左右,尿色深。如每日尿量少于100ml为无尿,此时应警惕急性肾功能衰竭发生。

3.血尿 为患儿就诊最多的原因,一般为镜下血尿,仅表现尿色深。约1/3患儿有肉眼血尿,小便似浓茶、烟灰水样或洗肉水样。持续1~3周消失,而显微镜下血尿可延至3~6个月。

4.多数患儿在起病初期有高血压,一般达16~20/10~14kPa(120~150/75~105mmHg),患儿有头昏、眼花、恶心、呕吐。有时出现烦躁不安,应警惕高血压脑病发生,一般持续1~2周,随尿量增加、水肿消退而缓解。

(三)严重症状

1.循环充血及心力衰竭由于水钠滞留可导致血容量增加,表现为呼吸增快;心脏增大;肝脏肿大。严重时出现急性左心衰,表现端坐呼吸、频咳、吐粉红色泡沫痰。两肺底出现湿性罗音及哮鸣音。心界扩大,心率加快,有时呈奔马律。患儿面色灰白,四肢发凉。如抢救不及时可因急性肺水肿迅速死亡。

2.高血压脑病由于血压上升过高、过快所致。血压可高达20~26/14~18kPa(150~200/105~135mmHg)。表现剧烈头痛、频繁呕吐、眼花失明。严重时可出现惊厥、昏迷。

3.急性肾功能衰竭 常出现于疾病初期(1~2周),由于少尿或尿闭所致。表现头昏、乏力、恶心、呕吐、呼吸深快。血尿素氮升高、尿比重低。尿渗透压低、尿钠升高。如及时治疗病情可迅速好转;如果持续无尿则示病情严重。

【诊断及鉴别诊断】

1.有明确的前驱病(上感、扁桃体炎或脓皮病)及一定的前驱期(1~4周)。

2.临床主要表现水肿、少尿、血尿、高血压。但临床上约1/3病人可无高血压;部分患儿仅有水肿、高血压而无尿改变故临床上凡具备两种主要表现即可诊断。

3.实验室检查

(1)尿检查:可发现尿红细胞>5个/高倍视野;蛋白;管型(颗粒管型和/或透明管型)。起病初期可有白细胞>10个/高倍视野。

(2)血液检查:血沉增快(>20mm/h),抗"O"增高(>400单位),补体C_3下降(<600mg/L)。

4.应与以下疾病鉴别

(1)尿路感染:女孩多见,患儿常伴有发热、尿频、尿急、尿痛等症状;尿液检查以白细胞为主。有时可见成堆脓细胞;中段尿培养可获阳性结果。

血尿持续超过1个月,血沉明显增快,肾功能急剧恶化,贫血进行性加重预后恶劣。

(3)慢性肾炎急性发作:起病前常有肾炎病史,前驱症感染后很快(不到一周)即发生肾炎症状,常有难治性贫血,蛋白尿、血尿长期不消失,肾功能不良,预后差。

【治疗】

(一)一般处理

早期注意卧床休息;低盐饮食(每日Nacl限1~2g);并用抗生素以消除体内残存病灶,常用青霉素每日2.5万~5万u/kg,疗程7~10天。

(二)严重病例处理

1.急性循环充血处理原则利尿、扩血管、降压、强心。治疗方法分述如下:

(1)利尿:呋塞米(速尿)每次1~3mg/kg,最大量<5mg/kg/次,4~6 d,一次,肌注或静脉注

射。

(2)扩血管降压:常用硝苯地平每次 5~10mg;每日 2—3 次;肼屈嗪(肼苯哒嗪)每次 1mg,每日 3 次;哌唑嗪每次 0.5~1mg,每日 2~3 次;卡托普利(巯甲丙脯酸),每次 0.5mg/kg,每日 2~3 次。

(3)强心剂:常用毛花甙丙饱和量 0.03mg/kg。首剂给总量的 1/2,余量均分 2 份,视病情决定每 4~6 小时给药一次,肌注或加入葡萄糖液 10ml 中缓慢静脉注射。也可选用毒毛花甙 K,饱和量 0.007mg/kg。首剂给总量的 1/2~2/3,余量 2~4 小时后可酌情使用。

2.高血压脑病处理原则:镇静、利尿、降压、给氧。治疗方法分述如下。

(1)镇静:常用地西泮(安定)每次 0.1~0.3mg/kg,肌注或静注。苯巴比妥那每次 1~2mg/kg 口服,抗惊厥时每次 5~7mg/kg,肌注。

(2)利尿:常用速尿或利尿酸钠每次 1~2mg/kg,肌注或静脉注射,无效时可加至 5mg/kg/次。

(3)降压:常用利血平每次 0.07mg/kg 肌注,同时使用速尿每次 1mg/kg,如无效则改用硝普钠 5mg 加入 5%葡萄糖液 100ml 中,配成每毫升溶液含硝普钠 50ug,开始剂量每分钟 1ug/kg,持续滴注 20~30 分钟,若无效则每 30 分钟增加 1g/kg,但最大量不得超过每分钟 8ug/kg,使用时应避光,以免药物见光分解。存放 4 小时后药物应丢弃。

(4)积极治疗急性肾衰竭。

(考玉芹)

第二章 急进性肾小球肾炎

急进性肾小球肾炎(rapidly progressive glomerulonephritis)是以急性肾炎综合征、肾功能恶化、早期出现少尿性急性肾衰竭为特征,病理呈新月体肾小球肾炎表现的一组疾病。因此,急进性肾小球肾炎也被称为新月体肾炎。急进性肾小球肾炎进展很快,如不及时诊断和治疗,患者很快进入不可逆转的终末期肾衰竭。临床医生应该提高对本病的认识,做到早期诊断和及时治疗,以挽救肾功能。

第一节 病因和发病机制

急进性肾炎是一组由多种病因所致的肾小球疾病,主要包括三种情况:①原发性急进性肾小球肾炎;②继发于全身性疾病的急进性肾炎(如狼疮性肾炎);③继发于原发性肾小球肾炎,即在其他类型肾小球肾炎基础上发生病理类型转变,如膜性肾病、IgA 肾病等。新月体形成是肾小球炎症最严重的表现。各种病因导致肾小球毛细血管袢坏死,炎症细胞、细胞因子和纤维蛋白原进入肾小球囊腔、刺激肾小球囊壁层上皮细胞增生和单核—巨噬细胞增生和积聚,形成新月体。严重的新月体形成可使肾小球囊腔完全闭塞,肾小球滤过率急剧下降和无尿。新月体形成实际上反映了肾小球毛细血管袢的严重损伤,因而新月体形成也可见于其他类型的原发性肾小球肾炎,但原发性急进性肾炎的新月体数目多,50%以上肾小球有新月体形成,而且新月体体积较大,常超过肾小球囊腔的一半,甚至出现环形新月体(circumferential crescent)或填满整个肾小球囊腔。继发于全身性疾病或原发性肾炎的新月体肾炎新月体的数目较少,体积也较小。较常有新月体形成的肾小球疾病包括狼疮性肾炎、过敏性紫癜肾炎、IgA肾病、急性感染后肾小球肾炎、膜性肾病和系膜毛细血管性肾炎等。

急进性肾炎根据免疫病理可分为三型,其病因和发病机制各不相同。①Ⅰ型又称抗肾小球基底膜型肾小球肾炎;②Ⅱ型又称为免疫复合物型急进性肾小球肾炎;③Ⅲ型为非免疫复合物型,又称寡免疫型(pauci-immune)急进性肾炎。近来有学者将上述类型进一步细分为5个类型。即原Ⅰ型中血清抗中性粒细胞胞浆抗体(ANCA)阳性者为Ⅳ型,而原Ⅲ型中ANCA阴性者称为Ⅴ型。各型急进性肾炎及其特征如表所示。

抗基底膜肾小球肾炎的发病与血中存在抗基底膜抗体有关。患者血中存在一种抗肾小球毛细血管基底膜的抗体(抗GBM抗体),抗体和基底膜结合后,早期(24小时内)补体被激活、细胞黏附分子(如ICAM-1和VCAM-1)表达和中性粒细胞浸润。中性粒细胞释放各种酶、氧自由基以及补体激活产物破坏肾小球基底膜,导致毛细血管袢坏死和血浆渗出,纤维蛋白原可刺激肾小球囊壁层上皮细胞增生形成新月体。在疾病的稍后阶段(24小时后),Ⅳ型迟发性变态反应(细胞免疫)在疾病的进一步进展中起重要作用。肾小球固有细胞表达炎症细胞的趋化因子,如巨噬细胞移动抑制因子(MIF)、单核细胞趋化蛋白-1(MCP-1)和骨调素等,促进巨噬细胞和T细胞在肾脏积聚,巨噬细胞和T细胞在肾脏的比例约各占一半。浸润的巨噬细胞和T细胞释放各种酶、氧自由基和细胞因子,加速组织破坏和细胞凋亡。病情严重时这些细胞还攻击肾小球囊基底膜,使其发生断裂。我们发现巨噬细胞不仅浸润肾组织,它还能在肾脏局部增殖,对炎症反应起放大作用。巨噬细胞局部增殖可能与肾脏表达巨噬细胞集落刺激因子(M-CSF)有关。利用各种手段抑制巨噬细胞局部增生能减轻新月体肾炎的损害。在新月体肾炎中,肾小管间质也同样受到累及,肾间质有大量炎症细胞积聚,引起间质炎症反应。浸润的巨噬细胞和肾脏固有细胞释放转化生长因子-β(TGF-$β_1$,)、血小板源性生长因子(PDGF)、碱性成纤维细胞生长因子(bFGF)、结缔组织生长因子(CTGF)等,促进成纤维细胞增生或合成胶原增加,最终导致肾小球硬化和肾间质纤维化。

分型	名称	免疫病理特征
Ⅰ型	抗基底膜肾小球肾炎	IgG及C_3沿基底膜呈线状沉积
Ⅱ型	免疫复合物型	IgG及C_3在系膜区呈颗粒状沉积
Ⅲ型	非免疫复合物型	肾小球内无或仅有微量免疫复合物沉积
Ⅳ型	Ⅰ型中ANCA阳性者	同Ⅰ型
Ⅴ型	Ⅲ型中ANCA阴性者	同Ⅲ型

抗基底膜肾小球肾炎的发病中心环节是抗GBM抗体的存在,将患者血清注射到实验动物身上可诱发新月体肾炎,但为何会产生抗GBM抗体尚不清楚。近年研究对抗GBM抗体的

性质有所了解。肾小球基底膜的主要成分为Ⅳ型胶原,抗GBM抗体与Ⅳ型胶原中不被胶原酶所消化的成分结合,称为NCl位点(noncollagnase domain)。90%的抗GBM抗体是针对Ⅳ型胶原的a3链,而且是针对a3链上比较特定的位点。遗传性肾炎患者由于先天性Ⅳ型胶原的a3链缺失,患者在胎儿期无法形成对Ⅳ型胶原a3链的免疫耐受。当这些患者行肾移植时,机体免疫系统可被a3链的抗原致敏而产生抗GBM抗体,从而导致新的新月体肾炎。临床上,我们可以利用a3链抗原来测定抗GBM抗体。此外,还有少数患者没有针对a3链的抗体,但这些患者可能有针对entactin的抗体。少数抗GBM抗体可能还与Ⅳ型胶原a1或a4链的NCl位点结合。约1/3抗基底膜肾小球肾炎患者除了有抗GBM抗体外,血中还有抗中性粒细胞胞浆抗体(ANCA),可以是P-ANCA(MPO)或是C-ANCA(PR3)。但无论ANCA是否阳性,抗GBM抗体的性质并不受影响。如上所述,有学者将ANCA阳性的抗基底膜肾小球肾炎归为Ⅳ型急进性肾炎。此型可能反映了患者除了有抗基底膜抗体外,同时合并有血管炎。抗GBM抗体还可与肺毛细血管的基底膜结合,引起免疫反应,破坏肺毛细血管基底膜,导致肺出血,称为Goodpasture综合征。鉴于抗GBM抗体在抗基底膜肾小球肾炎或Goodpasture综合征中的致病作用比较明显,因而在治疗时强调本型必须及时采用血浆置换方法去除血中抗GBM抗体。

免疫复合物型急进性肾炎的发病机制没有抗肾小球基底膜肾炎明确,它可能是多种病因的共同表现。任何免疫复合物肾炎均可引起免疫复合物型的急进性肾炎,通常把没有明确病因者称为原发性免疫复合物型急进性肾炎。免疫复合物沉积在肾小球系膜区和毛细血管,激活补体,启动炎症反应,并在中性粒细胞、淋巴细胞、单核—巨噬细胞和血小板的参与下,引起毛细血管袢的破坏而导致新月体形成。由于本型血浆中无明确的致病抗体,故血浆置换并无必要。

非免疫复合物型急进性肾炎的发病机制也不清楚。由于本型没有明显的免疫复合物沉积,故不好用上述机制来解释本型的发病过程。一般认为本型是一种血管炎,ANCA在本型中的作用尚未完全确定。在某些因素的作用下(如感染导致细胞因子释放),中性粒细胞中ANCA的相对应抗原如MPO或PR3可转位到细胞表面,ANCA与中性粒细胞表面的相应抗原结合,激活中性粒细胞,后者释放各种酶、细胞因子和氧自由基,导致组织损伤和炎症反应。中性粒细胞可能在靠近血管和准备游走出血管的过程中受到激活,从而正好导致了血管的炎症。同时,有报道ANCA能直接与毛细血管内皮细胞结合,从而启动血管炎症反应。内皮细胞可能可合成与ANCA结合的抗原,也可能是中性粒细胞释放的抗原附着在内皮细胞上,还有一种可能是中性粒细胞释放的抗原本身可能损伤内皮细胞而导致血管炎。

第二节 病 理

一、光镜

正常肾小球囊壁层上皮细胞是单层细胞,在病理情况下,壁层上皮细胞增生使细胞增多(多于三层)形成新月体。急进性肾小球肾炎的病理特征是广泛新月体形成。急进性肾炎的新月体体积大,常累及肾小球囊腔的50%以上,而且比较广泛,通常50%以上的肾小球有新月体。新月体形成是肾小球毛细血管袢严重损害的结果,故在与新月体相邻的肾小球毛细血管袢常可见有袢坏死。不同亚型急进性肾炎的新月体略有不同。抗基底膜肾小球肾炎的新月体比较一致,在疾病的比较早期阶段,所有新月体均为细胞性新月体;在稍晚的阶段,细胞性新月体转化为细胞纤维性新月体。本病进展相当快,起病4周后肾活检即可见到纤维性新月体和肾小球硬化。与新月体相邻的肾小球毛细血管袢常有纤维素样坏死,但也可见到正常或基本正常的肾小球。呈"全或无"现象,即有新月体形成的肾小球病变相当严重而没有受累及的肾小球可几乎正常。肾小球基底膜染色(PAS染色或六铵银染色)可见肾小球基底膜完整性破坏和肾小球囊(Bowman囊)基底膜断裂。严重者可有全球性肾小球毛细血管袢坏死、环形新月体形成和肾小球囊基底膜的广泛断裂和消失。肾小管损害和肾小球疾病相一致,在肾小球损害严重处有严重的肾小管间质损害,可有小管炎;肾间质有大量炎症细胞浸润,甚至可见多核巨细胞形成。血管病变通常不显著。如果有动脉或小动脉坏死性炎症,则提示可能同时合并有血管炎(Ⅳ型急进性肾炎)。免疫复合物型急进性肾炎的新月体数目没有抗GBM肾炎多,新月体体积也比较小。与新月体相邻的肾小球毛细血管袢可见有核碎裂等坏死现象,但纤维素样坏死少见,肾小球囊基底膜破坏、断裂比较少见,肾小球周围和肾小管间质损害也比较轻。与抗GBM肾炎不同,前者呈"全或无"现象,而免疫复合物型没有新月体的肾小球一般也有系膜增生、基底膜增厚或内皮细胞增生等病变,病变特征主要取决于其基础疾病,如膜性肾病有基底膜的弥漫性增厚。

非免疫复合物型急进性肾炎的光镜表现和抗GBM肾炎相似,肾小球毛细血管袢纤维素样坏死比较常见,伴有广泛大新月体形成,肾小球囊基底膜断裂和肾小球周围严重的肾小管间质炎症与抗GBM肾炎相似。未受累及的肾小球可以比较正常。肾小球和肾小管间质浸润的炎症细胞包括了各种细胞成分,有中性粒细胞、嗜酸性粒细胞、淋巴细胞、单核细胞和巨噬细胞,甚至可见到多核巨细胞,呈肉芽肿样改变。本型病变可仅局限于肾脏(称为原发性非免疫复合物型急进性肾炎),也可继发于全身性血管炎如显微型多血管炎(microscopic polyangiitis,MPA)或Wegner肉芽肿(Wegner'S granulomatosis)。两者肾脏病变基本相同,但继发于全身性血管炎者尚有肾外病变。如果在肾脏发现有小血管炎表现,常提示继发于全身性血管炎肾损害。由于血管炎的病程可呈发作—缓解交替的慢性过程,所以肾活检时可见到有新鲜的活动性病变,如纤维素样坏死、细胞增生和细胞性新月体,也可见到慢性病变,如纤维性新月体、肾小球硬化和肾间质纤维化。这一点和抗GBM肾炎不同,后者病变步调比较一致。总体来说,免疫复合物型急进性肾炎(特别是继发于其他肾小球肾炎者)的病理改变比较轻,新月体数目比较少,体积也较小,新月体中巨噬细胞和上皮细胞的比例较低;而抗肾小球基底膜型和非免疫复合物型则病理改变较重,新月体多而大,新月体中巨噬细胞和上皮细胞的比例较高。

二、免疫荧光

免疫病理是区别三种急进性肾炎的主要依据。IgG沿肾小球毛细血管基底膜呈细线状沉积是抗GBM肾炎的最特征性表现。几乎所有肾小球IgG染色呈中度阳性到强阳性,其他免疫球蛋白一般阴性。有报道IgA型抗GBM肾炎,主要表现为IgA沿基底膜线状沉积。如果λ链也呈线状沉积,则提示重链沉积病。本型可见C_3沿基底膜呈连续或不连续的线状或细颗粒状沉积,但C_3只有2/3的患者阳性。有时还可见IgG沿肾小管基底膜沉积。在糖尿病肾病,有时可见IgG沿基底膜呈线状沉积,但两者的临床表现和光镜特点容易鉴别,糖尿病肾病的IgG沉积是由于血管通透性增加导致血浆蛋白(包括IgG和白蛋白)渗出的非特异性沉积,因而前者白蛋白染色阳性。

免疫复合物型急进性肾炎的免疫荧光主要表现为 IgG 和 C_3 呈粗颗粒状沉积。由于该型可继发于各种免疫复合物肾炎，因此，继发于免疫复合物肾炎的急进性肾炎同时还有原发病的免疫荧光表现，如继发于 IgA 肾病者，主要表现为系膜区 IgA 沉积；继发于感染后肾小球肾炎的急进性肾炎表现为粗大颗粒或团块状的沉积；继发于膜性肾病者可见 IgG 沿毛细血管细颗粒状沉积。膜性肾病可合并抗 GBM 肾炎，这时 IgG 沿毛细血管基底膜的细线状沉积在细颗粒状沉积的下面。

顾名思义，非免疫复合物型急进性肾炎肾脏免疫荧光染色一般呈阴性或微弱阳性。偶尔可见散在 IgM 和 C_3 沉积。在新月体或血栓中可有纤维蛋白原染色阳性。有学者报道新月体肾炎肾小球免疫球蛋白沉积越少，其血清 ANCA 阳性机会较大。

三、电镜

急进性肾炎的电镜表现与其光镜和免疫病理相对应。抗 GBM 肾炎和非免疫复合物型急进性肾炎电镜下没有电子致密物（免疫复合物）沉积。可见到毛细血管基底膜和肾小球囊基底膜断裂，伴中性粒细胞和单核细胞浸润。而免疫复合物型急进性肾炎的电镜特征是可见有多量电子致密的免疫复合物的沉积，主要在系膜区沉积。继发于免疫复合物肾炎的急进性肾炎电子致密物沉积部位取决于原发性肾小球肾炎的类型，可见于系膜区、上皮下或内皮下。有时也可见毛细血管和肾小球球囊基底膜断裂缺失，但比其他亚型的急进性肾炎少见。

第三节 临床表现

急进性肾炎可有前驱感染，起病急，主要表现为血尿、蛋白尿等肾炎综合征的表现，但突出的表现是肾功能急剧恶化和进行性少尿或无尿，并很快发展为尿毒症。肉眼血尿比较常见，但蛋白尿呈轻~中度，一般不表现为肾病综合征。继发于原发性肾小球肾炎者可在肾病综合征的基础上出现上述表现。可伴有高血压、贫血等。Goodpasture 综合征和继发于全身血管炎的患者可有咯血、气促和肺出血等肾外表现，继发于其他全身性疾病如系统性红斑狼疮等还有其原发病的表现。

抗 GBM 肾炎比较少见，约占急进性肾炎的 10%~20%，患者血中有抗 GBM 抗体。抗 GBM 病包括两种情况，即损害单纯局限于肾脏的抗 GBM 肾炎和累及肺脏的 Goodpasture 综合征，后者同时伴有肺出血。抗 GBM 病常见于两个年龄段，即 20~30 岁和 60~70 岁。20~30 岁年龄段以男性常见，肺出血发生率较高；60~70 岁年龄段以女性常见，肺出血发生率低。肺出血可以比较轻微，但多数严重，死亡率高。肺出血多见于吸烟者，还可能与吸入碳氢化合物、吸毒或上呼吸道感染有关。推测这些因素使肺毛细血管基底膜的抗原暴露，被抗 GBM 抗体识别而诱发免疫反应。血清抗 GBM 抗体的滴度和疾病严重程度成正比。如果抗 GBM 抗体仍然阳性时行肾移植，将不可避免地出现抗 GBM 肾炎复发，临床上可通过检测抗 GBM 抗体来指导治疗。如果早期及时给予血浆置换、细胞毒药物和糖皮质激素治疗，患者预后尚比较好，而且一旦治疗好转，一般不容易复发；晚期治疗则疗效差。

大多数免疫复合物型急进性肾炎继发于免疫复合物肾炎，少数为原发性免疫复合物型急进性肾炎。本型是我国最常见的急进性新月体肾炎，主要见于青少年。血中可检测到免疫复合物，血补体 C_3 可降低。总体来说，本型的临床和病理改变比抗 GBM 型和非免疫复合物型要稍轻。

非免疫复合物型主要见于中老年人,以西方国家多见。近年来,由于对血管炎认识的提高或其他原因,国内本病逐渐多见。大约有1/3的患者仅有肾脏病变,另外2/3继发于全身血管炎改变,前者即为狭义的非免疫复合物型肾炎。继发于全身血管炎的患者有血管炎的肾外表现,受累及的器官包括肺、上呼吸道、鼻窦、耳、眼、消化道、皮肤、周围神经、关节和中枢神经系统等。即使没有特定器官受累的表现,也常有发热、疲劳、肌痛和关节痛等。有时在疾病早期并没有肾外表现,疾病发展过程中才出现肾外病变,应引起注意。肺部受累时可有肺出血,肺出血可以是致命的,是决定患者生存的重要指标。血肌酐升高的程度是决定肾存活率的重要指标,早期治疗预后较好,需要透析支持的患者经治疗也有脱离透析的可能。

第四节　诊断与鉴别诊断

对于临床上呈急性肾炎综合征表现的患者,如果出现肉眼血尿,并有少尿或无尿、肾功能不全,应警惕急进性肾炎的可能。在排除了肾后性梗阻等因素后,应及时行肾活检确诊。同时检查血抗GBM抗体、P-ANCA(MPO)和C-ANCA(PR3)。免疫荧光对进一步分型有重要作用,如果不能及时获得抗GBM抗体的检测结果,可根据免疫荧光Iga沿基底膜呈细线状沉积初步诊断为抗基底膜肾炎,及时给予血浆置换,以免延误治疗时机。肺出血死亡率高,应注意早期诊断,包括肺部X光片检查、痰吞噬含铁血黄素巨噬细胞的检查和血气分析等。对于突然发生的贫血应注意肺出血的可能。血补体C_3降低提示继发于感染后肾小球肾炎、狼疮性肾炎、系膜毛细血管肾炎或冷球蛋白血症的肾损害。抗核抗体(ANA)和抗双链DNA(dsDNA)的检测有助于狼疮性肾炎的诊断。双肾B超检查有助于排除肾后性梗阻所致的急性肾衰竭和了解疾病的可逆性。本病还应注意与各种病因的急性肾衰竭及各种原发性肾小球疾病相鉴别。

第五节　治　疗

本病起病急,进展快,如不治疗可迅速进展为肾衰竭,特别是抗GBM肾炎,如不治疗,死亡率极高。因此,一旦确诊或高度疑似,应给予积极的治疗,包括血浆置换、糖皮质激素和细胞毒药物等。

一、血浆置换

血浆置换能迅速清除血中抗GBM抗体,减少肾小球抗原抗体反应,适合于抗GBM急进性肾炎。需配合糖皮质激素和细胞毒药物,早期应用,效果良好。Levy等报道71例抗基底膜病,其平均年龄为40岁(17~76岁),其中55%需透析支持,18%血肌酐>500μmol/L,62%有肺出血。经过血浆置换糖皮质激素和细胞毒药物治疗后,1年肾存活率为53%。血肌酐 500μmol/L者肾存活率为95%,血肌酐>500μmol/L但无需透析支持者为82%,需要透析支持者只有8%;而血肌酐<500μmol/L者1年人存活率100%,血肌酐≥500μmol/L者为83%,需透析支持者为77%。长期随访资料表明,治疗时血肌酐<500μmol/L者,10年肾存活率达80%;血肌酐≥500μmol/L而无需透析支持者为60%。治疗时血肌酐<500μmol/L者,10年人存活率达90%以上;血肌酐≥500μmol/L但无需透析支持者5年人存活率为80%,10年人存活率

为 50%;需要透析支持者 5 年人存活率接近 50%。随访过程中,没有复发的病例。这说明抗 GBM 病早期给予血浆置换加上糖皮质激素和细胞毒药物治疗具有良好疗效。大约有 1/3 的抗 GBM 病同时伴有 ANCA 阳性,但这些患者的临床表现和对血浆置换加免疫抑制剂的疗效相似。因此,无论抗 GBM 病患者 ANCA 是否阳性,早期治疗是一样的。但在疾病缓解后的维持治疗阶段,则可能有所不同。因为抗 GBM 病一经治疗,抗 GBM 抗体转阴性后,一般不再复发,故无需维持治疗。而血管炎则容易复发,故对于伴有抗 GBM 抗体阳性的患者,仍需监测 ANCA 滴度,来决定维持治疗方案。

血浆置换的剂量是每天 2~4L 或 60mg/kg(最多每天 4L),每天置换 1 次,直至抗 GBM 抗体阴转。如没有抗 GBM 抗体检测,一般需置换 14 天。置换时用 5% 人血清白蛋白作为置换液。对有出血倾向和肺出血者,置换后补充新鲜冰冻血浆,以补充凝血因子。因患者同时使用较强的免疫抑制剂,可适当补充丙种球蛋白预防感染。对于免疫复合物型急进性肾炎一般不用血浆置换治疗,但对于继发于系统性红斑狼疮的新月体肾炎,血浆置换可以去除血中的自身抗体或抗原抗体复合物,有助于狼疮肾炎的治疗。对于非免疫复合物型急进性肾炎,无论是局限于肾脏还是继发于全身血管炎的新月体肾炎,使用血浆置换并没有额外的好处,但对少数来诊时已经需要透析支持者,血浆置换可能有所帮助。对于有肺出血的危险者,血浆置换也可能有帮助。

二、糖皮质激素

无论是哪一型的急进性肾炎,都需用糖皮质激素的治疗。一般采用甲基泼尼松龙 7mg/kg·d(大约 0.5g/d),静脉滴注,每天一次,连续 3 天,然后给予泼尼松 1mg/kg·d 口服,8 周后逐渐减量,每周减 5mg 至逐渐停用,总疗程大约半年。免疫复合物型急进性肾炎对强化免疫抑制治疗不如抗 GBM 肾炎或非免疫复合物型肾炎有效,故可能糖皮质激素的用量需要较大,如甲基泼尼松龙 1g 静脉滴注,连续 3 天。如病情需要,3 周后可重复一个疗程的冲击治疗。本型糖皮质激素的疗程也可能需要较长,如 1 年~1 年半。抗 GBM 肾炎一经治疗后抗 GBM 抗体较快阴转,而且很少复发,故一般免疫抑制剂治疗无需太长(半年以内),也无需维持治疗。而免疫复合物型急进性肾炎有很多是继发于其他免疫复合物肾炎,故其疗程取决于其基础疾病,如系统性红斑狼疮则可能需终身用免疫抑制剂维持治疗。非免疫复合物型急进性肾炎的治疗基本上同 ANCA 相关性血管炎,具体疗程需根据血管炎控制情况而定,检测 ANCA 抗体的滴度有助于决定治疗方案。由于血管炎不同于抗 GBM 疾病,前者容易复发,故通常免疫抑制的疗程需要较长。由于糖皮质激素使用的剂量较大,而患者病情较重(如肾衰竭),容易出现感染、高血压和高血糖等副作用,应注意及时发现和防治。

三、细胞毒药物

无论是哪一型的急进性肾炎一般都需合用细胞毒药物。常用环磷酰胺,可以口服或静脉注射,口服剂量 1.5~2.0mg/kg·d。静脉注射有多种方法,例如可采用 $0.5g/m^2$ 的剂量,加入 100ml 生理盐水静脉注射,每月 1 次,根据病情可将剂量增加至 $1.0g/m^2$,也可以采用 15mg/kg 的剂量,加入 100ml 的生理盐水中静脉注射,每 2 周一次;还可以用 0.2g 加入 40ml 生理盐水静脉注射,隔日一次。采用口服或隔日注射的方案,环磷酰胺的累计剂量增加较快,副作用也可能比较大。应每 2 周检查一次血象,如血白细胞计数 $<3.0×10^9/L$ 或中性粒细胞绝对计数 $<1.5×10^9/L$,则应暂时停药观察。有时使用每月 1 次的治疗方案不容易控制疾病的活动,则可改为每两周 1 次或隔日 1 次的方法。环磷酰胺的总疗程一般需 3~6 个月,需根据病情如

ANCA 的滴度来决定疗程长短。一般认为 1 年内环磷酰胺治疗总量以控制在 150mg/kg 为宜。如环磷酰胺已经用足量而病情尚未完全控制，可考虑用硫唑嘌呤口服维持，剂量为每天 2mg/kg。

嘌呤用于诱导 ANCA 相关性血管炎缓解疗效不如环磷酰胺，但用于维持治疗疗效与环磷酰胺相似。如白细胞计数偏低不能使用环磷酰胺或硫唑嘌呤，可采用霉酚酸酯，剂量为 0.25g~0.75g，每日 2 次。霉酚酸酯起效较慢，霉酚酸酯诱导缓解的疗效一般认为不如环磷酰胺快，故多用于维持性治疗。霉酚酸酯的优点是骨髓抑制和性腺抑制的副作用小，缺点是价格较贵。近年来，有学者发现霉酚酸酯有时也可出现严重的粒细胞减少，其机制不明。霉酚酸酯在肾功能不全患者的毒性较大，主要为贫血和白细胞减少，这时需要减少剂量甚至停用。笔者注意到，先前使用了有骨髓抑制作用的药物后使用霉酚酸酯，易出现白细胞减少，故应注意监测血象。环磷酰胺除了有骨髓抑制和性腺抑制等副作用外，还可见脱发、出血性膀胱炎、肝损害和感染等。抗基底膜病一旦经过治疗，复发罕见，故细胞毒药物疗程一般无需太长，而且也无需维持性治疗。而免疫复合物型急进性肾炎则取决于其基础疾病。对于原发性免疫复合物型急进性肾炎，细胞毒药物剂量常需偏大，而且疗效不如抗基底膜病或 ANCA 相关性血管炎；对于非免疫复合物型急进性肾炎，细胞毒药物的剂量取决于血管炎控制的效果，可以借助 ANCA 等指标来指导用药。血肌酐的高低不是决定是否使用免疫抑制剂治疗的唯一因素，肾脏病理改变具有重要参考价值。如果血肌酐高而肾脏病理改变主要为活动性病变（毛细血管袢坏死、细胞性新月体、肾小球周围肾小管间质炎症和肾小血管炎），则免疫抑制治疗仍可能逆转肾功能；如果血肌酐高而肾脏病理改变以慢性病变（肾小球硬化、纤维性新月体、肾小管萎缩和肾间质纤维化）为主，免疫抑制剂可能弊大于利。如果 B 超检查双肾不是增大而是缩小，则已进入终末期肾衰竭。ANCA 阳性的抗基底膜肾炎对免疫抑制剂反应可能优于 ANCA 阴性者，即使血肌酐已经明显升高，使用环磷酰胺等免疫抑制剂可能仍有效。

四、支持疗法

对于已有肾衰竭的患者应及时给予透析支持。急性肾衰竭达到透析指征者应尽早透析治疗，经血浆置换和/或免疫抑制剂治疗后患者可能脱离透析。慢性肾衰竭患者只能维持性透析治疗。经过治疗缓解或好转的患者，常遗留有不同程度的肾损害或肾功能不全。这时应注意保护残存的肾功能，例如用血管紧张素转化酶抑制剂或血管紧张素受体 1 拮抗剂，防止肾小球过度滤过和减少蛋白尿，以保护肾功能；同时应注意控制血压和避免使用肾毒性的药物。终末期肾衰竭者可考虑肾移植，但移植一般应在病情控制半年到 1 年左右后进行，复发率较低。抗 GBM 肾炎需在抗 GBM 抗体阴转后方能移植，否则容易复发。如果在抗 GBM 抗体阴转后移植一般罕见复发。非免疫复合物型新月体肾炎肾移植后较容易复发。继发于全身性血管炎的新月体肾炎肾移植后复发率约为 20%，而局限于肾脏的原发性非免疫复合物型新月体肾炎复发率稍低一些。与抗 GBM 病不同，肾移植时血清 ANCA 阳性似乎不增加复发危险，但一般肾移植仍需在发病或最近一次复发 6 个月后才进行。免疫复合物型新月体肾炎肾移植后复发的情况取决于其基础疾病，原发性免疫复合物型肾炎肾移植复发率的资料不详。

（刘春梅）

第三章 隐匿性肾小球肾炎

隐匿型肾小球肾炎（latent glomerulonephritis）也称为无症状性血尿和（或）蛋白尿（asymptomatic hematuria and/or proteinuria）。一般系指在体检或在偶然情况下尿常规检查发现异常，无临床症状（或很轻微）和体征，患者无水肿、高血压及肾功能减退，而仅表现血尿和（或）蛋白尿的一组肾小球疾病。依据临床表现可分为以下三种形式：①单纯性血尿（isolated hematuria）；②无症状性蛋白尿；③二者兼有之。

【病理】

本组疾病由多种病理类型的原发性肾小球病所组成，病理改变多较轻。如可见于轻微病变性肾小球肾炎（肾小球中仅有节段性系膜细胞及基质增生）、轻度系膜增生性肾小球肾炎及局灶节段性肾小球肾炎（局灶性肾小球病，病变肾小球内节段性内皮及系膜细胞增生）等病理类型。根据免疫病理表现，又可将系膜增生性肾小球肾炎分为IgA肾病和非IgA系膜增生性肾小球肾炎。

【诊断与鉴别诊断】

对单纯性血尿患者（仅有血尿而无蛋白尿），需作相差显微镜尿红细胞形态检查和（或）尿红细胞容积分布曲线测定，以鉴别血尿来源。此外，应除外由于尿路疾病（如尿路结石、肿瘤或炎症）所致血尿。确属肾小球源性血尿，又无水肿、高血压及肾功能减退时，即应考虑此病。反复发作的单纯性血尿为表现者多为IgA肾病。诊断本病前还必须小心除外其他肾小球病的可能，如：系统性疾病（狼疮性肾炎、过敏性紫癜肾炎等）、Alport综合征早期、薄基底膜肾病及非典型的急性肾炎恢复期等。应依据临床表现、家族史和实验室检查予以鉴别，必要时需依靠肾活检方能确诊。

对无症状蛋白尿患者，需作尿蛋白定量和尿蛋白电泳以区分蛋白尿性质，并详细做离心后尿沉渣检查。必要时应作尿本-周蛋白检查或尿蛋白免疫电泳。只有确定为肾小球性蛋白尿，且患者无水肿、高血压及肾功能减退时，才能考虑本病诊断。在做出诊断前还必须排除功能性蛋白尿（仅发生于剧烈运动、发热或寒冷时）、体位性蛋白尿（见于青少年，直立时脊柱前凸所致，卧床后蛋白尿消失）等生理性蛋白尿，也需仔细排除其他原发性或继发性肾小球病的早期或恢复期。必要时需肾活检确诊。蛋白尿定量<1.0g/d以白蛋白为主，而无血尿者，称为单纯性蛋白尿，一般预后良好，很少发生肾衰竭。尿蛋白量在1.0~3.5g/d之间者，虽尚无水肿、高血压及肾功能不全的临床表现，但肾活检常显示病理改变并不轻。

【治疗】

隐匿型肾小球肾炎无特殊疗法。但应采取以下措施：①对患者应定期（至少每3~6个月1次）检查，监测尿沉渣、肾功能和血压的变化，女患者在妊娠前及其过程中更需加强监测；②保护肾功能、避免肾损伤的因素；③对反复发作的慢性扁桃体炎与血尿、蛋白尿发作密切相关者,可待急性期过后行扁桃体摘除术;④可用中医药辨证施治。

【预后】

隐匿型肾小球肾炎可长期迁延,也可呈间歇性或时轻时重。大多数患者的肾功能可长期维持正常,仅少数患者疾病转归可表现为自动痊愈或尿蛋白渐多、出现水肿和肾功能减退转成慢性肾炎。

(卢亚华)

第四章 慢性肾小球肾炎

慢性肾小球肾炎(chronic glomerulonephritis)简称慢性肾炎,是指以水肿、高血压、蛋白尿、血尿及肾功能损害为基本临床表现,起病方式不同、病情迁延、起病缓慢进展、最终将发展成慢性肾衰竭的一组肾小球疾病。其临床表现多样化。

少数慢性肾炎是由急性肾炎发展所致。绝大多数病因不清,起病即为慢性,由其病理类型决定病程必须迁延发展。

各种不同病理类型的慢性肾炎的发病机制起始因素多为免疫介导炎症。导致病情慢性化机制除原有疾病的免疫炎症损伤过程继续进展以外,主要与以下继发因素有关:①高血压导致肾小球内高压,并引起肾小球动脉硬化性损伤;②蛋白尿以及高血脂导致肾小球、肾小管间质损伤进行性加重;③健存肾单位代偿导致肾小球内压增高、肾小管高代谢等改变。这些因素均可促进肾小球硬化和肾小管、肾间质的慢性纤维化,最终导致肾功能丧失。

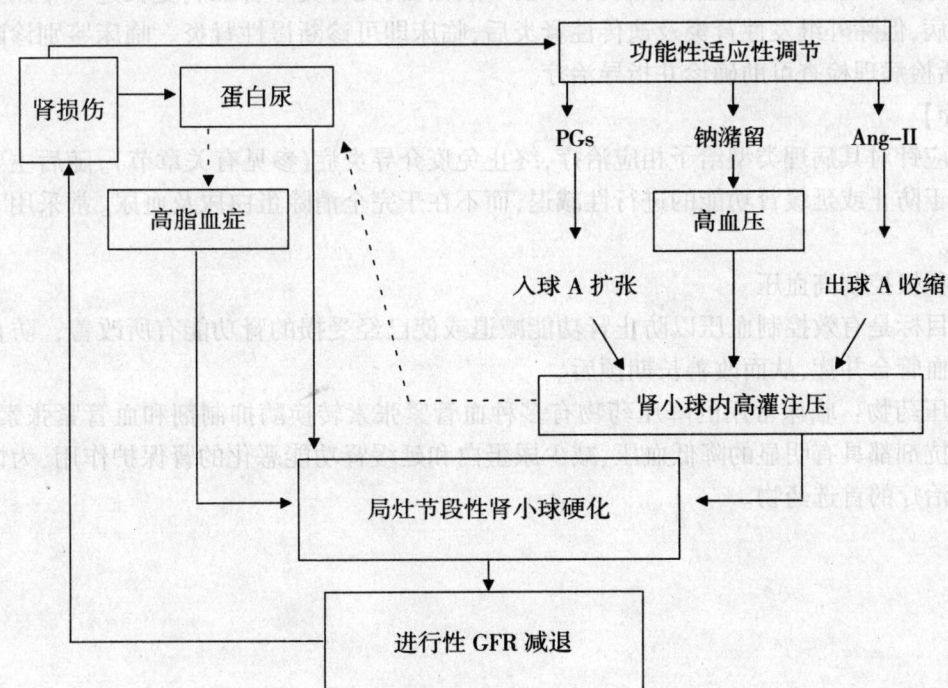

【病理】

慢性肾炎时肾体积缩小、肾皮质变薄。本病病理类型多样,我国常见类型为IgA肾病和非IgA系膜增生性肾炎、系膜毛细血管性肾炎、膜性肾病及局灶性节段性肾小球硬化等。各型肾炎本身的病理特点(参见本章其他部分)可部分消失,代之以程度不等的肾小球硬化及玻璃样变,相应肾单位的肾小管萎缩、肾间质纤维化。

【临床表现与实验室检查】

慢性肾炎可发生于任何年龄,但以青、中年男性居多。起病方式和临床表现多样化(见下表)

慢性肾炎的不同临床表现形式

隐匿起病	以持续性蛋白尿(尿蛋白在1~3g/L和(或)肾小球源性血尿为主要表现,可伴有轻度水肿或高血压
慢性起病	以水肿为主伴有不同程度蛋白尿或血尿,多为轻至中度眼睑和(或)下肢可凹陷性水肿,一般无体腔积液;部分病人可表现肾病综合征
慢性起病	高血压表现突出,常伴有肾小球滤过率中等程度下降(血清肌酐水平可能仍为正常)
急性起病	慢性肾炎综合征表现,进展过程中可因感染、劳累、血压增高、水与电解质代谢紊乱或应用肾毒性药物而出现病情恶化、肾功能急剧恶化。但及时去除诱因后,肾功能仍可能在一定程度上恢复

慢性肾炎病人因病理类型及病期不同病情可时轻时重,迁延不愈。经数月或数年后可出现贫血、视网膜病变和慢性肾衰竭。

【诊断与鉴别诊断】

慢性肾炎的诊断并不完全依赖病史长短,一般而言,凡肾炎综合征病史长达一年以上均应考虑此病,但除外继发性肾炎及遗传性肾炎后,临床即可诊断慢性肾炎。临床鉴别诊断困难时,肾活检病理检查可助确诊并指导治疗。

【治疗】

早期应针对其病理类型给予相应治疗,终止免疫介导炎症(参见有关章节)。随后主要治疗目标在于防止或延缓肾功能的进行性减退,而不在于完全消除蛋白尿及血尿。常采用下列综合措施。

(一)积极控制高血压

治疗目标是有效控制血压以防止肾功能减退或使已经受损的肾功能有所改善,防止高血压的心血管合并症,从而改善长期预后。

1.降压药物:临床常用的降压药物有多种血管紧张素转换酶抑制剂和血管紧张素Ⅱ1型受体拮抗剂都具有明显的降低血压、减少尿蛋白和延缓肾功能恶化的肾保护作用,为慢性肾炎降低治疗的首选药物。

慢性肾炎与其他肾疾病的鉴别诊断要点

疾病名称	起病和全身表现	肾表现	化验特点	其他
继发性肾炎(如狼疮性肾炎过敏性紫癜性肾炎)	相应疾病的全身系统表现	慢性肾炎综合征	特异自身抗体阳性及其他免疫学异常	
遗传性肾炎 Alport 综合征	青少年起病伴有眼(球形晶体等)耳(神经源性耳聋)异常	血尿、轻至中度蛋白尿及进行性肾功能损害		阳性家族史(多为性连锁显性遗传)
感染后肾小球肾炎	有前驱感染史 1~2 个月内多可自愈	急性肾炎综合征	血清补体 C^3 呈动态变化	
慢性肾盂肾炎	反复泌尿系感染史	间断轻度蛋白尿或血尿	尿沉渣有白细胞(主要是中性粒细胞白细胞管型、尿细菌学检查阳性	影像学检查示肾盂或肾盏变形、肾表面不平
原发性高血压肾损害	常有高血压家族史和长期持续高血压	微量或少量蛋白尿偶有红细胞或管型	常有肾小管功能损害(夜尿增多、尿浓缩功能下降)	可伴有高血压的其他靶器官(心、脑)并发症

2.治疗方法:慢性肾炎病人的饮食钠入量应控制在每日 80~100mmol/L,降压药物应在限钠饮食的基础上应用。若不能严格限钠饮食则应酌情应用小剂量噻嗪类利尿剂(如氢氯噻嗪 12.5~25mg/d),当肌酐清除率低于 30ml/min 时其效果减低,需换用袢利尿剂。但强力利尿剂不宜过多、过长时间应用。上述治疗无效时可选用不同类型降压药单独或联合应用。

肾功能不全病人(血肌酐>264μmol/L)ACEI 和 ARB 均应慎用,尤应注意防止高血钾。部分病人应用 ACEI 和 ARB 后两周左右可出现血清肌酐升高,若未超过基础水平的 30%仍可继续应用,若过高则应停药。

肾实质性高血压的治疗措施

方法	措施及药物
非药物治疗	1 限制钠盐摄入 2 酌情调整蛋白质及含钾食物摄入 3 限制酒精入量、戒烟 4 减肥 5 适当身体锻炼
降压药物治疗	1 血管紧张素转换酶抑制剂(ACEI) 2 血管紧张素 受体拮抗剂(ARB) 3 利尿剂 4 长效钙通道阻滞剂(CCB) 5 β受体阻滞剂、α受体阻滞剂

ACEI 与 ARB 的作用机制

血流动力学作用	1.降低系统血压 　①促进肾排钠促进肾小管 Na^+、K^+ 交换,增强肾小管对利尿剂敏感性 　②扩张周围血管抑制 AⅡ 作用 　　抑制去钾肾上腺素释放 　　促进激肽、前列腺素等合成 2.改善肾血液灌流　扩张入球和出球小动脉(以对后者作用为主),降低肾小球内压
非血流动力学作用	1.减少尿蛋白　选择性的降低 GBM 对大分子物质的通透性 2.减轻肾纤维化病变 　①使尿蛋白对肾细胞的作用减轻 　②减少与硬化相关的细胞因子产生,从而减少细胞外基质的积聚 　③改善机体代谢状态: 　　提高机体对胰岛素的敏感性 　　降低血脂和血尿酸 　　改善心功能

(二)争取减少尿蛋白并延缓肾功能减退

ACEI 和 ARB 能通过改善肾小球内高压、高灌注及高滤过、改善肾小球滤过膜选择通透性而减少尿蛋白排泄,同时还能通过减少肾细胞外基质积聚,拮抗肾小球硬化及肾间质纤维化而延缓肾损害进展。因此无论病人有或无高血压表现均属适用。伴有糖尿病及高血压者从尿蛋白排泄率增高开始即需应用 ACEI 和 ARB。治疗目标是争取将尿蛋白控制到 1g/d 以下。为达到目标,用药剂量常需高于其降血压的剂量,用药时间越长效果越明显。

慢性肾炎的降压治疗原则

原则	具体要求
应达到目标值	肌酐清除率 15~60ml/min,蛋白尿 ≥1g/24 小时而无心脑血管合并症的患者,血压应控制在 125/75mmHg 以下 肌酐清除率 60ml/min 以上,蛋白尿 <1g/24 小时者血压应控制在 130/80mmHg 以下
降压不能过低	平均动脉压不能 <90mmHg(否则肾灌注压下降可加重肾损害)
切忌血压波动	从一种药物小剂量开始,每两周调整一次,直至血压控制满意
药物选择合理	首选具有肾保护作用的降压药物

低蛋白及低磷饮食有助于减轻肾小球内高压、高灌注及高滤过状态,可延缓肾小球硬化。通常于肾功能不全者血清肌酐 >350μmol/L 后即应限制蛋白质入量(每日每公斤体重 0.5~0.6g),保证进食优质蛋白质(动物蛋白为主),极低蛋白饮食者可辅以 α 酮酸或肾衰氨基酸(含 8 种必需氨基酸及组氨酸)治疗。由于每克蛋白质饮食中约含磷 15mg,因此,限制蛋白质摄入量后亦即达到低磷饮食(少于 600~800mg/d)。

(四)避免肾脏损害的加重因素

感染、劳累、妊娠及应用肾毒性药物(如氨基苷类抗生素等),均可能损伤肾,导致肾功能恶化,应予以避免。近年来发现含马兜铃酸中药(如关木通、广防己等)及非甾体抗炎等不适当应用也可能导致肾小管间质损害,故应避免服用。

(五)其他

长期服用血小板解聚药,可能对病理类型为系膜毛细血管性肾炎的部分病人有效。一般可应用大剂量(300~400mg/d)双嘧达莫(Dipyridamole)或小剂量(40~300mg/d)阿司匹林。近年来有研究提示,他汀类降脂药物和抗醛固酮药物也可能有助于减轻肾的硬化性病变,其临床治疗意义尚有待于大规模前瞻性临床研究证实。

【预后】慢性肾炎病情迁延,病变均为缓慢进展,最终将至慢性肾衰竭。病变进展速度个体差异很大,主要取决于其病理类型,但也与是否重视保护肾及治疗是否得当有关。

(卢亚华)

第三篇 原发性肾病综合征

第一章 微小病变性肾病

又称微小病变性肾小球肾炎或简称为微小病变(minimal change disease,MCD),是一组以光镜下肾小球基本正常,电镜下肾小球上皮细胞足突弥漫性融合和足突裂孔闭塞为特点的原发性肾小球疾病。本病由 Monk 于 1913 年首先描述,当时 Monk 在患者的肾小管上皮细胞和尿中发现有脂质,又称为类脂质样肾病(1ipoid nephrosis)。微小病变多见于儿童,占 10 岁以下儿童肾病综合征的 70%~90%,年长儿童中约占 50%,而成人肾病综合征中约 10%~15%是由本病引起。

第一节 病 因

微小病变性肾病可分为原发性和继发性两类。原发性病因不明,继发性的常见因素有药物、重金属、过敏和恶性肿瘤等。近年来微小病变有继发于囊虫病、疟疾、血吸虫病等寄生虫病的报导。也较常见于风湿性疾病如 SLE、类风湿关节炎和重症肌无力等。继发性 MCD 常在原发病得到有效控制后治愈或缓解。微小病变发病情况也有地域上的差异,亚洲比北美及欧洲常见,这可能是肾活检开展情况不同、环境、种族以及基因上的差异所致。疾病呈地域流行是本病的一个流行因素。本病男性较女性发病更为常见,尤其是在儿童,男女比率为 2~3:1,也有报道认为男女发病基本相同。本病也可见于老年人,且往往I临床表现明显,容易引起急性肾功能衰竭。

第二节 发病机制

微小病变性肾病的发病机制不明。以往研究MCD的发病机制主要集中在肾小球基底膜改变、细胞因子、遗传因素和过氧化损伤等几个方面。

一、肾小球基底膜改变

其特征为肾小球滤过膜电荷屏障功能紊乱，毛细血管壁负电荷的消失。此屏障主要由肾小球基底膜(GBM)内外疏松层的阴离子位点(主要是硫酸类肝素、蛋白粘多糖)和内皮及上皮细胞表面的糖蛋白构成，应用抗硫酸肝素抗体后，GBM对蛋白的通透性明显增加。Raats等在阿霉素肾病模型中，发现氧自由基对硫酸肝素解聚导致GBM对蛋白通透性增强。本病也发生于移植肾，这一现象表明MCD患者循环血中可能存在耗损肾小球阴电荷的体液因子。后者损害了肾小球的电荷屏障，产生选择性蛋白尿。肾动脉注射多价阳离子物质也可减弱基底膜上的阴电荷屏障引起类似的病变。

二、细胞因子

本病时总T淋巴细胞及辅助性淋巴细胞(Th)下降而抑制性淋巴细胞(Ts)上升，活动期血液及尿中激活的淋巴细胞产物可溶性IkR受体浓度上升，随病情缓解而恢复正常。①糖皮质激素及烷化剂可诱导本病缓解。②当机体细胞介导的免疫功能受抑制时，如患麻疹，其病情往往出现缓解。③微小病变有时伴有霍奇金病。④从微小病变患者体中分离出一种肾小球渗透因子(glomerular permeability factor, GPF)，分子量约60---160 kD，是来源于外周血单核细胞的一种细胞因子，这种因子注入啮齿动物后可导致肾小球上皮细胞足突部分融合及产生蛋白尿；从微小病变患者外周血单核细胞及肾小球脏层上皮细胞中提取的一种血管渗透因子能导致肾小球上皮细胞足突融合和阴离子位点减少，引起蛋白尿。且每个肾小球中VPF阳性表达的细胞数与肾活检时24小时尿蛋白定量有明显的相关性。⑤白细胞介素(interleukin, IL)在肾病中的作用受到重视，IL-12、ILq5、1L-18可促进VPF的释放，而IL-4和IL-10则抑制VPF的释放。在处于静止期的微小病变病人中没有观察到明显的T或B淋巴细胞亚群的功能紊乱。但这些患者用有丝分裂素刺激时却显示活性降低。T淋巴细胞可能是通过产生一种淋巴因子，应用本病患者的血清或淋巴细胞培养液给受试动物的肾动脉注射，可增加肾小球对白蛋白的通透性、减少肾小球毛细血管袢的正电荷染色。当这种肾小球通透因子从体内清除后，肾脏的滤过功能恢复正常。MCD与T细胞淋巴瘤、霍奇金病、非类固醇抗炎药诱导的小管间质性肾炎有关。一般认为是因为与T细胞亚型间的不平衡和细胞介导免疫失调而刺激带有渗透活性的细胞因子合成所致。这种细胞因子活性在病毒感染(麻疹)和应用类皮质激素和细胞毒性药物时，因T细胞受抑制而减轻。微小病变病人血清中循环免疫复合物水平上升，而其滴度随病情缓解而下降。但如果肾小球内并无免疫复合物沉积，血清免疫复合物水平上升的意义就值得怀疑。

三、遗传因素

患病人群HLA-B12及DR7出现的频率较高，提示本病与遗传因素有关。有单卵孪生个体相继发生MCD的报导，提示MCD有一定的基因易感性。

此外，肾脏的过氧化损伤在微小病变的发病机制中也起一定作用。在复发的微小病变患者红细胞和血浆中脂质过氧化代谢产物丙二醛(MDA)明显增高；消炎痛等非甾体类消炎药有一定减轻尿蛋白作用,提示前列腺素在尿蛋白的发生中也起一定作用。

第三节 病 理

一、光镜

微小病变性肾病光镜下肾小球无明显病变。偶见上皮细胞肿胀、空泡样变性或脂肪变性。系膜细胞增生,基质增宽无或很轻微,或只有轻微的局灶、节段性系膜突起,但在一个系膜突起的基质里,细胞数不应超过3~4个。而且基质增生不应累及毛细血管腔,毛细血管壁较薄,管腔明显。

最常见的肾小管损伤是由于肾小管上皮细胞内重吸收大量蛋白质,近端肾小管上皮细胞中含有双折光的脂滴,小灶状肾小管上皮损害及间质病变,脂质小滴增多,呈脂肪变性或滴状变性。这些脂质小滴,用高碘酸Schiff染色阳性。当出现明显的上皮细胞脂质,而无肾小球亚超微结构损伤时就已经提示类脂样肾病。即使患者病情严重或全身水肿,间质水肿也罕见。在同时伴有急性缺血性肾衰的患者,可出现局灶性近端小管上皮变平。

微小病变性肾病可以是局灶节段性肾小球硬化的同一表现,尤其在儿童和青少年的患者要引起注意。因此,当微小病变观察到局灶性间质纤维化和小管病变、萎缩明显时往往提示可能存在局灶节段性肾小球硬化。此时,观察不同切面肾标本或重复肾活检可帮助进一步明确。

二、免疫荧光

微小病变性肾病的肾小球内特异性的IgG、IgA、IgM或C_3、C_4、C_{18}免疫荧光通常呈阴性。最常见的阳性发现是IgM在系膜区的少量沉积,有时也可伴有C_3沉积。如果在光镜下观察到有IgM在系膜区的少量沉积,而电镜下系膜区不伴有电子致密物沉积,也可诊断为微小病变性肾病。此种病理类型患者的预后并不比无IgM沉积的差。但是有学者认为如电镜下发现系膜区致密物沉积,预后则变差,并应诊断为IgM肾病。如果除了IgA、IgG外,另有别的任何沉积物都要怀疑微小病变性肾病的诊断是否成立。甚至当光镜下并无肾小球硬化损伤,但可观察到C_3、IgM局灶节段性沉积首先要排除局灶节段性肾小球硬化(FSGS)的可能,因为FSGS往往伴有C_3、IgM的沉积。当蛋白尿在肾小球和小管上皮细胞浆内形成滴状及管型时,可能会使免疫球蛋白和其他的血浆蛋白免疫荧光呈阳性。

三、电镜

电镜下微小病变性肾病的病理改变为脏层上皮细胞足突消失。但这没有特异性,因其可出现于任何原因引起严重蛋白尿患者的肾小球中。电镜下见多数肾小球毛细血管上皮细胞足突融合和裂孔闭塞,可有上皮细胞空泡变性,其游离面微绒毛常变形。在肾病活动期,这种足突消失现象很广泛,只留下一些散在的完整足突。当病人进入缓解期后,足突消失的范围也变小。这种足突消失往往伴随微绒毛改变,而大量的微绒毛在上皮细胞表面突出。足突消失同时可伴有细胞支架如肌动蛋白细丝的密度增加,这些肌动蛋白细丝在近脏层上皮细胞基底膜成簇状排列,不要将这种胞浆内密度升高与上皮下沉积的免疫复合物混淆。肾小球基底膜正常,系膜区偶见细小的电子致密沉积物。此外,肾小球及近曲小管上皮细胞可观察到致密度增加的胞浆内小滴。

所有这些肾小球超微结构改变可出现于存在蛋白尿的任何肾小球疾病。因此微小病变性肾病的诊断只有通过光镜、免疫荧光,尤其是电镜检查并排除其他的肾小球疾病时才可确立。

第四节 临床表现

大部分病人起病隐袭,无明显诱因。少部分病人起病前有上呼吸道感染史(多为不典型病毒感染)或过敏史,或有药物反应史,如非甾体类解热镇痛药、干扰素、青霉素及异胭肼等,停用上述药物后尿蛋白可消失。

水肿常为起病后的首发表现,往往很严重,并可出现胸腔积液和腹水。尿蛋白每日数克至数十克,多为选择性蛋白尿,而成人患者尿蛋白可呈非选择性。尿沉渣可见脂肪体、透明管型及颗粒管型,以及较多的小管上皮细胞。镜下血尿见于 15%~33% 的患者,多见于成年患者,罕见肉眼血尿。血 FDP 正常,尿 FDP 多为阴性。大部分患者血压正常,少数患者血压偏高或呈直立性低血压。

血浆白蛋白明显下降,严重者可达 20g/L 以下,血浆胶体渗透压下降。血浆蛋白电泳呈高 a_2、β 球蛋白及低或正常 γ 球蛋白。IgG 常下降,是患者容易感染的原因之一。IgA 水平常升高,在儿童往往与疾病复发相关。成人患者约一半血清 IgE 升高,且多数伴有过敏症状,而血清补体基本正常。患者常有严重的高胆固醇(cH)、甘油三酯(TG)、低密度脂蛋白(LDL)和高纤维蛋白原血症。

病程中患者可出现肾前性少尿、氮质血症、肾小管功能损害。成人年龄较大,血压偏高患者可合并可逆性急性肾功能衰竭,肾病理检查多数有急性肾小管坏死。患者较容易合并感染,以肺部和尿道感染多见。容易合并血栓形成,尤以下肢深静脉及肾静脉血栓形成多见。

成人与儿童微小病变的临床特点:

1.儿童微小病变肾病:本病多见于幼儿,占幼儿肾综的 63~93%,发病高峰为 2~8 岁。男性发病率明显高于女性,约 2~3:1,且亚裔人群发病率高。血尿和高血压较少见,约 13% 的幼儿可出现舒张期高血压。

2.成人微小病变肾病男女发病相近,除肾综的一般表现外,有如下特点:①起病隐袭;②常伴有高血压和镜下血尿;③肾功能损害发生率高,恢复缓慢;④对激素治疗反应缓慢;⑤复发率较低。

第五节 诊断与鉴别诊断

幼儿及青少年的单纯性肾病综合征多为本病。成人对激素敏感的肾综常提示本病。因本病是病理诊断,故确诊需要依靠肾病理活检作出。诊断为微小病变后,还需进一步鉴别是原发性微小病变还是继发性微小病变。从年龄来看,一般儿童应着重除外先天性或遗传性疾病等;中青年则应着重除外结缔组织疾病早期、感染和药物性肾损害等;老年则应着重考虑肿瘤新生物,高血压性肾损害引起的继发性的肾病综合征。

在排除了继发性微小病变后才能诊断为原发性病变。原发性微小病变在病理上需与 FSGS、轻微系膜病变等相鉴别。

第六节 肾活检指征

持续性血尿和中量蛋白尿(>1g/24h)的患者一般应作肾活检,如在治疗前未行肾活检的患者,如当激素治疗28天后仍无效,特别是在治疗阶段出现临床变化时,最好行肾活检,这可能提示其他的肾小球疾病。儿科医生主张如果有特殊临床征象(例如:高血压、尿红细胞管型或低补体血症),患儿1岁时或6岁后起病,就应在起病时行肾活检。成人在有肾病综合征的临床表现,而无肾活检禁忌证的情况下都应作肾活检,以明确诊断,指导治疗和评估预后。如激素治疗依赖或无效,或病情反复复发者可考虑作重复肾活检。

第七节 治 疗

一、糖皮质激素

糖皮质激素(简称激素)是治疗微小病变肾病最主要的药物。激素有明显的抑制炎症和抑制免疫作用,还有抑制醛固酮和抗利尿激素分泌的作用。利用激素的临床药理特性,常作为微小病变肾病的首选治疗方法。对于初治的微小病变患者的糖皮质激素治疗应遵循剂量充足、疗程足够、减量和停药要缓慢的原则。这样才能减少患者的复发率,改善预后。

通常激素对微小病变肾病的治疗反应分为激素敏感、依赖和抵抗三种情况。儿童激素的用量为泼尼松 $60mg/m^2 \cdot d$(最大不超过 $80mg/d$),口服 4~6 周。90%的患儿在激素治疗 4~6 周完全缓解,尿蛋白转阴。而成人用量为 $1mg/kg \cdot d$,6~8 周,则约 60%左右完全缓解,部分病人足量激素用至 8~12 周才缓解(激素敏感);相当部分病人足量激素用至 4~8 周后明显缓解,但减量或停药后立即复发(激素依赖);约5%的儿童和25%的成人患者用药 6~20 周仍不能缓解(激素抵抗)。用药 8~12 周,有效者 逐渐减药,每 2~3 周减少总量的 10%,直至减到每日总量 $0.5 mg/kg \cdot d$ 时,改为隔日顿服,持续 3~6 个月。再用最小有效维持剂量约隔日 15~20mg,维持 6~12 个月,总疗程达 18~24 个月。治疗有效的患者只有 25%可长期缓解;25%~30%偶有复发(少于1次/年),其余表现为常复发,激素依赖或抵抗型。

激素治疗中应注意的几个问题:

1.疗程 儿童患者足量激素的疗程 6~8 周,个别需要延长至 12 周。减量阶段至维持阶段约 12~18 个月;成人足量激素的疗程约 8~12 周,个别病人需要 16~20 周才能缓解,减量至维持阶段 18~24 个月,能减少复发的机会。

2.复发和激素依赖 足量激素治疗有效的患者,部分在减量的过程中复发,可以重新使用足量激素治疗至尿蛋白阴转,巩固 2 周以上,按上述方法减量至小剂量时连续 6 个月,维持量治疗 12~18 个月。也可在复发时或小剂量维持阶段加用一个疗程环磷酰胺及其他免疫抑制剂。

3.激素治疗无效 儿童中有5%,成人中有 25%左右的患者足量激素治疗无法缓解,需寻找可能的原因。①有无隐性感染或同时并用了影响激素疗效的药物,如:巴比妥类药物、苯妥英钠及利福平等。②激素是否用足量,有的患者由于水肿严重,口服激素可能吸收不良,此时应考虑静脉给药途径,有报道甲泼尼龙冲击治疗能诱导一些激素抵抗病例缓解。③减量是否太快,疗程是否够长。④患者是否按医嘱服药,依从性如何?是否不规则用药。⑤有无合并高血压和肾功能损害。⑥病理类型是否转变。

二、细胞毒药物

(一)环磷酰胺

对常复发、激素依赖或抵抗的患者,用环磷酰胺治疗,可使部分病人保持较长时间缓解。环磷酰胺的主要副作用是骨髓抑制、肝脏损害、性腺损害、出血性膀胱炎和胃肠道不适,应密切观察血象和肝功能。一般来说,用激素继以环磷酰胺治疗诱导缓解可以增加患者尿量,减少出血性膀胱炎的危险性。当环磷酰胺的用量为 2mg/kg,疗程达 8~12 周,75% 的病人至少 2 年内可保持无蛋白尿。对环磷酰胺的有效程度可从对激素的敏感性中推知。激素停药后立即复发的病人在停用环磷酰胺后立即复发的可能性更大。激素治疗后缓解期较长的病人在环磷酰胺治疗后复发可能性亦较小。在表现为激素依赖的患者中延长环磷酰胺使用时间至 12 周可提高其治疗效果。但也有个别研究报道,环磷酰胺 12 周疗法治疗无效。

(二)苯丁酸氮芥

一般与激素联合应用。有报道苯丁酸氮芥 0.1~0.2mg/kg·d,用药 8 周可获得比环磷酰胺更平稳的缓解期,甚至在一些环磷酰胺抵抗的儿童患者有效。苯丁酸氮芥和环磷酰胺一样有很多毒性作用,如危及生命的感染、性腺抑制、出血性膀胱炎、骨髓抑制以及潜在基因突变。在儿童可能增加恶性肿瘤的发生率,苯丁酸氮芥较环磷酰胺更容易引起遗传性白血病的发生。

三、环孢素 A

近年有不少报道环孢素 A 治疗激素依赖或激素抵抗的病例,治疗 6 个月时有效率为 69% 左右。对激素依赖者治疗有效率较高,对激素抵抗者治疗有效率较低。环孢素 A 的肾毒性和价格较高,特别是停药后复发率高,使环孢素 A 的应用受到限制,有报道环磷酰胺的长期缓解率为 63%,而环孢素 A 仅为 25%。常用 3~5mg/(kg·d),疗程 6 月~1 年,但停药后易复发。

四、霉酚酸酯

能可逆性、非竞争性抑制次黄嘌呤核苷酸脱氢酶,抑制巨噬细胞、淋巴细胞细胞因子生成,抑制抗体形成和平滑肌增生。在肾移植中得到广泛应用。也有单独用于微小病变的报道,初步结果显示临床症状改善,尿蛋白消失,复发率下降,且毒副作用,尤其是骨髓抑制作用较环磷酰胺轻。可试用于激素无效的肾综病人。通常剂量 1.5~2.0g/d,疗程为半年至一年左右。

五、其他治疗

包括饮食疗法、ACE 抑制剂、血管紧张素 Ⅱ 受体拮抗剂、抗血小板、抗凝疗法,长期左旋咪唑或硫唑嘌呤等也有用于微小病变的治疗。

第八节 中医辨证治疗

西医临床诊断为肾病综合征,病理诊断符合微小病变型或轻度系膜增生型,中医辨证属于气虚或阳虚型者,应该首选正规的激素疗法。气虚证表现为全身浮肿,气短乏力,纳呆腹胀,大便稀溏,舌质淡有齿痕,脉濡细等。阳虚证除有气虚证的表现外,还可见明显的怕冷,手脚冰凉,舌质淡嫩,脉沉细等。

第九节 预 后

微小病变肾病以自然缓解和反复发作为特点。在糖皮质激素及抗生素应用之前死亡率高(两年内死亡率可达36%),目前十年存活率可达95%。但激素并不能改变本病的自然发展过程,不能预防复发。

本病预后好,自发性缓解发生在40%的病例中,部分进展至慢性肾功能衰竭(5%)。幼儿病例随着年龄增长,部分患者复发次数减少而痊愈。

(李 辉)

第二章 系膜增生性肾小球肾炎

是以病理形态特征为肾小球呈弥漫性系膜细胞增生和(或)不同程度的系膜基质增多,伴或不伴 IgG、C_3。系膜沉积而毛细血管壁正常的一组肾小球疾病。

MsPGN 由 Churg 等于1970年首先作了报道,随后 Morel-Maroger、Hay 争 Iett 等相继作了报道。1977年世界卫生组织(WHO)将其命名为原发性肾小球疾病的一个独立病理类型。

根据免疫病理表现可将系膜增生性肾小球肾炎区分为 IgA 肾病(IgA 系膜沉积为主)和非 IgA 性 MsPGN(IgG 或 IgM 沉积为主),此外,国外有学者将 IgM 沉积为主的 MsPGN 称为 IgM 肾病。本文主要讨论非 IgA-MsPGN,即通常所说的系膜增生性肾小球肾炎(MsPGN,IgG 沉积为主)。

MsPGN 在亚洲多见,是我国最常见的原发性肾小球疾病,约占我国原发性肾小球疾病的1/4~1/3,占原发性肾病综合征的1/2左右。该病在欧洲及北美较少见。中山一院18年肾活检资料统计及病理类型构成分析800例成人原发性肾病综合征的病理类型中,系膜增生性肾炎占了28.8%,仅次于微小病变,故是肾病综合征中常见的病理类型之一。

第一节 病因和发病机制

MsPGN 病因不清。Date 等报道,随着链球菌感染发病率下降,本病发病减少。在我国,40.3%的患者有前驱上呼吸道感染,说明该病可能与环境、感染因素有关。在美国,印第安人此病发病率远远高于白种人,考虑亦可能与种族和遗传因素相关。

本病的发病机制尚不清楚,免疫介导性炎症反应是本病主要发病机制。可能是原位免疫复合物所致,也可能是循环免疫复合物所致免疫复合物病。病理检查发现在肾小球系膜区有弥漫睫颗粒状免疫球蛋白及补体成分 C_3 沉积,以及有循环免疫复合物(CIC)在肾小球内滞留,提示该病由免疫复合物致病,许多炎性细胞因子和生长因子的增高提示细胞免疫也可能参与其中。

第二节 病 理

一、光镜

本病特征性改变为弥漫性肾小球系膜细胞增多伴基质增生。早期以系膜细胞增多为主，轻者系膜区可见4~5个系膜细胞，小管、间质基本正常，肾小球毛细血管腔开放，肾血管毛细血管壁薄而精致，毛细血管腔通畅，基底膜正常。通常无沉积物。在非复杂性类型，没有粘连和节段性硬化。Masson染色，可在近半数的活检中见系膜区有嗜复红沉积物，在肾小球囊基膜可见未确定性质的类似染色沉积物。重者每系膜区可见超过5个系膜细胞，当系膜呈重度增生时，有时可见节段性系膜插入现象，并伴有肾小球节段性硬化、玻璃样变及球囊粘连。肾小球系膜病变进展时，可出现间质炎症细胞浸润及纤维化，肾小管萎缩。病变后期以系膜基质增生为主，可伴有内皮细胞轻度增多，肾小球毛细血管腔可被增宽的系膜基质挤压而狭窄。通常是整个肾小球均一地受损害，但有时细胞增多会有节段性加重。

MsPGN病变的程度可根据系膜增生的程度来判断：①轻度系膜增生：增生的系膜宽度不超过毛细血管的直径，毛细血管呈开放状，无挤压现象。系膜细胞不超过3个。②中度系膜增生：增生的系膜宽度超过毛细血管的直径，毛细血管腔呈现轻重不等的挤压现象。系膜细胞多为3~5个。③重度系膜增生：增生的系膜在弥漫性指状分布的基础上，呈团块状聚集，系膜基质明显增多，在团块状增生聚集的部位，毛细血管结构破坏，血管消失。系膜细胞多为5个以上。

二、免疫荧光

对于MsPGN，免疫荧光检查发现肾小球内免疫沉积物远较电镜检查敏感。主要有以下4种表现：①以IgM为主的免疫球蛋白伴或不伴C_3沉积，系膜区常有IgM沉积，根据这一特性，有人将其称为IgM肾病。在西方国家这是最常见的免疫病理类型，但在中国少见。IgM沉积在发病机理上所起的作用，目前尚有争论。有人认为IgM沉积是系膜功能发生变异的非特异性表现。有人认为这些沉积物在致病过程中起某些作用。②以IgG为主的免疫球蛋白伴或不伴C_3沉积，IgG和C_3不同程度地存在，约占MsPGN的58%左右，这在我国最常见。③仅补体C_3沉积。C_3沉积提示是感染后急性肾炎的消散期，而C_4沉积可能与C_4水平下降和C_4位点上出现零位等位基因有关。

④无任何免疫沉积物，免疫病理检查阴性。

三、电镜

20%~50%肾活检标本中，系膜区除了增生的系膜细胞及基质外，有细微颗粒状或均一性的电子致密沉淀物，它们可能是免疫复合物。在MsPGN中，该电子致密物常不像IgA肾病中那样大而明显，有时仅呈淡云雾状。在有些系膜区也可有难确定的致密物、明亮带、空泡和纹状膜性结构。对于临床上具有大量蛋白尿的患者，电镜下还常见脏层上皮细胞足突弥漫肿胀及消失，偶有胞浆分裂，常可见基膜轻微改变，多为增厚或不规则，毛细血管壁沉积物少见。

第三节 临床表现

MsPGN 可见于任何年龄,以儿童和青少年多见,男性稍多于女性,男性与女性之比为 1.5:1 至 2.3:1,国外本病在原发性肾综中,成人占 10%,儿童占 15%,在我国成人中约占 30.4%,40.3% 的患者病前有前驱上呼吸道感染症状。

MsPGN 常隐匿发病,最重要的临床表现是不知不觉地发生大量蛋白尿,59% 表现为肾病综合征,其肾病综合征的发生率是 IgA 肾病 1.5~3.0 倍,部分呈无症状性蛋白尿、孤立性血尿、蛋白尿合并血尿。67% 的病人可有镜下血尿,偶有肉眼血尿,肉眼血尿发生率为 IgA 肾病的 1/3~1/2。本病国外报道事先常无激发或感染因素,但国内北京和上海有学者报道部分患者有前驱感染病史。约 20%~40% 的病人有轻中度高血压,其与病变程度有关。肾功能一般正常,重度系膜增生可发展为慢性肾功能不全。如肾功能正常,通常可以耐受妊娠。

实验室检查常有肾综的典型生化表现,表现为大量蛋白尿、低蛋白血症和高脂血症。蛋白尿多为非选择性。常有肾小球性血尿。在发现本病时,有约 25% 的病人 GFR 下降。部分肾病综合征患者血清 IgG 水平轻度减低,约 30% 的患者血清 IgM 水平升高,补体水平正常,极少数病人有 C_3 水平下降,有些病人可有含 IgM 或 IgG 的循环免疫复合物。ASO 滴度正常。

第四节 诊断与鉴别诊断

本病可见于任何年龄,以青少年多见。可有上感前驱症状或隐匿发病。除了肾综的"三高一低"症状外,还可有血尿、高血压、肾功能减退。确诊依靠肾活检的病理结果。诊断原发性 MsPGN 前必须排除继发性 MsPGN。MsPGN 应与以下肾小球疾病相鉴别。

一、继发性肾小球肾炎

系统性疾病中的系膜增生性肾小球肾炎,如某些系统性疾病(如系统性红斑狼疮、过敏性紫癜、类风湿性关节炎、遗传性肾炎、肺出血肾炎综合征等)的患者多有肾外多系统受累表现、特异性的血清学及肾活检标本的免疫病理特征,可与 MsPGN 鉴别。

二、原发性肾小球肾炎

(一) IgA 肾病

IgA 肾病患者较少出现肾病综合征,以血尿、特别是肉眼血尿多见。前驱感染与肉眼血尿的发作间期短(一般几小时至 3 日),血清 IgA 水平常升高。光镜下 Masson 染色片上常可见系膜区(及内皮下)嗜复红样物质沉积,电镜下于系膜区(及内皮下)亦常见大块显著的电子致密物,尤其是免疫荧光检查见系膜区(及内皮下)是以 IgA 沉积为主,常伴补体 C_3 沉积。

(二) 微小病变肾病

临床上很难区分轻微系膜增生性肾小球肾炎与微小病变病。微小病变病好发于儿童,血尿发生率约 15%~20%,病理检查光镜下肾小球基本正常,无免疫复合物沉积及电子致密物,电镜下肾小球上皮细胞足突弥漫性融合。而 MsPGN 好发于青少年,血尿发生率为 60%~70%,病理检查肾小球具有轻度系膜细胞及基质增生,有免疫复合物沉积于系膜区,电镜检查部分病例见电子致密物。有学者认为,微小病变病可演变成 MsPGN,此两种病理类型是同一疾病的不同阶段,两者均可并发局灶性节段性硬化,但目前此结论尚不确定。

(三)局灶性节段性肾小球硬化

局灶性节段性肾小球硬化大多数临床表现为肾病综合征,常伴有肾功能的减退。病理检查见局灶性节段性肾小球硬化及玻璃样变,IgM 及 C_3 呈团块状沉积于病变部位上,电镜发现弥漫性肾小球脏层上皮细胞足突融合。而 MsPGN 有约 30%的病例表现为肾病综合征,20%~30%的病例表现为肾炎综合征,肾功能的减退较少见。病理表现为肾小球弥漫性系膜细胞及基质增生,IgG/IgM 及 C_3 呈颗粒状弥漫沉积于系膜区,以肾综大量蛋白尿为表现的患者电镜检查见有足突融合。重度 MsPGN 病例,在肾小球的某些节段上系膜基质亦可呈高度结节状增多,周围毛细血管腔塌陷,出现局灶性节段性硬化。

(四)急性感染后肾小球肾炎消散期

感染后肾小球肾炎常在前驱上呼吸道感染后 7~21 日急性发病,以典型急性肾炎综合征为表现,在发病后 C_3 水平可下降,但 6~8 周内血清补体逐渐恢复正常。抗链球菌溶血素 O 抗体滴度升高,消散期感染后肾炎的病理形态特征是系膜增生伴免疫球蛋白,特别是 IgG 和(或)C_3 的沉积。

第五节 治疗与预后

对于有明显前驱上呼吸道感染症状者应控制感染。对于肾脏病理变化轻、系膜增生轻微、无广泛的 IgM 和/或 C_3 沉积,没有局灶节段性肾小球硬化,且肾功能正常的肾病综合征患者,可按微小病变病方案治疗,但激素疗程要延长。一般的,泼尼松 1mg/kg·d 口服 8 周,然后逐渐减量至泼尼松 1mg/kg·d 隔日口服 2~3 月,在取得较好疗效后,减量为 0.4mg/kg·d 隔日口服维持,疗程需 1 年至 2 年。

对激素抵抗或依赖、复发病例,或部分缓解的病人,可在类固醇激素基础上加用细胞毒性药物,约 60%病人可减少复发。对肾病综合征、肾脏病理变化重、肾功能基本正常的患者,可考虑用类固醇激素合并免疫抑制剂(如环磷酰胺、硫唑嘌呤、环孢素 A 和霉酚酸酯等)治疗,但疗效不显著。已出现明显慢性肾功能不全,双肾萎缩者不宜再应用激素及免疫抑制剂,按慢性肾功能不全处理。

合并有明显的血尿、高血压、非选择性蛋白尿和氮质血症的病人,病理检查有较明显系膜增生、局灶性节段性硬化、球囊粘连、肾小球荒废、肾小管萎缩、间质纤维化者,激素疗效常常欠佳。疗程需超过 1 年,才能获得较理想疗效。

其他治疗包括:饮食疗法,降压治疗,降脂药物,ACEI 类及血管紧张素 II 受体拮抗剂,抗血小板药物和抗凝药,前列腺素 E 等。低分子肝素能够抑制肾小球系膜细胞增殖及细胞外基质增生,临床应用有待进一步积累经验。

环孢素 A、霉酚酸酯治疗对类固醇激素及细胞毒药物抵抗的肾病综合征病例有一些报道,疗效不肯定。雷公藤多甙、黄芪、当归煎剂应用于肾病综合征治疗,可使患者尿蛋白质减少,部分患者肾病综合征缓解。病检发现能减少肾小球内免疫沉积物、修复滤过膜的电荷屏障,并抑制肾小球系膜细胞增生。动物试验证实黄芪、当归煎剂能上调肝脏白蛋白 mRNA 表达,促进白蛋白合成及提高血清白蛋白水平。

预后系膜增生不明显,无系膜 Ig 沉积者,其发展过程较为良性。轻度 MsPGN 女性患者一般皆能很好耐受妊娠。本病50%以上的病人用激素治疗后,可获得完全缓解,但远期预后不清。

如果对类固醇激素及细胞毒药物疗效好者,预后较好。虽有复发,但仍可能用药控制。但对类固醇激素及细胞毒药物抵抗者,预后较差,可逐渐出现肾功能损害,最终发展至终末期肾衰。

肾病综合征症状明显及肾活检显示有明显的弥漫性系膜增生者,其发展倾向于持续性蛋白尿及进行性肾功能衰竭。在系膜增生性基础上,有局灶性节段性硬化,尤易发生肾功能衰竭。在肾移植后40%~60%易在移植肾再发生本病。

总之,持续大量蛋白尿、高血压、肾小球滤过率下降、系膜细胞高度增生、系膜基质明显增多、出现节段性硬化及较多肾小球的球性硬化,以及重度肾小管间质病变(间质炎症和纤维化,肾小管萎缩)常提示预后不良。

(王新玲)

第三章 IgM 肾病

IgM 肾病是一类新型的原发性肾小球肾炎,Van de Putte 等在 1974 年首先作了 IgM 肾病的描述,随后 Bhasin 及 Cohen 等分别作了进一步报道,并主张 IgM 肾病为一独立的肾小球疾病。本病在西方国家较为多见,但在我国发病率较低。

本病的发病机制可能为循环中含 IgM 的免疫复合物沉积于系膜,并通过经典途径激活补体系统而致病。Scolari 等发现本病可能有特殊的免疫遗传学背景。

IgM 肾病发病年龄以男性、儿童发病多见。通常以肾病综合征表现最突出,占78.6%,或表现为持续性无症状性蛋白尿或(和)血尿。少数病人可有轻度高血压。肾功能基本正常。

实验室检查发现约 1/3 患者血清 IgM 升高,其升高的机理不清。是否为 IgM 肾病特征性的改变有待进一步观察。血清 IgM 升高与免疫荧光下系膜区 IgM 沉积的分布、荧光强度无关,血清补体 C_3 均正常,部分患者循环免疫复合物阳性。蛋白尿选择性较低,尿中出现许多大分子蛋白质,无肾小管性蛋白尿。

病理检查光镜见肾小球正常或基本正常,表现为肾小球轻微病变或轻至中度。肾小球系膜细胞增生及基质增多。肾小球基底膜正常,肾小管及间质、血管正常。电镜下改变主要为系膜增殖,在肾小球系膜区及副系膜区,可见稀疏细小的电子致密物。肾病综合征患者可见足突融合。免疫荧光检查显示弥漫性、颗粒状 IgM 或 IgM 为主的免疫球蛋白主要沉积于系膜区,部分沉积于毛细血管壁。IgM 肾病不只是肾小球系膜区受损,而且肾小球基底膜也同样存在病变,表现为基底膜变厚,厚薄不均,以及基底膜内电子致密物沉积。这是 IgM 肾病的显著特点。

25%~55%的 IgM 肾病对激素治疗有效,其中 25%~50%的病例呈激素依赖。对激素无效或激素依赖者合用细胞毒药物,仍有 40%~80%无效。有血尿的病例疗效更差。有的作者报道 IgM 肾病与微小病变肾病对激素及细胞毒药物反应皆好,疗效并无差异,且缓解后复发率也相似。

少数病人可自发缓解。一部分病人发展至慢性肾功能衰竭。肾病综合征者预后较差,无症状性血尿病人多呈良性过程。

[附]C_{1q}肾病

C_{1q}肾病(C1q nephropathy, C1qN)是临床上一种少见的肾小球疾病,是肾病综合征较少见的。迄今为止国内外报道甚少,国外 1982 年 Jones 等首先作了初步描述,随后 Jennette 及 Hipp 相继作了报道。国内南京军区总医院等曾有病例报道。

C_{1q}肾病是一种由免疫复合物介导的肾小球疾病。主要见于少年儿童,男性、黑人易感。临床上以大量蛋白尿、肾病综合征为特点。约 30%的病例伴有血尿,40%的病例伴有高血压,半数病人有水肿。许多病人无症状,而首先发现的是蛋白尿,常出现在军人中或运动时。这些病人除了肾活检发现 C_{1q} 沉积物外,实验室检查无特异性,无系统性红斑狼疮等风湿性疾病的临床及血清学特征,自身抗体阴性,无低补体血症。绝大部分患者对激素治疗不敏感。

儿童肾病综合征常见的肾脏病理类型是微小病变型肾病、局灶节段性肾小球硬化和膜增生肾小球肾炎。而 C_{1q} 肾病的组织病理形态可有多种,主要呈增生性肾小球肾炎改变,病理特征是肾小球系膜区有以 C_{1q} 为主的免疫沉积物,也可伴有 IgG、IgM 及 C_3 的沉积。

C_{1q}肾病需与下列疾病相鉴别:①微小病变;C_{1q}肾病不仅免疫荧光下有免疫成分的沉积,而且电镜下还可见电子致密物的存在,而微小病变仅在电镜下有肾小球上皮细胞足突的异常,既无免疫成分的沉积,电镜下也无电子致密物的存在。②局灶节段性肾小球硬化症;两者在病理形态上都表现为局灶节段性肾小球硬化样改变,但 C_{1q}肾病以 C_{1q} 沉积为主,局灶节段性肾小球硬化症往往只有非特异性 IgM 和 C_3 的沉积,偶尔才有免疫荧光染色较弱的 C_{1q} 在节段硬化的肾小球沉积,电镜下肾小球内无电子致密物的沉积。③膜增生性肾小球肾炎;C_{1q}肾病毛细血管壁正常,无膜增生性肾小球-肾炎的特征性毛细血管壁的损害。④狼疮性肾炎;C_{1q}肾病缺乏系统性红斑狼疮的多系统损害的临床表现及实验室检查。⑤IgA 肾病;IgA 肾病免疫沉积物以 IgA 为主,而 C_{1q}肾病以 C_{1q} 免疫沉积物为主,无 IgA 沉积。

C_{1q}肾病少数可自行缓解。类固醇激素在治疗蛋白尿、保护肾功能方面无明确效果。绝大部分病例对口服类固醇激素治疗效果不肯定,易呈激素抵抗。少数病例治疗后可临床缓解,但可复发。可试用饮食疗法、降压治疗、降脂药物、ACEI 类及血管紧张素 II 受体拮抗剂、抗血小板药物和抗凝药。少数治疗无效病例可发展至终末肾衰。三年肾脏存活率约 84%,发病时血肌酐升高者预后较差。

(刘 琳)

第四章 IgA 肾病

IgA 肾病(IgA nephropathy)是由 Berger 和 Hinglais 最早在 1968 年描述的一种肾小球疾病。目前 IgA 肾病已经成为全球最常见的原发性肾小球疾病。原发性 IgA 肾病是一种免疫复合物介导的肾小球肾炎，以肾小球 IgA 沉积为主要特征，可表现为不同类型的病理改变。早期认为 IgA 肾病是一种比较良性的肾脏病，但现在发现高达 40%的患者最终可发展至肾功衰竭。IgA 肾病是引起终末期肾衰(ESRF)最主要的原发性肾小球疾病之一，因此，IgA 肾病已经引起肾脏病界的广泛重视。

第一节 病因和发病机制

IgA 肾病的病因不明，目前尚未发现与 IgA 抗体反应的稳定抗原。IgA 肾病通常呈散发性，一般不认为是一种家族性疾病，但有家族性聚集的报道，提示免疫遗产因素可能在 IgA 肾病的发病中起一定作用。有报道 IgA 肾病的发病和进展与某些 HLA 抗原有关。IgA 肾病虽然主要表现在肾脏，但有证据提示其可能是一种全身性疾病。由 IgA 肾病引起的终末期肾衰患者在肾移植后 5 年 IgA 肾病的复发率高达 35%以上；而由无症状 IgA 肾病供者的肾脏移植到非 IgA 肾病终末期肾衰患者身上后，系膜 IgA 沉积可迅速消失。部分 IgA 肾病患者血中 IgA 或 IgA 与纤维连接蛋白的复合物增加，也提示其是一种全身性疾病。近年对 IgA 肾病发病机制的研究有了不少新的进展，主要归纳为：

一、黏膜免疫缺陷

由于 IgA 肾病与上呼吸道感染密切相关，因此推测 IgA 肾病与粘膜免疫功能亢进导致 IgA 产生过多而沉积在肾脏有关，但近年的研究并不支持这一学说。单个 IgA 免疫球蛋白可通过连接蛋白 J 链形成双体或多聚体，多聚体 IgA 主要由黏膜免疫细胞分泌，通常不进入血液循环；血中 IgA 分子多为 IgA 单体，主要为骨髓浆细胞产生。IgA 主要有两种亚型，IgA$_1$ 和 IgA$_2$。消化道和呼吸道黏膜的浆细胞分泌的 IgA 包括 IgA$_1$ 和 IgA$_2$，而骨髓、淋巴结和脾脏的浆细胞主要产生 IgA$_1$ 亚型。IgA 肾病系膜沉积的 IgA 几乎都是 IgA$_1$，进一步提示 IgA 肾病系膜沉积的 IgA 主要来源于骨髓。

二、IgA 分子异常

即使患者血 IgA 升高也未必引起 IgA 肾病，例如分泌 IgA 的骨髓瘤患者或艾滋病患者常有血 IgA 升高，但这些患者并没有 IgA 肾病；而且并非所有患者都有血 IgA 升高。因此，IgA 必需沉积在肾小球系膜区才能致肾病，但促使 IgA 在系膜沉积的具体原因尚不清楚，新近发现可能与 IgA 分子异常密切相关。

IgAl 分子与其他免疫球蛋白一样，都与糖基结合，形成糖蛋白。蛋白质与糖基结合主要有两种方式：N—连接和 p 连接。N—连接是结构比较复杂的糖基与免疫球蛋白天冬氨酸残基连接，主要见于血浆蛋白。O—连接是结构比较简单的糖基与免疫球蛋白的丝氨酸和苏氨酸残基连接，主要见于细胞表面蛋白，而血浆蛋白则较少有。连接。IgA$_1$ 分子有一独特之处，即在其铰链区(Hinge region)有多个 O-糖基化位点，而其他免疫球蛋白没有这样的结构。n-乙酰半乳糖基与 IgA$_1$ 上的丝氨酸或苏氨酸结合。半乳糖通过 β1,3 与 n-乙酰半乳糖连接，而涎酸(Saliac Acid)则通过 a2,3 和 a2,6 涟接分别与半乳糖或 n—乙酰半乳糖连接。

最近发现，IgA 肾病患者血清或肾脏洗脱的 IgA$_1$ 存在糖基化缺陷。IgA 肾病患者的 IgA$_1$ 注射给小鼠，IgA$_1$ 在血循环中的存活时间显著长于来自正常人的 IgA$_1$，提示其清除受到影响。而正常人 IgA$_1$ 与半乳糖苷酶孵育后与人系膜细胞结合能力明显增强。这些观察提示在系膜细胞上存在对不完全糖化 IgA$_1$ 分子的受体，不过，目前是否有这种受体以及受体的性质尚不清楚。

IgA 肾病患者肝脏对 IgAl 的清除下降，肝脏的涎酸糖蛋白(sialoglycoprotien)受体通过与终末半乳糖基结合，促进 IgA 降解 m3。由于 IgA 肾病时 IgA 不能很好糖化而导致 IgA 不易被肝脏清除，沉积在肾脏。

IgA$_1$ 免疫复合物在肾脏沉积后，可激活补体引起一系列免疫反应。肾脏固有细胞特别是系膜细胞表达 IL-6、PDGF 等细胞因子或生长因子，促进系膜细胞增生；而 TGF 表达增加则促进系膜合成细胞外基质增加，导致纤维化。TGF 还与系膜细胞转分化有关，肾小球系膜细胞表达 a-SMA 而转化成为肌成纤维细胞样细胞，合成细胞外基质增多，导致肾小球硬化。同时，肾小球固有细胞表达炎症细胞的趋化因子，如巨噬细胞移动抑制因子(MIF)、单核细胞趋化蛋白-1(MCP-1)和骨调素等，促进巨噬细胞和 T 细胞在肾脏积聚 m~193。浸润的巨噬细胞

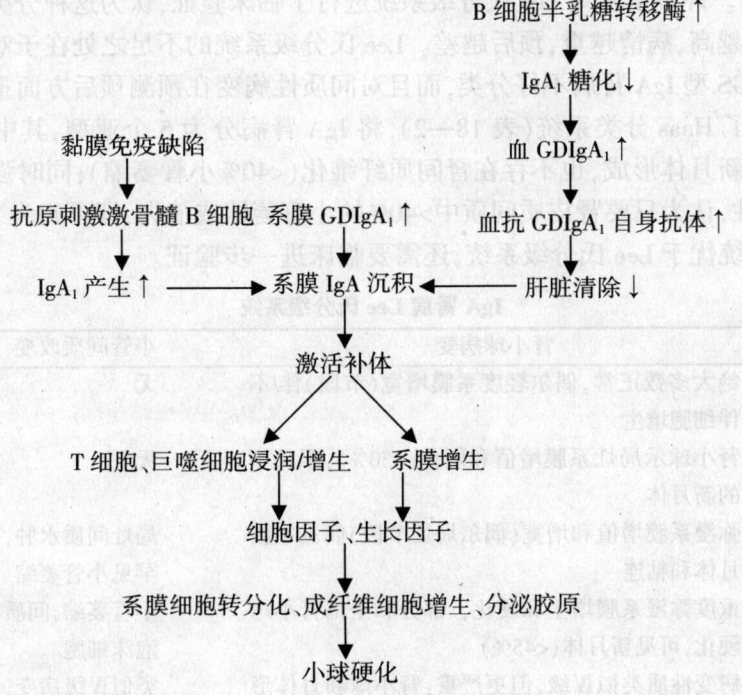

和T细胞释放各种酶、氧自由基和细胞因子,加速组织破坏和细胞凋亡。我们发现巨噬细胞不仅浸润肾组织,它还能在肾脏局部增殖,对炎症反应起放大作用。在IgA肾病中,肾小管间质也同样受到累及,有炎症细胞积聚和炎症反应。浸润的巨噬细胞和肾脏固有细胞释放TGF、PDGF、碱性纤维细胞生长因子(bFGF)、结缔组织生长因子(CTGF)等,促进成纤维细胞增生或合成胶原增加,最终导致肾小球硬化和肾间质纤维化。现将IgA肾病的可能机制总结与下图。

第二节 病 理

一、光镜

IgA肾病可以表现为多种病理改变。在光镜下的主要病理改变为局灶性或弥漫性增生性肾小球肾炎。即系膜细胞和基质局灶型或弥漫性增生,可有内皮细胞增生或甚至上皮细胞增生和新月体形成。系膜增生本身并不是IgA肾病的特征性表现,其他肾脏疾病如糖尿病肾病、局灶性节段性肾小球硬化、非IgA系膜增生性肾小球肾炎、狼疮肾炎等都可以表现为系膜增生。IgA肾病也可以表现为其他类型的病理改变,例如肾小球轻微病变、弥漫性毛细血管内增生肾炎、局灶性节段性肾小球硬化、局灶性节段性坏死肾小球肾炎或新月体肾炎等。IgA肾病还常伴有肾小管间质的病变,主要表现为肾小管萎缩、肾间质纤维化和炎症细胞浸润。

为了更好地反映肾脏病理损害及其与预后的关系,病理学家对IgA肾病的光镜下病理改变进行分级,以便于指导临床治疗。分级系统报道各异,有积分系统和分级系统,其中应用最多的是1982年由Lee等使用改良的Meadow组织学分类系统,即通常所称的Lee氏分级系统(表18—1)。许多学者对Lee氏分级系统进行了临床验证,认为这种分类系统有利于临床应用,即级别越高,病情越重,预后越差。Lee氏分级系统的不足之处在于对无肾间质病变和新月体的FSGS型IgA肾病不好分类,而且对间质性病变在预测预后方面重视不够。因此,Haas等人提出了Haas分类系统(表18—2),将IgA肾病分为5个亚型,其中Ⅱ型为一独立的病变,它既无新月体形成,也不存在肾间质纤维化(<40%小管萎缩);同时强调了肾小管间质病变的重要性,认为只要肾皮质间质中>40%的小管萎缩或消失,即可归为第5种亚型。是否Haas分级系统优于Lee氏分级系统,还需要临床进一步验证。

IgA肾病Lee氏分级系统

分级	肾小球病变	小管间质改变
Ⅰ	绝大多数正常,偶尔轻度系膜增宽(节段)伴/不伴细胞增生	无
Ⅱ	肾小球示局灶系膜增值和硬化(<50%),罕见小的新月体	无
Ⅲ	弥漫系膜增值和增宽(偶尔局灶节段)偶见小新月体和粘连	局灶间质水肿,偶见细胞浸润,罕见小管萎缩
Ⅳ	重度弥漫系膜增生和硬化,部分和全部肾小球硬化,可见新月体(<45%)	小管萎缩,间质浸润,偶见间质泡沫细胞
Ⅴ	病变性质类似Ⅳ级,但更严重,肾小球新月体形成>45%	类似Ⅳ级病变,但更严重

IgA 肾病 Haas 氏分级系统

亚型	肾小球改变	小管和间质改变
Ⅰ（轻微病变）	肾小球仅有轻度系膜增加，无节段硬化无新月体	无病变
Ⅱ（FSGS 样病变）	肾小球呈现类似特发性 FSGS 样改变，伴肾小球系膜细胞轻度增生，无新月体	无病变
Ⅲ（局灶增殖性肾小球肾炎）	50%左右的肾小球细胞增生，细胞增生最初可仅限于系膜区，或可由于毛细血管内细胞增生至肾小球毛细血管袢阻塞。可见新月体绝大多数病变示肾小球节段细胞增生（有的患者可无此病变）	无病变
Ⅳ（弥漫增殖性肾小球肾炎）	>50%肾小球细胞增殖，像Ⅲ型一样细胞增生可是节段或球性的,可见新月体	
Ⅴ（晚期慢性肾小球肾炎）	40%以上肾小球球型硬化可表现为上述任何肾小球病变	皮质小管>40%的小管萎缩或小管数目减少（PAS）

二、免疫荧光

IgA 肾病的诊断主要依靠免疫荧光检查，只有免疫荧光才能确诊 IgA 肾病。免疫荧光以 IgA 沉积为主，可伴有少量 IgG、IgM、C_3、K 和 λ(1ambda)链沉积。理论上讲，应该 100%有 IgA 沉积。如果按 1+~4+进行分级，平均 IgA 沉积强度为 3+；84%的标本 IgM 阳性，但强度只有 1+；62%有 IgG 沉积，平均强度为 1+。几乎都有 C_3 沉积。IgA 沉积部位主要在系膜区，但也可沉积于系膜旁区和内皮下。如果 IgA 和 IgG 的免疫荧光染色都很强，应注意狼疮性肾炎的可能。部分患者还伴有血管壁 IgA 沉积，有血管累及者往往预后较差。

三、电镜

电子显微镜可见电子致密物，位置与免疫荧光相一致，主要在系膜区沉积，比较严重者可见系膜旁区和内皮下均有电子致密物沉积。尿蛋白比较多者可见上皮细胞足突融合。

第三节 临床表现

IgA 肾病好发于青年男性，发病年龄多见于 20~30 岁之间，男女比例从不到 2:1（日本）到高达 6:1（北欧和美国）。亚洲人和白人发病率高于黑人，原因不明。IgA 肾病发病率各地报道不一，一般在百万分之 5 到 40 之间。IgA 肾病约占所有原发性肾小球疾病的 20%~40%，在美国约占 2%~10%。不同国家和地区的报道不同，除与种族差异有关外，还与肾活检的指征不同有关。如果对无症状蛋白尿和血尿的患者进行肾活检，发现 IgA 肾病的机会大大提高。根据我们对 723 例 IgA 肾病的分析，男女比例为 1.42:1，平均肾活检年龄为(30.3±11.0)岁。

国内的其他报道也与我们资料相似。

IgA肾病主要表现为肾炎综合征，即血尿、蛋白尿、氮质血症和高血压等。血尿常表现为两种类型。(1)发作性肉眼血尿：常于上呼吸道感染后或运动后发生肉眼血尿，伴腰痛，主要见于40岁以下的患者，40岁以上者少见，此型约占所有IgA肾病的40%~50%，有作者认为出现肉眼血尿者预后反而较好。(2)持续性镜下血尿：无明显肉眼血尿，镜下血尿持续存在，可伴有蛋白尿，可见于各种年龄段。本型约占所有IgA肾病的30%~50%，但其比例与不同地区和单位对肾活检积极态度有关。肾活检指征比较宽松者，此型比例相对较多。少数患者可表现为肾病综合征，一般报道此型只占所有IgA肾病的5%以内。此型病理上主要为弥漫增殖性肾小球肾炎伴或不伴硬化，但少数在病理表现上类似微小病变，即在系膜区有IgA免疫复合物沉积的同时伴有类似微小病变的上皮细胞足突融合。我们的资料显示肾病综合征者占所有IgA肾病的7.1%，其病理分型以Lee氏分级Ⅳ~Ⅴ和Ⅰ~Ⅱ级为主，也即表现为两个极端，一种是疾病较晚期肾小球过度滤过导致大量蛋白尿，有显著的肾小球硬化和肾间质纤维化；另一种情况是肾小球病变轻微，肾小球硬化和肾间质纤维化不显著，类似微小病变。还有少数IgA肾病(<5%)表现为急性肾功能不全，多表现肉眼血尿、蛋白尿伴血肌酐升高，我院儿科报道小儿IgA肾病并发急性肾功能不全病理分级多为Ⅱ级，如果治疗得当，肾功能可以恢复。但必须强调的是，个别IgA肾病可在病理改变较轻和临床表现呈良性过程的基础上，突然出现毛细血管袢坏死和新月体的形成，病理上表现为新月体肾炎，并伴有较严重的肾小管—间质病变。这些患者与上述病理改变较轻的急性肾功能不全临床上不容易鉴别，因此，对于肉眼血尿明显伴有短期内肾功能急剧恶化者，必须强调进行肾活检。

有报道个别IgA患者血中有IgA-ANCA，提示其伴有血管炎，这些患者免疫抑制剂治疗有效。还有文献报道个别患者肾脏病理检查发现毛细血管壁有IgA呈线状沉积，推测为IgA介导的Goodpasture综合征的变异型。此外，临床上还有10%~20%患者表现为慢性肾功能不全，这些患者可能与其诊断时间较晚有关，诊断时血肌酐升高是预后不良的主要危险因素。

IgA肾病的病程个体差异较大，可多年表现为良性血尿和正常肾功能，或表现为急进性肾小球肾炎，肾功能急剧恶化。多数患者病情呈慢性进行发展，有报告最终15.4~40%患者发展为终末期肾衰。另据报道，20%~30%IgA肾病患者在20年后发展为终末期肾衰。不过应该注意，很多病变轻微患者可能没有被诊断出来，而另一方面，一些表现为肾功能衰竭患者也没有肾活检确诊，肾活检指征掌握的尺度有较大影响，故上述数据仅供参考。

一般认为男性、发病年龄小、没有复发性肉眼血尿、持续性镜下血尿者预后较差。无论是成人还是儿童，出现下列表现意味着预后不良：高血压；硬化的肾小球数目多；24小时尿蛋白定量大于1.0g；诊断时血肌酐升高。根据我们的经验，表现为单纯性血尿(没有蛋白尿、高血压或肾功能不全)的IgA肾病预后相当好，103例IgA肾病患者随访5年后没有出现血肌酐翻倍的事件，肾脏5年无事件存活率为100%；如果在肾活检时出现蛋白尿、高血压或肾功能不全等表现者，则预后明显受到影响，5年肾脏无事件(血肌酐翻倍)存活率仅为76.3%，显著低于单纯性血尿的患者。如果肾活检时表现为肾病综合征者，5年肾存活率（血肌酐445μmol/L）仅为68.6%，远低于非肾病综合征组(91.9%)。血管紧张素转换酶基因多态性对预后的影响尚未得到很好证实。上述预后指标对预测某一患者预后的能力比较弱，但从总体上反映了这些表现对预后的影响。如果可能，应该识别可能较快进展为肾功能衰竭的患者，并制定相应治疗措施以阻止这些高危人群肾功能恶化。

第四节 诊 断

　　IgA肾病的诊断依靠肾活检检查。近年来国外对无症状血尿患者(不伴有血压升高及血肌酐升高者)一般不主张积极进行肾活检检查。理由是这些患者往往病变比较轻,而IgA肾病没有特效的治疗手段,特别是早期单纯性血尿(或伴轻度蛋白尿)不主张积极治疗,因为即使肾活检诊断明确,对患者治疗也没有太多好处。不过,应该指出的是,一部分IgA肾病的临床表现与其病理改变并不很一致。一些临床上只表现为单纯性血尿和/或蛋白尿的患者,肾活检却可能是有明显的肾小球硬化和肾间质纤维化。我们的统计资料显示:表现为单纯性血尿的IgA肾病病理改变比较轻,78.6%患者病理分级为Lee氏Ⅰ~Ⅲ级,但仍有20.4%患者为Ⅳ~Ⅴ级,提示这些患者虽然临床表现轻,但病理分级可以相当严重,显示病理和临床可能存在的不一致性。在下列情况下,肾活检的意义比较大:①24小时尿蛋白排泄量大于1.0g/d或表现为肾病综合征;②血肌酐升高;③血尿明显伴短时间内血肌酐升高;④伴有高血压;⑤怀疑继发于全身性疾病的肾小球疾病,如糖尿病肾病、狼疮肾炎或肝炎相关性肾炎等;⑥怀疑合并其他肾小球疾病。对于没有行肾活检者,临床上必须密切观察,出现上述指征时应及时肾活检,为临床上采取针对性措施提供依据。

第五节 治 疗

　　IgA肾病尚无特效的治疗方法,目前的治疗主要集中在非特异性地延缓肾损害的进展。一般认为对无症状血尿(无高血压或血肌酐升高)和无症状性蛋白尿者(24小时尿蛋白小于1.0g)者无需给予治疗,但需密切追踪观察。但对于尿蛋白比较多者(>1.0g/d),可采取下列手段

一、血管紧张素转换酶抑制剂或血管紧张素受体拮抗剂

　　血管紧张素转换酶抑制剂(ACEI)能延缓1型糖尿病肾病、高血压良性肾小动脉硬化症、慢性肾小球肾炎或肾间质疾病的肾功能恶化。不过,目前尚没有很多证据证明ACEI能延缓IgA肾病患者的肾功能恶化。通常认为减少蛋白尿有利于保护肾功能,延缓肾功能恶化。三个随机对照研究和一个大规模的回顾性研究发现ACEI能有效减少IgA肾病的蛋白尿,但未能证明其对肾功能的保护作用。因此,需要有长期研究来证明ACEI对蛋白尿的减少作用将有助于保护肾功能。

　　血管紧张素受体拮抗剂(ARB)在2型糖尿病肾病的研究比较多,ARB能有效地减少2型糖尿病肾病微量蛋白尿和保护肾功能,因此,美国糖尿病协会推荐对于1型糖尿病肾病采用ACEI治疗,而对2型糖尿病肾病采用ARB治疗。无论是前瞻性对照研究或是大规模的回顾性研究均已经证明.ACEI或ARB能有效地减少IgA肾病的蛋白尿,但未能证明其对肾功能的保护作用。Perico报道使用依那普利20mg/d或伊博沙坦100mg/d治疗20例IgA肾病28天,依那普利减少蛋白尿61%,而伊博沙坦减少蛋白尿58%,肾小球滤过率没有显著改变。在依那普利或伊博沙坦基础上使用吲哚美辛75mg,每天2次口服,依那普利组或伊博沙坦尿蛋白进一步减少,合用吲哚美辛并不影响肾血浆流量或肾小球滤过率。作者提出吲哚美辛可以加强ACEI或ARB对蛋白尿的减少作用。ACEI或ARB还可以降低肾小球滤过膜的

通透性和提高其对蛋白的选择性。联合使用ACEI和ARB可能可以进一步减少蛋白尿，其疗效优于双倍剂量的单种药物治疗，提示两者对减少IgA肾病蛋白尿具有协同作用。例如RussO等比较伊那普利(20mg/d)或氯沙坦(100mg/d)与伊那普利(10mg/d)和氯沙坦(50mg/d)合用对IgA肾病蛋白尿的疗效，发现伊那普利(10mg/d)和氯沙坦(50mg/d)合用比双倍剂量的单种药物具有更好的降低蛋白尿的作用。即使目前尚没有足够的证据证明ACEI能延缓IgA肾病的进展，但一般认为对于有蛋白尿的患者，应该用ACEI或ARB降低血压，减少蛋白尿。因为无论是蛋白尿或是高血压均为IgA肾病进展的主要危险因素，因此，使用ACEI从理论上讲将有利于延缓肾衰竭的发生。

最近有报道肾功能正常的轻度IgA肾病患者24小时平均血压高于正常对照，而且这些患者的左心室厚度也有所增加，有些还伴有轻微的左心室舒张功能障碍，提示IgA肾病患者即使血压未达到高血压的标准，使用ACEI或ARB可能有帮助；如有血压偏高，更应积极控制血压，而且强调早期降压治疗。

其他一般治疗措施包括戒烟和低蛋白饮食等。吸烟是肾功能恶化的重要危险因素，而且呈剂量依赖关系，即与吸烟量密切相关。对于有氮质血症者，适当控制蛋白质的摄入可能对延缓肾衰有帮助。

二、肾上腺皮质激素

早期认为肾上腺皮质激素对IgA肾病疗效不佳，故一般不用糖皮质激素治疗，后来发现部分表现为肾病综合征的IgA肾病患者，使用糖皮质激素治疗有效。Lai等人报道一前瞻性对照研究，治疗组和对照组各17例，治疗组给予口服糖皮质激素治疗4个月，对照组不用糖皮质激素，平均随访38周(12~106周)，随访结束时两组肌酐清除率没有显著性差别。糖皮质激素治疗组有部分病例缓解，80%的肾小球轻微病变者经过糖皮质激素治疗后缓解，提示糖皮质激素对病理改变轻微IgA肾病肾病综合征患者比较有效，但治疗组有8%患者出现与糖皮质激素有关的戢作用，作者提出对于表现为肾病综合征而肾小球病变轻微的IgA肾病患者可以使用糖皮质激素治疗，但不宜滥用激素。后来Kobayashi等也报道应用糖皮质激素治疗29例尿蛋白>2.0g/d的IgA肾病患者12~36个月，激素治疗对肾小球肌酐清除率>70ml/min者有稳定肾功能的作用。后来该作者报道对46例尿蛋白在1.0-2.0g/d、肾小球肌酐清除率>70ml/min的患者进行平均10年的随访，其中12例使用糖皮质激素治疗，其余26例不用激素治疗作为对照。糖皮质激素治疗组的5年和10年肾存活率显著高于对照组，肾小球肌酐清除率也显著高于对照组。我们总结了39例用糖皮质激素治疗IgA肾病综合征组，剂量为1.0mg/kg·d，8周后减量，半年到一年半停用。诱导缓解治疗结束时，有11例(28%)完全缓解，11例(28%)部分缓解，17例无效。激素治疗有效者多为Lee氏分级Ⅰ、Ⅱ级者；在使用激素治疗的14例Lee氏分级Ⅰ~Ⅱ级(Ⅰ级7例)IgA肾病中，有7例(50%)完全缓解、1例部分缓解，提示肾脏病理改变轻微者激素疗效较好，而病理分级严重者使用激素治疗可能只会带来副作用。

基于上述研究的结果，Nolin提出对病理改变轻微、蛋白尿大于3.0g和肌酐清除率大于70ml/min的IgA肾病患者，应该使用糖皮质激素治疗4~6个月，可以减少尿蛋白和稳定肾功能(求证医学C级推荐)。

近年来发现IgA肾病蛋白尿>1.0g/d也是预测肾功能恶化的一个重要指标。因此，对蛋白尿在1.0~3.5g/d的患者一般认为可能应给予糖皮质激素治疗，减少蛋白尿，以延缓肾衰进展。比较重要的临床研究有Pozzi等对蛋白尿在1.0~3.0g/d的IgA肾病使用糖皮质激素治疗的前瞻性研究。治疗组在第1、3、5个月时每月给予1g甲基泼尼松龙静脉用药，连续3天，并同时给予隔日0.5mg/kg泼尼松口服半年。6个月后治疗组尿蛋白减少50%；随访5年后治疗组血肌酐上升50%的发生率减少36%，说明糖皮质激素对尿蛋白1~3g/d患者有减少尿蛋白和延缓肾衰竭的作用，而且在治疗过程中没有明显的副作用。因此，对于蛋白尿在1~3g/d的IgA患者，我们一般每日给予0.5mg/kg的糖皮质激素口服，4个月后逐渐减量至0.5mg/kg隔日口服至一年，然后逐渐停药。对于伴有毛细血管袢坏死、细胞性新月体和血肌酐快速上升者，可给予甲基泼尼松龙0.5g~1g，静脉滴注，连用三天，然后用上述方案治疗。对于表现为肾病综合征者，可先按原发性肾病综合征给予1.0mg/kg·d的糖皮质激素治疗。这种方案对病理类型表现为轻微病变者疗效较好，而对于慢性病变如肾小球硬化、肾间质纤维化或血管硬化者的疗效较差。

三、细胞毒药物

细胞毒药物对IgA肾病的疗效尚不确定。Woo等报道的前瞻性随机对照研究，共有48例IgA肾病，治疗组27例使用环磷酰胺、潘生丁和华法令治疗6个月，随后用潘生丁+华法令治疗36个月，共随访了36个月。对照组只用潘生丁和华法令。治疗组蛋白尿显著减少，肾功能稳定；对照组肌酐清除率下降，血肌酐升高。不过，在此后的5年随访中，两组肾功能并没有显著性差别。Walker等报道52例IgA肾病的前瞻性对照研究，治疗组使用环磷酰胺治疗6个月，潘生丁+华法令治疗24个月，治疗组蛋白尿从治疗前的$(1.67±0.35)$g/24h减少至治疗后的$(1.15±0.31)$g/24h$(P<0.05)$，而对照组蛋白尿从治疗前的$(1.76±0.34)$g/24h上升至治疗后的$(1.8g±0.45)$g/24h$(P>0.05)$；肾功能两组没有差别。作者认为环磷酰胺、潘生丁和华法令治疗能减少IgA肾病的蛋白尿，但不能保护其肾功能。因此，Nolin等从求证医学的角度提出：环磷酰胺、潘生丁和华法令对于IgA肾病无效，故认为IgA肾病不宜使用该方案治疗。不过，应该指出，这些研究均为单用环磷酰胺的研究，如果加上糖皮质激素治疗是否会增加疗效？而且这些研究均发现环磷酰胺能减少IgA肾病的蛋白尿。如上所述，蛋白尿的多少与IgA肾病的进展和预后密切相关，但这些患者蛋白尿的减少并没有转化成为对肾功能的保护，其原因值得我们进一步探讨，也许短时间的随访还不能说明问题。

近年来，硫唑嘌呤对IgA肾病的治疗作用重新受到注意。Ballardie FW最近报道进展型IgA肾病的前瞻对照研究。38例处于进展阶段的IgA肾病给予甲基泼尼松龙+环磷酰胺联合用药3个月，然后给予硫唑嘌呤口服两年以上，治疗组蛋白尿减少。经过2~6年的随访，治疗组3年和5年的肾存活率分别为82%和72%，显著高于对照组(47%和6%，$P<0.05$)。作者认为糖皮质激素和细胞毒药物(硫唑嘌呤)对进展期的IgA肾病有良好疗效，而副作用却相对比较小。Yoshikawa N等对于严重IgA肾病进行联合硫唑嘌呤(2.0 mg/kg·d，用2年)、泼尼松龙(开始2.0mg/kg·d，减少剂量至0.5mg/kg，隔日顿服，维持2年)、静脉注射肝素(4周)和口服华法令治疗。这些IgA肾病患者肾功能正常，但平均有20%~25%的肾小球有新月体形成，24小时尿蛋白量在1.0~1.4g/d。对照组仅用静脉注射肝素(4周)和口服华法令治疗。2年后所有患者肾功能正常，但使用硫唑嘌呤和泼尼松龙的治疗组尿蛋白量显著减少。重复肾活检显示两组新月体几乎均消失，但对照组有16%的肾小球硬化，而免疫抑制治疗组只有5%肾小球硬化。目前尚没有停用免疫抑制剂之后随访的资料。总之，细胞毒药物对IgA肾病可能对减少蛋白尿有一定的疗效，但仍需要更多的证据进一步证实。

四、其他免疫抑制剂

1.环孢霉素 A(CsA) Lal 等报道了 CsA 的前瞻性单盲对照研究，19 例蛋白尿在 1.5g/d 以上的 IgA 肾病分成两组，治疗组 9 例，采用 CsA 治疗 12 周(5mg/kg·d)，CsA 浓度维持在 50~100ng/ml；对照组 10 例用安慰剂治疗。CsA 治疗 6 周后蛋白尿减少，但肾功能下降，血肌酐升高；停药 8 周后蛋白尿增加，而肾功能改善，停药后 12 周治疗组仍有 3 例呈部分缓解。由于 CsA 对肾小球滤过率的影响，一般认为 CsA 不适合用于治疗 IgA 肾病。捷克 Charles 大学报道 6 例 IgA 肾病，24 小时尿蛋白量均大于 3.5g/d，血肌酐小于 200μmol/L，采用 CsA 治疗(5mg/kg·d)，调整剂量使 CsA 浓度维持在 50~150ng/ml，治疗一年后逐渐减少剂量，9 个月内停用，同时使用泼尼松 5~10mg/d。经过 CsA 治疗后，24 小时尿蛋白排泄量从 (4.66+0.43)g/d 下降至一个月后的(1.38±0.29)g/d(P<0.01)，一年后降低至(0.59±0.14)g/d；肾小球滤过率没有受到明显的影响。这些研究提示 CsA 对减少 IgA 肾病蛋白尿还是有一定的疗效，只是对肾小球滤过率可能有负面影响，应特别注意。

2.霉酚酸酯(MMF) 霉酚酸酯的治疗机制与硫唑嘌呤相似；但其对 IgA 肾病的治疗经验尚不多。国内陈香美等报道霉酚酸酯治疗 IgA 肾病的前瞻性对照研究，62 例 IgA 肾病均为 Lee 氏病理分级 IV~V 级，蛋白尿>2.0g/d，血肌酐<355μmol/L，治疗组给予霉酚酸酯 1.0g/d~1.5g/d；对照组每日给予 0.8mg/kg 泼尼松，规律减量。经过 18 个月的治疗后，两组蛋白尿均显著减少，霉酚酸酯组完全缓解率和总有效率高于糖皮质激素组。在欧洲，霉酚酸酯治疗蛋白尿在 2g/d 以上、肾功能正常或中度受损的 IgA 肾病的多中心研究正在进行中。

五、n-3 多不饱和脂肪酸

深海鱼油含有 n-3 多不饱和脂肪酸，后者在一些体内和体外的研究中发现有抗炎和防止肾小球硬化作用，但深海鱼油对 IgA 肾病的治疗作用尚有争议。目前共有 4 个深海鱼油对 IgA 肾病疗效的随机对照研究 55 例，其中 2 个研究证明鱼油能保护肾功能，而另外 2 个研究则发现肾功能下降。荟萃分析发现鱼油对(至少轻度)保护肾功能的可能性为 75%，但达不到统计学显著性意义。

在上述研究中，最大随机对照研究由 Donadio 报道，共有 106 例患者随访 24 个月。研究对象为尿蛋白>1g/24h 伴有轻度肾功能不全(血肌酐<3mg/dl)的 IgA 肾病患者，每日给予 1.8 二十碳五烯酸(eicosapent aenoic aicd,EPA)和 1.2g 二十二碳六烯酸(docosahexenoic acid, DHA)治疗二年，对照组用橄榄油治疗，发现治疗组肌酐上升 50%的发生率下降了 82%，而且治疗组的死亡和终末期肾衰的发生率减少 67%，对蛋白尿没有什么影响。在停药后的追踪观察中，鱼油治疗的保护作用仍持续到随访的 6.4 年。但也有不少学者质疑该研究的参考价值，认为对照组肾功能恶化的速度太快，可能是因为鱼油治疗组的尿蛋白量比较少，为(2.5+1.7)g/d；而对照组尿蛋白量为(3.2±3.2)g/d，提示对照组的病情可能比较重，从而突出了治疗组的疗效。

目前一些大宗病例研究正在进行中，这些研究的结果将回答鱼油对 IgA 肾病的疗效问题。尽管目前深海鱼油对 IgA 肾病的疗效尚无明确答案，但 Nolin 等从求证医学的角度仍然认为，对于肌酐清除率进行性下降的 IgA 肾病患者(<70ml/min)，应给予鱼油治疗。目前一般将深海鱼油用于治疗有进展倾向的 IgA 肾病患者，如血肌酐升高或有蛋白尿(>1.0g/d)的患者。在使用鱼油过程中，应定期检测低密度脂蛋白胆固醇，因为有些制剂含胆固醇较多。

六、其他治疗手段

1. 抗凝治疗在亚洲地区应用较多,但目前尚无足够的证据证明其有效性,最近有小规模研究发现使用双嘧达莫75mg tid和华法令(国际标准化比值调整在:INR=1.3–1.5)治疗IgA肾病,疗效优于对照组。

2. 对于经常复发的扁桃腺炎伴肉眼血尿的患者,行扁桃腺切除术可能有帮助。法国有报导对这些患者行扁桃腺切除术后肉眼血尿减轻,蛋白尿减少,而对肾功能没影响。Rasche FM等回顾性分析55例IgA肾病患者,两组病情相似。19例行扁桃腺切除,另外36例不切除扁桃腺作为对照,两组10年肾存活率没有显著性差别,扁桃腺切除不能延缓IgA肾病的进展或肾衰竭的发生。因此,扁桃腺切除可能对复发性肉眼血尿有帮助,但对IgA肾病预后的影响尚无前瞻性对照研究来证实,一般比较少采用。

七、肾移植

IgA肾病所致终末期肾衰竭患者一般比较年轻,肾外病变也比较轻,故患者适合行肾移植,其移植后人肾存活率均高于其他肾小球疾病。然而,这些患者比较易发生IgA肾病复发,有报导其复发率高达10%~60%,而且尸体肾移植和活体肾移植的复发率相似。糖皮质激素、硫唑嘌呤和环孢霉素–A治疗均不能从病理上或临床上防止IgA肾病复发。新近有研究提示新型免疫抑制剂霉酚酸酯可能可以减少复发率,但其确切疗效尚待进一步研究证实。IgA肾病复发率随着移植后时间的推移而增加,目前临床上尚没有很好指标来预测IgA肾病的复发。如果患者由于IgA肾病复发而导致移植肾功能丧失,再次肾移植后容易发生IgA肾病复发。因此,对于基础疾病为IgA肾病的肾移植患者,在移植5年后应高度警惕IgA肾病复发的可能。

IgA肾病的循证医学治疗

建议1 肾功能正常,尿蛋白>3.5g/d,病理类型轻;激素起始量1mg/kg/d,逐渐减量,共用4~6个月;减少尿蛋白(B级建议);肾功能保护作用不肯定。

建议2 肾功能正常,尿蛋白1~3.5g/d,病理类型轻中度;强的松0.5mg/kg/d隔日给药治疗6个月,并在治疗的第1、3、5月初分别给予甲基强的松龙1g/d冲击3天;减少尿蛋白(A级建议);保护肾功能(A级建议)。

建议3 联合环磷酰胺、潘生丁、华法林在内的三联疗法可减少尿蛋白,但无稳定肾功能的作用,考虑到其副作用,因此不推荐使用(A级建议);不推荐使用环孢霉素A(B级建议)。

建议4 肾功能正常,尿蛋白<1g/d;并非均为良性过程,应当长期随访;尿蛋白>0.5g/d时加用ACEI类药物。

建议5 对于慢性肾功能不全IgA肾病患者Scr 133~250μmol/l,病理活动性病变为主,强的松40mg/d并在两年内减至10mg/d,环磷酰胺1.5mg/kg/d治疗3月然后给予硫唑嘌呤1.5mg/kg/d治疗至少两年;降低尿蛋白(A);保护肾功能(A)。

建议6 肾功能不全;潘生丁75mg/d,及低剂量华法林治疗,维持凝血酶活动度30-50%(相当于INR1.3–1.5);稳定肾功能。

建议7 新月体肾炎或血管炎性IgA肾病特别是伴有肾功能快速进展的患者;强化免

疫抑制治疗;保护肾功能(D)。

建议8 尿蛋白>0.5g/d,高血压加用ACEI,严格控制血压;ACEI为该类病人降血压首选;降低尿蛋白(A);保护肾功能(A)

建议9 反复发作扁桃体炎的病人进行扁桃体切除有助于减轻血尿蛋白尿的发作,对肾功能可能具有长期保护作用(D级建议)

建议10 目前有关鱼油在IgA肾病中的治疗作用并无肯定结论

(刘 琳)

第五章 局灶性节段性肾小球硬化

局灶性节段性肾小球硬化(focal segmental glomerulosclerosis,FSGS)是肾病综合征的一种常见病理类型,其本身是一病理描述。局灶性是指病变不呈弥漫分布,受累及的肾小球数一般不超过50%,节段性是指并非整个肾小球都均匀受累及,病变一般不超过整个肾小球的50%,而硬化则指肾小球节段性的玻璃样变性或疤痕形成。近年来,原发性FSGS发病率有增加趋势。在过去20年中,原发性FSGS从占成人原发性肾小球肾炎的10%上升至25%,甚至有报道占35%。FSGS比例增加的原因尚不清楚,可能与人们对FSGS认识的提高、环境因素的改变以及HIV感染增多(可导致塌陷型FSGS)等因素有关。FSGS以黑人多见,有报道原发性FSGS占黑人肾小球疾病的一半,提示遗传或社会经济因素可能在其发病中起一定的作用。

第一节 病因及发病机制

原发性FSGS的病因不明。FSGS可继发于多种疾病,引起FSGS的常见病因:

HIV感染(塌陷性:FSGS)

海洛因

伴有肾小球肥大的FSGS

病态肥胖

缺氧(镰状细胞贫血、紫绀型心脏病、缺氧性肺病等)

不伴有肾小球肥大的FSGS

返流性肾脏病

继发于肾单位减少(如肾切除、肾皮质坏死或先天性肾单位发育不良等)

FSGS的发病机制至今尚不清楚。肾小球的局灶硬化可能反映了局部炎症损伤修复的结果,单从节段性硬化本身并不能反映原发性损伤的性质。原发性FSGS常伴有肾小球上皮细胞损伤,肾小球脏层上皮细胞(足细胞)损伤在原发性FSGS的发病中起重要的作用。在各种病因如毒素、炎症损伤等的作用下，上皮细胞发生损伤，足突融合，肾小球滤过膜通透性增高，导致大量蛋白尿。上皮细胞受损脱落，造成基底膜裸露。肾小球囊壁粘连(FSGS的特征性表现)。上皮细胞还能产生各种细胞因子和生长因子，其中比较重要的有TGF-β。TGF-β促进上皮细胞和系膜细胞合成胶原增多，降解减少，从而导致肾小球的硬化。肾小球高灌注和过度滤过在FSGS的形成中也起重要作用。高灌注和过度滤过可激活肾脏肾素—血管紧张素系统(RAS系统)，促进系膜细胞增生和细胞外基质合成的增加，从而导致肾小球硬化。过度滤过使肾小球代偿性肥大，而肾小球脏层上皮细胞(足细胞)为分化成熟细胞，一般不能增殖，结果使上皮细胞不能全部覆盖肾小球基底膜，导致基底膜裸露而形成球囊粘连。此外，脏层上皮细胞还可以释放血管通透性因子，使肾小球滤过膜通透性增加，引起蛋白尿。血管通透性因子的性质尚不完全清楚，有报道其可能为白介素-8(IL-8)或IL-8样物质。利用血液净化技术清除血管通透性因子可减少难治性FSGS肾病综合征的蛋白尿。肾小球滤过膜通透性增加，也即滤过膜的孔径增大，分子量较小的白蛋白可以滤过形成蛋白尿，分子量比较大的IgM、补体和纤维蛋白原被滞留，沉积形成玻璃样变性物质，故在免疫荧光检查时主要可见IgM和C_3节段性沉积。

将实验大鼠的一侧肾脏切除，另一侧肾脏切除2/3，即可制作成过度滤过的残肾动物模型。5/6肾切除的残肾肾小球代偿性增大，显著比对照组(假手术组)增大。同时，实验大鼠逐渐出现蛋白尿、血压升高和慢性肾功能不全，最终出现肾小球硬化和肾间质纤维化。在人类继发于肾单位减少的继发性FSGS如单侧肾切除后、肾皮质坏死后肾小球硬化的发病机制与残肾模型有相似之处。因此，针对这些患者采取防止过度滤过的措施显得十分重要。

第二节 病 理

一、光镜

典型的FSGS病变表现为肾小球的局灶性节段性硬化。光镜下主要的病理特征是受累肾小球毛细血管袢有节段性PAS染色阳性物质沉积，称为玻璃样变性(Hyalinosis)，而细胞增生一般不明显，可伴有轻度节段性系膜细胞增生。硬化部位常和肾小球囊壁粘连，此为FSGS的特征性表现。早期，硬化区域可见泡沫细胞，晚期整个肾小球受累而发生全球硬化，这时不容易与其他慢性肾小球疾病所致的肾小球硬化相鉴别。与受累及的肾小球相对应的肾小管发生萎缩、肾间质纤维化并伴有单个核白细胞浸润。肾小动脉可有增生、玻璃样变和硬化，以成人多见。FSGS肾小球病变呈局灶性，未累及的肾小球可以完全正常或仅有轻度系膜增生和肾小球肥大(如肾活检未能取得节段性硬化的肾小球，容易漏诊为轻度系膜增生或微小病变)。肾小球肥大主要见于继发于病态肥胖和缺氧如镰状细胞贫血的FSGS。一般认为近髓肾小球较容易受累及，因此，肾活检时应进针稍深，取得皮髓质交界处组织，以利于本病的诊断。此外，多层切片和细心读片有助于提高FSGS的检出率。

二、免疫荧光

免疫荧光检查可呈阴性或在硬化肾小球可有非特异性IgM和C_3节段性沉积，非硬化肾小球通常没有免疫球蛋白或C_3沉积，少数患者可有少量IgM或C_3节段性沉积。一般没有IgG或IgA沉积。如果非硬化肾小球有较多的免疫球蛋白沉积，特别是电镜发理有较多电子复合物沉积，通常提示为局灶性节段性免疫复合物肾炎的硬化期而非原发性FSGS。

三、电镜

电子显微镜下可见上皮细胞足突变平、融合。肾小球轻微病变的足突改变比较弥漫，而FSGS的改变则相对比较局限。有时可见上皮细胞脱落和新基底膜形成，使基底膜呈分层改变。在硬化局部还可见非特异性电子致密物沉积，但一般在非硬化区没有电子致密物沉积，与免疫荧光所见相似，同样反映了血浆特别是大分子IgM的非特异性渗出而并非真正的免疫复合物沉积。

四、FSGS的病理分型

上述典型病变称为典型FSGS(typical FSGS)。近年来发现FSGS除典型病变外，尚有一些不同的病理变异型，其病因和预后也可能不同。根据硬化部位、肾小球上皮细胞改变和肾小球毛细血管袢的改变将FSGS进一步进行分型。典型的FSGS肾小球玻璃样变和球囊粘连的部位主要在血管进入肾小球的门区（hilar region，或称脐部）。而顶端型FSGS(glomerulortiplesion variant of FSGS)肾小球节段性硬化的部位与经典型相反，是在毛细血管袢的顶端，即靠近近端肾小管开口处。病变早期常有内皮细胞肿胀和泡沫细胞形成，后期胶原沉积增多形成节段性硬化和粘连。此型玻璃样变比经典型少见，但伴有较明显的肾小球上皮细胞改变，包括肥大和空泡变性。除节段性硬化区域附近的脏层上皮细胞有改变外，在相邻的壁层上皮细胞也常有类似的改变。顶端型FSGS以年龄较大的白人多见。一些FSGS的上皮细胞改变显著，同时伴有明显的脏层上皮细胞增生，称为细胞型FSGS(cellular FSGS)。此外，还有一种FSGS突出表现为毛细血管袢基底膜皱缩和塌陷，毛细血管腔闭塞，称为塌陷型FSGS(collapsing glomerulopathy variant of FSGS)。此型常伴有显著的上皮细胞病变，包括上皮细胞肿胀、空泡变性或增生，有时脏层上皮细胞增生可以比较显著，形成所谓"假新月体"。不过一般不认为其为新月体（新月体指壁层上皮细胞增生）。由于毛细血管袢的塌陷和上皮细胞肥大、增生的阻隔作用，塌陷型FSGS的球囊粘连不如典型FSGS多见，而且本型系膜区增宽不明显。塌陷型FSGS多见于HIV感染所致的FSGS，但也可见于毒品（如海洛因）所致的FSGS或肾移植后新发(de novo)或复发(recurrent)的FSGS，甚至可见于原发性FSGS。塌陷型FSGS的肾小管间质病变常比较严重，肾小管上皮细胞内有粗大的吸收颗粒，肾小管腔明显扩张呈微囊状，内有大量蛋白管型。在HIV所致的FSGS中，电镜下可见内皮细胞内有大量的管网状结构（90%以上），而在毒品所致的FSGS则少见（少于10%）。这种管网状结构还见于狼疮肾炎和使用α-干扰素治疗的患者。塌陷型FSGS以年轻黑人多见。一般认为塌陷型FSGS的预后最差，细胞型FSGS次之，典型FSGS和顶端型FSGS相对较好。有报道顶端型FSGS对激素的反应比典型FSGS敏感，预后也较好。

第三节 临床表现

FSGS临床上主要表现为肾病综合征或慢性肾炎综合征。成人约有30%~50%FSGS表现为慢性肾炎综合征，患者24小时尿蛋白排泄量<3.5g/d，浮肿不明显，常有血尿、高血压和肾功能不全。成人50%以上呈肾病综合征的表现，24小时尿蛋白排泄量>3.5g/d，患者表现为浮肿、低蛋白血症和高脂血症。肾病综合征儿童多见，约占70%。FSGS高血压常见，大约有1/3的患者在就诊时即有高血压，以成人多见。成人高血压的发生率约为50%，而儿童约为25%。血尿比微小病变常见，大约有一半患者有镜下血尿，但肉眼血尿则少见。肾功能不全常见，约有1/3就诊时有肾功能不全。不同病理类型FSGS的临床表现可能略有不同，如典型FSGS并伴有肾小球肥大者，尿蛋白量比无肾小球肥大者要少。细胞型FSGS表现为大量蛋白尿(>10g/d)者多见，约有44%~67%表现为大量蛋白尿，而典型FSGS只有4%~11%患者蛋白尿>10g/d。细胞型FSGS肾功能不全常见，有报道60%细胞型FSGS患者血肌酐>2mg/dl，而典型FSGS仅有10%患者血肌酐升高。而塌陷型FSGS蛋白尿比较明显，常>10g/d，而肾功能不全也比经典型或顶端型FSGS严重，但高血压则相对较少。塌陷型FSGS起病前数周常有腹泻或上呼吸道感染。该型起病急,进展快,通常起病后1-2年便进入终末期肾衰竭(ESRF)。

儿童患者临床表现与成人相似，但儿童FSGS肾病综合征比例较高，而高血压和肾功能不全比例较低。多数(40%—60%)FSGS呈慢性进行性进展，最终导致肾衰竭，少数患者(10%~15%)进展较快，较早出现肾衰竭。本病很少有自动缓解。蛋白尿的量及缓解与否对本病的进展有重要影响，并能预测患者预后，这一点与IgA肾病有相似之处。呈非肾病综合征范围蛋白尿者，平均10年肾存活率超过80%，若24小时蛋白尿排泄量在10g以上者，大部分患者在3年后即进入终末期肾衰竭，介于两者之间的患者长期预后变化较大，平均10年肾存活率约为50%。如果经治疗后尿蛋白排泄量减少，患者预后将明显改善。Korbert等人报道完全或部分缓解的FSGS患者5年肾存活率约为85%，而虽经治疗却没有缓解者随访6年后，有50%进入终末期肾衰竭。换言之，如果使用免疫抑制剂治疗后蛋白尿不能缓解，其预后与没有治疗相似。因此，对于FSGS患者，千方百计地减少尿蛋白具有十分重要意义。

与其他肾小球疾病相似，血压升高和肾活检时血肌酐升高是FSGS的独立危险因素。有报道血肌酐升高比尿蛋白更能反映患者的预后。如果血肌酐>1.3mg/dl，FSGS的10年肾存活率只有27%。实际上，肾活检时血肌酐升高反映出病理改变比较严重，是疾病的中晚期。同其他肾小球疾病相类似，肾小管间质病变如肾小管萎缩、肾间质纤维化和炎症细胞浸润与FSGS患者的长期预后密切相关。但与IgA肾病不同，肾小球硬化程度和数目对FSGS长期预后的影响尚有争议。有报道伴有系膜增生的FSGS预后较差，但这一点仍未得到公认。

第四节 诊断和鉴别诊断

FSGS的诊断依靠肾活检，临床上并没有可靠指标能提示本病的诊断。在诊断FSGS时，应注意排除各种可能的继发性因素，如HIV感染、吸毒等。仔细地询问病史、体检和实验室检查有助于鉴别诊断，例如，检查患者四肢是否有多处静脉注射的疤痕(吸毒)。节段性肾小球硬化可以是局灶性节段性增生性肾小球肾炎后期修复的表现，主要见于系统性红斑狼疮和ANCA-相关性血管炎所致的局灶性节段性肾小球肾炎。肾小球非硬化区中若有比较明显的免疫复合物沉积则提示局灶性节段性肾小球肾炎的可能，应检查抗核抗体(ANA)、抗双链DNA(dsDNA)抗体和血补体以协助诊断。玻璃样变性在原发性FSGS比较常见，而在继发于局灶性节段性肾小球肾炎者少有玻璃样变性。肾小球硬化可继发于任何原因的肾小球炎症或过度滤过损伤，包括各种肾小球肾炎、先天性肾小球发育不良、肾切除术后或返流性肾脏病，或继发于缺氧性疾病如紫绀型的心脏或肺部疾病等。糖尿病肾病也可表现为局灶性肾小球硬化，但从病史、血糖水平和肾活检的表现容易鉴别。近年来，由于生活水平提高和生活习惯的改变，肥胖症(亚洲人体重指数BMI≥25或中国人≥28)发病率不断上升，肥胖相关性肾病(Obesi—ty-related glomerulopathy, ORG)开始受到重视。ORG的病理特征为肾小球增大和（或）局灶性节段性肾小球硬化，其临床表现及形态学改变与特发性 FSGS(I-FSGS)有所不同。ORG 发病年龄较大，较少进展至终末期肾衰竭，虽然有大量蛋白尿，但水肿、低蛋白血症发生率较低，血胆固醇水平和尿蛋白排泄量低于 I-FSGS 患者。从病理学来看，ORG 可有典型 FSGS 的组织学改变如节段性废弃，基质增加，祥内泡沫细胞、透明滴、脏层上皮细胞增生，形成"帽样"结构，甚至出现"脐部"病变等，但肥胖相关性肾病球性硬化发生率高，节段性硬化发生率低，肾小球肥大突出，血管病变明显。因此，若光镜检查发现肾小球大小不一、节段病变明显、病变最早见于皮髓交界，这时应考虑 I-FSGS，若临床先出现肾病综合征、低蛋白血症、起病年龄轻也有利于 I-FSGS 的诊断。FSGS 有时误诊为微小病变，主要是由于 FSGS 的病变呈局灶性分布，肾活检时可能没有取到有节段性硬化或玻璃样变的肾小球而漏诊。鉴别 FSGS 和微小病变具有重要意义，因为前者对糖皮质激素的敏感性不如后者，常需要较大剂量和较长疗程的糖皮质激素进行治疗。因此，对于糖皮质激素疗效不佳的微小病变，应注意有无 FSGS 可能。如果肾小球硬化的比例较高（>10%）、伴有肾间质纤维化、肾小管萎缩或血管病变者，特别是这些病变与肾小球病变不成比例，而患者年龄较轻者，则提示为 FSGS。对肾活检组织进行多层切片仔细观察有助于鉴别诊断。

第五节 治 疗

特发性 FSGS 治疗比较困难，目前尚无成熟有效的治疗方案，而且有关的前瞻性对照研究资料也不多。一般采用糖皮质激素治疗，也可采用其他免疫抑制剂，减少肾小球滤过膜通透性，以期达到减少蛋白尿的目的。如前所述，减少尿蛋白对改善 FSGS 预后具有十分重要意义。下面分述治疗 FSGS 的主要药物和方法。

一、糖皮质激素

糖皮质激素对特发性 FSGS 疗效不佳。糖皮质激素对成人 FSGS 的疗效尚无大宗病例的前瞻性对照研究，目前的资料多为一些病例总结资料。由于各家所采用的糖皮质激素剂量和疗程不同，所用的疗效评价指标也不完全一致，因而各家报道糖皮质激素疗效差别较大。糖皮质激素治疗有效率（包括完全缓解和部分缓解）在 15%~55%之间。早期认为糖皮质激素对成人 FSGS 疗效不佳，儿童 FSGS 则相对较好，故在国外有一段时间许多成人 FSGS 并没有采用糖皮质激素治疗。后来研究发现：在糖皮质激素用量较小（0.5~1mg/kg）、疗程较短（大剂量 1 个月，总疗程 2~3 个月）的一些病例报道中，糖皮质激素对 FSGS 肾综的有效率多在 5%~30%之间，完全缓解的比例相当低，最高仅为 13%，而在糖皮质激素剂量较大（0.2~2.0mg/kg·d）、疗程较长的一些病例总结中（大剂量时间 2~3 个月，总疗程 6~12 个月），糖皮质激素对 FSGS 肾病综合征的有效率在 47%~70%之间，完全缓解率大为提高，在 32%~70%之间，糖皮质激素治疗使 FSGS 肾病综合征缓解的几率提高 4~11 倍。进一步研究还发现，糖皮质激素对 FSGS 肾病综合征诱导缓解需要的时间比较长。在缓解的患者中，从使用糖皮质激素到缓解的时间中位数为 3.7~5 个月。糖皮质激素治疗的时间如果少于 16 周，则缓解率只有 15%，如果将治疗时间延长到 16 周以上，缓解率显著提高，达 61%。因此，糖皮质激素在治疗 FSGS 中的作用重新受到重视，而且许多学者倾向于采用较大剂量和较长疗程的糖皮质激素来治疗 FSGS 引起的肾病综合征，甚至有学者提出必须给予大剂量糖皮质激素（1.0mg/kg·d）治疗 4 个月后无效才能认为激素无效。Pei Y 等人报道 93 例 FSGS（55 例成人，38 例儿童），用糖皮质激素治疗,剂量为 0.3~2.0mg/kg·d,治疗中位时间为 6 个月,成人缓解率为 39%,儿童缓解率为 44%,两组无显著性差别,但只有 33%的成人 FSGS 使用糖皮质激素治疗,而 90%的儿童患者使用了糖皮质激素。经过 5 年的随访,96%的缓解者肾功能稳定,而无效或没有用激素治疗者有 45%进入终末期肾衰竭,多元回归分析发现糖皮质激素治疗是决定完全缓解的唯一因素。这个例子说明了几个问题:①成人 FSGS 对糖皮质激素的反应未必比儿童差;②由于存在成人 FSGS 糖皮质激素疗效不佳的偏见而使成人 FSGS 接受糖皮质激素治疗的比例偏低;③使用糖皮质激素使 FSGS 肾病综合征缓解对预后具有重要的影响。因此,对于成人 FSGS 肾病综合征应给予糖皮质激素治疗。综合 Cattran 等学者的报道,成人 FSGS 使用糖皮质激素治疗完全缓解率为 33%~42%,部分缓解率为 8%~16%,总有效率为 49%~52%。Ragai R 等人报道 17 例年龄大于 60 岁的 FSGS,其中 9 例用糖皮质激素治疗(最大剂量 100mg Qod),有 4 例(44%)缓解,从使用糖皮质激素到缓解的平均时间为 4 个月。经过 37 个月的随访,缓解者无复发,肾功能稳定没有用糖皮质激素治疗或激素治疗无效者,肾功能逐渐恶化。提示糖皮质激素对老年人 FSGS 的疗效与一般成年人相似。

儿童 FSGS 的治疗与成人相似。根据儿童肾脏病国际研究(international study of kidney disease in children,ISKDC)的推荐,儿童开始使用糖皮质激素每天 60mg/m²(不超过 80mg/d)4 周,然后每周 7 天中有 3 天每天使用 40mg/m²(不超过 60mg/d),使用 4 周后逐渐减量至停用。然而,这种方法使用糖皮质激素时间较短(12 周),不利于 FSGS 缓解。有报道儿童使用糖皮质激素时间在 12 周以上的缓解率高过短于 12 周者。由于许多儿童患者一开始表现为肾病综合征时,一般多数没有肾活检而按微小病变给予治疗,因此,如果患儿使用糖皮质激素治疗 8 周后肾病综合征仍没有缓解,应考虑 FSGS 的可能并给予肾活检确诊。如为 FSGS,则应适当延长糖皮质激素治疗的时间,一般需使用糖皮质激素 1 年~1 年半。在儿童,对于口服糖皮质激素无效者,有报导使用超大剂量甲基泼尼松龙冲击治疗。甲基泼尼松龙 30mg/kg(不超过 1g)。静脉注射后,隔日一次,共 6 次,然后,每周冲击一次,共用 10 周,然后,再给予同样的剂量,但给药时间间隔逐渐延长。患儿同时口服甲基泼尼松龙,部分患者还口服烷化剂。结果 23 例 FSGS 患儿中有 12 例获得完全缓解,6 例部分缓解。然而,大剂量的糖皮质激素可导致严重的毒副作用,该疗法的安全性和可行性值得商榷。

总之,成人 FSGS 肾病综合征可先试用 1.0mg/kg·d 的泼尼松治疗,大剂量诱导缓解治疗的时间以 8~12 周为宜,然后每周减少泼尼松 5mg,如果有效,总疗程维持在 1 年~1 年半左右。治疗 FSGS 时起始剂量要足(一般不少于 60mg/d),疗程要够长,不宜过早减量,以便提高缓解率。儿童 FSGS 肾病综合征可按微小病变的糖皮质激素治疗方案进行治疗,但需要有足够的疗程。肝功能不全者可用泼尼松龙或甲基泼尼松龙代替泼尼松。对于口服吸收不良、肠道水肿影响吸收者,改用静脉注射甲基泼尼松龙可能有效。积极使用糖皮质激素治疗大约有 1/2 患者有效,1/3 患者获得完全缓解。由于本病使用糖皮质激素剂量大,时间长,应特别强调权衡糖皮质激素的利弊和加强对毒副作用的监测。对于复发性 FSGS,如果复发离第一次缓解的时间间隔较长(>6 个月),可按第一次治疗方法重复一个疗程的糖皮质激素,但如果间隔时间较短或常复发 FSGS,重新用大剂量糖皮质激素治疗将带来极大的副作用,这时可采用环孢霉素 A 或细胞毒药的治疗。

二、环孢霉素 A 和可乐必复(FK506)

对于糖皮质激素不敏感或由于副作用严重不能使用糖皮质激素治疗者,可采用环孢霉素A治疗。环孢霉素A能减少FSGS肾病综合征尿蛋白排泄量,但在减量或停药时易复发。目前没有糖皮质激素和安慰剂治疗FSGS的前瞻性对照研究,但有环孢霉素A与安慰剂对照的前瞻性研究。Ponticelli报道44例肾病综合征患者,其中有19例经肾活检确诊为FSGS。FSGS的诊断标准为'肾小球有节段性玻璃样变,这些患者均为糖皮质激素无效者。19例FSGS中有10例用环孢霉素A治疗,成人剂量为5mg/kg·d,儿童剂量为6mg/kg·d,共用6个月。6个月后如果无效,则停药,如果有效,则每2个月减少环孢霉素A剂量25%直至停用。对照组不用环孢霉素A,仅给予对症支持治疗。在治疗组10例患者中,3例完全缓解,4例部分缓解,对照组3例部分缓解。12个月停用时大部分复发,只有2例维持缓解。随后的随访中又有1例复发,而另一例资料不详。在12个月治疗结束时治疗组和对照组血肌酐无显著性差别。本研究提示环孢霉素A对激素抵抗型的FSGS肾病综合征有效,但环孢霉素A减量或停药时易复发。本研究的不足之处在于病例数偏少,另外将使用糖皮质激素治疗6周定为激素抵抗型FSGS可能不合适,其中一些患者继续使用激素治疗可能有效。不过,对于糖皮质激素治疗无效或因副作用不能使用糖皮质激素的患者,环孢霉素A还是有一定的疗效。其他学者的研究也表明了这一点。例如Lee等报道用环孢霉素A治疗5例FSGS 5个月,共有4例完全缓解。Walker等报道7例用环孢霉素A治疗成人FSGS 4~6个月,共有6例部分缓解。而Meyrier等报道46例FSGS用环孢霉素A治疗(合用糖皮质激素0.2mg/kg·d),剂量为5mg/kg·d,治疗6个月后有11例有效(完全缓解或部分缓解)。

环孢霉素A具有肾毒性,长期使用可引起肾小管萎缩、肾间质纤维化和肾小动脉硬化。肾脏的基础病理改变和环孢霉素A的血浓度与肾毒性密切相关。在开始治疗时血肌酐升高、有节段性硬化的肾小球数目多以及环孢霉素A的剂量>5.5mg/kg·d时易出现肾毒性(肾小管间质病变)。对于节段性或全球性硬化肾小球数目多、有较严重的肾小管间质病变、血肌酐升高或肾小球肌酐清除率<60ml/min者,一般不适宜用环孢霉素A的治疗。监测环孢霉素A浓度有助于减少肾毒性作用的发生。多种药物均影响环孢霉素A血浓度,临床上应注意,例如硫氮唑酮可抑制肝细胞P450酶对环孢霉素A的降解,大约可提高环孢霉素A浓度1/3。加用硫氮唑酮可达到节省环孢霉素A的目的。环孢霉素A的肾毒性与其谷值浓度相关,故检测其血浓度时应在服药前抽血。一般认为,用于治疗肾病综合征的环孢霉素A浓度在75~125ng/ml比较有效而又安全,但有报道用至125~225ng/ml。根据我们的经验,如合用硫氮唑酮30mg tid,一般大致只需要2.5~3.5mg/kg·d的环孢霉素A即可达到上述的浓度范围。

在使用环孢霉素A应注意监测血肌酐。如在使用过程中血肌酐值比原先升高30%以上者,应停用环孢霉素A一个月以上,复查血肌酐,如血肌酐下降到比原先水平高10%以内的水平时,可重新使用,不过应适当减量。环孢霉素A还可引起血尿酸升高,可加服别嘌醇0.1 (bid或tid)。环孢霉素A一般与小剂量糖皮质激素合用(泼尼松0.2~0.3mg/kg)。由于环孢霉素A停药时易复发,故一般需要较长疗程,可用至1~2年。减药要缓慢,如有必要在减药过程中可考虑采用小剂量其他免疫抑制剂维持。

可乐必复(FK506)的作用机制与环孢霉素A相似,其对FSGS的治疗作用尚缺乏前瞻性对照研究。McCauley等报道用可乐必复(剂量为0.3mg/kg·d)治疗4例儿童FSGS,结果有1例完全缓解,3例部分缓解。Segarra等报道25例FSGS,平均24小时尿蛋白排泄量为(10.2±9.5)g/d,血肌酐值为(1.24±0.49)mg/dl,这些患者均为环孢霉素A无效或依赖环孢霉素A患者,给予可乐必复合用糖皮质激素治疗。可乐必复开始剂量为0.15mg/kg·d,然后调整剂量,维持谷值血药浓度在5~10ng/ml。经过6个月的治疗后,有10例(40%)完全缓解,另外7例(28%)蛋白尿减少,开始服药至缓解需要的时间平均为112±24天。然而,停药后复发率高达76%。13例复发者给予第二疗程的可乐必复治疗,5例(38.4%)完全缓解,4例(30.7%)部分缓解,4例(30.7%)尿蛋白减至少于3g/d以下。可见可乐必复对FSGS的疗效与环孢霉素A非常相似。

三、细胞毒药物

细胞毒药物对FSGS的治疗作用尚不肯定。BanfiEa53将59例FSGS肾病综合征分成三组:A组单用大剂量泼尼松(1mg/kg·d),B组用大剂量泼尼松(1mg/kg·d)加苯丁酸氮芥、环磷酰胺或硫唑嘌呤,C组用小剂量泼尼松(0.2~0.3mg/kg·d)加苯丁酸氮芥、环磷酰胺或硫唑嘌呤。B组的19例患者中有9例(47.4%)完全缓解,2例(10.5%)部分缓解。C组13例中有5例(38.4%)完全缓解。三组的有效率分别为74%、58%和38%,未能提示合用细胞毒药物能提高疗效,但单用糖皮质激素组复发率较高,而合用细胞毒药物似乎可减少复发率。Tarshishi等363在ISKDC对60例儿童FSGS进行了前瞻性对照研究。合用环磷酰胺组使用泼尼松隔日口服12个月,合用环磷酰胺(2.5mg/kg·d)3个月,对照组单用泼尼松。合用环磷酰胺组的缓解率为50%(25%完全缓解,25%部分缓解),单用糖皮质激素组缓解率为56%(28%完全缓解,28%部分缓解),两组没有显著性差别。治疗结束时,合用环磷酰胺组和单用泼尼松组分别有57%和36%出现肾功能下降。其他一些儿童FSGS的报道多为病例总结资料。如Tune等报道32例FSGS儿童合用糖皮质激素和细胞毒药物治疗,完全缓解率达到66%。而Geary等报道29例FSGS(其中20例表现为肾病综合征),单用环磷酰胺2.5mg/kg·d治疗90天,总缓解率达48%。Pontiecelli总结了13个报道共215例儿童激素抵抗FSGS,发现细胞毒药物治疗有66例缓解,有效率为30.7%。而6个报道共80例成人激素抵抗FSGS有21例缓解,有效率为26%。

总之,目前尚无确切证据证明细胞毒药物对FSGS的疗效。不过对于激素依赖或不能使用糖皮质激素治疗的患者,细胞毒药物(环磷酰胺或苯丁酸氮芥)可作为二线用药,可能减少复发率。细胞毒药具有骨髓抑制、性腺抑制、肝损害、出血性膀胱炎、颈畸和致癌等副作用,使用时应加以注意。

四、硫唑嘌呤和霉酚酸酯

硫唑嘌呤和霉酚酸酯(MMF)同为嘌呤合成抑制剂。前者为非选择性抑制剂,既抑制淋巴细胞的嘌呤合成也抑制其他细胞的嘌呤合成,从而易致副作用如骨髓抑制。后者为选择性抑制剂,仅抑制淋巴细胞的嘌呤合成而不影响其他细胞,因而副作用小,但价格昂贵。硫唑嘌呤用于治疗FSGS的报道很少,多为小样本的病例报道。如Cade等8列报道用硫唑嘌呤治疗5例FSGS共4年时间,结果5例完全缓解。Banfi报道硫唑嘌呤治疗5例FSGS共3年时间,有3例完全缓解。评价硫唑嘌呤对FSGS的治疗价值需要有大样本的前瞻性对照研究。新药MMF治疗FSGS经验也不多,而且各家报道差异较大。例如Badhakrishnan报道11例成人FSGS用MMF治疗(平均28周),24小时尿蛋白排泄量从治疗前的平均6.8g/d降至治疗后的5.7g/d(P=0.02),蛋白尿下降的幅度并不大。Choi报道MMF治疗10例FSGS肾病综合征3个月以上,24小时尿蛋白排泄量从治疗前的(7.8±5.1)g/d降至(3.8±2.9)g/d。新近该作者报道用MMF治疗18例FSGS 23个月以上,24小时尿蛋白排泄量与尿肌酐的比值从2.7降至0.8(P=0.001)。MortaneB等最近报道9例激素抵抗的儿童FSGS,先给予甲基泼尼松15mg/

kg·d 冲击治疗,每周一次,共用 4~8 周,接着每天使用 MMF0.25~0.5g/m² 和血管紧张素转换酶抑制剂(ACEI)或血管紧张素受体 1 拮抗剂(ARB)治疗。在冲击治疗结束时,尿蛋白减少了 43%。经过 6 个月的 MMF+ACEI 或 MMF+ARB 治疗,尿蛋白减少了 72%,而且疗效持续 24 个月。本研究提示:①对于激素抵抗的 FSGS,增加糖皮质激素的剂量可能可以增加缓解率;②对糖皮质激素无效的 FSGS 肾病综合征,使用 MMF 和阻断血管紧张素Ⅱ的药物可能有效。

总之,对于激素抵抗的 FSGS 肾病综合征,使用硫唑嘌呤或 MMF 可能可以减少尿蛋白,但完全缓解并不多见。目前还没有 MMF 对 FSGS 长期预后影响的前瞻性研究。我们需要有更多的资料来证实 MMF 的疗效。在目前,对于激素抵抗的 FSGS 或因激素的副作用而不宜使用激素的患者,可以试用细胞毒药物或 MMF。

五、血管紧张素转化酶抑制剂(ACEI)或血管紧张素受体拮抗剂(ARB)

ACEI 或 ARB 已被证实能有效地减少糖尿病肾病的蛋白尿和延缓肾功能恶化。对于非糖尿病肾病综合征,ACEI 也能有效地减少蛋白尿,而且随着治疗时间的延长,ACEI 减少蛋白尿的作用越显著。在 GISEN 研究中,治疗组 78 例非糖尿病肾病综合征用雷米普利治疗,对照组 88 例非糖尿病肾病综合征仅用安慰剂。两组治疗前 24 小时尿蛋白排泄量分别为 5.6g/d 和 5.1g/d。经过 36 个月的治疗,对照组尿蛋白无下降,而治疗组在 6 个月时尿蛋白下降 23%,12 个月时下降 33%,24 个月时下降 50%,36 个月时下降 55%。ACEI 还具有保护肾功能的作用。在上述研究中,雷米普利治疗降低终末期肾衰或血肌酐翻倍的危险性 91%。对于蛋白尿越显著者,ACEI 的保护作用越明显。24 小时尿蛋白量大于 7g/d 者,雷米普利降低终末期肾衰或血肌酐翻倍的危险性 175%,24 小时尿蛋白定量在 4.5~7.0g/d 之间者减少 100%,在 3.0~4.5g/d 者减少 50%。Ruggenenti 等报道雷米普利治疗非糖尿病性肾病综合征,发现虽然雷米普利组血压与对照组相似,但雷米普利组发生终末期肾衰的危险性降低 119%。ACEI 对于 FSGS 蛋白尿的治疗作用也有报道,但样本数较小。如 Praga 报道用卡托普利治疗 46 例肾病综合征患者,共 24 个月,24 小时尿蛋白排泄量减少 45%,其中有 5 例 FSGS,24 小时尿蛋白排泄量减少 24%。

虽然 ACEI 或 ARB 对 FSGS 减少尿蛋白作用的经验有限,但从其他类型肾小球疾病的研究可以推测,ACEI 或 ARB 有助于减少 FSGS 的尿蛋白和延缓肾功能恶化,而且可以和免疫抑制剂合用。单用 ACEI 或 ARB 一般不能诱导完全缓解。对于 24 小时尿蛋白排泄量 < 3.0g/d 者,可单独使用 ACEI 或 ARB 而不用免疫抑制剂,甚至可以考虑将 ACEI 或 ARB 两者合用。许多 FSGS 患者由于低蛋白血症严重,容易有血容量不足,这时使用 ACEI 或 ARB 易导致肾小球滤过率下降、血肌酐升高或高钾血症。因此,在使用 ACEI 或 ARB 时应注意血容量状态。

六、一般治疗

正如其他类型肾小球疾病一样,高血压可加重蛋白尿和肾功能损害,而且对于 24 小时尿蛋白排泄量越多的患者,降压治疗的肾保护作用越显著。由于 FSGS 高血压发生率高,因此,这些患者应注意控制血压。一般要求血压控制在 130/80~130/85mmHg 左右,对蛋白尿显著者,如患者能耐受,血压最好控制在 125/75mmHg,以利于减少蛋白尿和保护肾功能。考虑到 ACEI 或 ARB 的肾保护作用,推荐首选 ACEI 或 ARB。由于 FSGS 肾病综合征的难治性,相当部分患者将会出现持续的高脂血症,后者加重肾损害和增加心血管并发症的危险性。他汀类药物除降脂作用外,还具有抗系膜增生、抗炎和抗氧化作用,因而对有高脂血症者可加用他汀类降脂药。

七、血液净化技术

如前所述,FSGS 患者血液中可能会有血管通透性因子存在,采用血液净化技术的方法除去血浆通透性因子可以减少蛋白尿。FeldSM 等报道用血浆置换治疗 8 例激素抵抗的特发性 FSGS,每周血浆置换 3 次,共 2 周。8 例患者中有 2 例蛋白尿减少,其中 1 例蛋白尿减少的作用短暂。这 2 例中有 1 例血浆通透因子水平降低。另外 6 例虽然血浆通透性因子水平降低,但蛋白尿并没有减少。经过平均 29 个月的随访,2 例蛋白尿减少患者肾功能稳定,而 6 例蛋白尿无减少者有 4 例肾功能恶化。本研究提示血浆置换可能对少数激素抵抗的 FSGS 有效。但总体疗效似乎并不满意,而且疗效与血浆通透性因子的关系并不密切。Haas 等报道用免疫吸附的方法治疗 5 例 FSGS,经治疗后蛋白尿从 9.0g/d 减少至 2.2g/d。有趣的是,清除血浆中低密度脂蛋白(LDL)也有助于 FSGS 的治疗。Muso 等报道 LDL 血脂吸附的方法治疗 17 例激素抵抗的 FSGS,每周 2 次,共 3 周,然后每周 1 次,持续数周,同时合用大剂量糖皮质激素治疗。17 例患者中有 8 例(47%)完全缓解,4 例(24%)部分缓解。从开始使用糖皮质激素到蛋白尿减少的平均时间为 14.7 天。

总体来说,目前血液净化疗法对特发性 FSGS 的疗效并非十分理想,而且也缺乏大样本资料来证实。不过,对于肾移植后复发的 FSGS,血液净化治疗疗效比较满意。Dantal 等报道利用蛋白 A 吸附患者的血浆后,8 例肾移植后复发的 FSGS 蛋白尿减少 82%,1 例蛋白尿完全消失,但停止治疗后不久(最长 2 个月),蛋白尿又重新增加。Artero 等报道 9 例肾移植后复发的 FSGS 患者用血浆置换治疗,6 例早期诊断和及时行血浆置换患者获得完全、持续的缓解,3 例没有缓解的病例主要是由于诊断时已有上皮细胞足突的广泛变平和肾小球硬化,提示早期血浆置换对肾移植后复发的 FSGS 具有较好疗效。因此,血浆置换主要用于治疗肾移植后复发的 FSGS。

八、肾移植

对于 FSGS 所导致的终末期肾衰竭患者,可行肾移植治疗。但 FSGS 肾移植的复发率较高,一般在 15%~55% 之间。透析治疗一段时间(半年以上)可能有助于减少复发。移植前血浆通透性因子的检测和血浆置换是否有助于减少复发尚不清楚。对于移植后出现肾病综合征者,应及时肾活检,如为 FSGS,可考虑给予血浆置换治疗。

(王 华)

第六章 膜性肾病

膜性肾病(MN)目前仍是导致成年人肾病综合征的主要疾病之一。该病具有病程反复、慢性迁延的特点,因此也是导致成年人终末期肾脏病的主要原因。

第一节 病因和发病机制

MN按其病因大致可分为原发性MN和继发性MN两大类。前者病因不明,后者多为恶性肿瘤、乙型肝炎病毒感染、结缔组织性疾病等引起。本节我们着重讨论原发性MN。

虽然目前对原发性MN的发病机制尚了解不多,但大多数学者同意免疫损伤是MN发病的基本机制。Heymann MN模型大鼠因其发病及病理与人类MN相似,为人类MN发病机制研究提供了较好的实验动物模型。现已在MN动物模型中证实,肾小球上皮细胞和足突细胞的损伤是导致MN的关键。细胞膜上特异抗原的呈现及随之发生的免疫识别、补体的激活及免疫损伤,是近年来分子医学在MN发病机制研究中的重点。

目前发现,体液免疫及细胞免疫都参与了MN免疫损伤的过程。在体液免疫方面,Kerjaschki发现,Heymann实验大鼠肾小球上皮细胞膜上表达的分子量为515kD的糖蛋白(称为megalin,是一种与低密度脂蛋白受体家族相关的一种特异性受体)及分子量为44 kD的蛋白质(一种受体相关蛋白),在MN起病初期的免疫识别中起了重要的作用。在细胞免疫方面,CD_4^+和CD_8^+的T淋巴细胞在Heymann大鼠实验模型中被证实与肾小球免疫球蛋白的沉积与补体的激活有关。T细胞尚可分泌许多细胞因子参与免疫调节过程,诸如白细胞介素-4、-5、-6、-10、-3等。在MN发病的早期即可发现在肾小球及肾间质有T细胞及巨噬细胞的浸润,应用抗CD_4^+和抗CD_8^+单克隆抗体治疗可改善实验性MN大鼠肾脏病变,也进一步提示了由T细胞介导的细胞免疫机制在MN发病机制中的作用。

补体的激活是MN免疫损伤机制中重要的环节之一。在MN肾小球免疫沉积物中,可发现含有补体成分C_{36}-C_9的膜攻击复合物(membrane attack complex,MAC),原发性膜性肾病患者尿中也发现MAC的升高。进一步的研究发现,MAC在Haymann大鼠模型中可促进氧自由基的产生,应用抗氧化治疗可显著减少尿蛋白,但不能减少免疫复合物的沉积 MAC还可诱导特殊蛋白酶的产生,如明胶酶和基质金属蛋白酶-9等,这些酶可引起肾小球基底膜中胶原的降解,并增加基底膜对蛋白的通透性。另外,激活的补体还可进一步激活其他细胞信息传递途径,也是导致细胞损伤的机制之一。如在大鼠MN实验模型中,C_{36}-C_9可促使胞浆磷酸酯酶A_z的表达升高,磷酸酯酶A_z可进一步促进花生四烯酸前体的释放,后者在合成二十烷类中发挥关键作用,二十烷类包含了前列腺素、血栓素和白细胞三烯,所有这些产物都已证实与肾小球基底膜的损伤有关。所有这些发现均显示补体的激活在MN免疫损伤机制中发挥了重要的作用。

足突细胞损伤的主要表现为细胞肥大和细胞基质产生增多。根据Shankland等的研究,补体攻击对细胞的影响主要表现在改变特异的细胞周期蛋白表达并可导致足突细胞肥大、基质积聚、肾小球硬化等。另外发现,转化生长因子-13及其受体在MN肾脏细胞的表达是上调的,这种上调可能导致了MN肾小球中细胞外基质的积聚。

虽然目前对动物MN实验模型的发病机制有了一定的认识,但对人MN的发病机制还所知甚少。在人类MN的发病机制中,遗传因素的影响已得到了初步的认识,日本人群的调查显示原发性MN可能与HLA-DRz等位基因密切相关,而英国及希腊的调查则显示MN的发病可能与HLA-DR3相关。但目前尚未发现与疾病的进展及严重程度相关的基因存在。总之,有关遗传因素在人类原发性MN发病机制中的作用的研究尚属初始阶段,仍需进一步研究。

第二节 病理

本病的主要病理变化及肾小球毛细血管袢上皮细胞下出现免疫复合物沉着以及基底膜增厚和变形为特点。有报道认为免疫复合物沉积的多少和肾小球基底膜的厚度与临床上患者蛋白尿、肾功能损害的严重程度呈正相关。光镜、免疫荧光,特别是电镜检查对本病的确诊具有重要意义。

根据 MN 病变发展的程度,病理上可分为四个时期。Ⅰ期:光镜下毛细血管壁、基底膜厚度和形态基本正常;Masson 染色可见细小的免疫复合物沉积于上皮细胞下。电镜可见小而散在的电子致密物分布于上皮细胞下与基底膜之间,基底膜改变不明显。Ⅱ期:光镜下可见肾小球毛细血管出现不均匀的增厚,呈现钉突样改变。Masson 染色显示免疫复合物较Ⅰ期大且弥漫,主要沉积于上皮细胞下。电镜下所见的主要病理特征是较多的电子致密物沉积于上皮细胞下。Ⅲ期:光镜可见基底膜弥漫而不规则的增厚,银染色示基底膜增厚呈网状表现;Masson 染色见粗大免疫复合物位于上皮细胞下和增厚的基底膜内。电镜所见为增厚的基底膜包围在沉积的电子致密物周围。Ⅳ期:光镜下见肾小球基底膜明显增厚,毛细血管袢可发生完全闭塞,最终导致肾小球硬化;此期电镜下病变的特征为电子致密物的消失,,而在相应区域出现透亮区。根据电镜所见,部分残余的基底膜区域在其外侧出现基底膜修复的现象,有学者将其称为第Ⅴ期。原发性 MN 在肾小球细膜区很少出现电子致密物的沉积,细膜区电子致密物的沉积往往提示继发性 MN 的可能,原发性 MN 在疾病晚期常伴有广泛的间质纤维化和小管萎缩,是预后不良的标志之一。

MN 的免疫病理检查有一定的特异性,表现为 IgG 呈均一的颗粒状分布于毛细血管壁,而显现出毛细血管袢的轮廓,IgM 和 IgA 沉积很少。超过 95% 的患者可出现 C_3 的沉积,但强度较弱。与继发性 MN 尤其是狼疮性肾炎不同的是,原发性 MNC1q 的沉积少且强度弱,但在沉积物中可发现补体膜攻击复合物。原发性 MN 患者肾小管基底膜多无免疫球蛋白和补体的沉积,这一点也与继发性 MN 尤其是狼疮性肾炎明显不同。

另外需注意的是早期 MN 患者,肾活检病理检查在光镜下可表现为正常,甚至在嗜银染色时基底膜亦不增厚,常易误诊为肾小球微小病变型。但在电镜检查中可以见到上皮细胞下少数散在的电子致密沉积物,免疫荧光检查可见沉积物中包含 IgG 和 C_3,以此可与肾小球微小病变相鉴别。故电镜和免疫荧光检查,对诊断早期 MN 是很重要。

第三节 临床表现

MN 虽可见于任何年龄,但在诊断时约 80%~90% 的病人已超过 30 岁。发病率的高峰为 50~60 岁,以男性较多见,在老年人原发性肾病综合征中占多数。本病起病隐晦,,通常无前驱上呼吸道感染史。70%~80%MN 患者有明显的肾病综合征表现;30%~50% 儿童患者伴镜下血尿,成人患者镜下血尿少见,肉眼血尿罕见;13%~55% 的患者在初诊时会出现高血压。

临床上患者多有持续性的大量蛋白尿,但有时表现为肾病综合征的临床缓解和恶化交替出现。大多数儿童病人在诊断的 5 年内可有蛋白尿的自发性完全缓解。成年病人中平均约 25% 有蛋白尿的自发性缓解,20%~25% 可有自发性部分缓解和肾小球滤过率(GFR)长期保持稳定,10%~15%:有类似微小病变病的复发和缓解相交替病程。

该病肾功能不全进展缓慢,但约有10%患者在就诊时已出现慢性肾功能不全氮质血症。氮质血症发生同蛋白尿的严重程度以及持续时间相关。研究发现24小时尿蛋白每天超过8克并持续6个月以上的患者,66%的患者可出现慢性肾功能不全;而24小时尿蛋白超过6克并持续9个月以上的患者,55%的患者可出现慢性肾功能不全;即使尿蛋白每天4克左右的患者,如果持续时间超过18个月,也会增加发生慢性肾功能不全的危险性。其他可引起MN患者肾功能恶化的原因包括老年、合并高血压等。肾脏活检示肾小管细胞肿大和间质纤维化也是肾功能不全的危险因素之一。

部分患者会出现肾功急剧恶化。一旦出现肾功急剧恶化往往提示合并有其他肾脏病的发生如在MN基础上发生新月体性肾炎,其中三分之一的患者抗基底膜抗体阳性,部分患者出现ANCA阳性。另一个造成肾功能急剧恶化的原因是急性双侧肾静脉血栓形成。这种情况比较多见于大量蛋白尿、有效血容量下降的患者,临床上除肾功能恶化外,尚表现为突发的肉眼血尿和腰腹部疼痛等。肾静脉血栓形成在MN患者中的发病率根据检测手段的不同,相差较大,由4%到52%不等,静脉造影和血管多普勒检查有助于本病的确诊。药物对肾脏的损伤是MN患者出现肾功能恶化的另一个常见原因。主要的药物包括非甾体类消炎药、利尿剂、抗生素等。这些药物多引起急性间质性肾炎或急性肾小管坏死等。

实验室检查几乎所有患者均有蛋白尿,80%以上尿蛋白可超过3g/24h,有时可以很严重(>20g/24h),常为非选择性,但有20%病人可为选择性蛋白尿。30%~50%的患者有镜下血尿,但在成年人的MN镜下血尿少于4%。肉眼血尿罕见。在严重肾病变的患者,低白蛋白血症常见,其他的血清蛋白如IgG也见降低。高脂血症常见,表现为低密度脂蛋白和极低密度脂蛋白的升高,但随着蛋白尿的缓解,高脂血症可恢复正常。血清C_3和C_4等补体成分水平正常。但在MN的活动期,患者尿中$C_{36}-C_9$可升高,随着疾病活动进入静止期,$C_{36}-C_9$的排出可减少。另外,需作相应的检验以排除继发性MN,如乙型肝炎、丙型肝炎、梅毒、或狼疮性肾炎、混合性结缔组织病及冷球蛋白血症等。MN患者易并发深静脉血栓形成,患者可出现高纤维蛋白原血症,血中抗凝血因子如抗血栓素3等减少,部分患者可并发红细胞增多症。

第四节 诊断与鉴别诊断

成年起病的肾病综合征,尤其是年龄在35岁以上,起病隐袭,病情发展缓慢者要考虑到本病的可能性。确诊靠肾活检病理诊断,电镜和免疫病理检查为本病的确诊提供重要的依据。但需除外继发性MN,方能确诊为原发性MN。临床上常需排除的继发性MN包括:

(一)狼疮性肾炎

尤其是部分患者起病时无明显肾外系统性红斑狼疮的全身表现而主要表现为肾病综合征者,因此对年轻女性患者应常规作有关系统性红斑狼疮的免疫血清学检查。肾活检肾脏免疫病理及电镜检查可为该病的诊断和鉴别诊断提供重要的依据。狼疮性肾炎免疫病理检查IgG、IgM、IgA、C_{18}、C_3等全部阳性,呈"满堂亮",广泛沉着于毛细血管袢及系膜区。电镜可见电子致密物不仅于上皮下沉着,也可见于系膜区,甚至内皮下。

(二)乙型肝炎病毒相关性肾炎

大部分患者肾脏呈膜性肾病病理改变,临床上表现为肾病综合征。有乙型肝炎病史,肾脏病理呈非典型膜病变应考虑到本病的可能。病毒血清学检查证实有病毒血症,肾脏组织免疫病理检查发现乙肝病毒抗原成分,有助于本病的确诊。

(三)肿瘤所致的 MN

尤其对于老年发生的肾病综合征需作相应的检查以排除恶性肿瘤的可能。肺、乳腺、胃肠道及肾脏的恶性肿瘤,均有引起膜性肾病的可能。

第五节 治 疗

原发性 MN 的治疗,原则上应包括免疫抑制剂的治疗、非免疫抑制治疗、对 MN 的合并症及免疫抑制剂所造成的毒副作用的预防和治疗措施等。鉴于 MN 患者有 25%的自发缓解率及免疫抑制剂的毒副作用,临床医生在决定是否要采取免疫抑制剂治疗时需权衡风险效益比。

一、免疫抑制剂治疗

对于原发性 MN 是否给予免疫抑制剂治疗,多年以来存在着争议,但近年来一些大型的前瞻性对照研究的结果发现,伴肾病综合征的 MN 患者采用免疫抑制剂治疗与安慰剂组相比,具有减轻尿蛋白和减缓肾功能减退的作用,因而支持对该病采用适当的免疫抑制剂。而对于不伴肾病综合征的 MN 患者一般主张采用非免疫抑制剂治疗,包括控制血压、降脂,抗凝等措施,并定期检测尿蛋白及肾功能。有学者对 300 例尿蛋白少于 4g/d,肾功能正常的原发性 MN 患者采用非免疫抑制剂治疗并追访 5 年,发生肾功能不全的患者仅有 5%。

(一)糖皮质激素

对于单纯使用糖皮质激素治疗 MN 的疗效,目前仍有争议。据美国成人原发性肾病综合征研究协会的报道,采用大剂量激素(泼尼松 2mg/kg,隔日晨服)治疗 34 例本病患者,疗程 8 周,8 周后减量,并在 4 周内减量至停服。平均追踪 23±4.4 个月。结果显示,与对照组相比,治疗组中蛋白尿完全或部分缓解率为 65%,而对照组仅为 29%;同时,治疗组能较好地保存肾功能。但是,另一些研究认为单纯使用激素治疗,其减少尿蛋白及保护肾功能的作用,与对照组无异。对临床研究结果的循证医学荟萃分析显示,尽管 MN 患者经单用糖皮质激素治疗 24~36 个月后有出现完全缓解的倾向,但与对照组相比并无统计学意义。单纯激素治疗对提高肾脏的存活率也没有帮助。

但值得注意的是,上述的研究都存在激素疗程较短的特点,一些使用大剂量(60mg~200mg/隔天)和长疗程(如长至 1 年)激素治疗的临床研究发现,该方法可以减少尿蛋白并延缓肾功能的恶化。但这些研究本身也存在病例数少的缺点,且大剂量、长疗程激素治疗所带来的药物毒副作用在很大程度上限制了该方案在临床上的广泛应用。

我们的经验是对本病引起的肾病综合征初始仍可以单用激素,至于激素的用法,可以用标准激素疗程(详见有关章节)。在使用标准激素疗程的过程中,严密监测,及时调整,一般不会有严重的副作用。

对于伴有肾功能进行性恶化的 MN 患者,有报道使用甲泼尼龙冲击(1g/d,连用 5 天)治疗,随之给予泼尼松口服,在治疗的 6 个月内患者出现肾功能的好转和蛋白尿的减少。但该组治疗的长期随访结果并不令人满意,有 1/3 的患者出现肾功能衰竭,并有 13%患者在肾功能不全的基础上出现心肌梗塞。

(二) 环磷酰胺和苯丁酸氮芥

糖皮质激素和细胞毒性药物的联合作用,对减少尿蛋白和保护肾功能方面取得了一定的疗效。在 Penticelli 等对 MN 的系列治疗研究中,采用 6 个月疗程,在第 1、3、5 个月的头三天,使用静脉注射的甲泼尼龙,每天 1g,随后的 27 天给予口服甲泼尼龙 0.4mg/kg·d 或泼尼松 0.5mg/kg·d。在 2、4、6 月采用苯丁酸氮芥 0.2mg/kg·d。83%的治疗组患者蛋白尿明显减少,而非治疗组只有 38%蛋白尿明显减少。经过 10 年的随访,治疗组 8%、非治疗组 40%患者进入终末期肾衰竭。作者在上述疗程中应用环磷酰胺代替苯丁酸氮芥,疗效与后者基本一致。但在该项研究中,有 30%的患者在治疗的头 30 个月内退出该研究,其中 10%患者是因为治疗副作用。该研究提示糖皮质激素合并细胞毒药物对 MN 所致的肾病综合征具有减轻尿蛋白及延缓肾功能减退的功能,但其治疗副作用,也需引起足够的重视。

另有报道对伴肾功能进行性恶化的 MN 患者采用大剂量长疗程的泼尼松(60mg~100mg/隔天,1 年)和长期(1 年~4.5 年)口服环磷酰胺或苯丁酸氮芥治疗,虽然可使约 50%的患者肾病综合征得到缓解及肾功能保持稳定,但长期激素联合细胞毒药物治疗的毒副作用,尤其是长期使用细胞毒药物所诱发的恶性肿瘤发病率的升高往往会限制了该方案的实施。也有学者对糖皮质激素联合细胞毒药物治疗 MN 的疗效提出质疑。近年的两项荟萃研究结果提示,细胞毒药物的使用虽然可提高蛋白尿缓解的机会,但长期的随访显示细胞毒药物与对照组相比,并不能够显著提高肾脏的存活率。

我们认为,对 MN 患者是否加用细胞毒药物,应看标准激素疗程治疗 8 周后的结果,如完全无效,以不用为好,因为纵使使用细胞毒药物,也通常无效,而且细胞毒药物对本病的疗效仍未十分确定,如为部分缓解,则可试加用常规的细胞毒性药物,一般这样用,副作用不大。

(三) 环孢素 A

环孢素 A 对原发性 MN 的治疗效果,目前尚有争论。现有的一些报告存在观察病例数少,疗程短,疗效不一等问题。早期有学者报道应用环孢素 A 治疗 MN 三个月,与依那普利治疗组相比,可使蛋白尿明显减少,但遗憾的是有 75%的患者于停药一个月内出现肾病综合征复发。有学者报道应用环孢素 A 治疗 51 例原发性 MN 伴肾病综合征,环孢素 A 的剂量平均为(3.7±0.2)mg/kg·d。治疗组和对照组分别有 75%和 22%的患者肾病综合征获得缓解,缓解期持续 1 年者在环孢素 A 治疗组有 48%而在安慰剂组仅有 13%,在治疗组和安慰剂组各有 2 例患者出现肾功能不全,所有服用环孢素 A 的患者无一例因药物副作用而退出实验。1

对于伴有肾功能不全的 MN 患者,有报道使用环孢素 A 也有减少尿蛋白、减缓肾功能恶化的疗效,并于停药后 50%患者缓解期可长达 2 年以上。但该研究观察病例数较少。在另一组报道中也发现环孢素 A 有相似的疗效,但复发率很高,达 30%。德国协作组观察了 41 例对其他免疫抑制剂有抵抗的大量蛋白尿(平均尿蛋白 11g/d)并肾功能恶化的 MN 患者采用环孢素 A 治疗的疗效,环孢素 A 的平均剂量为 3.3mg/kg·d,有 34%的患者尿蛋白获得完全缓解,平均缓解期为 225 天。上诉结果提示,环孢素 A 对减少 MN 患者的尿蛋白、缓解肾功能恶化,具有一定的疗效。但考虑到该药价格昂贵,具有肝肾毒性,以及停药后易于复发等特性,目前临床上常用于对其他免疫抑制剂具有抵抗或不能耐受的难治的难治性肾病综合征的治疗。

二、非免疫抑制的治疗

(一)抗高血压治疗

高血压对蛋白尿的发生及肾功能恶化进展有较大影响,使用ACEI类药物对改善糖尿病及非糖尿病的尿蛋白及肾功能有帮助。目前认为ACEI对减少MN患者尿蛋白也有效。

(二)降脂及抗凝治疗

肾病综合征患者脂质代谢的异常包括胆固醇的升高、高密度脂蛋白的降低及低密度脂蛋白的升高。由于高脂血症产生的主要原因是严重低蛋白血症刺激肝脏脂蛋白合成增加,因此,有学者认为肾病综合征患者在低蛋白血症未得到纠正之前,针对高脂血症的治疗往往效果不佳,另外高脂血症及血栓性疾病对肾病综合征患者蛋白尿以及肾功能的影响尚缺乏直接的证据证实,因此在给予肾病综合征患者降脂治疗时需仔细考虑治疗的疗效与药物毒副作用的比率。但目前大量的临床和基础实验均证实脂质代谢的异常在心血管疾病和血栓性疾病的发病机制中起了关键的作用,因此调整脂质代谢的原发性MN并肾病综合征患者,特别是存在高凝状态者,应用降脂药物进行治疗是必要的,降脂药物可首选他汀类降脂药。但在治疗过程中,需密切注意药物的毒副作用。

(郝建华)

第七章 系膜毛细血管性肾小球肾炎

系膜毛细血管性肾小球肾炎(mesangiocapillary glomerulonephritis,MCGN)病变的基本特征是系膜细胞明显增生,系膜基质扩张至临近的毛细血管壁内,插入到肾小球基底膜和内皮细胞之间,导致光镜下毛细血管袢呈现"双轨征",肾小球基底膜增厚,因而又称膜增殖性肾小球肾炎(membranoprolierative glomerulonephritis,MPGN)或膜性和增殖性混合性肾炎。又由于部分患者病变的系膜基质扩张,将肾小球分割成小叶状,故又称为分叶性肾炎。临床上常表现为肾病综合征伴血尿、高血压和肾功能损害,部分患者有持续性低补体血症,因此又称为持续性低补体血症肾小球肾炎。国外报道本病占原发性肾小球疾病的5%~10%,我国华南地区的资料为10.58%,北方地区为2%,台湾省的报道为1.7%(71例/4072例)。据中山医第一医院800例成人原发性肾病综合征的病理类型分析中,系膜毛细血管性肾炎仅占2.3%。

第一节 病因和发病机制

一、病因

本病可见于原发性肾小球肾炎,也可见于继发性肾小球的损害,分类如下:

(一)原发性MCGN

以肾小球基底膜和系膜为基本病变部位,根据电子致密物的沉积部位及基底膜病变的特点又可分为:①Ⅰ型,内皮下沉积物病;②Ⅱ型,基底膜致密沉积物病;③其他变异类型:Ⅲ型,还有的作者划分出第Ⅳ型。以Ⅰ型和Ⅱ型较常见。

(二)继发性 MCGN

可能继发于:①慢性感染后肾炎:"分流性"、乙型肝炎病毒相关性肾炎、丙型肝炎病毒相关性肾炎、感染性心内膜炎、内脏脓肿、三日疟疟疾、支原体感染、血吸虫感染及念珠菌感染后肾炎;②风湿性疾病:系统性红斑狼疮、原发性冷球蛋白血症、轻链病、硬皮病、结节病;③恶性肿瘤:淋巴瘤、白血病、癌;④先天及遗传性疾病:α_1-抗胰蛋白酶缺乏、先天性补体缺乏、镰状细胞病、肾动脉发育异常、先天性心脏病;⑤其他:溶血-尿毒症综合征等。

在本章,我们仅讨论原发性系膜毛细血管性肾小球肾炎。Ⅰ型病变的特征是有内皮下电子致密物,属"经典型";Ⅱ型病变的特征是基膜内有条带状的电子致密物,故又称致密沉积物病;也有人认为其余类型可归属于Ⅰ型。由于各型的临床特征类似,下面把系膜毛细血管性肾小球肾炎所有的原发性类型一并叙述。

二、发病机制

系膜毛细血管性肾小球肾炎各种类型的发病机制还不太清楚。由于此类肾炎尚无成功的动物实验模型,仅有时在慢性血清病家兔可出现类似本病Ⅰ型的病变,所以本病的发病机制研究受到很大的限制,近年来的进展也很少。

大部分Ⅰ型病变的发病机理,可能是循环免疫复合物沉积于肾小球,其抗原也不太清楚,可能为外源性的如病毒或者细菌抗原(因患者常有前驱感染史),也可能为肿瘤、遗传性或者自身免疫性的抗原,如病人内皮下沉着物可测知抗胰蛋白酶,此酶可能是一种自身抗原。尽管各种方法测定血循环免疫复合物水平的结果不一,但持续的血浆补体低水平状态,提示可能有循环免疫复合物迅速的合成并消耗补体,同时迅速地从循环中清除并沉着于肾小球,故血液中免疫复合物水平不高,并且补体水平低。孤立性 C_3 沉积的亚型,其发病机理更不肯定。患者循环 C_3 水平明显降低,而早期补体成分,如 C_{18}、CA 等正常或者轻度降低,C_3 代谢的改变,提示补体替代途径激活,说明了发病机理与补体激活有些关系。但也有人认为本病是由于先天性补体的缺乏而引起。低补体水平可能增强对感染的易感性和有利于循环免疫复合物的形成与持续。免疫复合物引起的炎症反应导致系膜和内皮细胞的增生,以及炎症细胞如中性粒细胞和单核细胞的浸润,这些白细胞受各种炎症介质如补体、细胞因子和趋化因子所吸引和趋化。

Ⅱ型病损的发病机理仍未明确。目前认为Ⅱ型可能是与Ⅰ、Ⅲ型不同的、相互无关的疾病。其主要病变为肾小球基底膜结构的改变,可能是由于富含唾液酸的糖蛋白介入所致。肾小球基底膜、Bowman 囊和肾小管均有致密物沉积,这些沉积物并不包含免疫球蛋白,但是可以激活补体替代途径。在猪的致密物沉积病的模型中,发现有大量的 C_3 和终末期补体成分(C_{3b}-C_9,膜攻击复合物)的沉积,但无免疫复合物沉积,并有广泛的全身补体活化。故认为其是非免疫复合物介导的肾小球肾炎,可能与补体调节蛋白的缺陷或丧失有关。研究表明,致密物的成分是一种高度嗜饿物质累积,取代了肾小球基底膜的致密层。在循环中,补体广泛被激活,C_3 水平极低,而终末期补体成分水平很高。在肾组织中检测不到免疫复合物。至少在Ⅱ型系膜毛细血管性肾小球肾炎的补体激活与免疫复合物关系不大,而是其他一些机制激活肾基底膜中的补体成分,如肾小球基底膜生化合成或降解时的某些生化失调。在肾移植后此种病损常再发,在明确的 C_3 沉积之前就已有致密物的沉积,致密物的沉积与循环中补体的激活没有关系,并且疾病再发与血补体异常的性质和严重程度无关,这些都支持补体替代途径的激活和血中 C_3 肾炎因子(C_3 nephrotic factor, C_3NF)形成是继发性的改变。

低补体血症是所有类型的系膜毛细血管性肾小球。肾炎的特征性改变。在Ⅰ型是由免疫复合物通过经典途径激活补体的,而Ⅱ型更倾向于替代途径的激活。C_3NF,是一种针对C_3的抑制蛋白 C_3 转化酶(C_3bBb)IgG 抗体成分的自身抗原,与 C_3bBb 结合将 C_3 分解成C_3a 和C_3b,C_3NF 与 C_3bBb 结合后使 C_3 转化酶无法失活,从而引起持续的 C_3 降解。但是C_3NF 并不总是与疾病的活动有关,更重要的是,在补体正常的患者,肾损害也能呈进行性的进展。还不清楚是否还有其他一些基底膜的沉积物,在 C_3NF 形成之前引起补体替代途径的激活。

第二节 病 理

一、Ⅰ型系膜毛细血管性肾小球肾炎

(一) 光镜

主要改变是弥漫性的毛细血管壁增厚和血管内细胞增生,还有单个核白细胞和中性粒细胞浸润。系膜区和毛细血管壁由于细胞增生和基质增加而呈现不同程度的扩张,通常是均一地影响几乎所有的小叶,可引起毛细血管丛的分叶结构突出,因此早期称这一病变为小叶性肾小球肾炎。至于分叶型和非分叶型病变之间是否存在因果或先后关系,至今尚无定论。系膜区明显扩张形成结节状,结节中间区可有硬化灶,与糖尿病肾小球硬化或者轻链沉积病的病变相似,但是结合光镜、免疫荧光和电镜的结果就可以容易地将本病和其他疾病区分开来。另一明显但不是特异的表现是肾小球基底膜增厚,用适当的染色(如银染或过碘酸希夫酸染色)可以很容易看到呈双轨状或者多层,这是由于增生了的系膜细胞及其基质伸展和插入基膜与内皮细胞之间,形成间位所致,即插入的系膜形成伪基底膜,而不是一般认为的基底膜分裂。偶尔可在内皮下部位见有嗜伊红沉积物。少数患者可有新月体,但很少累及 50%以上的肾小球,与其他的肾炎一样,如有大量新月体则提示预后不良。晚期病人常有间质纤维化、小管萎缩和间质单核炎症细胞浸润。毛细血管腔内出现"透明血栓",提示病变可能继发于冷球蛋白血症或者系统性红斑狼疮。"透明血栓"并不是真正的血栓,而是免疫复合物充填毛细血管腔所致。

(二)电镜

超微结构的典型特征是系膜细胞和基质在肾小球毛细血管基膜与内皮细胞之间的伸展和间位,有电子致密免疫复合物沉积。系膜毛细血管性肾小球肾炎这一名称正是由Ⅰ型病变中系膜和毛细血管的这种改变而来。在内皮下沉积物的周围和系膜细胞胞浆附近区域,可见有新的基底膜物质形成。在系膜细胞增生和系膜基质扩展的区域通常有散在的致密物沉积。上皮下可有多少不一的电子致密物沉积,当数量足够多时与膜性肾病相似一些。肾脏病理学家称之为"混合性膜性和增生性肾小球肾炎,或者 Burkholder 提出的"Ⅲ型系膜毛细血管性肾小球肾炎"。有极少数病变其肾小球损害与Ⅰ型的光镜和免疫荧光相似,但超微结构以肾小球基底膜不规则增厚,膜内有密度不一的大量沉积物为特征,这类病变也归入Ⅲ型。系膜基质和基底膜之间可有单核细胞或中性粒细胞浸润。有些肾活检组织中有少至中量的膜外沉积物呈"驼峰"状。上皮足突常消失。光镜下的透明血栓表现为血管腔内球性致密物,当这些结构或者任何其他电子致密沉积物呈现微管样结构,提示可能为冷球蛋白血症或者

免疫触须样肾病。

(三) 免疫荧光

特征性的改变是补体尤其是 C_3 和免疫球蛋白呈颗粒状或带状分布,可显示出小叶外周的轮廓,这与电镜观察到的内皮下免疫复合物沉积的部位相一致,沉积物的形态通常不如膜性肾病对称,颗粒状也没有那么明显。备解素及 B 因子呈相似分布。系膜的颗粒状沉积可以明显也可以不明显。少数 I 型可见免疫复合物沿小管基底膜或/和肾小球外的血管沉着。沉积的免疫复合物的成分可有很大不同,可能反映了引起 I 型的多种原因,大多数患者 C_3 的沉积比任何免疫球蛋白都明显;有一些以 IgG 或 IgM 为主;还有极少数以 IgA 为主,可以认为是表现为系膜毛细血管性肾小球肾炎的 IgA 肾病。早期起作用的补体成分如 C_{1s} 和 C_4,比 C_3 稍少见。少数病人可见毛细血管壁有 Ig(尤其是 IgM 和 IgG)呈节段性颗粒状分布,偶尔也可见于系膜区。毛细血管腔内大量的免疫球蛋白和补体沉积形成球状结构,这与光镜观察的透明血栓相一致,提示病变继发于系统性红斑狼疮或者冷球蛋白血症。

二、Ⅱ型系膜毛细血管性肾小球肾炎

(一) 光镜

Ⅱ型的光镜改变比 I 型变化更多,不只是膜增殖的改变,这使一些肾脏病理学家认为称之为致密物沉积病比Ⅱ型系膜毛细血管性肾小球肾炎更准确。近年来,1995 年 WHO 将其分类为继发性代谢性疾病中。在组织学上,表现为肾小球系膜细胞和基质增生,增生明显时,可以形成明显的分叶结构以及使毛细血管壁增厚。有些毛细血管因系膜间位,使毛细血管壁呈双轨状。这些典型的膜增殖性改变,与 I 型相似,但是部分有明显的毛细血管壁增厚,细胞增生呈灶状或者不伴有细胞增生,还有部分仅有细胞呈灶状或者弥漫增生,但没有毛细血管壁的明显增厚。系膜改变的程度有很大的个体差异性,系膜细胞和基质的增加可以很轻微或很严重。用 Masson 三色染色在系膜区常可见有圆形嗜伊红沉积物,有些可有上皮下驼峰状沉积物。毛细血管腔内中性白细胞数常增加;少数有新月体形成,间质可有白细胞浸润和纤维化。因此,Ⅱ型的光镜改变可以与其他肾炎类似,需要结合电镜和免疫荧光的结果才能准确判断。有个别报告此型患者不伴有系膜增生性改变,因而与 I 型不同。

(二) 电镜:Ⅱ型又叫做致密物沉积病,强调对本病具有诊断性的特征是肾小球基底膜上不连续的电子致密带形成,并伴有系膜球状或不规则状致密物沉积,有时内皮下和上皮下也有沉积,一些改变与链球菌感染后肾小球肾炎的"驼峰"样相似。基底膜矿显增宽和有极度电子致密结构,这有很大的诊断意义。但在每一个肾小球中,有些毛细血管壁可没有上述病损。致密结构可呈梭状、球状或香肠状,与正常结构之间的分界很清晰。系膜细胞和基质常向外周伸展和间位,但不及 I 型明显。上皮细胞足突常完全消失。许多病人系膜区常有圆形的电子致密沉积物。如肾小管基底膜有电子致密沉积物,则高度提示为Ⅱ型病损。

(三) 免疫荧光

大量 C_3 在肾小球毛细血管壁基底膜呈线状或带状沉积,C_3 呈不连续的线状类型,可以显示出毛细血管壁、肾小球囊和肾小管的轮廓。系膜的沉积物呈分散的针状或环状,环状是由于仅沉积物的外侧被染色的结果。另外,许多毛细血管壁可有颗粒状 C_3 沉积物,线状毛细血管壁荧光呈双轨状,是由于 C_3 沉积于基底膜的两侧。其他补体成分仅见于不到 50% 的活检病例。免疫球蛋白沉积很少。

三、其他类型系膜毛细血管性肾小球肾炎

目前尚不能确定它们是Ⅰ型病损的变异类型,还是独立的病变。这些类型几乎都以电镜观察为基础加以识别。Burkholder提出了Ⅲ型病损,它的特征是除了与Ⅰ型的共同病理改变之外,尚有较突出的上皮下免疫复合物沉着,并有细血管壁伴有孤立的膜外沉积物,被基膜物质突起所隔离(类似膜性肾小球肾炎基底膜的钉状突起),有些学者认为此类型是膜性和增生性肾小球肾炎的混合型。此外,近年来还有一些学者报告了各种各样的一些变异类型,如Ⅳ型,以基底膜分裂呈层状为特点,伴有上皮下和内皮下沉积物。其余在此不一一赘述。

系膜毛细血管性肾炎各型病理改变特点

基底膜的特点	细膜区病变程度	电子致密物沉着部位	免疫复合物成分	发生率
Ⅰ 基底膜增厚呈双轨征	++++	内皮下及系膜区	IgG、C_3、C_{18}、C_4、备解素	65%~75%
Ⅱ 基底膜增厚致密层内条带状沉着物	+~++	基膜内(条带状)及系膜区,偶见上皮下(呈驼峰状)	C_3为主,IgG常无	20%~30%
Ⅲ 基底膜增厚,呈双轨征,伴钉突	+~+++	内皮下、上皮下及系膜区	C_3为主,IgG可有可无	少见

第三节 临床表现

系膜毛细血管性肾小球肾炎虽然可见于任何年龄,但90%的Ⅰ型和70%的Ⅱ型病人发病是在8~16岁之间,本病老年人很少见。Ⅰ型中男性稍多于女性,Ⅱ型男女均等。在本病中,约65%~70%病人为Ⅰ型,20~35%为Ⅱ型,剩余病人为其他类型。西方国家中,本病占儿童肾病综合征的7%,而在成人中约占10%,并且其发病还呈下降的趋势,尤其是Ⅰ型,因此本病在临床上并不常见。北大附院的资料提示本病Ⅰ型占原发性肾病综合征的14%,略高于西方国家。

各种病理类型的毛细血管性肾小球肾炎临床表现无明显区别,无论本病的临床表现为何种综合征,几乎都有蛋白尿和血尿同时存在。蛋白尿都为非选择性,血尿常为镜下持续性血尿,约有10%~20%患者常于呼吸道感染后呈发作性肉眼血尿,为严重的、多样尿红细胞畸形的肾小球源性血尿。约1/3以上患者伴有高血压,高血压的程度一般比较轻,但也有个别病例,尤其是Ⅱ型患者,可能发生严重的高血压,大剂量的激素治疗也有可能诱发高血压危象。至少有半数的患者出现急性或慢性肾功能不全,在发病初期出现肾功能不全常提示预后不良。患者常于起病后即有较严重的正细胞正色素性贫血,表现为面色苍白,气短、乏力,并且贫血的程度与肾功能减退程度不成比例。其发生机理尚不清楚,可能与红细胞表面的补体激活有关,也可能因为毛细血管的病变使红细胞的寿命缩短。开始起病时,至少有1/2的患者表现为肾病综合征;约1/4的患者表现为无症状性血尿和蛋白尿;还有约1/4到1/3表现为急性肾炎综合征,伴有红细胞尿、红细胞管型、高血压和肾功能不全。约有一半的患者可有前驱呼吸道感染史,40%在起病前有抗"O"滴度升高和链球菌感染的其他证据。有的患者可发生部分脂质营养不良(BarraquarSimmons病),尤其是Ⅱ型病变,甚至可以在还没有肾脏病临床表现时发生。某些患者可显示X_连锁遗传。先天性的补体和a_1抗胰蛋白酶缺乏也易发生在本病Ⅰ型。在肾病综合征时,可发生肾静脉血栓形成。尽管本病发展有高度的个体差异

性,但本病病情总体上呈缓慢的进行性进展。

临床上怎样区分本病Ⅰ型和Ⅱ型？它们是代表不同的疾病,还是同一疾病的延续？目前,多认为是前者,因为两种类型的形态、组织病理和免疫病理改变都不一样。从临床上,Ⅱ型更倾向于表现为肾炎征象,新月体肾炎和急性肾衰的伴发率高,而Ⅰ型具有更多肾病的特征,常有先驱感染和贫血;Ⅱ型患者血清常常有持续的低补体血症,并且发病年龄较小,几乎总是发生在20岁以下的患者,尽管也有例外。此外,Ⅱ型更容易在肾移植后复发。

Ⅲ型很少见,主要发生在儿童和青年,对于该型的临床表现描述很少,与Ⅰ型的长期临床改变相似。据Strife的描述,Ⅲ型有C_3水平降低,但无C_3肾炎因子。非肾综性蛋白尿的预后比肾病综合征表现得要好。该型进人终末期肾病的个体差异比较大,在长期的病程中,有些患者病情可以比较稳定甚至改善。

实验室检查本病患者几乎总有血尿,包括镜下或者肉眼血尿。蛋白尿可以比较轻微,约有30%表现为无症状性蛋白尿,但半数患者尿蛋白>3.5g/24h,90%以上患者蛋白尿选择性差。尿FDP和C_3可升高。

实验室检查的一个特征性改变就是血补体的降低。约有75%的本病患者C_3持续性降低其中Ⅱ型病变中较常见,约占80%~90%,约10%的患者显著下降低于20mg/dl。在Ⅰ型病变中,平均C_3浓度降至正常的68%,在Ⅱ型降为正常的47%。而且Ⅱ型比Ⅱ型持续时间更长。早期起作用的补体成分(如C_{1s}、C_4),在Ⅰ型病变中有不同程度的下降,而在Ⅱ型中通常正常或者轻度下降,但Ⅱ型常伴有晚期起作用的补体成分C_{3b}-C_9的下降。在没有任何病情变化或治疗的情况下,血清C_3水平可有波动,并有可能随时间的推移有恢复正常的倾向,说明补体的变化与病情及治疗无相应的关系。继发于狼疮性肾炎、晚期肝病、单克隆球蛋白病、白血病和转移癌的肾病综合征可以出现C_3下降,但是其他原发性肾病综合征,除链球菌感染后肾炎外,少见C_3降低,因此持续的补体降低对于该病的诊断有很大的提示作用。与本病不同,链球菌感染后肾小球肾炎的C_3水平常下降,但在6周至8周多特征性地恢复到正常水平。毛细血管性肾小球肾炎肾病综合征时补体持续降低,多大于2个月。C_3的低下,是补体途径激活和合成减少的结果。C_3降低而经典途径C_{1s}和C_4一般正常,表明替代途径可能被激活。

但是,继发于冷球蛋白血症的系膜毛细血管性肾小球肾炎,C_4的降低比C_3更显著。

Ⅱ型中60%以上检测有C_3NF阳性,Ⅰ型仅有10%~20%呈阳性,可能是引起这些患者持续低C_3血症的原因之一。C_3NF及其类似物,还可见于其他与肾炎相关的肾小球疾病。其他一些降解C_3的因子在急性肾炎尤其是狼疮性肾炎中可以检测到。

血清备解素水平通常正常,如果C_3水平下降,则备解素水平也可轻度下降。B因子的血清水平通常正常或稍下降。循环免疫复合物及冷球蛋白可呈阳性。75%以上的Ⅰ型有特殊B细胞同种抗原,提示有易感性的遗传基础。HLA—AB7和家族性BIH缺陷与Ⅱ型疾病相关。

临床上部分患者可有氮质血症,这往往提示急性肾炎综合征。肾小球滤过率常降低,但也可正常,甚至肾活检显示肾小球严重损害,GFR有时也会正常。常伴有水钠潴留,导致高血压。半数以上患者可有正细胞正色素性贫血,贫血可以很严重,其严重程度与氮质血症不成比例。红细胞和血小板寿命可以缩短。

第四节 诊断与鉴别诊断

病理是本病诊断的主要依据,电镜和免疫荧光检查可以区分为Ⅰ型和Ⅱ型。持续性的低补体血症,持续无选择性的蛋白尿(或肾病综合征)伴有严重的多样畸形的红细胞尿,与肾功能下降不成比例的贫血,常提示该病发生。

由于该病常在上呼吸道感染之后急性起病,表现为急性肾炎综合征,甚至半数左右患者抗"O"链球菌感染的证据呈阳性,故应与链球菌感染后肾小球肾炎相鉴别。后者的血补体水平在2个月内常恢复正常,而持续的低补体血症则应怀疑该病。并且链球菌感染后肾炎的病理常表现为毛细血管内增生性肾小球肾炎,结合病理检查不难区分二者。

Ⅳ型系统性红斑狼疮活动期,补体,尤其C_3常降低,病理检查有时也有系膜结构向基底膜和内皮间长入形成间位,病变累及广泛,免疫复合物可以沉积于肾小球的各个部位,与本病Ⅰ型有混淆,但是注意结合临床其他表现和免疫荧光检查的C_{1q}的阳性程度以及血清免疫学检查,可加以鉴别。

Ⅰ型的病理检查系膜区明显扩张,可表现为结节性硬化灶,与糖尿病肾小球硬化或者轻链沉积病的光镜改变相似,但是免疫荧光和电镜的结果可以容易地将本病和其他疾病区分开,当然结合临床表现,血生化和血清免疫学检查就更容易鉴别。

应与其他的继发性系膜毛细血管性肾炎相鉴别。如乙肝相关性肾炎,根据病毒血清学及肾脏组织乙肝病毒抗原标志物可以鉴别。冷球蛋白血症临床与病理均与该病相似,但很少见,并且前者有相应的全身表现,病理有肾脏小血管炎和透明血栓形成提示为继发性的病变。

第五节 治疗和预后

对于该病Ⅰ型的有推荐意义的治疗方法大多见儿童患者,在成年患者是否能取得相似的疗效,还没有前瞻性的随机对照实验加以证实,且大多效果较差。本病所致肾病综合征治疗常常比较困难。小剂量、隔日泼尼松治疗可能有利于改善肾功能。West等支持用隔日口服激素长期治疗,他们在治疗前后比较肾活检,结果证明此法有利于肾脏的存活。ISKDC的研究也表明,激素治疗Ⅰ型病变有效,他们隔日服用泼尼松2mg/kg(最大量每日不超过60mg)治疗,治疗组肾功能损害明显减轻,与对照组比较有显著的差异,但激素副作用相当大。大部分临床经验未能肯定此疗法。

Ⅰ型的治疗,除糖皮质激素外,还有其他药物如免疫抑制剂和抗凝剂。Zimmerman等对18例本病患者用华法令及潘生丁联合治疗,发现治疗时肾功能稳定而且尿蛋白明显减少,但停药以后肾功能明显恶化,尿蛋白有明显增加。Donadio等在对照实验中,长期应用潘生丁(375mg/d)和阿司匹林(950mg/d)治疗Ⅰ型病变,结果显示能延缓其GFR的下降。最初的报告认为用阿司匹林和潘生丁治疗,治疗组肾功能稳定,能提高肾的存活率,并且这种观点已广为人接受。但是,近来有人发现上述结果存在统计学上的错误,排除错误重新统计以后,表明与对照组的长期治疗效果没有统计学差异。但由于用潘生丁及小剂量阿司匹林治疗本病,其毒性低,值得进一步研究。

有报告用抗凝、抗血小板凝集的药物配合糖皮质激素和/或细胞毒药物治疗。如用潘生丁、阿司匹林和华法令单独或者加用环磷酰胺进行研究的回顾性资料表明,治疗组患者的长期生存率达82%,而未治疗组没有存活者。但是加拿大的研究小组用相同的方法治疗,却并未发现有益处。对于I型有一种情况使用环磷酰胺确实可以明显缓解病程的发展,就是很少见的Buckley综合征。另一研究用乙酰水杨酸盐和潘生丁治疗三年,尿蛋白的排泄有轻度的减少,但对肾功能影响不大。其他有用环孢素A治疗本症的报告,疗效不很肯定。甚至有报告用血浆置换治疗患者。总之,尚无成熟的治疗方案。

近年Levin根据循证医学的原理,复习了从1927年到1997年间,23个关于本病治疗的研究资料,包括各种类型、不同年龄的1100例本病患者,其结论是:对于原发性的系膜毛细血管性肾小球肾炎,无论年龄,若肾功能正常,呈无症状的非肾病综合征范围的蛋白尿,不需要特异的治疗,可每3到4个月严密的随访,密切注意肾功能、蛋白尿的变化,控制好血压;儿童的本病患者,有肾病综合征表现或/和肾功能受损者,可以使用激素,最好是隔日大剂量泼尼松 $40mg/m^2$,服用6个月至12个月,如果无效则停止激素治疗,密切随访,进行保守治疗(控制血压、应用减少蛋白尿的药物,纠正代谢紊乱);对成年患者有肾功能损害或/和肾病综合征的,给予抗凝剂阿司匹林56~100mg/d,或潘生丁75~100mg/d,或者二者联合治疗12个月,若无效则应停止用药,注意保护肾功能,并密切随访。目前各种治疗本病的药物效果均不理想。如本病附加有广泛的新月体形成,可以使用强有力的免疫抑制药。

目前对II型还没有很有效的治疗方法。由于对治疗本病的合理方案还有争论,在选择治疗方案时应慎重地权衡疗效与治疗不良反应。叶任高等推荐使用下述方案:潘生丁50mg/d~300mg/d,分三次服用。如有肾病综合征表现者,可用对症的方法,并试用标准疗程的激素,待减量至维持量(隔日晨顿服泼尼松0.4mg/kg)时,维持应用一个较长时期,如有高血压,建议使用新阶梯法降压治疗。在实施治疗方案中应密切观察毒副作用,以扬长避短,达到治疗效果。

其他治疗包括降脂、ACEI、ARB、低分子肝素等,近年有学者报道用霉酚酸酯(MMF)治疗本病,显示初步效果,但病例数尚少,且缺乏对照和长期观察研究。

预后进入终末期肾病的个体差异比较大,在长期的病程中,本病I型患者通常1/3可以自发缓解,1/3呈进行性发展,还有1/3疾病迁延进展缓慢,但一直不能完全缓解。

一些文献复习了影响系膜毛细血管性肾小球肾炎I型患者预后的因素。但一般成人治疗效果差。对于系膜和毛细血管袢病变的程度是否影响预后有不同的结论:有报告认为系膜区沉积物及毛细血管袢严重病变、闭塞,是预后不良的指征,但多中心的分析结果认为不影响本病的预后。一般的,本病10年的肾存活率在50%~65%左右。总结资料中原发性I型病变的预后不良因素有:高血压,肾功能损害,肾病综合征范围的蛋白尿形成,肾活检时发现细胞性新月体,合并动脉病变,有肾小管及间质的损害是影响预后最主要的病理指征。英国的Cameron发现I型有肾病综合征范围的蛋白尿者10年的生存率为40%,而非肾综范围蛋白尿患者的10年生存率为85%;但另有研究认为二者预后没有差别,血尿甚至肉眼血尿对预后都无影响,年龄和性别也都不影响本病预后。

II型的预后较I型要差,这可能是由于致密物沉积疾病,肾活检时常常会发现新月体和小管间质病变。II型很少发生临床缓解,儿童患者的临床缓解率不足5%。患者通常在病程的第8~12年进入肾功能衰竭。II型患者在做肾移植以后常常会复发,尤其是肾移植前活检就发现有新月体改变的患者。I型在肾移植后也可能出现再发,但是没有II型频繁。

(刘春梅)

第八章 小儿肾病综合征

肾病综合征(NS)是儿科泌尿系统常见病之一,与成人比较病理改变以微小病变为主,激素治疗大多敏感,预后较好,但病程中常有反复或复发,长期使用糖皮质激素可影响患儿生长发育,部分进展为终末期肾脏病,严重影响患儿身心健康。

第一节 诊断标准

国际小儿肾病研究组(ISKDC)将 NS 定义为蛋白尿≥40mg/m².h 和低白蛋白血症<2.5g/dl。我国儿科于 2000 年修订的 NS 诊断标准为:大量蛋白尿,尿蛋白(+++)~(++++),1周内3次,24h 尿蛋白定量≥50mg/kg;血浆白蛋白低于 30g/L;血浆胆固醇高于 5.7mmol/L;不同程度的水肿。以上四项中以大量蛋白尿和低白蛋白血症为必要条件。

由于婴幼儿留取 24h 尿液困难,测得结果不准确,有报道取随机一次尿,同时测定尿蛋白和尿肌酐,尿蛋白(mg/dl)/]肌酐(mg/dl)>2.0 为肾病蛋白尿。

第二节 分 类

一、临床分类

1.原发性肾病综合征 占 90%以上患者,依临床表现分为两型。

(1)单纯型 NS 只具备上述四大特征者。

(2)肾炎型 NS 除具备上述表现外,还具备以下四项中之一或多项表现者:①两周内分别3次以上离心尿检查 RBC>.≥10 个/HPF,并证实为肾小球源性血尿者;②反复或持续高血压(学龄儿童≥130/90mmHg,学龄前儿童≥120/80mmHg),并除外使用糖皮质激素等原因所致;③肾功能不全,并排除由于血容量不足等所致;④持续低补体血症。

按糖皮质激素治疗效应分为:①激素敏感型 NS:以泼尼松足量治疗≤8 周尿蛋白转阴者;②激素耐受型 NS:以泼尼松足量治疗 8 周尿蛋白仍阳性者。③激素依赖型 NS:对激素敏感,但减量或停药 1 个月内复发,重复 2 次以上者。

2.继发性肾病综合征可继发于感染、全身系统性疾病、遗传性疾病、心血管疾病、药物性肾损害、过敏性疾病和肿瘤等。小儿时期常见继发性原因有:过敏性紫癜、系统性红斑狼疮和乙型肝炎等。

3.先天性肾病综合征指生后三个月内发病,临床表现符合肾病综合征,并排除继发因素所致者(如 TORCH 或先天梅毒感染所致等)。我国较少见。

二、病理分型

小儿原发性 NS 的病理类型有:微小病变(MCD)、局灶节段性肾小球硬化(FSGS)、系膜增生性肾炎(MsPGN)、膜性肾病(MN)、膜增生性肾炎(MPGN)、毛细血管内增生性肾炎(EnPGN)等。各种类型所占比例报告不一,与患者年龄、来源、肾穿刺指征等因素有关。1981年 ISKDC 报告 471 例小儿原发性 NS 的病理改变如下表。

	例数	%
MCD	363	77.07
FSGS	37	7.86
MPGN	29	6.16
MsPGN	9	1.91
MN	6	1.27
其他	27	5.73
合计	471	100.00

	单纯型	肾炎型	合计	%
MCD	122	9	131	18.69
轻微病变	63	9	72	10.27
MsPGN	142	122	264	37.56
FSGS	45	36	81	11.55
MN	10	32	42	5.99
MPGN	3	34	37	5.28
局灶增生	15	9	24	3.42
其他	9	42	50	7.13
合计	408	293	701	100.00

从以上二表可见小儿 NS 的病理类型中,国外以 MCD 最多,而国内以 MsPGN 最多见,这种差异可能与肾穿刺病例选择有关,国外多属非选择病例,而国内多为治疗不满意的病例。而成人 NS 的病理改变以 MN、MsPGN 和 MCD 较为多见。

鉴于小儿时期原发性 NS 以 MCD 为主,且激素敏感,故诊断 NS 后即开始激素治疗而不需肾活检。小儿 NS 肾活检指征为:①新生儿和小婴儿起病需考虑先天性肾病;②激素耐药;③频复发或激素依赖;④患儿同时有肾炎表现(如高血压、氮质血症、低补体血症、肉眼血尿等);⑤继发性 NS。

第三节 临床表现

NS 可发生于各年龄组,约 50% 在 1~3 岁间起病。MCD 多在 6 岁前起病,且多为男孩。FSGS:有"50% 在 6 岁前起病。MPGS 仅有 13% 在 6 岁前起病,50% 在 10 岁后起病。MN 常在 10 岁后起病。

主要症状是水肿,病初仅表现为晨起眼睑水肿,渐及四肢全身,为凹陷性水肿,严重者可出现腹水和胸腔积液,男孩常有阴囊水肿。患者常有疲倦,厌食,面色苍白,大量腹水形成时可伴腹痛。少数患儿可有高血压症状。病程久和长期应用激素者常有生长迟缓。

化验显示大量蛋白尿，MCD 以白蛋白为主，肾小球损害严重者还可有高分子量的 IgG 等。肾炎型可有血尿。血浆总蛋白和白蛋白下降，IgG 和 IgA 一般降低，血沉增快。肾功能多在正常范围，部分因低血容量致肾前性肾衰竭，或因滤过系数(Kf)降低，或因严重增生病变（如 MPGN）等致肾衰竭。血补体在 MPGN 中 60%出现降低。

第四节 治 疗

一、一般治疗

1. **生活习惯** 除高度水肿、低血容量和感染的患者外，一般不需卧床休息，鼓励适当的运动，以预防血管栓塞并发症、激素所致肌肉萎缩和过度肥胖等。注意皮肤清洁，避免交叉感染。预防接种需在病情完全缓解且停用激素 3 个月后才进行。

2. **饮食** 水肿病例采用少盐(2g/d)，严重水肿和高血压患者应予无盐饮食，不宜长期戒盐或使用代盐。尿少和高度水肿者适当限制入水量。鉴于肾病时尿中丢失大量蛋白及小儿生长发育需要，饮食中应有适量蛋白补充，每日 2.0g/kg 左右。以高生物价的优质蛋白如鱼、乳、蛋、瘦肉等为宜。蛋白摄入过多可使尿中排出更多蛋白，长期可加速肾小球硬化。低蛋白饮食可降低蛋白尿，但不利于患儿生长发育。在应用激素治疗过程中患儿常食欲亢进，过多摄食致肥胖、肝大和脂肪肝，因此热量摄入应适当控制。

3. 蛋白尿控制或激素治疗中的患儿应每日补充维生素 D500~1000IU/d，或 1,25(OH)2D3 口服，每周 2 次，每次 1.25~2.5μg，同时加服钙剂。用药期间需注意监测血钙，以免发生高钙血症。

二、利尿

有水肿时可予利尿治疗。①氢氯噻嗪每日 2~5mg/kg，或螺内酯(安体舒通)每日 3~5mg/kg，均分 3 次口服。②呋塞米：每次 1~2mg/kg，每 6~8 小时口服。口服无效者，可予静注，先用 1mg/kg 静脉推注，然后以 1mg/kg 持续静脉滴注。必要时可增加计量。③布美他尼每次 0.01~0.05mg/kg，与呋塞米合用，利尿效果好。④低分子右旋糖酐每次 10~15ml/kg，1 小时内静脉注入，加入呋塞米 1~2mg/kg，效果更好。此药强烈利尿效果可致血容量急剧降低，引起休克，尤其婴幼儿必须慎用。⑤人血清白蛋白 0.5~1g/kg，于 2~4 小时内输入，输毕即给予呋塞米 1~2mg/kg 静脉注入，有较好的利尿效果，但不宜多输，以免延迟肾病缓解和增加复发机会。在有血容量增多、高血压和心血管不稳定患儿，输注白蛋白，有致心力衰竭和肺水肿危险，应避免使用。在大量利尿时，需注意防止发生低血容量休克、直立性低血压和电解质紊乱。

三、糖皮质激素

糖皮质激素是治疗 NS 的首选药物，常用制剂是泼尼松和泼尼松龙。治疗分两个阶段：①诱导缓解阶段。给予足量激素，每天分次投药，以达到尽快缓解。②巩固维持阶段。足量激素收效后，逐渐减少剂量，间歇使用，以巩固疗效，防止复发和减少副作用。

(一)激素剂量和疗程

1. **诱导缓解阶段** 泼尼松 1.5~2.0mg/kg·d(按身高的标准体重)。最大剂量 60mg/d，分次口服，尿蛋白转阴后巩固 2 周，一般足量不少于 4 周，最长 8 周。

2. **巩固维持阶段** 以原足量的两天的 2/3 量，隔日晨顿服 4 周。如尿蛋白持续阴性，每

2~4周减量2.5~5.0mg,至0.5~1mg/kg时维持3个月,以后每2周减量2.5~5.0mg至停药。

疗程6个月者为中疗程,多适用于初治患者。疗程9个月者为长疗程,多适用于复发者。

国外目前推荐的NS治疗方案为:泼尼松60mg/m²/d,(最大剂量≤60mg/d),分3~4次口服,待尿蛋白转阴后5天,改为上述剂量隔日早晨顿服,连服3-6个月,然后突然停药。以往有采用泼尼松短疗程,即泼尼松2.0mg/kg·d,分3~4次口服,共4周;然后改为泼尼松1.5mg/kg,隔日晨顿服,共4周,骤然停药,全疗程共8周。短疗效易复发,现已少用。

(二)激素疗效的判断

1.激素敏感:激素治疗8周内尿蛋白转阴、水肿消退。2.激素部分敏感:治疗8周内水肿消退,但尿蛋白仍+- ++。3.激素耐药:治疗满8周,尿蛋白仍在++以上者。4.激素依赖:对激素敏感,用药即缓解,但减量或停药两周内复发,恢复用量或再次用药又可缓解并重复2-3次者。5.复发和反复:尿蛋白已转阴,停用激素4周以上,尿蛋白又>++为复发。如在激素用药过程中出现上述变化为反复。6.频复发和频反复:指半年内复发或反复≧2次,一年内≧3次。

(三)长期激素治疗的副作用

长期服用激素除发生常见副作用外,小儿患者可由于生长受抑制而身材短小。因此,临床上除观察相关的表现外,对小儿尚应定期测量身高,注意骨龄发育。

四、免疫抑制剂

适用于激素耐药、频复发、激素依赖以及出现严重激素毒副作用者。选择免疫抑制剂时除应注意适应征外,要尽量结合临床和病理,尤应注意药物的禁忌症及毒副作用。,以期良好疗效。

(一)环磷酰胺

有助于延长缓解期及减少复发,对激素耐药或部分敏感者加用后可增加激素的疗效。复发者的疗效优于激素依赖,年长儿疗效优于婴幼儿。口服每日2.0~2.5mg/kg,分2~3次或早晨一次顿服,复发患者连用8周,激素依赖患者连用12周,总剂量≤200mg/kg·d,也可静脉冲击治疗,每次剂量750mg/m²,每月一次;国内有采用8~12mg/kg·d,每两周连用两天,总剂量<150~200mg/kg。一年内禁忌第二个疗程的治疗。本药近期毒副作用有胃肠道反应(恶心、呕吐)、肝功能损害、出血性膀胱炎、骨髓抑制(血白细胞减少)、易感染、脱发(暂时性)。远期副作用为性腺受抑制,青春期或青春前期的男孩用后可引起睾丸生精功能障碍,引起不育症,与用药剂量有关。

(二)苯丁酸氮芥

能减少复发,多用于频复发和激素依赖者。剂量每日0.2mg/kg,分2~3次口服,连用8周,其副作用与环磷酰胺相似。由于远期观察到有致癌作用,目前已少用。

(三)环孢素A

适用于激素敏感者但毒副作用大或有禁忌者,以及部分激素耐药者。每日剂量5~7mg/kg,分3次口服,维持血药浓度在200~300ng/ml,疗程6个月左右。副作用主要是肾损害,需定期检测肾功能。其他副作用有高血压、高尿酸血症、高钾和低镁血症、钠潴留、多毛、牙龈增生等。

(四)雷公藤多甙

剂量每日1mg/kg,最大剂量30~45mg/d,疗程3~6个月。副作用有白细胞减少、胃肠道反应和肝损害,可能对性腺功能有一定影响。

（五）霉酚酸酯（MMF）

在器官移植、狼疮肾炎和血管炎的治疗中均取得较好效果，近年开始用于 NS 的治疗。儿科经验不多。付元风等采用 MMF 15~20mg/kg·d（最大量 1.0/d）治疗儿童难治性肾病，7 例激素耐药者中除 1 例自动停药复发外，6 例病情稳定；4 例频复发者中 2 例病情稳定，另 2 例仍频复发。MMF 的副作用有胃肠道反应、白细胞减少、感染等。

五、甲泼尼龙冲击治疗

甲泼尼龙 15~30mg/kg（<1.0g，/d）加入 5%葡萄糖液 100~200ml，在 1~2h 内静脉滴入，隔日一次，3 次为一疗程，必要时重复 1~2 疗程。用于激素耐药者。Tune 等用长期甲泼尼龙冲击加环磷酰胺治疗 32 例激素耐药 FSGS 患儿，用法如下表，结果 21 例完全缓解，3 例有轻度蛋白尿，6 例无效。

周	甲泼尼龙	泼尼龙
1~2	30mg/kg qod	不用
3~10	30mg/kg 每周 1 次	2mg/kg qod
11~18	30mg/kg 隔周 1 次	减量
19~52	30mg/kg 每月 1 次	缓慢减量
53~78	30mg/kg 隔月 1 次	缓慢减量

六、其他药物治疗

（一）左旋咪唑

为免疫调节剂。适用于频复发或激素依赖者。剂量 2.5mg/kg，隔日用药，疗程 6 个月。本药副作用轻微。

（二）血管紧张素转换酶抑制剂（ACEI）

可减轻蛋白尿及延缓肾小球硬化。常用卡托普利（captopril）、依那普利（enaln pril）等。Delucchi 等对 13 例激素耐药 NS 患儿使用依那普利 0.2~0.6mg/kg·d，疗程 24~84 个月，平均尿蛋白由 5.46g/d 下降至 1.1g/d，血浆总蛋白由 4.70g/dl 上升至 5.43g/dl，浮肿明显减轻，而肌酐清除率无明显改变。

（三）抗凝剂的应用

NS 常伴高凝状态，除可引起血栓、栓塞外，还常致肾病不易缓解、蛋白尿持续。Brun 等认为：①血浆白蛋白<20g/L；②血浆纤维蛋白原>6g/L；③抗凝血酶浓度<0.7 或 D—二聚体浓度>1mg/L，可作为高凝状态的诊断标准，应予抗凝治疗。可使用肝素（100U/kg 静脉或皮下注射，每日 1~2 次）、双嘧达莫等。上海市儿童医院报告使用低分子肝素钙—那屈肝素钙治疗难治性 NS，剂量为 60~100AXaIU/kg·d，皮下注射，疗程 2~4 周，观察到其可降低尿蛋白和血清胆固醇，血清白蛋白升高。

七、复发或反复的治疗

（一）影响复发的因素

NS 在治疗过程中有时会出现少量蛋白尿，尤其在上呼吸道感染后，多数能自行消失，而不需特殊处理。小儿 NS 复发率相当高。文献报告初治 NS 完全有效者约 70%~80%会复发，其中 30%~40%为频复发。影响复发的因素有：①感染：是 NS 频复发的常见诱因，占 60%以上，尤其是上呼吸道病毒感染。Mac DonldEl93 曾做前瞻性观察，发现近 70%患者复发前有上呼吸道炎,其中51.6%分离到7种不同的病毒。②激素疗程过短:Brodehl等报告,泼尼松治疗4周,复发率为81%,8周为61%,12周为36%。Hodson等对868例儿童NS采用荟萃分析,发现用药2个月者在12~24月内复发率为66%,用药每增加1个月复发率下降9%,至6个月降为36%,超过7个月不再下降。我国目前采用的6~9个月中长疗程方案复发率为26.4%。③病理类型:吴莉等报告24例频复发儿,MCD仅占1/3。我科对30例频复发NS患儿肾活检,其中IgM肾病10例(33.3%),轻微病变7例(23.3%),微小病变4例(13.3%),系膜增生病变3例(10.0%),局灶节段硬化和毛细血管内增生各2例(6.7%),IgA肾病和膜性肾病各1例(3.3%)。Ahmod等'233报告49例频复发NS患儿,第一次活检25例为MCD,12例为FSGS,7例为IgM肾病。MCD中的21例再次活检,其中14例转变为FSGS,7例转变为IgM肾病。可见复发尤其是频复发,不少为非MCD,即使MCD也可转变为非MCD。④肾上腺皮质功能减退:Lcisti观察到用激素半年后肾上腺皮质功能正常者复发率为66%,中度减退者为82%,重度减退者为100%。⑤HLA:国内报道频复发患儿与HLA—DRB相关。

临床预测复发的指标有:①起病年龄小。临床观察到复发的频率与起病年龄有关。起病年龄小于7.1岁易复发。年龄较大者,复发率相对减少。②血清总蛋白<44g/L,白蛋白<21g/L。③持续高胆固醇血症。④IgG水平显著降低。⑤反复输入白蛋白。⑥治疗6个月内复发。

(二)抗复发治疗

复发患者的治疗类似初发治疗方案,复发患者可用回复发前激素剂量,并连用1~2个月才再次减量。①延长激素治疗时间。对于频复发者可采用拖尾疗法,即在泼尼松0.5~0.25mg/kg水平选定一能维持缓解的剂量,较长时间维持不减。国外有主张在中、长疗程泼尼松减量至2.5~5mg/d时持续服用1~2年。Elzouki用泼尼松10mg隔日服10~58个月,使37例频复发儿中32例无复发,5例减少复发。SrivastavaEs,3用泼尼松0.25mg/kg·d达18个月,20例频复发儿中12例无复发,6例减少复发,仅2例仍频复发。②免疫抑制剂。环磷酰胺及环胞素A均有降低NS复发的作用。③左旋咪唑。不少报告证实该药可减少复发次数和降低泼尼松用量,推荐用量为2.5mg/kg,隔日口服连用1~1.5年。

八、激素耐药的治疗

(一)引起激素耐药的因素

①病理类型:小儿NS对激素治疗的效应与其病理改变有关。ISKDC报告471例NS患者经8周激素治疗时的效果经对比显示MCD效果较好,MsPGN半数可缓解,而FSGS和MPGN效果。②合并感染。③存在高凝状态(尤其是肾静脉栓塞)。④使用促进激素代谢的药物,如肝酶诱导剂苯妥钠、苯巴比妥、利福平等。⑤激素受体活性降低。

(二)耐药的治疗

耐药病例治疗目的:应继续采用各种方法以诱导完全缓解;然而若经多种治疗或已经肾活检证实目前尚难达到完全缓解的病理类型,治疗的目的应为尽可能减少蛋白尿。

1.继续诱导缓解有以下治疗可供参考。①延长激素疗程:将诱导期延长至10~12周才减量,然后改用隔日长期用药。但需注意部分患儿在使用激素治疗时尿蛋白反而增加,因此,不宜长期大剂量使用激素。②免疫抑制剂。可采用环磷酰胺冲击疗法或使用环孢素A。③甲泼尼龙冲击治疗。

2.降蛋白尿治疗可采用抗凝治疗、ACEI等。

[附]先天性肾病综合征

先天性肾病综合征(congenital nephrotic syndrome,CNS)是指出生时或生后3个月内出现水肿、蛋白尿、低蛋白血症和高脂血症的一组疾病。分为：①遗传性：a.芬兰型；b.非芬兰型(弥漫性系膜硬化,DMS)。②原发性：指生后早期发生的原发性NS。

芬兰型CNS为常染色体隐性遗传，基因(NPHSI)定位于染色体，编码的蛋白为nephin。nephin位于足突之间的裂孔隔膜，对肾小球滤过屏障的发育及维持其正常功能有重要意义。目前已证实本病为NPHSI基因突变，包括缺失、插入、无义、错义和剪接突变，使nephin蛋白缺失3‰。本病的病理特征是弥漫性近曲小管囊性扩张，肾小球轻度系膜细胞和基质增生，晚期肾小球硬化伴肾小管萎缩和间质纤维化。免疫电镜显示足突间裂孔隔膜上nephin异常。多见早产儿和低体重儿，胎盘巨大，超过胎儿体重的25%，出生时或生后1月内出现水肿，伴腹水，有大量蛋白尿、低蛋白血症和高脂血症。常有营养缺乏症和生长发育落后，易发生多种感染，感染为本病死亡的主要原因。本病治疗主要为对症及支持治疗。严重低蛋白血症者，予静脉输白蛋白。限盐及使用利尿剂以减轻水肿。皮质激素和免疫抑制剂无效。有报道长期服用依那普利降低蛋白尿。肾移植术可在2岁后进行。

DMS临床表现类似芬兰型，部分病例可在1岁后起病，起病时已有持续肾功能不全，在诊断后数月内死于慢性肾衰竭。诊断靠病理检查。

诊断CNS时必须排除风疹病毒、巨细胞病毒、梅毒、疟疾、艾滋病等宫内感染所致肾病，以及排除溶血尿毒综合征、婴儿系统性红斑狼疮、Drash综合征、甲髌综合征等。

(考玉芹)

第四篇 继发性肾小球疾病

第一章 狼疮性肾炎

本病要点
1. 狼疮性肾炎是最常见的继发性肾疾病。
2. 临床表现多种多样，与肾病理不平行。
3. 免疫病理表现为典型的"满堂亮"。
4. 光镜下肾病理表现多种多样，可相互转型。
5. 狼疮性肾炎是致死性疾病，但早期诊断、充分治疗可确实地改善预后。

系统性红斑狼疮（systemic lupus erythematosus，SLE）是我国最为常见的自身免疫性疾病，累及肾则称之为狼疮性肾炎（1upus nephritis）。肾是最常见的受累脏器，也是 SLE 死亡的常见原因。随着诊断技术和治疗手段的进步，狼疮性肾炎已经是可治性疾病。

【临床表现】

系统性红斑狼疮患者在其发病初期约 30% 至 50% 的患者存在尿常规或肾功能检查异常。但随着病情的进展，60% 的成年人和 80% 的儿童患者可有肾受累的表现。狼疮性肾炎临床表现多种多样，可为无症状的单纯血尿和（或）蛋白尿，也可为急进性肾炎或明显的肾病综合征。狼疮性肾炎患者多表现为肾炎综合征，但最常见的是蛋白尿，多有镜下血尿。肾病变活动期还可有白细胞尿。高血压并不如其他肾小球肾炎常见，但高血压的发生率往往随着肾功能的减退而增高。多数患者可有肾小管功能受损，但多无明显的临床表现。

【实验室检查】

1.抗核抗体（anti—nucear antibodies，ANA）多数患者 ANA 阳性。抗双链 DNA 抗体（anti—doIJble-stran(ted DNA anfiboly）和抗 Sm 抗体对狼疮性肾炎诊断的特异性高。未经治疗的狼疮性肾炎约 90% 有抗双链 DNA 抗体，30% 有抗 Sm 抗体。

2.血液系统异常的指标 中度贫血常见,但抗红细胞抗体(Coombs' test)阳性率不高,严重溶血性贫血少见。约50%患者有白细胞减少;约25%患者存在血小板减少。

3.抗磷脂抗体(antiphospholipid antibodies,APA) 约30%~50%的狼疮性肾炎患者血清中可检测到APA,临床上可以出现抗磷脂抗体综合征:①血栓形成;②血小板减少;③习惯性流产。APA阳性的狼疮性肾炎患者可以出现肾动脉、肾静脉和肾小球毛细血管袢的血栓形成,还可以出现疣状心内膜炎(Libman-Sacks endocarditis)和脑血栓。

4.其他 SLE患者80%有补体CH_{50}(总补体)C_3和C_4降低,有助于诊断,可以提示病情活动。疾病活动期可有血清免疫球蛋白升高、血清蛋白电泳球蛋白升高、血沉快和CRP阳性。

【病理】

狼疮性肾炎的病理表现和临床表现一样具有多祥性,二者之间不完全平行,而且不同病理类型之间还可以相互转变,因此有尿检异常的系统性红斑狼疮患者均应施行肾活检。肾活检的应用价值:①明确是否狼疮性肾炎;②判断狼疮性肾炎的分型;③判断狼疮性肾炎的活动指标,指导治疗;④判断预后。狼疮性肾炎病理表现可以分为肾小球、肾小管间质和肾血管病变。

根据肾活检组织的光学显微镜检查(LM)、直接免疫荧光检查(IF)和电子显微镜检查(EM),狼疮性肾炎病理上可以分为6型。

光学显微镜检查各型肾小球病变的特点见下表。肾小球内的活动病变主要见于Ⅳ狼疮性肾炎,但Ⅲ型和Ⅴ型也可有活动性病变。狼疮性肾炎晚期或慢性化时可见肾小球硬化和(或)纤维性新月体。肾小管间质活动性病变为肾间质大量炎性细胞浸润和严重水肿,慢性化时则为间质纤维化和肾小管萎缩。狼疮肾炎病理上的活动性或慢性化指标详见下表:

分型	各型肾小球病变的特点
Ⅰ	正常肾小球
Ⅱ	轻度系膜增生性肾小球肾炎
Ⅲ	局灶节段性肾小球肾炎
Ⅳ	弥漫性肾小球肾炎(严重系膜、毛细血管内或系膜毛细血管性增生,新月体形成和(或)广泛内皮下嗜复红蛋白沉积)
Ⅴ	膜性肾病
Ⅵ	晚期硬化性肾小球肾炎

活动性指标	慢性化指标
内皮和(或)系膜细胞增生	硬化性肾小球
白细胞浸润和(或)核碎裂	纤维性新月体
大量内皮下嗜复红蛋白沉积(白金耳形成)	肾小管萎缩
袢坏死	肾间质纤维化
微血栓形成	
细胞新月体形成	
肾间质严重水肿和(或)大量炎性细胞浸润	

直接免疫荧光检查可见到典型的"满堂亮"现象。即 IgG、IgA、IgM、C_3 和 C_{18} 等均可在肾小球沉积,说明补体的经典和旁路途径均被激活。肾小球内的荧光多为颗粒样沿毛细血管袢和系膜区沉积,荧光也可见于肾间质、肾小管基底膜或肾血管壁。活动性袢坏死或新月体病变可见到纤维蛋白或纤维蛋白原的强荧光。

电子显微镜检查则可见电子致密物在肾小球毛细血管袢的内皮下、上皮下和系膜区沉积。

【临床病理联系】

狼疮性肾炎患者病理表现为严重活动性病变者,其临床表现也趋于严重,但根据不同的临床表现往往很难准确预测肾的病理类型。肾活检时的肾小球滤过率(GFR)和患者的预后均与间质病变的严重程度相关。抗双链 DNA 抗体的滴度在各种不同病理类型之间的差别无显著性。由于很多狼疮性肾炎患者在肾活检时多已经开始服用糖皮质激素和(或)细胞毒药物,因此许多血清学的指标已经发生变化而无法用于预测肾的病理类型。

【诊断与鉴别诊断】

根据美国风湿病学会 1982 年的 SLE 分类标准。11 项中≥4 项阳性则 可诊断为 SIE。其敏感性和特异性均可达到 96%以上。

需要与狼疮性肾炎鉴别的风湿性疾病有混合结缔组织病、类风湿性关节炎、过敏性紫癜、和原发性小血管炎等疾病引起的肾小球肾炎。

1.混合结缔组织病一般抗双链 DNA 抗体阴性,而抗 Ro 和抗 La 抗体阳性。

2.类风湿性关节炎患者出现蛋白尿应首先考虑到是否抗类风湿药物所致,类风湿患者可出现骨关节面的破坏性病变和关节变形,以此可以与 SLE 鉴别.但少数类风湿患者也可以合并系统性红斑狼疮。

3.过敏性紫癜多见于儿童,可有过敏史、典型的皮疹,无血清抗核抗体,无血清补体下降,肾活检免疫荧光表现为以 IgA 为主在肾小球沉积。

4.原发性小血管炎中老年多发,多为血清抗中性粒细胞胞浆抗体(ANCA)阳性,补体C_3正常,肾活检为少免疫沉积性局灶坏死或新月体性肾炎。

明确狼疮性肾炎后,则要判断临床活动指标并及时肾活检明确病理诊断,其中包括病理分型和病理活动指标的判定。

【治疗】

狼疮性肾炎为致死性疾病,但充分的免疫抑制治疗可以明确改善患者的预后。治疗方案的选择应根据临床表现、实验室检查和肾病理综合考虑。根据 WHO 病理分型的治疗原则见下表

病理类型	治疗方案
I	治疗肾外表现
II	治疗肾外表现。如临床活动性增加,应重复肾活检并近照相应的病理类型进行治疗
III	轻型患者开始应用糖皮质激素,有活动性病变治疗同IV型
IV	根据活动性病变的严重程度应用免疫抑制治疗,甚至强化免疫抑制治疗
V	免疫抑制治疗
VI	治疗肾外表现

1.肾上腺糖皮质激素(简称激素)　不严重的患者可以应用口服泼尼松 1mg/(kg·d),晨起顿服。如病情好转继续应用 8—12 周后可以逐渐减量,在 10~15mg/d 时长期维持;如未能控制病情,应及早合用细胞毒药物。严重病例如 WHO 病理类型Ⅲ,。Ⅳ型中有血管炎伴坏死、新月体形成和严重细胞增生者可应用大剂量甲泼尼龙麓脉冲击(pulse)疗法:7~15mg/kg·d,(多为 500~800mg/d),连续三次,可每天或隔日 1 次为一个疗程,根据病情轻重可以应用一至三个疗程。

长期应用激素应注意以下不良反应:肥胖、血糖升高、高血压、感染、股骨头坏死、骨质疏松等。

2.细胞毒药物　严重 SLE 和狼疮性肾炎应用激素联合细胞毒药物治疗。常用的细胞毒药物为环磷酰胺(Cyclophosphamide,CTX)和硫唑嘌呤。加用细胞毒药物可更好地控制狼疮的病情活动,减少激素的用量,减少急性肾衰竭的发生并可长期保护肾功能。

(1)、环磷酰胺:CTX 静脉冲击疗法:每次 7~15mg/kg(多为 600~800mg),根据病情严重程度在第 1 个月内可以应用 1~3 次,以后每月 1 次,连续 6 次后改为每 3 个月 1 次,(CTX 口服为 2mg/(kg·d),分两次服用。CTX 的不良反应包括骨髓抑制、肝损害、胃肠道反应、性腺抑制和出血性膀胱炎等。

(2)硫唑嘌呤:联合激素治疗 SlE 效果不如 CTX,可用于中度严重病例或用于缓解维持治疗。剂量为每日口服 2mg/kg,可应用 6~12 个月,不良反应较 CTX 为少,主要是骨髓抑制、肝损害和胃肠道反应。

(3)环孢素:也可用于治疗红斑狼疮,每日 5mg/kg,分两次服用共三个月,以后每月减至每日作为维持治疗。主要不良反应为肾间质损害和血管病变、肝功能损害和高血压。使用期间还需要检测血清药物浓度。

(4)其他细胞毒药物:近年有报道霉酚酸酯(Mycophenoate mofetil,MMF)治疗本病有效。MMF 可以有效控制严重狼疮性肾炎的病情,常用剂量为 1.0~2.0g/d,分两次空腹口服。MMF 的严重副作用较 CTX 为少,常见的副作用有胃肠道不适、腹泻和一过性肝功能异常。但其对 SLE 的长期疗效和长期应用的副作用还有待进一步研究。此外,MMF 价格昂贵也限制了其应用。

3.其他

(1)血浆置换:可以用于肺泡毛细血管炎引起的大出血或 SLE 继发的血栓性微血管病。对于狼疮性肾炎也有效,但并不优于激素联合的治疗方案。不良反应有过敏反应和传播输血相关疾病的可能。

(2)大剂量丙种球蛋白:主要用于部分病情严重而体质虚弱和(或)并发全身严重感染者,本方法属于强有力的辅助治疗手段。每日剂量为 0.4g/(kg·d)。静脉点滴,一般连续 3~5 天。

4.治疗合并症狼疮性肾炎可出现多种合并症及肾外表现,应积极治疗。

【预后】

随着诊治水平的提高,狼疮性肾炎的预后已经大为改观。肾病理类型重者如四型中合并血管病变和大量新月体形成者,其长期预后相对差,早诊断和及时充分治疗是改善预后的关键。目前狼疮性肾炎Ⅳ型的 5 年存活率已经达到 80%以上。死于 SLE 本身病变者约占 SLE 的半数,主要为肾衰竭、脑损害和心力衰竭。死于并发症者也占半数,主要是各种严重感染。

(郝建华)

第二章 病毒性肝炎相关性肾炎

1. 多见于儿童,但成人也不少见。
2. 临床表现为肾炎综合征和肾病综合征。
3. 肾小球有乙肝病毒标志物如HBsAg和HBcAg沉积。
4. 肾活检多表现为(不典型)膜性肾病,.其次为系膜毛细血管性肾炎。

目前已知有6种病毒性肝炎,包括甲、乙、丙、丁、戊和己型肝炎。其中甲、乙和丙型肝炎病毒可以引起肾小球肾炎,我国最常见的是乙型肝炎病毒相关性肾炎。

(一)乙型肝炎病毒相关肾炎

我国是乙型肝炎病毒(hepatitis B virus.HBV)感染的高发区。约10%的人口为HBV携带者,主要传染途径为经血和血液制品传播及母婴垂直传播。近年我国加强了对血液制品的管理和检测,并对新生儿普遍进行HBV疫苗的接种.因此近年来我国儿童HBV携带者已经开始降低。HBV相关肾炎(HBV associated glomeruIonephritis)的发生与HBV感染的流行情况呈正相关。因此,在亚洲、非洲等HBV感染的高发区,HBV相关肾炎很常见·有资料显示我国儿童的膜性肾病近100%为乙肝病毒感染所致。而且成人患者也不少见,目前是我国继发性肾小球肾炎的常见原因之一。

【发病机制】

HBV相关肾炎的发病机制不清。目前多认为系免疫复合物致病:其一是原位免疫复合物形成,HBV抗原成分先在肾如肾小球毛细血管袢沉积,然后血清中的抗体与之相结合形成免疫复合物并进一步激活补体系统,引起一系列免疫炎症反应从而导致肾小球肾炎的发生。其二是循环中的HBV抗原与相应的抗体首先形成免疫复合物并沉积到肾而致病。此外,也有人认为HBV相关肾炎的发生与HBV感染导致的自身免疫有关或HBV直接感染而引起的肾病。上述各种学说还有待进一步证实。

【临床与病理表现】

HBV相关肾炎最为常见的病理类型是膜性肾病,其次为系膜毛细血管性肾炎(也称膜增生性肾炎)。其中儿童多为膜性肾病,成人则多为系膜毛细血管性肾炎。HBV相关肾炎中的膜性肾病常不典型,有时还伴有系膜增生。肾组织上可以检测到HBV的抗原标记物,如HBsAg和HBeAg。+HBV肾炎多见于儿童,男性多于女性。其临床表现与相同病理类型的原发性肾小球肾炎类似,可以表现为肾炎综合征和(或)肾病综合征。但HBV相关肾炎中的膜性肾病有以。需特点与特发性膜性肾病不同:部分病人可以出现肉眼血尿,15%~64%的患者可以出现血清补体C_3降低和血清中循环免疫复合物常增多。

【诊断】

国际上对HBV相关肾炎并无统一标准。1989年我国建议应用的HBV相关肾炎诊断标准见下表。其中肾组织上找到HBV抗原为基本条件,缺此不能诊断。

诊断标准	具体内容
血清 HBV 抗原阳性	HBsAg 和(或)HBeAg 阳性
肾小球肾炎	膜性肾病或系膜毛细血管性肾炎
肾组织上 HBV 抗原阳性	HBsAg、HBeAg 和(或)HBcAg 阳性

治疗与预后

HBV 相关肾炎的治疗尚无特效药物。肾上腺糖皮质激素(简称激素)可以短期内减少蛋白尿,但也有不少患者无效。而且糖皮质激素治疗还可以激活 HBV 并引起 HBV-DNA 的复制,因此对 HBV 相关肾炎的治疗应兼顾肾病、肝炎及 HBV 是否复制。如存在活动性肝炎应该首先控制肝炎,无活动性肝炎的治疗原则见下表。出现肾病综合征时应用的细胞毒药物应选用肝损害少的药物,治疗过程中应注意检测肝功能。如已经应用激素到 1mg/kg·d)并联合细胞毒药物治疗达 8~2 周仍无效,则应及时减量至停药。

临床表现	治疗方案	HBV-DNA
肾炎综合征	观察,大量蛋白尿时可应用血管紧张素转换酶抑制剂降尿蛋白肾	如阳性,可应用 α 干扰素和拉咪呋啶等
肾病综合征	糖皮质激素联合细胞毒药物	

同原发性肾小球肾炎一样,HBV 相关肾炎的预后也和病理类型相关。HBV 相关肾炎中的膜性肾病预后较好,尤其儿童可以部分自发缓解。而系膜毛细血管型 HBV 相关肾炎则预后差,儿童也常进展至肾功能不全。

(二)丙肝病毒感染与肾小球肾炎

丙型肝炎病毒(hepatitis C virus,HCV)感染也与肾小球肾炎相关。在西方国家 HCV 感染已经被证明是引起混合性冷球蛋白血症 (mixed cryoglobulinemia)II 型和三型的主要原因。HCV 相关肾炎最典型的病理类型为冷球蛋白血症性膜增殖性肾小球肾炎(MPGN)。HCV 感染也可以见于系膜增生性肾小球肾炎和膜性肾病。我国目前尚未发现明确的 HCV 感染与膜增殖性肾小球肾炎的关系。

临床上可以表现为系统性冷球蛋白血症综合征 (systemic cryoglobulinemic syndrome)如关节痛、紫癜和乏力,也可以仅表现为肾受累。肾受累主要表现为肾炎综合征和(或)肾病综合征。实验室检查多有血清冷球蛋白阳性,可有补体 C_3 下降和类风湿因子阳性。

HCV 感染的证据是血清存在抗 HCV 抗体和血清中 HCV-RNA 阳性。HCV 相关肾炎 尚无统一认可的诊断标准,是否一定在肾组织中找到 HCV 感染的证据如 HCV 抗原或 1 HCV-RNA 尚无定论。目前初步认为 a 干扰素对此病有一定疗效。

(刘 琳)

第三章 糖尿病肾病

1.糖尿病肾病是肾的微血管病变,是终末期肾衰竭最常见的病因之一。
2.糖尿病肾病的发病机制与慢性高血糖诱发的代谢改变、血流动力学改变、细胞因子、生长因子的参与及遗传因素等有关。
3.根据临床、病理及尿改变,糖尿病肾病分为高滤过期、无临床症状期、微量白蛋白尿期、临床肾病期和尿毒症期。
4.糖尿病肾病应早期治疗,主要包括控制血糖、控制高血压及蛋白尿。晚期需要肾替代治疗。

糖尿病肾病(diabetic nephropathy,DN)是糖尿病患者最常见的微血管病变,是糖尿病最严重的并发症之一是1型糖尿病的主要死亡原因。在2型糖尿病其严重性仅次于心脑予警动脉粥样硬化病变。在西方国家,糖尿病肾病是造成终末期肾衰竭的首位原因,在我国尚缺乏精确的统计资料。但糖尿病肾病在逐年增加。据不完全统计目前在透析患者病因中约占第二、三位。1型糖尿病的肾病发生率约为40%,2型糖尿病的肾病发生率约占20%,一般在糖尿病发病5~10年后出现。

【发病机制】
糖尿病肾病发病机制非常复杂。糖尿病肾病发病受多种因素影响,主要的影响因素有:
1.高血糖的直接影响 内皮细胞、系膜细胞的结构、合成能力及功能受损。
2.持续高血糖造成的代谢异常
(1)形成晚期糖基化终末产物(AGEs),促进细胞外基质增加。
(2)过多葡萄糖通过多元醇通路转化为山梨醇,致细胞高渗、水肿,细胞破坏,组织损伤。
(3)蛋白激酶C(PKC)信号传导通路激活,生成转化生长因子3(TGFI3)。血管内皮 生长因子和血管活性激素(内皮素、血管紧张素11)造成细胞外基质形成及血管收缩,通透性增加,产生蛋白尿。
3.血流动力学异常 由于遗传因素的影响及糖代谢异常所产生的血管活性激素和细胞生长因子致肾小球内高压、高滤过及高灌注,并使肾小球肥大,蛋白尿形成最终导致肾小硬化。
4.遗传因素和环境因素糖尿病的发生在一定程度上受遗传因素的影响,糖尿病肾病也并非在所有糖尿病患者中出现,均提示本病发病有遗传异质性。环境因素(如胎儿母亲营养不良、肥胖和吸烟等)也是致病的影响因素。

【临床过程与分期】
临床发展过程,可分为五期。肾小球高内压和高滤过是早期肾异常,但此时无临床症状,为高滤过期 (hyperfiltration phase) 及已有肾小球超微结构改变,但无临床症状期(silent phase)。大约5年后,24小时尿白蛋白达30~300mg(或20~200ug/min)称为微量白蛋白尿期

(microalbuminuria phase),是肾小球滤过屏障受损的主要表现。微量白蛋白尿出现后 5~10 年也就是糖尿病发病后 10~15 年,达到临床肾病期(oven nephropathy phase),并出现明显高血压、肾病综合征和进展性肾功能丧失,还可以出现高血钾和 IV 型肾小管酸中毒等肾小管及间质受损表现。临床肾病出现后 5~10 年进入肾衰竭期,即尿毒症期(uremia phase)。1 型糖尿病肾病这一临床过程比较典型;2 型糖尿病肾病因病人年龄多较大,高血压、高血脂等对肾的影响因素较复杂,因此,临床过程不典型。

	第一期(Ⅰ)	第二期(Ⅱ)	第三期(Ⅲ)	第四期(Ⅳ)	第五期(Ⅴ)
临床表现	高滤过期	无临床症状期	微量白蛋白尿期	临床肾病期	尿毒症期
肾小球滤过率(GFR)	↑↑	↑↑	↑或正常	↓	↓↓↓
蛋白尿	无	无	有	大量	
主要病理表现	肾小球体积增大没有病理性组织学改变	GBM 增厚系膜基质增加	GBM 增厚系膜基质增加更明显	GBM 明显增厚系膜基质增宽,肾小球结节样或弥漫性改变	荒废肾小球增加
血压	正常	正常或轻度↑	升高	明显升高	严重升高

(四)病理特点

糖尿病肾病基本病变是肾小球基底膜增厚和系膜基质的增生,可伴有不同程度的肾小管变性、肾间质水肿或纤维化以及肾小血管玻璃样变或硬化损害。肾小球渗出性病变偶见于严重的糖尿病肾病。糖尿病肾病的病理特点有以下两种。

1.结节型糖尿病性肾小球硬化 可见 Kimmelstiel-Wilson 结节形成,即肾小球小叶中央有特殊的玻璃样物质沉积。对糖尿病肾病诊断具有特异性。

2.弥漫型糖尿病性肾小球硬化最常见,但非糖尿病所特有。

【诊断与鉴别诊断】

1.诊断要点

(1)糖尿病病程一般在 5~10 年以上。

(2)微量白蛋白尿是诊断早期糖尿病的重要指标,至临床肾病期以后表现为不同程度蛋白尿或肾病综合征,但需除外其他肾小球疾病(见下表)

糖尿病肾病的蛋白尿变化

检测方法	正常尿蛋白期	微量白蛋白尿期(Ⅲ期)	临床肾病期(Ⅳ期以上)
24 小时尿蛋白 mg/d	<30	30~300	>300
尿白蛋白排除率(μg/min)	<20	20~200	>200

(3)多存在糖尿病视网膜病变。

(4)必要时肾活检可见特征性糖尿病肾小球硬化病变。

2.鉴别诊断

(1)与非糖尿病性肾小球疾病相鉴别:若糖尿病患者出现与病程发展过程不符的蛋白尿,或肾病综合征临床表现,且无糖尿病视网膜病变时;或明显血尿,或急性肾功能损伤时应考虑伴发其他肾小球疾病的可能性,应做肾活检病理检查鉴别。

(2)与糖尿病引起的其他肾疾病相鉴别:糖尿病引起的其他肾疾病包括肾动脉硬化、肾盂肾炎及肾乳头坏死等,可出现蛋白尿及肾功能不全,通常有其本病的特征可以鉴别。

【治疗】:

糖尿病肾病应早期治疗(包括肾病Ⅰ、Ⅱ、Ⅲ期)。治疗的目的是通过控制血糖、控制系统性血压和肾小球毛细血管内压以延迟肾病的进展。对高血压和蛋白尿的早期治疗应在微量蛋白尿出现时立即开始。

1.控制血糖首先是严格控制饮食和口服降糖药或胰岛素治疗。应努力使空腹血糖及餐后血糖均接近正常水平,可以防止或延迟临床肾病的发生。

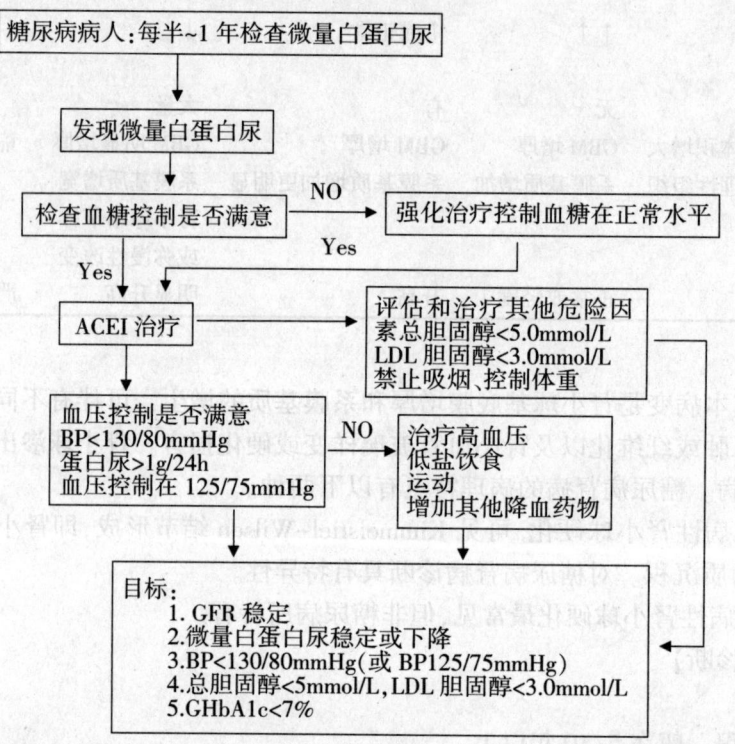

2.控制系统性及肾小球内高血压　降低血压有益于延迟肾病的进展和减少心血管疾病的发生率、死亡率。治疗的关键是抗血压药物的选择及血压控制的靶目标。血管紧张素转化酶抑制剂(ACEI)和血管紧张素Ⅱ1型受体阻滞剂(ARA)不但有良好的降血压作用,并有改善肾小球内高压及降低蛋白尿的作用。此两类药物均通过阻断血管紧张素Ⅱ作用而抑制肾小球细胞增殖和细胞外基质积聚,临床上大样本、多中心、随机对照研究已证实长时间应用ACEI或ARA治疗可延迟终末期肾衰竭的发生。因此,此两类药物如没有禁忌应为治疗首选药物。即使没有出现高血压的糖尿病患者,也应予以治疗以防止微量白蛋白尿的发展。理想的血压控制靶目标应为<130/80mmHg 若蛋白尿>1g/24h,血压控制成为 125/75mmHg 为宜。

糖尿病肾病发展至终末期肾衰竭即尿毒症阶段,需要替代治疗,主要的方法是血液透析、腹膜透析、肾移植及肾和胰联合移植。透析开始的时间较一般慢性肾衰竭病人要早,对于糖尿病肾病尿毒症患者一般在 GFR 下降至 20ml/min 或 15ml/min 时,即应考虑透析治疗。

(郝建华)

第四章 肾淀粉样变性病

肾淀粉样变性病(amyloidosis)是一种少见的全身性疾病,早年发现这种淀粉样物质对碘的反应类似于淀粉类而得名,实际上主要是非可溶性的纤维蛋白质,但已往的旧名称至今仍习惯地被沿用。本病病因不完全清楚,全身受累的肾淀粉样变性病根据沉淀的纤维蛋白化学成分不同,分为原发性、继发性、家族性和血液透析相关性淀粉样变性病。本病的临床表现是由于淀粉样蛋白沉淀于全身所引起,沉淀于肾引起的肾病变称肾淀粉样变性病(renalamyloi-dosls)。发病以中老年为主,男性多于女性。

【淀粉样(纤维)蛋白的性质及分类】

目前已发现淀粉样纤维蛋白由10余种不同蛋白构成,累及肾的蛋白主要有两种,其中AL 蛋白(amyloid protein light chain derived)及 AA 蛋白(amyloid protein A)为主要成分。长程血液透析可致 & 微球蛋白(f12 microglobulin)产生过多,致透析相关性淀粉样变性。

肾相关的常见淀粉样变性病类型见下表。

类型	成分(前身)	病因	受累器官
AL 蛋白	免疫球蛋白轻链(λ.k)	原发性淀粉样变性	多见于肾、肝、心、脾、血管、肺、胃肠道、神经舌
AA 蛋白	SAA 载脂蛋白	继发性淀粉样变性	多见于脾、肝、肾
		家族性地中海热	多见于肌肉、骨骼系统、
β2 微球蛋白	β2 微球蛋白	透析相关淀粉样变性	心脏、滑膜

淀粉样纤维蛋白是一种无定形、玻璃样透明的物质,苏木精(HE)染色呈浅粉色,刚果红染色呈砖红色。在偏光显微镜下显苹果绿样双折光,经 X 线衍射可见 p 片层结构,电镜下见许多紧密交织,无分支排列的细纤维。纤维直径 5~10nm。长 30~100nm。

【发病机制】

淀粉样变性病的发病机制目前尚不清楚。关于影响淀粉样蛋白形成及其在组织中沉淀的因素可能有以下几个方面。

1.在大多数淀粉样变性中都含有一种糖蛋白,称为 P 成分(amyloid P),是一种非纤维的淀粉样蛋白这种成分可以促进原纤维形成、稳定纤维或与基质蛋白结合,使得淀粉样蛋白在组织中沉淀下来。

2.AI-淀粉样变性轻链的某些生化特征(如某些部位的氨基酸)对淀粉样蛋白的形成起重要作用。实验动物模型证实输入患者的单克隆轻链,可造成淀粉样变性病;体外实验也证明,一定的轻链可以形成高分子量聚集物而沉积。

3.巨噬细胞的吞噬作用和一些前淀粉样(preamyloid)碎片的增生,可能在这些物质的聚集中起作用。

4.长期血液透析所致淀粉样变性可能与下列因素有关:①由于肾功能丧失,肾小球β2微球蛋白滤出减少,致血中蓄积;②透析器、透析液生物相容性差产生的炎性细胞因子、转化生长因子被骨质吸收,促进β2微球蛋白沉积。

【临床表现】

不同类型的淀粉样变性累及不同器官、组织,其临床表现也不尽相同。

1.肾受累的临床表现主要见于原发性及继发性淀粉样变性病。

(1)临床前期:无任何自觉症状及体征,仅肾活检组织病理检查才可能做出诊断。

(2)蛋白尿期:蛋白尿为本病最早期临床表现:程度不等,半数病例伴随有镜下血尿,也有少数仅单纯性血尿,无蛋白尿。此阶段可有轻中度血压升高。

(3)肾病综合征期:表现为典型的肾病综合征。由 AA 淀粉样蛋白所致约占 50%,由 AL 蛋白所致约占 35%。一旦肾病综合征出现,病情将迅速发展,预后不良。3 年存活期仅占10%以下。病理偶见肾小球病变但不显著,而以肾小管间质损害为主要表现。此期常见的并发症是肾静脉血栓形成。

(4)尿毒症期:由肾病综合征发展到尿毒症的时间约为 1~3 年不等。肾小球、肾血管全部受累,为淀粉样变性病死亡的主要原因。

2.肾外器官受累的临床表现

(1)原发性淀粉样变性病:主要表现为心肌受累,可出现心脏扩大、心力衰竭、心律失常,严重者可猝死;其次为胃肠道黏膜受累,可引起恶心、呕吐、便秘、腹泻、吸收不良及肠梗阻等症状,也可由于黏膜下血管受损引起消化道出血;舌受累。可见舌体肥大、构音不清、吞咽困难;周缘神经受累常表现为多发性周缘神经炎、肢端感觉异常、肌张力及腱反射低下、自主神经功能失调至直立性低血压。

(2)继发性淀粉样变性病:有原发病的表现,如慢性感染、结核、类风湿性关节炎等。常伴肝脾肿大、腹腔积液、黄疸、肝功能减退。肾上腺受累表现为肾上腺功能减退。

(3)多发性骨髓瘤肾淀粉样变性病:有多发性骨髓瘤的临床表现。

(4)老年淀粉样变性:多见于脑、心脏、胰、主动脉、精囊及关节组织。

(5)透析相关淀粉样变性病:如腕管综合征(carpal Iunncl syndrome)、淀粉样关节炎、病理性骨折及淀粉样微球蛋白在骨外组织的蓄积。

【病理学特点】

光镜早期仅见肾小球有淀粉样物质沉积;晚期可见淀粉样物质广泛沉积于肾小球毛细血管基底膜,基底膜增厚并可闭塞,肾小球荒废使肾小球形成无结构的淀粉样团块;肾小管基底膜、肾间质及小动脉也可见淀粉样沉积,HE 染色呈浅粉色团块,刚果红染色呈砖红色团块。电镜可见直径 5~10nm、无分支、僵硬的束状淀粉样纤维丝呈杂乱排列。免疫荧光可一见免疫球蛋白 IgG、IgM、补体 C_3 等阳性。血清免疫荧光及免疫组化检查可见抗轻链蛋白 K、抗轻链蛋白λ或抗 AA 抗体阳性,具有诊断和鉴别诊断价值。

【诊断与鉴别诊断】

1.临床特点 50 岁以上男性出现原因不明的肾病综合征时,应怀疑原发性淀粉样变性病所致肾损害。如有慢性感染灶、类风湿性关节炎、多发性骨髓瘤或其他肿瘤同时存在,应高度怀疑为继发性淀粉样变性病肾损害。

2.病理学检查肾病理学检查是确立诊断的最可靠方法。其他部位病理检查(如直肠、牙龈、舌、口腔黏膜、皮肤和肌腱活检以及抽吸腹壁脂肪)可见淀粉样蛋白沉积,也可确立。瀛诊断。刚果红染色阳性组织标本经5%高锰酸钾处理后,再行刚果红染色可用以鉴别AL蛋白和AA蛋白,即鉴别是原发性或继发性淀粉样变性。AA蛋白对高锰酸钾敏感,与刚果红亲和力小,着色实验为阴性;而AL蛋白与刚果红之亲和力大,着色实验为阳性。

3. 淀粉样变性病诊断后,应结合临床表现及实验室检查最后确定病因,并应根据淀粉样蛋白沉积的部位,区别是全身性淀粉样变或局限性淀粉样变。

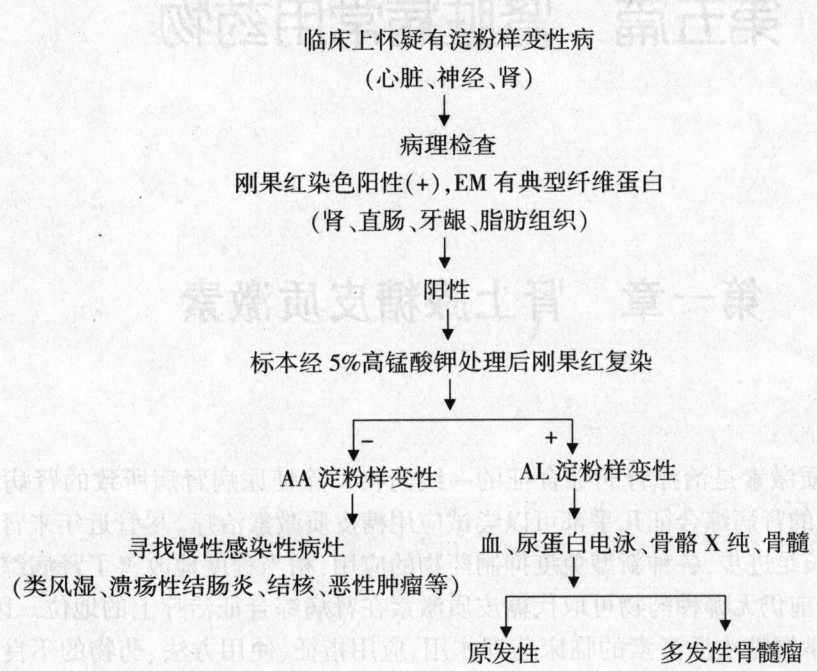

4. 鉴别诊断根据电镜下所见纤维丝蛋白的直径大小、排列形状需与纤维样肾小球病(fibrillary glomerulopathy)、触须样免疫性肾小球肾病(iFn.mun。tactoid glomerul。Pathy)、轻链沉积病(1ight chain deposition disease)及冷球蛋白血症(cryoglobulinemia)相鉴别。

【治疗与预后】

淀粉样变性病预后差,据统计平均生存期小于2年。原发性淀粉样变性病目前尚没有有效的治疗方法,常用的治疗药物有美法仑(Mephalan)、泼尼松(Prednisone)、苯丁酸氮芥(Chlorambucil)、环磷酰胺(Cyclophosphamide)和秋水仙碱(Colchicine)。但一般疗效不满意。近来有报告用大剂量美法仑治疗后进行骨髓或干细胞移植有较好的治疗前景。继发性淀粉样变性的治疗主要是针对基础病的治疗,积极控制慢性炎症和感染性疾病及肿瘤等。淀粉样变性病所致终末期肾衰竭一般生存期短于1年,主要死亡原因是淀粉样变性心脏损害,用透析替代治疗并不能延长患者寿命。有统计在肾移植的患者移植肾淀粉样变性的发生率为20%~33%。

(李 辉)

第五篇 肾脏病常用药物

第一章 肾上腺糖皮质激素

肾上腺糖皮质激素是治疗肾病综合征的一线药物。除糖尿病肾病所致的肾病综合征外，其他疾病所致的肾综合征几乎都可以尝试应用糖皮质激素治疗。尽管近年来肾病综合征的治疗取得了长足进步，各种新型免疫抑制药物的应用，相当程度地改善了肾病综合征患者的预后，但是目前仍无哪种药物可取代糖皮质激素在肾病综合征治疗上的地位。因此，作为肾科医生必须掌握糖皮质激素的临床药理作用、应用指征、使用方法、药物的不良反应及其防治方法。

第一节 药理作用

生理状态下，机体肾上腺糖皮质激素的分泌受下丘脑—腺垂体—肾上腺皮质轴的精确调节，而下丘脑—腺垂体—肾上腺皮质轴又受神经系统和免疫系统的调节。糖皮质激素是机体生长、发育和代谢功能的重要调节者，在器官发育、成熟上起重要作用，并且是应激状态下调节代谢、维持内环境稳定和保护脏器功能的主要执行者，而大剂量糖皮质激素的抗炎、抑制免疫反应的作用也在减轻机体对伤害刺激的反应强度、维持内环境稳定和保护组织器官功能上具有其他药物不可替代的作用。

一、影响代谢作用

糖皮质激素促进蛋白质分解，减少氨基酸向细胞内的转运，抑制蛋白质合成；促进脂肪的分解，大剂量的糖皮质激素可抑制脂肪合成；促进糖异生，增加肝糖原和肌糖原的合成，减少脂肪组织、皮肤、成纤维细胞、胸腺细胞、血中白细胞等对葡萄糖的摄取。因此，糖皮质激素可增加血中糖、脂肪酸和氨基酸的浓度。

糖皮质激素促进肾小管对Na^+的重吸收、增加K^+和H^+的排泄；减少胃肠道对Ca^{2+}的吸收，减少肾小管对Ca^{2+}的重吸收。因此，糖皮质激素可引起低血钾、水钠潴留、骨钙丢失和骨质疏松。

二、影响生长发育

糖皮质激素胎儿时期可促进胎儿组织器官的发育和成熟，而儿童时期却可抑制生长、发育，引起儿童的生长延迟。

三、对心血管系统的作用

糖皮质激素可上调血管肾上腺素受体的表达，增加血管对去甲肾上腺素、血管紧张素Ⅱ等血管活性物质的反应性。增加心肌收缩力。加之引起水钠潴留的作用。故糖皮质激素可升高血压。此外，糖皮质激素还可减少毛细血管的通透性，改善微循环。

四、对中枢神经系统的作用

糖皮质激素可提高神经系统对听觉、嗅觉和味觉的感受性，提高认知能力，但也引起注意力不集中、知觉过敏，诱发癫痫发作。大剂量的皮质激素可引起失眠、欣快、焦虑、忧郁及躁狂等多种精神症状。

五、对消化系统的影响

糖皮质激素减少胃黏膜黏液的分泌，抑制上皮细胞的更新和修复，削弱黏膜屏障作用，促进胃酸和胃酶的分泌。因而长期应用可诱发和加重溃疡。

六、对骨骼和肌肉的作用

糖皮质激素能增强破骨细胞的增生和功能，增强骨吸收，抑制成骨细胞功能，减少骨形成。加之其促进蛋白质分解和骨钙丢失的作用，糖皮质激素可引起骨质疏松，并引起软骨破坏。由于引起蛋白质分解和电解质紊乱，尤其是引起低钾血症，长期大剂量的糖皮质激素可引起肌肉无力和肌肉萎缩。

七、对皮肤和结缔组织的作用

糖皮质激素抑制皮肤上皮细胞增生，长期应用可引起皮肤萎缩、菲薄，皮下组织减少，血管显露形成紫纹。抑制成纤维细胞增生和分化，抑制胶原、透明质酸等细胞外基质的合成，减少斑痕形成和粘连，但也延迟伤口愈合。

八、对血液系统的影响

糖皮质激素对正常人骨髓造血功能无明显影响，但可增强肾上腺皮质功能低下患者的骨髓造血，大剂量的糖皮质激素可引起红细胞增多和血小板数增多。糖皮质激素可促使白细胞重新分布，大剂量的外源性糖皮质激素可在4~6小时内使外周血淋巴细胞、嗜酸性粒细胞、嗜碱性粒细胞和单核细胞数目减少。糖皮质激素可使血中中性粒细胞数目增多，但抑制其游走、吞噬功能。

九、抗炎作用

糖皮质激素能减轻机械性、物理性（各种辐射、冷、热刺激等）、化学性、感染性和免疫性等各种炎症反应。糖皮质激素在炎症急性期，可提高血管紧张性，降低毛细血管壁的通透性，减轻充血、细胞浸润、渗出和组织破坏；在炎症后期和慢性炎症时，则可抑制纤维母细胞增生和肉芽肿形成，减少组织纤维化。

十、免疫抑制作用

糖皮质激素抑制巨噬细胞吞噬、处理抗原和分泌白细胞介素(IL)—1B；抑制T细胞增生和T细胞依赖性免疫功能，抑制IL-2、6等多种细胞因子的表达，抑制Tc细胞活化和其细胞毒性作用；大剂量的糖皮质激素可抑制B细胞增生和B细胞转化为浆细胞。抑制抗体的生成；干扰补体活化；此外，糖皮质激素可使胸腺、淋巴结和脾脏体积缩小、重量减轻，并促使循环中的淋巴细胞再分布至骨髓、肝脏和淋巴结等而使外周血淋巴细胞明显减少。由此可见，糖皮质激素可通过多个环节抑制机体免疫功能。

第二节 作用机制

糖皮质激素的药理作用主要是通过与细胞浆内糖皮质激素受体结合，经复杂的信号转导，增加或减少靶基因的表达而完成的。糖皮质激素受体为存在于细胞浆中的由800个氨基酸残基组成的多肽，与热休克蛋白90（heat shock protein 90, HSP90）、HSP70及亲免疫蛋白（immunophilin）结合呈非激活状态。糖皮质激素与细胞浆中的糖皮质激素受体结合后，促使与糖皮质激素受体结合的HSP90、HSP70及亲免疫蛋白解离，形成糖皮质激素—糖皮质激素受体复合物而进入细胞核后，与靶基因DNA启动因子上的糖皮质激素反应元件结合，改变（诱导或抑制）其下游基因的转录，影响mRNA和蛋白质的合成而产生各种生物效应。

糖皮质激素的抗炎、抗免疫作用的分子机制为：糖皮质激素与细胞浆中的糖皮质激素受体结合形成的复合物进入细胞核后，①结合于DNA启动因子上的糖皮质激素反应元件，调控各种细胞因子的表达，并掩盖转录因子激活蛋白-1（transcriptional factor activator protein-1, AP-1）的结合位点，减少AP-1的诱导作用；②与AP-1结合并抑制其活性；③与核因子-cB（NFKB）结合而阻碍其功能，并促进核因子抑制因子（IKB）的合成，从而抑制NF-β2活性。通过上述机制糖皮质激素：①下调白细胞介素（IL）-取2、3、5、6、8和肿瘤坏死因子α（TNFa）、干扰素7（IFN7）、粒细胞巨噬细胞集落刺激因子（GM-CSF）、细胞间黏附因子-1（ICAM-1）以及内皮白细胞黏附因子-1（ELAM-1）的表达，增加IL-1、IL-3及GM-CSF的mRNA降解；②促进IL-4、10和转化生长因子13（TGFIB）产生；③下调IL-2受体的表达；④上调脂皮素-1（1ipocortin-1）表达，抑制磷脂酶A。活性，减少花生四烯酸释放，减少白三烯、前列腺素和血小板活化因子的合成。⑤诱导血管紧张素转化酶和中性内肽酶的产生，促进缓激肽的降解；⑥诱导血管皮素（vasocortin）的产生，抑制组胺和缓激肽等引起的血管通透性增高。此外，增加血管对儿茶酚胺的敏感性收缩血管，大剂量稳定溶酶体膜。因此，糖皮质激素具有明确的抗免疫、抗炎症的作用。

第三节 体内过程

糖皮质激素口服均易于吸收；水溶制剂可静脉或肌内注射；混悬液肌内注射吸收缓慢，但疗效较久。吸收入血的糖皮质激素90%与血浆蛋白结合，其中的80%与糖皮质激素结合球蛋白（corticosteroid binding globulin, CBG）结合，其余的与血浆白蛋白结合。肾病综合征时由于CBG和白蛋白的尿中丢失而减少，可影响糖皮质激素的结合。糖皮质激素主要经肝脏转化和代谢。只有C11B一位为羟基的糖皮质激素（氢化可的松和泼尼松龙）才具有活性，而C11B一位为酮基的可的松和泼尼松需经肝脏转化为氢化可的松和泼尼松龙才能发挥作用。因此，肝脏功能不全者需使用氢化可的松和泼尼松服用，，隔日泼尼松顿服的方法虽然可以减轻药物副作用，但其治疗作用也减弱。

综上所述，单纯从糖皮质激素使用方法与疗效的关系上看，大剂量甲泼尼龙冲击治疗疗效最强，激素每日分次口服强于每日晨起顿服，激素隔日口服疗效最差。但在疗效增强的同时，副作用和不良反应也同时增加。因此，在需大剂量、长时间使用糖皮质激素治疗时，应衡量激素治疗效果与不良反应的比值，选择激素使用方法，而不能片面追求疗效的强弱。一般来说，治疗肾病综合征时，除急进性肾小球肾炎、狼疮性肾炎以及肾脏病理上存在明显新月体形成、血管炎性病变和某些病理类型的肾炎选择甲泼尼龙冲击治疗方法外，激素首始治疗阶段选用每日晨起顿服，维持治疗阶段选用隔日口服。

治疗肾病综合征时糖皮质激素种类的选择

治疗肾病综合征时，糖皮质激素的主要治疗作用是其抗炎、抗免疫作用，而糖皮质激素的糖代谢作用、水盐作用以及对下丘脑—垂体肾上腺皮质轴的抑制作用则是其截作用。理想的激素类型应该是抗炎、抗免疫作用较强，而激素的其他药理作用较弱，并与糖皮质激素受体具有良好亲和力。综合各种糖皮质激素的药理作用特点，除大剂量甲泼尼龙冲击疗法外，长期的口服糖皮质激素治疗肾病综合征时，以选用泼尼松龙为佳。并且，泼尼松龙自身为具有活性的激素制剂，无需肝脏转化，伴有肝脏功能不全的患者也可应用。但泼尼松龙价格较高，长期服用增加患者的经济负担。因此，我国目前临床上大多使用泼尼松。

地塞米松虽然具有很强的抗炎作用，水盐作用又非常弱，有利于肾病综合征时对水肿的治疗，但是地塞米松的糖代谢作用过强，尤其是对下丘脑—垂体—肾上腺皮质轴的抑制作用太强，因而一般不做常规选用。许多基层医生认为治疗肾病综合征时地塞米松疗效好于泼尼松，常常泼尼松治疗疗效不佳时改用地塞米松后，可获得良好疗效。其主要原因是由于首始治疗阶段时泼尼松剂量不足，加之没有考虑地塞米松与泼尼松的药物半衰期的差别。由于地塞米松的有效作用时间为36~72小时，而泼尼松为12~36小时，等效剂量的地塞米松和泼尼松每日顿服时，由于半衰期的差别，地塞米松与泼尼松相比相当于增加了50%药量，因此弥补了泼尼松首始治疗剂量的不足，出现上述的临床现象，并非是地塞米松疗效优越。

第四节 适应证

概括地说除糖尿病肾病引起的肾病综合征外，其他原因所致的肾病综合征均可尝试应用糖皮质激素治疗。但是由于导致肾病综合征的根底疾病不同，糖皮质激素的临床疗效差别甚大，并且糖皮质激素治疗肾病综合征用药剂量较大、时间持久，副作用较多。因此，应尽可能明确导致肾病综合征的根底疾病，依据不同疾病的特点，合理选择糖皮质激素的治疗方案。

小儿肾病综合征中，80%为微小病变病，而95%的微小病变病患者糖皮质激素具有良好疗效。因此，对小儿肾病综合征患者可先使用糖皮质激素试验治疗4周，如治疗效果不理想，再行肾脏病理检查。如此可以使大部分小儿肾病综合征患者避免损伤性的肾活检。但成人肾病综合征的根底疾病与小儿有很大差别，即使是成人原发性肾病综合征，其病理类型也与小儿肾病综合征有明显差异。在成人肾病综合征患者中，随年龄的递增，微小病变病的比例递减，中年以上的肾病综合征患者中微小病变病患者不足20%；而一些糖皮质激素疗效不佳的疾病类型增多。由于不同病理类型的肾病综合征应用糖皮质激素治疗的效果有明显差异，应用糖皮质激素治疗后，微小病变病引起的肾病综合征，95%疗效良好，成人虽较小儿为差，但完全缓解率仍有80.4%，并有10.1%部分缓解；系膜增生性肾小球肾炎完全缓解率约

50%,部分缓解率为27.5%;局灶性节段性肾小球硬化的完全缓解率仅有19.5%,部分缓解率24.3%;膜性肾病的完全缓解率24.6%,部分缓解率29.3%。(中山医科大学肾脏研究所资料)。并且,不同病理类型的肾病综合征应用糖皮质激素治疗的方案以及是否并用免疫抑制药物也有明显差异。因此,成人的肾病综合征患者应实施肾脏病理检查,依据肾脏病理的特点选择合理的治疗方案。

我国目前虽然许多单位均开展了肾活检,但众多的基层医院尚不能实施肾活检,而肾病综合征又是基层地区的常见病,因此从我国的实际情况出发,依据肾病综合征患者的临床表现,推断其病理类型,预测糖皮质激素的临床疗效,仍很有必要。尽管肾脏疾病的I临床表现与其病理变化不平行,但某些临床表现仍可为推断其病理类型提供线索。微小病变病患者一般无血尿,为选择性蛋白尿,除少部分患者因肾间质水肿可引起急性肾功能衰竭外,一般不伴有肾功能障碍,高血压少见;其他类型的病变常常为非选择性蛋白尿,易伴有血尿、高血压和肾功能不全;在此基础上,膜增生性肾小球肾炎常常伴有持续性低补体血症。但需要指出的是,从临床表现推断肾病综合征患者的病理类型是不确切的,不同肾脏病理表现的肾病综合征患者可能具有相同的临床表现。并且,肾脏病理对肾病综合征治疗的指导意义绝不仅仅是病理类型,同一病理类型因其细胞增生程度的不同、肾间质病变的不同以及是否伴有新月体形成、血管炎性病变的不同,其糖皮质激素的用法、疗程和临床疗效也明显差异;不同病理类型的肾病综合征使用糖皮质激素治疗的方案也非一定不同,轻度的系膜增生性肾小球肾炎和轻度的局灶性节段性肾小球硬化与微小病变病之间、轻度的膜增生性肾小球肾炎与重度的系膜增生性肾小球肾炎之间的糖皮质激素的治疗方法和临床疗效也可能无明显差异。比起肾脏疾病病理类型的诊断,更为重要的是临床医生通过肾活检来分析、了解患者的病理生理状态,预测糖皮质激素的疗效和可能的不良反应,确定糖皮质激素的治疗方案。在不能实施肾脏病理检查的基层医院,也可通过肾病综合征患者的临床表现了解其病理生理状态,对糖皮质激素的疗效进行预测。据中山医科大学肾脏研究所的资料,肾病综合征患者伴有下述情况者,糖皮质激素的疗效可能不佳:①持续性血肌酐和/或血尿素氮升高,②持续性高血压,③尿蛋白选择性差,④尿纤维蛋白/纤维蛋白原降解产物(FDP)较高,⑤血尿程度较重,⑥患者45岁以上,⑦病程6个月以上。

综上所述,成人肾病综合征患者应尽可能实施肾脏病理检查,在了解患者肾脏病理类型和病理生理状态的基础上,预测糖皮质激素的治疗效果。肾病综合征糖皮质激素治疗成败的关键在于临床医生对糖皮质激素的治疗作用与不良反应之比值的预测和判断。对于预测糖皮质激素可能获得良好疗效的肾病综合征患者治疗的重点应在于采取合理的用药方法以最大限度地减少激素的不良反应;而对于预测糖皮质激素疗效不佳或无效的肾病综合征患者,则不应使用激素治疗,而应采取限制蛋白饮食、给予血管紧张素转换酶抑制剂或血管紧张素受体拮抗剂等对症治疗,和/或并用抗血小板药物、抗凝血药物。

第五节 禁忌证

糖尿病肾病引起的肾病综合征为糖皮质激素治疗的绝对禁忌证。手术、创伤和骨折后,合并药物难以控制的细菌或/和真菌感染、活动性消化性溃疡、骨质疏松、严重高血压、糖尿病、精神性疾病、癫痫、妊娠(特别是早、中期)、产褥期以及角膜溃疡、疱、青光眼、白内障等日眼科疾病等为相对禁忌证。对于相对禁忌证,如肾病综合征患者治疗上非常需要使用糖皮质激素,可在预先控制相对禁忌证基础上慎用糖皮质激素,使其不良反应能减轻。例如:微小病变病患者合并糖尿病或活动性消化性溃疡时可在使用胰岛素控制血糖、药物控制消化性溃疡的基础上,应用糖皮质激素治疗,并在治疗过程中密切监视血糖和消化性溃疡的变化,给予相应处理。

第六节 用法和用量

一、依据肾脏病理类型选择糖皮质激素的用法

(一)微小病变病(MCD)

MCD引起的肾病综合征占小儿原发性肾病综合征的80%~90%,成人原发性肾病综合征的20%~30%。目前小儿MCD肾病综合征的标准治疗方案已经确立,在成人尚缺乏成熟的治疗方案,临床上可参考小儿治疗方案实施。

小儿MCD标准治疗方案:初治患者泼尼松或泼尼松龙60mg/m².d(最大不超过80mg/d)口服4~6周,若有效改为维持量40mg/m².d隔日口服4~6周;复发患者泼尼松或泼尼松龙60mg/m².d(最大不超过80mg/d)口服至尿蛋白转阴3日,改为维持量40mg/m².d隔日口服4周;经常复发(初治后6个月内复发2次或任何1年内复发3次以上)和激素抵抗(激素口服4~6周无明显疗效)患者,加用环磷酰胺(CTX)2mg/kg·d或苯丁酸氮芥0.15mg/kg·d口服8周;对激素依赖(激素治疗过程中或激素停用后14日内再次复发)患者,CTX 2mg/kg·d或环孢霉素A(CsA)6mg/kg·d(成人5mg/kg·d)口服6~12个月。

对于初治患者如果将激素的维持治疗改为维持量40mg/m².d隔2日口服,则复发率较标准治疗方案高50%;如果缩短疗程,激素初治剂量60mg/m².d至尿蛋白转阴后2周,改为40mg/m².d隔日口服至血清白蛋白正常,则复发率较标准治疗方案高2倍,缓解间期缩短一半,最终的激素用量与标准治疗方案无明显差别;如果将初治剂量延长至6周,维持治疗也延长至6周,则复发率下降,缓解间期也延长2倍,但激素的副作用也明显增加。因此,对于初治的MCD患者的糖皮质激素治疗仍强调剂量充足、疗程足够、减量和停药要缓慢,这样才能减少患者的复发率、改善预后。

对于复发患者也有应用泼尼松重复治疗8周,或长期隔日口服治疗。但激素副作用较大,疗效也尚未确定。CsA可明显提高小儿和成人的诱导缓解率,但对减少复发率、延长缓解期疗效不明确。成人MCD患者与小儿相比,激素的显效较慢,但复发率减少,CTX治疗后的患者缓解期延长,且更为稳定。

(二)局灶性节段性肾小球硬化(FSGS)

FSGS占实施肾活检患者的2.5%~18.7%,90%的儿童和70%的成人FSGS患者表现为肾病综合征。

过去认为FSGS是对激素无反应性疾病。但1987年Pei等对55例成人和38例儿童FSGS患者的研究发现,90%的儿童患者使用过激素治疗,而使用激素治疗的成人患者仅33%。但长期(6个月以上)使用激素治疗的患者中,尿蛋白缓解率成人与儿童间并无明显差别,并且,长期随访中激素有效患者的12年肾功能稳定者占96%。因此认为成人的FSGS患者也应实施激素治疗。此后许多学者的研究结果也证实,6个月的泼尼松治疗,尿蛋白缓解

率可达35%~45%。因此，目前多数学者认为FSGS患者应实施6个月的激素治疗。

目前对FSGS患者推荐使用的治疗方案：泼尼松或泼尼松龙0.5~2mg/kg·d（至少60mg/d）诱导治疗，如有效3个月后改为0.5mg/kg·d维持至少治疗6个月。也有使用甲泼尼龙冲击疗法进行诱导治疗的报道，给予甲泼尼龙1g/d加入5%葡萄糖注射液200~500ml中，2~3小时内静脉滴注3日，继以泼尼松0.5mg/kg·d维持治疗，并且3~6个月内每月重复使用冲击治疗。对激素治疗有效的FSGS患者复发后可再次重复激素诱导治疗；对反复复发或激素依赖的FSGS患者可给予CsA 5mg/kg·d口服，能明显提高肾病综合征的缓解率，但停药后多很快复发，且对再次CsA治疗的有效率下降。经糖皮质激素治疗6个月无效者视为激素抵抗，对此类患者可采用CsA治疗，接近50%的患者可望获得完全或部分缓解，但停药后大多复发。Cattran等的研究结果显示，采用CsA 3.5mg/kg·d并用小剂量泼尼松（最大15mg/d）治疗FSGS，4年后完全缓解率4%，部分缓解率35%；但与对照组安慰剂治疗的患者50%血清肌酐增加1倍、48%患者进入终末期肾病相比，治疗组分别为26%和15%；即使是CsA治疗复发的患者，预后也好于对照组。因此，对糖皮质激素抵抗的FSGS患者，采用小剂量的CsA联合小剂量的激素，对减少尿蛋白、延缓。肾功能减退速度是有益的。

FSGS患者进展为终末期肾病的主要危险因素为：大量蛋白尿，血清肌酐上升，肾脏病理出现大范围的纤维化。非呈现肾病综合征的患者预后相对较好，蛋白尿完全或部分缓解的患者，肾存活时间长于不缓解者。因此，对不能实施糖皮质激素治疗的FSGS肾病综合征患者，也应积极进行饮食中蛋白质限制，给予血管紧张素转换酶抑制剂或血管紧张素受体拮抗剂治疗，也可试用CTX 1~2mg/kg·d口服2~4个月。

(三)膜性肾病(MN)

MN约占成人肾病综合征的33%，儿童患者少见。MN患者70%~85%可表现为肾病综合征。MN患者自然病程较长，多数患者预后良好。肾存活率10年为65%，15年为59%。自然病程中存在自发缓解和复发，Honkanen报道10年完全缓解（尿蛋白小于0.2g/d）者25%，而13%患者至少复发一次。50岁以上男性，大量蛋白尿、高血压和血清肌酐升高是预后不良的危险因素。对MN的治疗必须权衡药物疗效与不良反应之比，选择治疗方案。目前大规模的临床前瞻性随机对照实验发现，无论短期或长期单纯口服糖皮质激素对MN引起的肾病综合征的缓解和肾功能保持均无明显作用。尽管有的学者报告糖皮质激素治疗3~6个月可出现尿蛋白减少，但无长期疗效。因此，糖皮质激素不是治疗MN的关键。

目前推荐的膜性肾病治疗方案：对于临床表现轻微的MN肾病综合征患者，可采取限制饮食中蛋白质、给予血管紧张素转换酶抑制剂或血管紧张素受体拮抗剂等非特异治疗；而对于50岁以上男性患者、伴有高血压和肾功能不全以及大量蛋白尿（多于4~6g/d）患者可给予激素联合免疫抑制剂CTX、苯丁酸氮芥或CsA治疗。推荐方案：①既X 1.5~2.5mg/kg·d口服6~12个月，开始治疗时并用泼尼松1~2mg/kg·d口服2个月，治疗有效后迅速逐步撤除激素，CTX治疗期间维持末梢血白细胞不少于$4.5×10^9/L$，不主张CTX冲击治疗；②第1、3、5个月甲泼尼龙1g/d静脉滴注3天后，0.4mg/kg·d口服27天，第2、4、6个月苯丁酸氮芥0.2mg/kg·d口服，疗程共计6个月；③CsA 4~6mg/kg·d口服6~12个月，并依据CsA血浆浓度（100~200ng/ml）调整剂量，开始治疗时并用泼尼松1~2mg/kg·d口服2个月，治疗有效后迅速逐步撤除激素。对于合并肾功能不全的患者，多数学者不主张使用CsA治疗，而推荐激素联合CTX或苯丁酸氮芥治疗。而对于合并中、重度肾功能不全的患者，应以保护肾功能为主,给予限制饮食中蛋白质、给予血管紧张素转换酶抑制剂或血管紧张素受体拮抗剂等非特异治疗或降脂、抗凝等对症治疗,而不主张免疫抑制治疗。

(四)系膜增生性肾小球肾炎(MsPGN)

本病在肾病综合征患者中,国外占成人的10%、儿童的15%,在我国成人发病率较高,占30%。关于本病的治疗目前缺乏大样本临床前瞻性随机对照试验结果,治疗方案尚不明确。我们认为本病中,系膜增生轻微、不伴有局灶性节段性肾小球硬化患者可按微小病变病使用激素治疗,但疗程应适当延长;对于激素抵抗或部分缓解的患者宜加用细胞毒药物治疗;对于反复复发患者,也应并用细胞毒药物。本病患者中,临床上表现为明显血尿、高血压、非选择性蛋白尿和肾功能不全,病理上有明显系膜增生、局灶性节段性肾小球硬化、球囊粘连、肾小球硬化、肾小管萎缩和肾间质纤维化的患者,糖皮质激素疗效不佳。该类患者常常泼尼松 1mg/kg·d 口服 8 周仍无明显疗效,此时应改为泼尼松 1mg/kg·d 隔日口服,在尽可能取得较好疗效后,减量为 0.4mg/kg·d 隔日口服维持,疗程需 1 年或更长。长期的潘生丁 225~300mg/d 口服,对减少尿蛋白、延缓肾功能恶化将有所帮助。对肾功能不全患者也可实施华法林抗凝治疗。对于经各种方法治疗无效或激素、细胞毒药物不良反应明显时,应暂停免疫抑制药物治疗,适用限制饮食中蛋白质、给予血管紧张素转换酶抑制剂或血管紧张素受体拮抗剂或降脂药物等非特异治疗,也可进行中药治疗。

(五)膜增生性肾小球肾炎(MPGN)

本病较为少见,占原发性肾病综合征儿童患者的7%,成人10%。本病 50%患者临床上表现为肾病综合征,10 年存活率为 60%~65%,大量蛋白尿、合并肾间质病变和肾功能不全者预后不良。患者对糖皮质激素反应较好,推荐使用泼尼松或泼尼松龙 40mg/kg·d 隔日服 6~12 个月,无效者停药。糖皮质激素和免疫抑制剂对成人患者无明显疗效,不宜应用。成人患者推荐使用潘生丁 225~300mg/d 口服,并口服阿斯匹林 325mg/d 口服或华法林 2~4mg/d 口服;并给予血管紧张素转换酶抑制剂或血管紧张素受体拮抗剂或降脂药物等非特异治疗,也可进行中药治疗。

(六)其他

1.弥漫性毛细血管内增生性肾炎 少数本病患者也可呈现肾病综合征的临床表现。本病儿童患者预后良好,成人患者中的 6%~18%可转为慢性,有肾功能持续性和进行性减退。对表现为肾病综合征的弥漫性毛细血管内增生性肾炎患者,糖皮质激素和 CTX 等免疫抑制剂均无明显疗效,而不宜应用。可在限制饮食中蛋白质、给予血管紧张素转换酶抑制剂或血管紧张素受体拮抗剂等非特异性治疗的基础上试用中药治疗。

2.新月体性肾小球肾炎 本病部分患者,尤其是Ⅱ型新月体性肾炎患者常常伴有肾病综合征。本病目前推荐的治疗方案:①对于抗肾小球基底膜抗体相关性肾小球肾炎(Ⅰ型),应用甲泼尼龙 7~15mg/kg·d(最多 1g/d)静脉冲击 3 天后,泼尼松 60、45、30、20、15、10、5mg/d 各口服 1 周;同时加用环磷酰胺 3mg/kg·d(55 岁以下患者)或 2mg/kg·d(55 岁以上患者)口服 8 周;每日血浆置换血浆 4L,连续 14 天或直至抗肾小球基底膜抗体转阴,但除非患者同时存在肺出血,否则不主张对无尿且 85%以上肾小球已有新月体形成的病例进行血浆置换治疗。如果抗肾小球基底膜抗体持续阳性,可适当延长上述治疗。②对于非免疫型(Ⅲ型)新月体性肾小球肾炎,应用甲泼尼龙 7~15mg/kg·d(最多 1g/d)静脉冲击 3 天后,改泼尼松 1mg/kg·d 口服 1 个月后逐步减量,共维持治疗 6~12 个月;并积极加用环磷酰胺 2mg/kg·d

口服或静脉每月 0.5g/m²,逐月增加 0.25g/m²,直至最大每月 1g/m²,共维持 6~12 个月,治疗期间根据外周血白细胞计数调整;对于病情严重有肺出血和上述治疗无效的病例可考虑血浆置换治疗;对治疗后缓解的病例应继续临床随访肾功能和抗中性粒细胞胞浆抗体,如果病情复发可重复以上治疗。③对于原发性免疫复合物相关性(Ⅱ型)新月体性肾小球肾炎,其治疗方案与Ⅲ型新月体性肾小球肾炎相同。

3.纤维样肾小球病 本病为近年来发现、命名的疾病,因病变肾小球内存在较纤细而紊乱排列的非淀粉样纤维状物质,而称为纤维样肾小球病(fibrillary glomerulopathy,FGP);其中含有小管样结构者称为触须样免疫性肾小球病(immunotactoid glomeulopathy,IT)。本病临床上主要表现为肾病综合征,多数患者伴有镜下血尿、高血压和肾功能不全。病理上肾小球的主要病变为系膜增生和基底膜增厚,可表现为系膜增生性、肾小球肾炎、膜性肾病和膜增生性肾小球炎,部分病例可伴有新月体形成,病变晚期出现肾小球硬化、肾小管萎缩和肾间质纤维化。本病的诊断主要依据电镜检查,FGP 的纤维直径为 15~25nm,呈紊乱无规律排列,弥漫性或团块状分布于系膜区或肾小球基底膜;IT 为直径 30~51nm 的薄壁中空微管,规则地平行排列成束状或旋涡状,弥漫性或团块状分布于系膜区或肾小球基底膜。本病发病机理尚不清楚,诊断时患者多有不同程度的肾功能不全,目前缺乏成熟的治疗经验,可参考其病理类型处理,但预后较差。

4.IgA 肾病 本病是最常见的肾小球疾病,7%的患者可呈肾病综合征表现;本病病理上可表现为多种病理类型,特征性表现是在系膜区和毛细血管袢存在颗粒状或团块状的 IgA 为主的沉积。对于临床上呈现肾病综合征表现,但肾功能较好(肾小球滤过率大于 70ml/min)、病理改变轻微的患者,给予泼尼松 1mg/kg·d 口服 8 周后,改为隔日 1mg/kg·d 口服,并逐步减量,疗程 4~6 个月。不主张使用 CTX、抗血小板药和抗凝药物联合治疗,也不主张使用 CsA 治疗。近来有使用大剂量免疫球蛋白治疗的报道,但疗效尚不明确。对于肾功能不良(肾小球滤过率 70ml/min 以下)的患者,推荐使用鱼油治疗,并采用限制饮食中蛋白质、给予血管紧张素转换酶抑制剂或血管紧张素受体拮抗剂等非特异性治疗。

二、依据肾脏病理类型选择糖皮质激素用法的评价

尽管经过 10 余年的研究,特别是一些大规模临床前瞻性随机对照试验的完成,目前对一些病理类型的肾病综合征患者的糖皮质激素治疗已经较为成熟,有固定的治疗方案。但是,需要指出的是不能机械地套用病理类型而选择糖皮质激素的治疗方案。不同的病理类型其对糖皮质激素治疗的反应和适用的治疗方案并非存在绝对差异,轻度的系膜增生性肾小球肾炎和轻度的局灶性节段性肾小球硬化与微小病变病之间、轻度的膜增生性肾小球肾炎与重度的系膜增生性肾小球肾炎之间对糖皮质激素治疗的反应性可能无明显差异;而即使是同一病理类型,由于病理上是否合并血管炎性病变、肾间质病变和细胞浸润、渗出等活动性炎性病变和临床上是否合并肾功能不全的不同,其激素的治疗效果和选择方案也不相同。对于病理上存在明显血管炎性病变和明显的细胞浸润、渗出等活动性炎性病变的患者应积极应用糖皮质激素和免疫抑制剂治疗,必要时可实施甲泼尼龙的冲击治疗;而肾脏病理上有明显肾小球硬化、肾间质纤维化病变和临床上伴有肾功能不全的患者,则应以非特异性治疗为主,而不宜使用糖皮质激素治疗。因此,作为临床医生重要的是依据患者的临床表现和肾脏病理结果分析,了解患者的病理生理状态,预测糖皮质激素的反应性;并结合患者实际情况,推测激素可能发生的不良反应;在综合糖皮质激素治疗效果与不良反应之比的基础上,

选择合理的治疗方案。

三、无条件实施肾活检时，糖皮质激素治疗肾病综合征的用法

在我国尽管肾活检已经得到相当程度的推广，但绝大多数的基层医院尚不具备实施肾活检的条件。在不能实施肾活检而需治疗肾病综合征时，如何使用糖皮质激素？作者在广泛复习国内外文献基础上，推荐下述方法。

(一)首始治疗阶段

成人泼尼松或泼尼松龙 1mg/kg·d(个别患者必要时 1.5mg/kg·d)，儿童 60mg/m²·d 晨起顿服 8 周。成人体重应按理想体重计算，我国成人理想体重(kg)=[身高(cm)-150]×0.6+49；儿童体表面积(m²)=体重(kg)×0.035+0.1。但体重 30kg 以上者，则在 1.1 基础上：每增加 5kg，体表面积增加 0.1m²；或通过查体重与体表面积折算表得出。为简化计算，按著者粗略折算 2~13 岁儿童肾病综合征患者泼尼松初始治疗的剂量为 2~2.5mg/kg·d，患儿年龄越小，单位体重的泼尼松用量越大。合并肝功能障碍者选用泼尼松龙；不能口服激素的患者可选用泼尼松龙静脉注射。

正常人的糖皮质激素呈脉冲式分泌。在高级中枢的调控下，脉冲的频率和幅度在 24 小时内并不均匀一致，而呈现一定的昼夜节律。在日间工作、夜间休息的正常人，血浆糖皮质激素浓度于清晨睡醒起床前后呈高峰期，以后一天内虽有 5~15 次脉冲式分泌，但激素浓度逐渐降低，午夜至凌晨 2~3 时之间达最低点，以后又通过下丘脑—垂体—肾上腺皮质轴的调节，糖皮质激素浓度逐渐升高，至清晨的又一次高峰，形成昼夜节律。在正常昼夜节律时，在血浆糖皮质激素浓度的高峰期，下丘脑垂体肾上腺皮质轴对影响其分泌的多种因素作用均不敏感，对糖皮质激素的负反馈作用也较不敏感。此时服用激素，能减少激素对下丘脑—垂体—肾上腺皮质轴抑制的不良反应。因此，治疗肾病综合征时糖皮质激素应每日晨起顿服。

糖皮质激素对肾病综合征的治疗效果具有量效关系，初治患者的首始治疗阶段的激素剂量只有足够大才能迅速诱导缓解。如果初治时仅采用中等剂量(成人 30~40mg/d 泼尼松)的糖皮质激素治疗，则不仅不能迅速获得肾病综合征的诱导缓解、贻误治疗时机使病情缠绵，而且将降低肾病综合征患者对激素治疗的敏感性。即使逐步加大剂量至泼尼松 1mg/kg·d，也难以获得首始大剂量治疗产生的良好疗效，并导致激素治疗时间延长，激素总量增加，而出现明显的激素不良反应。相反，综合国内外文献和我们自己的经验，泼尼松 1mg/kg·d 口服不超过 8 周，很少出现严重的激素不良反应。因此，肾病综合征初治患者的首始治疗阶段的激素剂量必须充足，这是激素治疗成败的关键。

对于临床上表现为急进性肾炎综合征患者的首始治疗可采用甲泼尼龙的冲击疗法。甲泼尼龙 1g/d 加入 5%葡萄糖注射液 200~500ml 中，2~3 小时内静脉滴注，连续 3 日为一疗程。1~2 周重复 1 次，一般不超过 3 个疗程。疗程间歇期和结束后，给予泼尼松或泼尼松龙 20~40mg/d 口服 4 周后，缓慢减量。

除强调肾病综合征初治患者的首始治疗阶段的激素剂量必须充足外，首始治疗阶段的持续时间也必须足够。即使激素用药后 2 周内肾病综合征完全缓解（水肿消退、尿蛋白转阴），也需至少激素治疗 4 周后开始减量；成人患者通常需激素足量治疗 8 周。如大剂量激素治疗 8 周后肾病综合征仅有部分缓解，可加用细胞毒药物，并适当延长首始治疗阶段的治疗时间，但最长不超过 12 周；如大剂量激素治疗 8 周后肾病综合征无明显改善，除外感染等影响糖皮质激素疗效的因素后，可判断为糖皮质激素无效型肾病综合征，应迅速进行激素减

量,短期内停用激素。有条件最好实施。肾活检,否则应以限制饮食中蛋白质、给予血管紧张素转换酶抑制剂或血管紧张素受体拮抗剂等非特异性治疗为主,也可试用 CsA 治疗或中药治疗。

(二)减量治疗阶段

糖皮质激素首始治疗阶段结束后,便应进行激素减量。具体方法为每周减少原激素剂量的 10%;成人患者一般每周递减泼尼松 5mg。当激素减量至小剂量(泼尼松成人 0.5mg/kg·d,儿童 1mg/kg·d)时,应改变激素使用方法,将糖皮质激素的 2 日药量合并隔日晨起顿服。如前所述,糖皮质激素的分泌具有昼夜节律性,并且泼尼松或泼尼松龙等中效糖皮质激素的有效作用时间为 12~36 小时,晨起顿服可减轻激素对下丘脑-垂体-肾上腺皮质轴的抑制作用,而隔日服用又可使下丘脑-垂体-肾上腺皮质轴有 1 日的休息时间,因而可最大限度地减少糖皮质激素对下丘脑-垂体-肾上腺皮质轴的抑制作用,减轻激素不良反应。

糖皮质激素减至小剂量后,可依据患者的实际情况选择较长期的维持治疗或继续减量。如果继续减量,则减量速度应进一步放缓。可每 2~4 周递减原剂量的 10%。激素所剩剂量越少,减量也宜越慢。只有如此才能减少肾病综合征的复发。服用大剂量糖皮质激素超过 2 周后,均有不同程度的肾上腺皮质的抑制,此时肾病综合征的病情控制主要依赖于外源性糖皮质激素。如骤减激素可导致已经缓解的肾病综合征复发或病情的恶化。此外,长期糖皮质激素的应用,抑制了下丘脑-垂体-肾上腺皮质轴,引起垂体前叶分泌促肾上腺皮质激素(ACTH)减少,肾上腺皮质萎缩、分泌功能减退。如果骤减或停用糖皮质激素,将引起肾上腺皮质功能不全,严重者可引起肾上腺皮质危象而危及患者生命。特别在感染、外伤、脱水等情况下更易发生。因此,在糖皮质激素减量治疗阶段强调的是激素减量一定要缓,减量过程最少应经历 1 个月以上。

(三)维持治疗阶段

经过减量阶段后,应依据患者的实际情况做维持阶段治疗。维持阶段治疗时间一般为 12~18 个月。①对糖皮质激素治疗敏感、肾病综合征迅速缓解的患者,以小剂量激素(泼尼松成人 1mg/kg、儿童 2~2.5mg/kg 隔日口服)维持治疗 4 个月或更长时间后,非常缓慢地继续激素减量直至停用。②首始治疗阶段结束后肾病综合征仅获得部分缓解的患者,应以小剂量激素维持治疗 8 个月或更长时间。部分患者常常需经长期(14~15 个月)激素治疗后,才能奏效。如果患者在维持治疗阶段肾病综合征获得完全缓解,则在肾病综合征完全缓解后,再以缓解时剂量服用 4 周后,再非常缓慢地减量直至停用。③对在维持治疗阶段肾病综合征复发的患者,按上述方法从首始阶段重新治疗,并且进入维持治疗阶段后维持剂量治疗的时间应更长。

我们在 1985 年提出的糖皮质激素治疗肾病综合征的原则:首始剂量要足,减量要缓,维持治疗要长。目前此原则在国内已被广泛地接受,而应用于临床。

第七节 不良反应和防治方法

如前所述,糖皮质激素药理作用广泛。除其抗炎、抗免疫作用是治疗肾病综合征的有效作用外,其他的药理作用在治疗肾病综合征时将成为副作用和不良反应。激素的不良反应与激素使用的剂量、总量和疗程成正比。大剂量、足疗程、长时间维持的糖皮质激素的使用,在提高肾病综合征缓解率,减少复发的同时,也增加了发生不良反应的危险性。尤其是首始治疗阶段疗程过长(大于12周)、激素使用不规则和原有相对激素禁忌证的患者更易发生激素的不良反应,有时可出现严重的不良反应并危及患者生命。

一、诱发和加重感染

糖皮质激素的抗炎、抗免疫作用减弱了机体对病原性微生物的防御和清除能力,加之肾病综合征患者自身的抵抗力低下,因而容易诱发感染或是体内潜在的感染灶扩散、恶化。尤其是大剂量、长疗程进行首始诱导治疗阶段更易并发呼吸道、泌尿道和皮肤的细菌、真菌感染和结核感染、播散。由于糖皮质激素的应用可部分掩盖合并感染患者的临床症状,延误诊断,因此临床上必须提高警惕。对于合并感染的患者应迅速给予强力、有效的抗生素治疗,而不能轻易骤减糖皮质激素。否则,不仅可导致已经缓解的肾病综合征的复发,而且有可能引起患者肾上腺皮质功能不全,严重者合并肾上腺皮质危象而危及患者生命。另一方面,对于依据患者临床表现和肾脏病理检查的结果,预测为糖皮质激素敏感的患者经足量、足疗程的激素治疗仍疗效不佳时,也应考虑有无隐匿性感染灶的存在。因此,在对肾病综合征患者进行首始诱导治疗前,应细致地检查排除潜在感染,必要时可使用抗生素预防治疗,尤其是要注意对潜在结核灶的防治。

二、代谢和内分泌紊乱

由于糖皮质激素对代谢的影响作用,长疗程激素治疗后患者可出现满月脸、水牛背、皮肤菲薄、紫纹、负氮平衡、肌肉萎缩、血糖升高、糖尿、低血钾性碱中毒、水钠潴留、水肿、高血压以及多毛、痤疮、月经失调等症状。对于出现的库欣综合征样的体态变化可无需治疗,随着激素减量、停用会逐渐减轻直至消失。糖皮质激素治疗肾病综合征的早期,可引起水钠潴留,加重患者水肿,导致血压升高,此时应在限制患者饮水和食盐摄入的基础上,给予利尿剂对症治疗;而随着激素利尿作用出现后,患者可出现低血钾性碱中毒,此时应增加患者钾的摄入和/或给予安体舒通(20mg,每日3次)短期口服。对于糖皮质激素引起的血糖升高和糖尿,首先应实施饮食控制,必要时加用胰岛素治疗;而对于激素引起的负氮平衡,应适当增加饮食中蛋白质摄入,但如果原有肾功能不全患者应用糖皮质激素治疗后氮质血症进行性加重,宜迅速减量并停用激素,改用血管紧张素抑制剂或血管紧张素受体拮抗剂治疗。

三、诱发和加重溃疡

糖皮质激素可增加胃酸和胃酶的分泌,减少胃黏膜黏液的分泌,抑制上皮细胞的更新和修复,削弱黏膜屏障作用。故长疗程的激素可使胃、十二指肠溃疡加重,并且激素能掩盖溃疡的初期症状,引起突发出血、穿孔等严重合并症。因此对于长期服用糖皮质激素患者可并用胃黏膜保护药,对于原有或新出现溃疡病患者应积极进行溃疡病的治疗,而无需更改糖皮质激素的治疗方案。

四、骨质疏松和骨坏死

糖皮质激素抑制成骨细胞,减少骨生成,并减少胃肠道钙的吸收,促进尿钙排泄而增加甲状旁腺素分泌,从而增强破骨细胞活性,增加骨吸收。因此,长疗程激素治疗后约30%或更多的患者存在骨密度降低、骨质疏松,尤其是绝经后的妇女。在服用激素治疗过程中并用维生素D和补充钙剂有一定的预防作用,而间歇性服用羟丁磷酸盐(etidronate,400mg/d 口服14天为1个疗程,每3个月1次)或第三代双磷酸盐制剂阿仑磷酸钠(alendronate,5mg/d 口服),并补充钙剂效果更佳。大剂量的糖皮质激素可引起骨坏死,常见部位是股骨头。其原因可能与骨内血管脂肪栓子或骨质疏松引起骨质塌陷，导致血管缺血有关，具体机制尚不清楚。目前缺乏有效内科治疗手段，必要时需行手术治疗。

五、肌病

糖皮质激素促进蛋白质分解，长期使用可引起肌肉萎缩、消耗，严重者影响患者的行走和呼吸肌功能，并且停用激素后肌病恢复较慢，甚至不能完全恢复。出现此情况时，应迅速实施糖皮质激素的减量直至停用，改用蛋白质摄入限制、给予血管紧张素抑制剂或血管紧张素受体拮抗剂等非特异性治疗。

六、生长迟缓

长疗程的糖皮质激素的应用可引起儿童生长发育迟缓。有报道生长激素治疗能拮抗激素对生长发育的抑制作用，但是否会加重肾脏病变尚不清楚，目前尚无应用生长激素治疗糖皮质激素治疗肾病综合征患儿时出现的生长抑制的报道。一般认为泼尼松或泼尼松龙每日小于10mg对患儿的生长发育影响不大，因此儿童的首治阶段不宜过长。

七、神经精神异常

糖皮质激素可引起神经过敏、激动、欣快、失眠等多种神经精神症状。严重者可引起幻视、幻听等精神分裂症状。对于有家族性精神病史的患者和糖皮质激素治疗后经常失眠的患者，应给予安定等适当的镇静药物或中药治疗。

八、白内障和青光眼

糖皮质激素可以抑制晶体上皮细胞的Na^+-K^+ATP酶功能，引起晶体纤维积水和蛋白质凝聚，导致白内障。儿童更易发生。并且，激素停药不能使晶体混浊完全消失，白内障仍可继续进展。因此，大剂量长疗程激素治疗时，应注意眼部症状的出现，并及时进行眼科检查。此外，糖皮质激素可使眼前房角小梁网状结构的胶原束肿胀，阻碍房水回流，增加眼压，诱发、加重青光眼，并且停药后仍不能恢复。因此，有的学者建议大剂量长疗程应用糖皮质激素的患者应监测眼压变化。出现眼部症状的患者应尽可能减少激素用量以至停用激素，加用免疫抑制药物或进行肾病综合征的非特异性治疗。

九、过敏反应

静脉快速大剂量糖皮质激素注射时可发生荨麻疹、黏膜水肿等全身性过敏反应。因而静脉注射激素时速度不宜过快。出现过敏反应时可给予抗组胺药物治疗。

十、下丘脑—垂体—肾上腺皮质轴的抑制作用

大剂量长疗程的糖皮质激素治疗将不可避免地出现不同程度的下丘脑—垂体—肾上腺皮质轴的抑制，引起垂体前叶分泌促肾上腺皮质激素（ACTH）减少，肾上腺皮质萎缩、分泌功能减退。此时患者主要依靠外源性糖皮质激素维持机体正常的代谢和稳态。因此，激素的减量必须缓慢，否则不仅导致肾病综合征复发或疾病反复，而且可引起肾上腺皮质功能不全，严重者引起肾上腺皮质危象而危及患者生命。首始治疗阶段激素的晨起顿服和维持治疗阶段激素的隔日晨起顿服能最大限度地减轻糖皮质激素对下丘脑—垂体—肾上腺皮质轴的抑制作用。

第八节 中西医结合

中西医结合治疗能提高糖皮质激素治疗'肾病综合征的临床疗效,并减少激素不良反应的发生。在糖皮质激素治疗肾病综合征的不同阶段,配合不同方案的中药治疗,不仅可减轻激素的不良反应,而且能提高肾病综合征患者的缓解率,减少复发。我们采用的治疗方案:①在实施大剂量激素首始治疗阶段,由于糖皮质激素为阳刚之品,服用剂量大、时间长势必导致阳亢,阳亢则耗阴,此阶段患者的中医辨证多为肾阴虚。临床表现为手足心热、口咽干燥、失眠、盗汗、两颧潮红、头晕耳鸣,患者舌红少津,脉象沉细或弦细。此时应使用滋养肾阴中药,可给予旱莲草 12g、生地 25g、黄柏 9g、女贞子 10g、丹皮 9g、甘草 6g、知母 12g,每日 1 次煎服以滋阴降火,减轻激素引起的阴虚火旺之症。②在激素减量阶段,由于糖皮质激素的撤减,患者常由阴虚向气虚转化,呈现气阴两虚。患者出现疲乏无力、食欲不振、腰酸腿软,严重者气短懒言、语音低微、神态倦怠,患者舌淡白、脉象沉弱。此时应在滋阴补肾的同时,适当加用补气益肾之品。给予生地 15g、山茱萸 6g、丹皮 9g、茯苓 9g、党参 15g、补骨脂 10g 每日 1 次煎服。以促进肾上腺皮质分泌,减轻激素减量引起的症状,并可减少肾病综合征复发,巩固糖皮质激素的疗效。③在激素维持治疗阶段,患者因长期患病,正气损耗,脾肾气虚。应进行益气、补肾、健脾治疗。成人着重补肾,用六味地黄汤加减;儿童着重补脾,用四君子汤加减。也可给予党参、黄芪、白术、补骨脂、枸杞子等辨证加减。在此基础上,由于肾病综合征患者合并凝血亢进,因而在各个治疗阶段实施上述中药治疗的同时,均应加入丹参、桃仁、红花、川芎、当归、赤勺、益母草、牛藤、全蝎、地龙等活血化瘀药物。并在患者服用激素治疗过程中注重扶正和清热解毒。对于经常感冒的患者,于上述方剂中加用玉屏风散(黄芪 15g、白术 10g、防风 6g),以提高患者免疫功能,预防感冒,防止肾病综合征复发;在激素维持治疗阶段,该方与健脾温肾中药合用,肺、脾、肾三脏同治,能明显减少肾病综合征复发,巩固激素疗效。据中山医科大学肾脏研究所的资料,应用上述方法进行中西医结合治疗'肾病综合征,与单纯西医治疗时总有效率为 56.1%、激素不良反应发生率为 48.4%相比,中西医结合治疗组分别为 85.3%和 16.2%;而对成人常复发性'肾病综合征的治疗,单纯西医治疗时总有效率为53.1%,随访 4、12、47 个月时的复发率分别为 11.8%、23.5%和 35.3%,激素不良反应发生率为 68.8%;中西医结合组则各自分别为 100%、3.3%、13.3%和 33.3%。中西医结合治疗的总有效率明显高于单纯西医治疗,而肾病综合征复发率和糖皮质激素的不良反应发生率明显低于单纯西医治疗。

肾病综合征患者实施中西医结合治疗的关键在于将中医与西医有机地"结合",而不是简单地在西医治疗基础上请中医医生会诊给予中药治疗的中西医"混合"。

(王新玲)

第二章 细胞毒性药物

细胞毒性药物是一类通过影响细胞代谢、干扰细胞DNA合成、复制以及蛋白质合成,抑制淋巴细胞增殖,调节机体免疫状态的药物。细胞毒性药物的应用提高了肾病综合征治疗的缓解率,减少了复发率,改善了肾病综合征患者的预后,是目前治疗肾病综合征常用、不可缺少的药物。

第一节 环磷酰胺

环磷酰胺(Cyclophosphamide,Cytoxan,CTX)为烷化剂类抗肿瘤药物,由于其对淋巴细胞也有明显的增殖抑制作用,具有较强的免疫抑制作用,而应用于肾病综合征患者治疗。

一、药理作用和作用机制

CTX本身并无细胞毒性作用,在体内被肝脏微粒体细胞色素P-450代谢为4-羟基环磷酰胺和醛磷酰胺,后者进而代谢为磷酰胺氮芥。4-羟基环磷酰胺和磷酰胺氮芥进入靶细胞核,烷化细胞DNA,使其发生交叉联结,从而抑制DNA合成、复制,抑制细胞的分裂和增殖。CTX可选择性地杀伤抗原敏感性小淋巴细胞,阻止其转化为淋巴母细胞,并杀伤骨髓中增殖的前淋巴细胞。CTX对B淋巴细胞作用强于对T淋巴细胞的作用,对Ts细胞作用强于对Tc细胞的作用。CTX能抑制T细胞依赖性和非T细胞依赖性的体液免疫反应,抑制迟发型变态反应,抑制宿主抗移植物反应和移植物抗宿主反应。CTX的抗炎作用较弱。

二、体内过程

CTX口服吸收完全,迅速分布至全身,少量可通过血脑屏障。CTX本身不与血浆蛋白结合,但50%的代谢产物与血浆蛋白结合,静脉注射血浆半衰期4~6.5小时,50%~70%在48小时内由肾脏排出。

三、适应证

概括地说对糖皮质激素抵抗、依赖、无效的肾病综合征患者和糖皮质激素治疗缓解后反复复发的肾病综合征患者适用于CTX治疗。就肾脏病理类型而言,反复复发和激素抵抗的微小病变病、伴有肾功能恶化危险性的膜性肾病、激素依赖或/和激素抵抗的系膜增生性肾小球肾炎、新月体性肾小球肾炎以及狼疮性肾炎等继发于结缔组织性疾病引起的肾损害的患者,均为CTX治疗的适应证。依据目前的循证医学结果,对于局灶性节段性肾小球硬化及IgA肾病患者,诱导治疗阶段,不主张并用细胞毒性药物,而单独使用糖皮质激素治疗;对激素依赖、抵抗及疗效不佳者,推荐使用环孢霉素A治疗。但近来也有CTX冲击治疗可明显提高糖皮质激素抵抗性局灶性节段性肾小球硬化患者肾病综合征的缓解率,保护肾脏功能的报道。

由于CTX毒性作用较强,因此治疗肾病综合征需并用CTX时应慎重。一般除参照肾脏病理类型选择应用外,在不能实施肾活检时,需要首先至少应用糖皮质激素治疗4~6周;如激素治疗4~6周后,肾病综合征仍无明显缓解或仅有部分缓解,可考虑并用CTX,对于反复复发或激素依赖的肾病患者也可考虑并用CTX治疗;对于因存在禁忌证或不良反应强烈的不宜应用糖皮质激素治疗的肾病综合征患者可试用CTX治疗。

四、禁忌证

末梢血白细胞数少于$4.0×10^9/L$时应慎用,少于$3.0×10^9/L$时禁用;合并肝脏功能障碍、妊娠患者禁用;青春期患者应用剂量不宜过大。

五、使用方法

CTX一般配合糖皮质激素使用,而不单独使用。CTX配合糖皮质激素治疗肾病综合征,与单纯糖皮质激素治疗相比,能增加缓解率,减少复发率。

(一) CTX 口服或小剂量连续静脉注射

CTX治疗肾病综合征经常采用的方法是口服(CTX 2~3mg/kg·d,分2次口服)或静脉注射(CTX 200溶于生理盐水中,隔日或每周两次缓慢静脉注射),儿童患者单位体重的每次剂量可较成人稍大,但儿童和成人的累积总剂量均不应超过150mg/kg。

对于经肾活检根底疾病明确的肾病综合征患者,可参考其病理类型指导CTX的治疗。①经常复发(VJ治后6个月内复发2次或任何1年内复发3次以上)和激素抵抗(激素口服4~6周无明显疗效)微小病变病患者,可在糖皮质激素治疗的基础上加用CTX 2mg/kg·d分2次口服8周;对激素依赖(激素治疗过程中或激素停用后14日内再次复发)微小病变病患者,可在糖皮质激素治疗的基础上加用CTX 2mg/kg·d分2次口服6~12个月。成人患者较儿童患者并用CTX后病情更为稳定,缓解期更长。②膜性肾病患者对单纯的糖皮质激素治疗不敏感,并用激素的口服CTX治疗是其主要治疗方案之一。目前推荐:CTX 1.5~2.5mg/kg·d分2次口服6~12个月,开始治疗时并用泼尼松1~2mg/kg·d晨起顿服2个月,治疗有效后迅速逐步撤除激素。不主张CTX冲击治疗。③首始治疗阶段,经足量糖皮质激素治疗4~6周,显示激素抵抗或部分缓解的系膜增生性肾炎患者,应并用CTX口服或小剂量连续静脉注射(总剂量不超过150mg/kg),可使部分患者完全缓解;经常复发的系膜增生性肾炎患者可参考经常复发的微小病变病患者的治疗方案。④FSGS患者,首始治疗阶段主张单纯使用糖皮质激素诱导治疗,而不主张并用CTX;对于激素抵抗、依赖和反复复发的FSGS患者推荐环孢霉素A治疗;对于因某些原因无法实施糖皮质激素治疗(存在难以控制的激素相对禁忌证)的FSGS患者,可试用CTX 1~2mg/d分2次口服2~4个月。⑤虽然有糖皮质激素并用CTX可延缓膜增生性肾炎患者肾功能进展的报道,但循证医学结果显示CTX对膜增生性肾炎患者无明显疗效,一般不宜应用。⑥合并肾病综合征的新月体性肾小球肾炎患者,在糖皮质激素治疗基础上应并用CTX治疗。对Ⅰ型新月体性肾小球肾炎患者给予CTX 3mg/kg·d(55岁以下患者)或2mg/kg·d(55岁以上患者)分2次口服8周;对于Ⅱ、Ⅲ型新月体性肾小球肾炎患者给予CTX 2mg/kg·d分2次口服或静脉注射每月$0.5g/m^2$,逐月增加$0.25g/m^2$,直至最大每月$1g/m^2$,共维持6~12个月。⑦对IgA肾病引起的肾病综合征患者,尽管循证医学结果不主张应用CTX治疗,但近来仍有许多糖皮质激素并用CTX治疗有效的报道。对此尚需今后进一步研究。

对于没有实施肾活检的患者,如果应用足量的糖皮质激素治疗4~6周,肾病综合征仅部分缓解或激素抵抗,应并用 CTX 口服或静脉注射治疗。对于反复复发的肾病综合征患者也应考虑并用 CTX 口服或静脉注射治疗。口服及静脉注射的具体方法同上。

(二)CTX 冲击疗法

对于狼疮性肾炎、Wegener 肉芽肿引起的肾病综合征患者可采用 CTX 冲击治疗。CTX 冲击疗法:冲击剂量 CTX 加入 100~200ml 生理盐水中,1~2 小时内静脉滴注;同日口服或静脉补充液体 2~3L;必要时给予呋塞米 20mg 口服或注射。

CTX 冲击治疗方案:①美国 WHO 推荐方案:$0.5~1g/m^2$,每月一次连续 6 个月后,同剂量每 3 个月一次,持续 2 年。②我们经多年临床实践总结的方案:每日 CTX 8~12mg/kg 连续 2 天,重症患者每 2 周一次,一般患者每月一次,累积总剂量≤150mg/kg;以后每 3 个月一次,直至病情稳定 1 年。

Boumpas 等以伴有肾病综合征或肾功能损害的狼疮性肾炎患者 64 例(WHO 分类标准 Ⅲ型 5 例、Ⅳ型 56 例 Ⅴ型 3 例)为研究对象,对照比较了甲泼尼龙冲击治疗(1g/d,连续 3 天,每月 1 次,持续 6 个月)、短期 CTX 冲击治疗($0.5~1g/m^2$,每月 1 次,持续 6 个月)、长期 CTX 冲击治疗($0.5~1g/m^2$,每月 1 次,连续 6 个月后,每 3 个月 1 次,持续 2 年)的临床疗效。结果显示:血清肌酐上升至治疗前 2 倍以上的患者,各组分别为 48.%、35%和 15%;5 年内狼疮复发率短期 CTX 冲击治疗组为 55%,而长期 CTX 冲击治疗组仅为 10%。目前长疗程的 CTX 冲击疗法是活动指标明显而慢性化指标中度的Ⅳ型狼疮性肾炎的首选方案。Steppat 等报告了 CTX 每日口服(2~4mg/kg)与 CTX 冲击($0.5~1g/m^2$)治疗 Wegener 肉芽肿的疗效差别,结果采用 CTX 冲击方法初治的 5 例患者,3 例完全缓解、2 例无效,但对于 CTX 每日口服无效和出现副作用而难以继续的患者改为 CTX 冲击后均获得完全缓解。而 Reinhold 发现 CTX 冲击治疗 Wegener 肉芽肿,对抗中性粒细胞胞浆抗体(ANCA)效价低于 64 倍者有效,而高于 128 倍者无效。但是,相关报道均患者例数较少,目前缺乏大样本随机对照研究。

关于原发性肾小球疾病的 CTX 冲击治疗效果,Rondeau 等报道了 CTX 冲击治疗能明显改善急进性肾小球肾炎患者的肾脏功能,循证医学结果也推荐对Ⅱ、Ⅲ型新月体性肾小球肾炎并用 CTX 冲击治疗(CTX,每月 $0.5g/m^2$,逐月增加 $0.25g/m^2$,直至最大每月 $1g/m^2$,共维持 6~12 个月)。此外,也有 CTX 冲击疗法可诱导糖皮质激素抵抗性膜性肾病和局灶性节段性肾小球硬化患者肾病综合征缓解率,保护肾脏功能,防止微小病变病的反复复发的报道,但也存在结果相反的报道。目前对于原发性肾病综合征实施 CTX 冲击治疗,缺乏大规模临床随机对照研究,尚无明确结论。

六、不良反应及防治方法

(一)骨髓抑制

为 CTX 最常见的毒性,末梢血白细胞在用药后 10~14 天降至最低,21 天后可恢复正常;并可伴有血小板减少,但程度较轻。在应用 CTX 治疗期间应监测末梢白细胞变化,如末梢血白细胞数少于 $3.0×10^9/L$ 应暂停 CTX 使用,待末梢白细胞数恢复至 $4.0×10^9/L$ 以上后再继续应用。如引起白细胞缺乏应补充白细胞或新鲜血,给予粒细胞集落刺激因子等积极治疗。糖皮质激素升高末梢血中性粒细胞的作用能部分拮抗 CTX 的白细胞减少作用,一般在 CTX 使用前或同时应并用激素治疗。依据我们经验,在 CTX 治疗过程中配合中药治疗能明显减轻 CTX 对骨髓的抑制作用。在补肾健脾基础上补加当归、鸡血藤、黄精、黄芪、党参等补血、补气中药 2~3 味,可受到良好疗效。

(二)恶心、呕吐等消化道症状

该症状的严重程度与单次CTX的使用剂量有关。大剂量CTX冲击治疗时常常出现,可给予格拉司琼(Granisetron 1mg/次,2次/日口服)等止吐药对症治疗。

(三)膀胱损伤

CTX的代谢产物可引起出血性膀胱炎、膀胱纤维化及膀胱癌。为减少CTX及其代谢产物滞留膀胱的时间,①不要在下午6时后使用CTX;②大剂量CTX冲击治疗时应补液2~3L/d。CTX冲击治疗时,因CTX为间歇使用,注射CTX时又给予大量液体补充、增加了尿量,因而CTX冲击治疗的方法可明显减少膀胱病变的发生。③为预防出血性膀胱炎,予以CTX时并用2-磺化巯基乙醇液(Sodium 2-mercaptoethane sul-fonate)有效。

(四)水中毒

CTX可增加抗利尿激素分泌,大剂量CTX冲击治疗时补充大量液体有可能发生水中毒,可给予呋塞米20mg口服预防。

(五)脱发

CTX 2mg/kg·d以上剂量服用时,大部分患者会出现轻度脱发,但停药后可消失。

(六)生殖机能障碍

CTX应用总剂量达到150~250mg/kg时可引起精子生成低下,但大多患者停药后精子生成能力可以恢复。因此一般CTX总剂量不应超过150mg/kg,如果CTX应用过程中出现精子生成减少,应进行CTX减量或暂时停药。需要指出的是目前临床上对CTX引起的男性生殖功能障碍尚能给予足够的重视,但对CTX引起的女性生殖功能异常往往认识不足。CTX可引起永久性的无月经和卵巢萎缩,尤其在年龄较大的患者更易出现。Boumpas等报道,CTX引起的持续性无月经的发生率,25岁以下患者12%,26~30岁患者27%,30岁以上患者62%,并且,多数患者CTX引起的卵巢功能障碍是不可逆的。对此应给予充足的重视。此外CTX在妊娠的初期具有致畸作用,妊娠患者禁用。

(七)致癌性

长期、大剂量应用CTX可增加恶性肿瘤的发生率。Baker等报道,50~100mg/d口服平均32个月(CTX总剂量平均52.99)的119例风湿病患者中37例发生恶性肿瘤,投药时间和CTX总剂量是恶性肿瘤发生的危险因素。因此,应尽可能缩短CTX的使用时间和减少总剂量。在维持相同治疗时间的前提下,CTX冲击疗法的CTX总使用剂量小于CTX每日口服,因此可望减少恶性肿瘤的发生率。

(八)免疫抑制

CTX可引起中、重度的免疫抑制,增加患者的感染机会。CTX治疗过程中并用补肾、健脾和玉屏风散(黄芪15g、白术10g、防风6g)等中药治疗可起到一定的预防作用。

(九)其他

CTX少见的不良反应有:过敏、荨麻疹、皮肤及指甲色素沉着、肝谷丙转氨酶升高、口咽部感觉异常及视力模糊等。一般CTX减量或停药后可以消失,也可使用抗组胺药物、保肝药物等对症治疗。

七、治疗小结

CTX是糖皮质激素治疗肾病综合征不可缺少的补充,能提高肾病综合征的缓解率,减少复发,并能缩短激素的使用时间和剂量,减少激素的不良反应。适用于对糖皮质激素治疗抵抗、依赖、反复复发的肾病综合征患者。CTX治疗肾病综合征的方案,有条件的地方应依据肾脏病理的结果进行选择;不能实施'肾活检时,应首先糖皮质激素足量治疗4~6周,对无效或仅部分缓解以及反复复发的肾病综合征患者加用CTX。一般使用方法为CTX 2~3mg/kg·d,分2次口服或CTX 200mg溶于20ml生理盐水中,隔日或每周二次缓慢静脉注射。对狼疮性肾炎等引起的肾病综合征可采用CTX冲击治疗,给予CTX 0.5~1g/m²,每月一次连续6个月后,同剂量每3个月一次,持续2年;或每日CTX 8~12mg/kg连续2天,重症患者每2周一次,一般患者每月一次,累积总剂量≤150mg/kg,以后每3个月一次,直至病情稳定1年。原发性肾病综合征应用CTX治疗,其累积总剂量应小于150mg/kg。CTX治疗过程中要监测末梢血白细胞的变化,少于 $3.0\times10^9/L$ 应暂停使用CTX。CTX冲击治疗时要注意补充水分和利尿,以减少膀胱损伤的发生。中西医结合治疗不仅能提高肾病综合征的缓解率,减少复发,而且能减轻CTX的不良反应,值得推广。

第二节 苯丁酸氮芥

苯丁酸氮芥(Chlorambucil)是双功能的烷化剂,为细胞周期非特异性药物,小剂量可选择作用于淋巴组织,抑制淋巴细胞增生,发挥免疫抑制作用而应用于肾病综合征的治疗。

一、药理作用和作用机制

苯丁酸氮芥在体内形成不稳定的乙撑亚胺,与细胞DNA交叉联结,干扰DNA和RNA的功能,阻碍mRNA的合成;通过抑制核糖核酸还原酶而抑制脱氧嘧啶核苷和脱氧嘌呤核苷的合成;抑制嘧啶核苷、嘌呤核苷和嘌呤碱基进入细胞而发挥细胞毒性作用。本品对各个生长周期的细胞均有抑制作用,对细胞生长周期中的M期和Gz期细胞作用最强。小剂量时选择性抑制淋巴细胞,大剂量时广泛作用于各种白细胞,引起骨髓严重抑制。

二、体内过程

本品口服后吸收完全,本品及其代谢产物99%与血浆蛋白结合,肝脏代谢,肾脏排泄。投药后24小时内本品50%由尿中排出。半衰期为1.5小时。

三、适应证

基本上同CTX。适用于糖皮质激素治疗无效、抵抗、依赖和反复复发的肾病综合征患者。能提高肾病综合征患者的缓解率,减少复发;并缩短激素治疗时间和减少激素用量,而减少激素的不良反应;与CTX的治疗效果无明显差别,但其不良反应较CTX为重,一般用于CTX的替代治疗。就肾病综合征的病理类型而言,苯丁酸氮芥主要应用于膜性肾病和反复复发性微小病变病的治疗,也有在狼疮性肾炎膜性肾病型(V型)使用的报道。

与CTX相比,由于苯丁酸氮芥对骨髓抑制作用缓慢,恶心、呕吐等消化道症状轻微,因而曾经作为CTX的替代药物应用于临床。但是,循证医学资料发现苯丁酸氮芥发生致命性感染等严重合并症的几率高于CTX,因此,目前仅用于膜性肾病和反复复发性微小病变病的治疗,极少应用于其他病理类型肾病综合征患者的治疗。

四、使用方法

经常复发(初治后6个月内复发2次或任何1年内复发4次以上)和激素抵抗(激素口服4~6周无明显疗效)患者,在标准化糖皮质激素治疗基础上,加用苯丁酸氮芥0.15mg/kg·d分2次口服8周。

糖皮质激素并用苯丁酸氮芥治疗是伴有肾功能恶化危险因素(50岁以上男性、伴有高血压和肾功能不全以及 4~6g/d 以上蛋白尿)的膜性肾病患者的主要治疗方案之一。目前对于膜性肾病患者，循证医学结果推荐方案：第 1、3、5 个月甲泼尼龙 1g/d 静脉滴注 3 天后，0.4mg/kg·d 口服，第 2、4、6 个月苯丙酸氮芥 0.2mg/kg·d 分 2 次口服，疗程共计 6 个月。并且以 CTX 2.5mg/kg·d 口服或 750mg/m² 每月 1 次静脉注射，连续 6 个月的方法代替苯丁酸氮芥口服，不影响对膜性肾病的疗效。但 CTX 静脉冲击治疗时药物的副作用强于苯丁酸氮芥治疗。

对糖皮质激素依赖性肾病综合征患者，在标准化糖皮质激素治疗基础上，加用苯丁酸氮芥 0.2mg/kg·d 口服 8 周或累积总剂量达到 8mg/kg·d，可延长肾病综合征患者的缓解期，减少复发。对糖皮质激素和 CTX 抵抗性肾病综合征患者，加用苯丁酸氮芥 0.2mg/kg·d 口服 8~16 周，可使部分肾病综合征患者获得缓解。但近年来缺乏对上述研究的重复报道，并缺乏循证医学研究，因此目前尚不宜推广。

五、不良反应及其防治

苯丁酸氮芥 0.2mg/kg·d 分 2 次口服，累积总剂量小于 10mg/kg，一般较少发生不良反应。

1. 胃肠道反应轻微，较大剂量也可引起恶心及呕吐。
2. 长期服用可产生免疫抑制和骨髓抑制。Latta 等报道治疗肾病综合征时引起致命性感染的发生率为 6.8%。骨髓抑制作用发生缓慢，但恢复也缓慢。中西医结合治疗有可能减轻免疫抑制和末梢血白细胞减少。
3. 累积总剂量大于 18mg/kg 或 400mg 以上时，有可能产生精子减少或缺乏，甚至持久不育。并用糖皮质激素能减少此不良反应的发生。
4. 累积总剂量大于 22mg/kg 以上时，有继发恶性肿瘤的危险。
5. 偶见肝功能损伤和皮疹。

六、小结

苯丁酸氮芥与 CTX 一样作为细胞毒性药物，通过其对免疫系统的抑制作用而应用于肾病综合征治疗。主要适用于反复复发的微小病变病和膜性肾病引起的肾病综合征患者，苯丁酸氮芥并用糖皮质激素方案是目前治疗膜性肾病的主要疗法。尽管苯丁酸氮芥的不良反应较 CTX 轻，但循证医学的结果显示其严重合并症多于 CTK，因此，目前一般不应用于其他病理类型的肾病综合征患者的治疗。对于糖皮质激素和 CTX 抵抗的肾病综合征患者可尝试使用，但应注意生殖功能的抑制及诱发肿瘤的可能。中西医结合治疗对减少骨髓抑制和诱发感染等不良反应可能具有积极作用，值得进一步探讨。

第三节 硫唑嘌呤

硫唑嘌呤(Azathioprine)是 6-巯基嘌呤的衍生物，通过抑制淋巴细胞增殖和抗体生成而发挥免疫抑制作用，应用于肾病综合征患者的治疗。

一、药理作用和作用机制

硫唑嘌呤是 6-巯基嘌呤的衍生物，在体内被代谢为 6-巯基嘌呤后发挥作用。6-巯基嘌呤结构与次黄嘌呤相似，被次黄嘌呤-鸟苷酸转移酶代谢生成伪核苷酸-6-硫肌苷酸，该产物可抑制肌苷酸转变为腺苷酸,从而抑制细胞 DNA 和 RNA 合成,抑制淋巴细胞增殖,阻止抗原敏感的淋巴细胞转化为淋巴母细胞而抑制抗体生成,产生免疫抑制作用。本品对 T 淋巴细胞的抑制作用较强,小剂量即可抑制细胞免疫;对 B 淋巴细胞作用较弱,需较大剂量才能抑制 B 淋巴细胞功能,抑制抗体生成。因此,硫唑嘌呤主要应用于抑制迟发型超敏反应和器官移植后的排斥反应。硫唑嘌呤的免疫抑制作用主要作用于免疫反应的感应期,强烈地抑制初次免疫应答反应;即使加大剂量也不能完全抑制再次免疫应答反应。除免疫抑制作用外,还具有较强的抗炎作用。

三、体内过程

口服吸收较好,60~80 分钟后血浓度达到高峰。本品体内代谢完全,大部分代谢产物经肾脏排出。

三、适应证

一般来说,对原发性肾病综合征的治疗效果,硫唑嘌呤不如 CTX,且毒副作用较大。因此,硫唑嘌呤不是治疗原发性肾病综合征的一线药物,仅用于对糖皮质激素抵抗、依赖和反复复发,并伴有 CTX 抵抗或因药物毒副作用不能继续使用的原发性肾病综合征患者。

由于硫唑嘌呤对细胞免疫有较强的抑制作用,而广泛应用于狼疮性肾炎的治疗。对狼疮性肾炎引起的肾病综合征,在糖皮质激素和 CTX 诱导治疗得到缓解后,可较长时间使用硫唑嘌呤进行治疗。

四、禁忌证

肾功能不全患者应适当减量,肝功能损伤者禁用。具有致畸作用,孕妇禁用。

五、使用方法

硫唑嘌呤 2mg/kg·d,分 2 次,口服。最佳疗程和最大安全累积总剂量目前尚不清楚。Hiraoka 等对应用 CTX 治疗后仍反复复发的原发性肾病综合征患者,给予硫唑嘌呤(2mg/kg·d 口服)口服 2 年,明显地降低了肾病综合征的复发率,并减少了泼尼松龙的使用剂。Tanaka 等对糖皮质激素依赖、经甲泼尼龙冲击和 CTX 治疗无效的原发性肾病综合征患者实施了 1 年以上的硫唑嘌呤 2mg/kg·d 口服治疗,也取得了肾病综合征的稳定缓解和泼尼松龙的减量使用。但以上报告均例数过少,难以说明问题。目前尚没有应用硫唑嘌呤治疗复发性肾病综合征的循证医学资料。尽管国外报道硫唑嘌呤联合泼尼松龙(硫唑嘌呤 1.3~2mg/kg·d,泼尼松龙 20~60mg/d 口服)能明显减轻伴有肾功能不全的膜性肾病患者尿蛋白,并减缓肾功能进展,稳定残存肾脏功能,但目前循证医学结果不主张对伴有肾功能恶化危险因素的膜性肾病患者进行激素和免疫抑制药物联合诱导治疗,而主张单纯激素诱导治疗。

六、不良反应及其防治

1.大剂量应用可产生骨髓抑制,导致粒细胞减少和血小板减少,严重者可引起粒细胞缺乏和再生障碍性贫血,一般常于用药后 6~10 天出现。因此,用药后 2 周应监测末梢血白细胞数的变化。

2.恶心、呕吐、口腔溃疡等较为常见,严重者可有中毒性肝炎、胆汁淤积性黄疸、急性胰腺炎,但肝功能损伤停药后可以恢复。也可出现皮疹、脱发、药物热等,腹膜出血、视网膜出血、肺水肿等少见,偶见肾损伤。出现严重不良反应时应停药。

3.长时间应用因其免疫抑制作用可诱发感染和增加恶性肿瘤的发生率。

4.具有致畸作用,孕妇禁用。

七、小结

硫唑嘌呤是抗代谢类细胞毒性免疫抑制剂；具有较强的细胞免疫抑制作用，也可抑制体液免疫，抑制抗体生成；还具有较强的抗炎作用。但是，硫唑嘌呤治疗原发性肾病综合征的效果不如CTX，且毒副作用较大。因此，硫唑嘌呤不是治疗原发性肾病综合征的一线药物，仅适用于对糖皮质激素抵抗、依赖和反复复发，并伴有CTX抵抗或因药物毒副作用不能继续使用的原发性肾病综合征患者。主要应用于狼疮性肾炎等系统性疾病引起的肾病综合征的治疗。具体使用方法：硫唑嘌呤2mg/kg·d，分2次，口服；但最佳疗程和最大安全累积总剂量目前尚不清楚。硫唑嘌呤毒副作用较大，治疗期间应注意骨髓抑制、肝肾毒性。孕妇禁用。

（刘　娟）

第三章　环孢素A、FK506和霉酚酸酯

第一节　环孢素A

环孢素A是一个有效的免疫抑制剂，最初被用于器官移植。近10多年来，环孢素A已经被用于治疗一些表现为肾病综合征的原发性肾小球疾病及继发性肾病，如膜性肾病、IgA肾病、局灶节段性肾小球硬化、膜增殖性肾病、狼疮性肾炎等。应用环孢素A可使一些难治性肾综获得缓解，因停药后易复发常不得不延长治疗时间，而导致某些毒副作用。为更好地应用环孢素A，以下对环孢素A的药理作用及临床应用进行简要概述。

一、概述

环孢素A(Cyclosporin A，CsA)是从真菌属Beauveria nivea的代谢产物提取获得的，活性成分为一个由11个氨基酸构成的环形多肽。环孢素A是一强效的免疫抑制剂，可延长异基因移植物(如皮肤、心脏、肾脏、胰腺、骨髓、小肠及肺)的存活。其机制可能与抑制某些体液免疫及很大程度上抑制细胞介导的免疫反应有关。动物实验表明环孢素A可特异和可逆地抑制淋巴细胞活性。Th细胞是其主要的靶细胞。环孢素A抑制淋巴因子如白细胞介素-2(IL-2)及T细胞生长因子(TCGF)的产生和释放。

V1服环孢素A主要在肠道吸收并易受多种因素影响。如在胃排空减慢、胆汁分流、胃肠蠕动增加或胰外分泌减少的情况下吸收减少。相反，当在同时进食、胃排空增快、增加服药次数、糖尿病患者的胃动力降低及使用胃动力药等可使环孢素A吸收增加。口服生物利用度为5%~90%，平均40%，平均血药浓度达峰值时间为3.5h。环孢素A大约33%~44 ofro分布在血浆，4%~9%分布在淋巴细胞，5%~12%分布在粒细胞，4%~5%分布在红细胞。浓度高时白细胞和红细胞达到饱和。在血浆中主要与脂蛋白结合。在肝脏经细胞色素P450代谢。多种影响肝脏P450代谢的药物可影响环孢素A的代谢。代谢产物主要经胆汁和粪便排泄，尿排

出只占6%。半衰期为19h(10~27h)。肝病肝功能减退及药物竞争抑制等因素都可能减少环孢素A的清除。

一些药物可影响环孢素A血药浓度,如红霉素、酮康唑等影响环孢素A在肝脏P450的代谢,增加其浓度。而一些可诱导P450的活性的药物,使环孢素A代谢增强,血药浓度减低,导致免疫抑制作用减弱,如利福平、苯妥英钠、苯巴比妥等。另有一些药物如氨基糖甙类抗生素、两性霉素、非类固醇抗炎药等,虽不改变环孢素A的代谢和血药浓度,但其肾毒性与环孢素A有协同作用。甲氰咪胍在肾小管与环孢素A竞争性排泄,故两种药物同时用可使血药浓度升高。西咪替丁抑制肝P450氧化酶系统,使环孢素A代谢缓慢。因此,应用环孢素A应密切观察血药浓度变化,特别是在需要与上述药物同时应用时更应注意。

二、作用机制

肾病综合征的发病机制仍不甚清楚,激活的淋巴细胞分泌淋巴因子破坏了肾小球基底膜的电荷屏障和分子屏障导致蛋白尿。近十年来,环孢素A已经作为一个新的免疫抑制剂被用于治疗肾病综合征等多种原发及继发性肾小球疾病。环孢素A减少蛋白尿的机制目前尚不完全清楚,可能有以下途径。

(一)免疫因素

环孢素A可抑制激活的T淋巴细胞产生IL-2和其他淋巴因子,导致细胞毒性T细胞减少,免疫反应及炎症反应减弱。

(二)血流动力学因素

肾病综合征患者用药后肾血流量下降、肾小球滤过率下降。尿蛋白下降的数值若以肾小球滤过率下降值纠正后则无变化,说明此药降尿蛋白是通过改变血流动力学的结果,不是降低蛋白滤过。又有观察到此药选择性地收缩入球小动脉,从而降低肾小球毛细血管静水压而影响蛋白滤过。所以本药降尿蛋白作用常为一过性,停药后作用不能巩固。

(三)非免疫作用改变肾小球基底膜对蛋白的通透性

Berden等在继发于抗基底膜抗体所致的实验性肾炎模型研究中发现,环孢素A可使肾小球毛细血管屏障发生变化,改善电荷及分子屏障,减低肾小球基底膜对蛋白的通透性,并且这个作用不是通过减低肾小球滤过率(GFR)。

因此,环孢素A可通过免疫及非免疫作用影响肾脏,包括减少肾小球的滤过、血管收缩及直接改变肾小球的通透性等对肾小球疾病产生影响。

三、不良反应及对策

(一)对心血管系统影响

轻度、中度的血压升高在肾移植后发生率达50%,肾病综合征患者应用环孢素A治疗高血压发生率14%,并且激素抵抗的患者比激素依赖的患者高血压发生率高16%减少剂量高血压可改善,抗高血压药通常有效。因常合并高钾,故不宜使用保钾利尿剂。使用钙拮抗剂应注意对环孢素A浓度的影响。在静脉滴注环孢素A时,因其溶剂含有橄榄油或蓖麻油可能产生过敏反应,如轻微面红、血压波动、挤压性胸痛、呼吸困难,甚至呼吸窘迫综合征。

(二)消化系统并发症

口服环孢素A悬液可发生厌食、腹胀和恶心呕吐等不良反应。服用胶囊者症状可减轻。偶见急性胰腺炎。肝损害发生率在49%,肝脏对环孢素A较肾脏更为敏感,22%患者在静脉滴注环孢素A后立即发生肝脏损害。94%肝损害发生在使用环孢素A的起始3天内。其肝毒性与剂量有关。肝损害主要表现为高胆红素血症、胆汁淤积、转氨酶升高和白蛋白降低。减少剂量或停药，应用护肝药物后大多数肝功能可恢复。

(三) 神经系统并发症

少数可有震颤、手掌和足底烧灼、刺痛、麻木等异常感觉，也可有头痛、面红、忧郁、精神错乱和嗜睡。当合并低胆固醇、高血压、低镁血症、感染、出血和脑梗塞或使用甲泼尼龙时，可促发癫痫、视力障碍、轻瘫、定向障碍和昏迷，停药后可缓解，但再用环孢素A又可复发。

(四) 肾毒性

环孢素A改变肾内的血流动力学，使入球小动脉收缩，增加去神经移植肾的血管阻力。环孢素A还可能改变前列环素与血栓素 $A_2(TXA_2)$ 的平衡，引起肾血管收缩，血管平滑肌内膜增生。环孢素A能增强肾血管收缩，促进平滑肌细胞钙离子的内流，引起小动脉平滑肌和系膜细胞过度收缩反应。对肾小管的损害，主要在近曲小管，可引起尿酸分泌减少，碳酸氢盐重吸收减少，出现高氯血症和代谢性酸中毒。

急性肾毒性在用药一周内出现，亚急性在7~60天之间，慢性在30天后。急性和亚急性环孢素A肾损害在停用环孢素A或减量后可逆转，发生在肾移植时需要与排斥反应鉴别。慢性环孢素A肾毒性主要表现为，蛋白尿和血压升高，此时应减量或停用环孢素A，同时治疗并发症。

(五) 内分泌并发症

偶可引起血糖升高、糖耐量减低。其原因可能是抑制肝糖原的合成，也可能是对胰岛细胞的直接毒性作用。环孢素A增加催乳素，减少雄性激素水平，在男性可引起乳房增生。

(六) 血液系统

出现高凝状态，血栓发生率升高。偶有报道在用环孢素A治疗的患者可发生肾小球毛细血管血栓并且可能发展为肾功能衰竭。病理变化类似于溶血尿毒症综合征。

(七) 其他不良反应

如牙龈肥大。多数患者有多毛，主要分布在面部、臀、肩和背部。儿童可出现库欣样面部粗糙症。可有高尿酸血症。由于免疫抑制易并发细菌、病毒感染。

(八) 肿瘤

如接受其他免疫抑制剂一样，应用环孢素A的患者肿瘤发生的机会增加，其中以淋巴瘤及皮肤瘤多见。

四、环孢素A对原发性肾病综合征的治疗作用

环孢素A用于肾病综合征治疗已有10余年历史。首先报道应用环孢素A治疗肾病综合征是在1986年，HoyerE报道在儿童、Meyrier报道在成人的研究。此后有大量的研究报道。结果表明环孢素A可有效地减少蛋白尿及诱导肾病综合征缓解。由于早期研究多为开放性、非随机的、无对照研究，并由于环孢素A本身的肾毒性，因此，很少作为一线药物。

临床实践表明肾综对糖皮质激素的反应比肾组织学更能反映对环孢素A治疗的反应。按照对治疗的反应可将原发性肾综分为激素有效和激素抵抗，环孢素A治疗激素依赖的肾病综合征可获得较高缓解率(80%)，但多数患者在药物减量或停药后病情复发。患者表现出环孢素A依赖性，复发率又常达到环孢素A治疗前的水平。

环孢素A对激素抵抗肾综的疗效比对激素敏感的疗效差，有效率为10%~19%。环孢素A联合糖皮质激素治疗比单独使用可更有效地诱导激素抵抗肾综缓解。NiaudetE分析了8

个无对照的研究,60例激素抵抗的儿童肾综患者有12例获得完全缓解。Sandimmun肾病综合征协作研究组总结7个临床研究资料,226个激素抵抗患者有19%达到完全缓解,18%达到部分缓解。在上述研究中联合使用小剂量的激素,完全缓解率达到24%,而仅使用环孢素A完全缓解率仅14%。

应用环孢素A必须注意的一个重要问题是环孢素A的肾毒性。慢性肾毒性是环孢素A治疗可能出现的主要副作用,不同于"急性"或"功能性"肾损害,肾功能生化指标并不能可靠地反映环孢素A的肾毒性存在。组织学检查是唯一可靠的指标。

以下对常见的几种成人原发性肾病综合征病理类型如微小病变(MCD)、局灶节段肾小球硬化(FSGS)、膜性肾病(MN)分别进行分析。

(一)微小病变肾病

微小病变(minimal change disease,MCD)是儿童最常见的原发性肾病综合征病理类型,在成人原发性肾病综合征中占10%~15%。肾活检光镜检查显示正常的。肾小球,免疫荧光及电镜没有免疫复合物沉积。其发病机制尚不清楚,但有证据表明T细胞功能异常,产生一些细胞因子,导致肾小球对血浆蛋白通透性改变。环孢素A通过对T细胞的作用等机制,减少原发性肾病综合征蛋白尿而发挥治疗作用。

MCD首选糖皮质激素治疗。大多数(85%)完全缓解,但一些患者,应用糖皮质激素不能缓解(激素抵抗)或当激素减量低于某一剂量时导致复发(激素依赖)。此外,在停止激素治疗后多次复发(常复发),重复肾活检发现一些患者演变为FSGS。50%激素抵抗肾病综合征在10年内发展为ESRD。烷化剂可作为二线治疗药物,但其潜在毒性限制了治疗时间。因此,在激素抵抗、激素依赖和复发性肾病综合征可考虑使用环孢素A治疗。

以往使用环孢素A对MCD治疗的多个研究,发现疗效区间较大(10%~90%)。患者对环孢素A的反应依赖于:①曾对激素反应的程度和持续时间;②肾损害的组织病理基础(真正是MCD而非FSGS的可靠程度);③患者年龄。其他因素如严重的高胆固醇血症可能直接影响环孢素A的效果。

国外曾报道在47例接受环孢素A治疗的儿童,13例治疗失败。与对治疗有反应的患者相比,这些患者都有较高的血清胆固醇水平。对其中的7例应用大剂量的环孢素A(10~14mg/kg)治疗,5例表现对治疗有反应,而未发现肾毒性。

Niauder等将40例激素依赖性的肾病综合征患儿,随机分为环孢素A治疗和苯丁酸氮芥治疗。其中环孢素A治疗3月,逐渐减量6个月,缓解率为90%,但在环孢素A减量或停止治疗8个月内复发率为85%,在16个月内复发率为95%。苯丁酸氮芥组缓解率为80%,12个月内复发率为45%。

Ponticelli应用环孢素A(150~200mg/m²·d)对65例儿童激素抵抗肾病综合征治疗6个月的研究,完全缓解率为48%。在停止环孢素A治疗后一些患者出现复发,但可能出现对激素的反应。在成人和儿童激素抵抗性肾病综合征的一个研究中,13例MCD患者6个月环孢素A治疗(5mg/kg·d成人,6mg/kg·d儿童),大多数(5/8)环孢素A治疗的患者部分或完全缓解。然而,当停用环孢素A后常有复发。环孢素A治疗的患者停药后又重新治疗的效果较差,且复发率较高。而加用小剂量激素治疗或隔日口服的激素治疗可增加缓解率。因此,对于大多数MCD患者环孢素A并不能替代糖皮质激素作为一线药物。对于那些不能耐受激素或细胞毒药物,如一个年轻的糖尿病患者肾病理为MCD,使用激素将引起血糖升高,而细胞毒药物将引起生育的问题,此时,可选用环孢素A作为首选药物。其次在那些不能耐受大剂量激素治疗或出现激素的毒副作用而不宜继续应用激素、由于应用激素出现生长滞后等则可以用环孢素A治疗。

激素敏感、激素依赖和常复发肾综患者对环孢素A疗效较好,而对激素抵抗的患者环孢素A疗效相对较差。根据激素治疗的效果判断环孢素A治疗的效果甚至比肾活检更有价值。环孢素A的疗效可在开始治疗后的1~2月内出现,可达到较高比例的缓解,但当治疗停止时常复发,表现出环孢素A依赖性,复发率常回到治疗前的频率。为预防复发,大多数患者需要1~2年的长期治疗,逐渐减量至停药。此外,应注意环孢素A在激素抵抗的患者比激素敏感患者更易出现肾毒性。

(二)局灶节段性肾小球硬化

局灶节段性肾小球硬化(focal Segmental glomerulosclerosis,FSGS)是原发性肾病综合征的另一类型,占其中的7%~20%。其发生率正在增加,是发展为终末期肾病(ESRD)的最常见原发性肾小球肾炎。临床特点为蛋白尿(肾综)和肾功能不全。标准的治疗是大剂量的糖皮质激素。肾活检表现为肾小球局灶性节段性玻璃样变。尽管无免疫复合物沉积,但有迹象表明这种疾病与血循环中存在增加肾小球毛细血管通透性物质有关,蛋白尿与肾小球硬化和肾功能损害密切相关。

糖皮质激素治疗:FSGS完全缓解率为20%~40%。对激素治疗的反应是决定预后的重要因素。烷化剂如环磷酰胺及苯丁酸氮芥对儿童及成人FSGS的疗效并不确定。预测治疗效果的主要指标是最初对激素的反应。对激素治疗有反应的患者应用烷化剂治疗可达50%完全缓解,25%部分缓解,25%治疗失败。而激素抵抗可预测对细胞毒药物抵抗。相应的治疗效果分别为:完全缓解10%,部分缓解10%,治疗失败80%。

与糖皮质激素和烷化剂类似,应用环孢素A治疗FSGS肾病综合征是一个进退两难的抉择。环孢素A可使对其他药物无效的患者完全缓解加部分缓解率达到30%。尽管有肾毒性和加速肾功能不全的危险,但有三分之一的患者能从临床症状改善而受益。

1986年Meryier等183首先报道了环孢素A治疗肾病综合征的临床试验。目前已有大量的文献报道。所有应用环孢素A达到最好的效果都是激素敏感的病例,包括对激素有治疗反应及常复发的病例。不过FSGS肾病综合征常表现为激素抵抗,少有激素依赖及常复发型。因此,对这类患者环孢素A疗效多不佳。此外,即使在环孢素A治疗获得完全或部分缓解,减少剂量或停药时肾病综合征常复发,而且环孢素A的肾毒性可导致肾功能下降。

Niaudet分析环孢素A和激素联合治疗65例激素抵抗的儿童肾综患者5个月。42%患者完全缓解,6%患者部分缓解。临床表现稳定是一个假象,因为重复肾活检表明肾间质纤维化增加。Meyrier和Korbet总结成人应用环孢素A治疗FSGS肾病综合征。46例患者,11例缓解,最长的诱导缓解时间为6个月,表明再延长环孢素A治疗时间来增加缓解率是无益的,而可能增加肾毒性。

CattranE对49例激素抵抗的FSGS患者进行应用环孢素A小剂量激素治疗26周的随机对照试验。治疗组缓解率为69%(包括完全缓解12%和部分缓解57%),而对照组为4%。在52周40%复发,78周时60%复发,其余在观察阶段(200周)仍处于缓解状态。治疗组基线肌酐清除率(Ccr)下降50%的患者为25%,而对照组为52%,危险性减少70%。TejaniE353报道联合使用环孢素A和小剂量或隔日激素可增加对激素抵抗患者的疗效。

事实上在应用环孢素A治疗原发性肾病综合征特别是FSGS,肾毒性是主要关心的问题。在FSGS常见有间质纤维化,而环孢素A治疗可加重间质纤维化,甚至可发生于部分或完全缓解者。

总之,这些研究表明环孢素A可有效减少FSGS蛋白尿甚至诱导肾病综合征缓解。激素依赖或激素抵抗的FSGS患者使用环孢素A治疗,激素依赖性肾综更易缓解,但停药后复发率高。更长时间的治疗和较慢的减量计划可能减少复发率。环孢素A对FSGS可能有保护肾功能的作用,但需要更多的研究证实。

(三)膜性肾病

原发性膜性肾病(membranous nephropathy, MN)是成人原发性肾病综合征常见的病理类型之一。其特点为上皮下免疫复合物形成、肾小球蛋白通透性增加,后者可能是局部细胞因子释放所介导。临床表现为慢性过程。虽然多至三分之一的患者可自发缓解,但有三分之一的患者在10~15年后发展为终末期肾病(ESRD)。MN是导致ESRD常见的原发性肾小球疾病之一。虽然以往的观点对MN治疗存在争议,但一般认为减少蛋白尿可能有好处。

治疗与MN伴随的高血压、高脂血症、高凝状态和蛋白尿有助于改善疾病预后。免疫抑制剂治疗是否可通过减少基底膜免疫复合物形成而减轻蛋白尿或减慢肾病发展并不清楚。糖皮质激素疗效并不确定,而延长使用时间将产生许多副作用。烷化剂对诱导MN蛋白尿的完全缓解及改善肾功能可能是有益的,但并非所有的患者都有效。

Pontieelli等对低危险性的患者联合糖皮质激素和细胞毒药物循环使用6个月治疗。10年的随访研究表明该方案可改善肾脏的存活及临床症状。由于其副作用多,难以推广应用。而单独使用糖皮质激素治疗,并不能产生显著的疗效。

早期应用环孢素A治疗MN取得一些较好的结果,这些试验多数是开放性、无对照组或非随机的研究。如Rostoker用环孢素A治疗15例MN肾病综合征,其中4例完全缓解,7例部分缓解,缓解率为73%。AmbalavanaE83治疗14例MN患者,55%出现蛋白尿减少。

第一个随机对照研究是Cattran报道的,中、重度激素抵抗的51例MN患者随机分为环孢素A组(加小剂量激素)和安慰剂组(安慰剂加激素)治疗26周。随访78周。环孢素A组短期缓解率达75%(包括部分缓解和完全缓解),而对照组缓解率只有22%($P<0.01$)。在52周,环孢素A治疗组43%发生复发,对照组40%复发。在74周,停止环孢素A治疗后长期缓解率是45%。复发仅限于部分缓解者,在所观察阶段完全缓解者无复发。

以上研究提示,环孢素A治疗MN是有效的,表现为蛋白尿下降及肾病综合征的缓解,缓解率50%~60%。尿蛋白减少通常出现在初始治疗的几周内,若3~4月尿蛋白无改变,则环孢素A不可能是有效的。副作用有高血压和血肌酐升高等,但多数是可逆的。

因此,对这些可能进展到ESRD的膜性肾病,环孢素A是有效的和相对安全的。但毕竟这些患者有肾功能损害,而在接受一个有肾毒性的药物治疗,因此,必须进一步确定环孢素A最小的有效剂量及治疗时间。

(四)IgA肾病

IgA肾病是最常见原发性肾小球肾炎,15年内大约20%的患者发展为ESRD。IgA肾病被认为是免疫介导的,T细胞功能异常及全身IgA应答异常,导致细胞外基质积聚和系膜细胞增殖。血小板源性生长因子、转化生长因子IL-1等细胞因子表达增加,可能促进疾病的发生。

Lai 进行的一个对照研究,12 例环孢素 A 治疗的 IgA 肾病患者,有 83%蛋白尿减少 50%以上,80% 血 IgA 水平下降,血清蛋白升高,踝部水肿减轻。但在 12 周减少药物剂量后出现蛋白尿增加。该研究中可逆性肾功能不全发生率增加。虽然少数患者可有长期临床缓解,但在多数患者在停药后出现复发。因此,目前不主张用环孢素 A 治疗 IgA 肾病。

(五)膜增殖性肾小球肾炎

原发性膜增殖性肾小球肾炎(membranoproliferative glomerulonephritis,MPGN)是一个少见的肾小球疾病。许多最初被诊断为 MPGN,在长期随访后,表明为系统性红斑狼疮或肝炎相关性 MPGN。50%的原发性 MPGN 患者最终缓慢发展为 ESRD。严重蛋白尿、肾功能不全、高血压及肾小球新月体都是预后不良的标志。少数患者应用激素治疗可能使持续蛋白尿减少、肾病综合征减轻。细胞毒药物还未被证明是有效的。

Erbay 应用环孢素 A 联合激素、环磷酰胺对 16 例肾炎患者进行治疗,其中 12 例为 MPGN。10/16 对治疗有反应。然而,因为 MPGN 真正特性并不清楚,从这个早期的研究并不能得出结论。因此,环孢素 A 在原发 MPGN 的治疗作用并不清楚。

五、环孢素 A 对狼疮肾炎的治疗作用

系统性红斑狼疮(SLE)是一种自身免疫性疾病。B 淋巴细胞活性过高导致大量的自身抗体产生。免疫复合物在肾脏沉积在局灶、弥漫增生性狼疮肾炎中可能起主要作用。免疫复合物沉积通过抗原抗体反应、细胞毒 T 细胞及释放淋巴因子等作用,导致肾小球损伤和炎症。

虽然许多免疫抑制剂包括糖皮质激素已作为狼疮肾炎(LN)的基础治疗,环磷酰胺对于严重增生性 LN 有效,但一些环磷酰胺治疗无效或不能耐受者可应用环孢素 A,特别是联合低剂量激素或其他药物辅助治疗。

膜性狼疮性肾炎(WHO V 型)大约占 LN 的 20%。如果持续发展,这些患者可发展为肾衰竭。RadhakrishnanE463 在一组严重蛋白尿、难治性或不能耐受激素的 10 例 IN 患者(V型),给予环孢素 A(4~6mg/kg·d)治疗 43 个月,其中在 8 例患者合用小剂量激素。6 例肾病综合征获得完全缓解,另外 2 例部分缓解。所有患者都表现蛋白尿显著减少、血清蛋白增加、浮肿减轻。然而 3 例轻度增殖损害在环孢素 A 治疗过程中,出现狼疮活动而需要其他免疫抑制剂。环孢素 A 治疗的副作用轻微,在治疗期间,血肌酐并无显著性变化。重复肾活检揭示膜性肾病的进展阶段,但无新的免疫复合物形成。

NIH 对膜性狼疮性肾炎患者进行激素、静脉注射环磷酰胺+激素或环孢素 A<5mg/kg·d 激素对照试验,疗程 1 年。19 例患者随访 1 年以上,14 例患者有效(4/8 激素,5/6CTX,4/5 环孢素 A),11 例患者完全缓解(4/8 激素,5/6CXT,2/5 环孢素 A),几乎所有环孢素 A 治疗的患者发生复发。结果提示环孢素 A 合用小剂量激素能减少蛋白尿。肾存活是否有差别有待于进一步的研究。

目前认为,环孢素 A 可用于不能耐受 CTX 的严重增殖性狼疮性肾炎。一些研究经验表明不能单独使用环孢素 A,因为当突然停药或为减少其肾毒性等副作用而减少剂量时,可能导致狼疮活动。环孢素 A 联合小剂量激素和/或其他药物(如硫唑嘌呤)作为维持治疗,对使用 CTX 缓解的活动性肾炎可能是有益的。对于膜性狼疮性肾病,环孢素 A 应用指征类似于原发性膜性肾病,如难治或不能耐受激素或细胞毒药物的患者。但在这些情况下,环孢素 A 减量容易复发,而不像 CTX 能诱导持续性缓解。

六、其他类型的肾小球肾炎

ANCA相关性血管炎（Wegener 肉芽肿）、急进性肾小球肾炎、Alport综合征等可应用环孢素A治疗。CallisE483应用环孢素A治疗8例Alport综合征，表明可显著减少蛋白尿和保护肾功能。由于缺乏随机、对照研究，故环孢素A在这些疾病中的作用仍需要进一步的研究。

七、环孢素A的肾毒性

以上章节已概述环孢素A的毒副作用。这里主要讨论在肾病综合征治疗中常出现的肾毒性，包括急性肾毒性及慢性肾毒性。在环孢素A治疗中以慢性肾毒性多见，发生率17%~60%。肾毒性与治疗前的肾功能、药物剂量、患者年龄等有相关性。

接受环孢素A治疗的激素依赖性。肾病综合征患者，在疾病复发时常发生暂时性肾功能不全。应用环孢素A可导致肾小球滤过率下降，近端肾小管重吸收增加，微球蛋白及尿酸滤过分数下降。急性肾毒性与肾血流量减少有关，即功能性肾毒性。通常不导致永久性肾损害。其机制可能与环孢素A引起入球动脉收缩有关。平滑肌细胞收缩、前列腺素类物质、内皮细胞来源的血小板激活因子、内皮素、肾素释放等都可能参与这一过程。这些因素导致肾小球滤过率下降，伴随剂量依赖性的血清尿素及肌酐升高，而当环孢素A剂量减少或停药后通常可以逆转。

激素敏感/依赖的肾病综合征患者在环孢素A减量或停药后而导致病情复发，而常常需要延长环孢素A治疗的时间，从而导致慢性肾损害。对于肾功能正常的患者，评估慢性环孢素A肾毒性的可靠方式是肾组织学变化。有两个特点高度提示环孢素A所致组织学损害：①环孢素A相关性动脉病(Cyclosporin A-associated arteriopathy, CAA)，是环孢素A毒性的特征性病变，其特点为在坏死的平滑肌细胞部位有玻璃样小结节沉积。②肾小管间质损害，其特点为条索状的间质纤维化及肾小管萎缩。近年来可能因为环孢素A剂量减少，环孢素A相关性动脉病也较为少见。肾内肾素血管紧张素系统激活可能参与这些病变的发生。

环孢素A相关性肾毒性与使用剂量和时间有密切相关性。肾功能和组织结构损害之间并无可靠的相关性，因此肾功能并不是预测慢性环孢素A肾毒性的可靠指标。对长期(2年)应用环孢素A治疗的儿童进行重复肾活检，发现治疗时间小于24个月患者肾小管间质性损害的发生率为11%(18例中有2例)，而治疗时间大于24个月患者大于1/2(58%，19例中有11例)发生。肾间质性损害。结果提示环孢素A治疗的时间是发生肾间质损害的一个高危因素，而且在环孢素A治疗期间持续大量蛋白尿容易导致肾间质损害的发生。在停用环孢素A后，环孢素A相关性动脉疾病可改善，但小管间质性损害并不能恢复。因此在应用环孢素A治疗肾病综合征时应注意肾间质损害的发生，对长期使用环孢素A而肾功能正常的患者也不能忽视环孢素A肾毒性，应当进行重复肾活检评估环孢素A治疗的效果。

在肾病综合征患者应用环孢素A治疗时应特别注意其肾毒性，特别在血肌酐升高和肾活检有肾小管间质损害时发生率增高。在环孢素A治疗时，血肌酐升高的程度越高，发生不可逆性肾功能损害的危险性越高。有报道环孢素A治疗的患者在停药后肾功能不全发生率仍达3.8%，常见于激素抵抗的FSGS。

八、注意的事项

1.避免应用于高危患者（肾功能不全Ccr<60ml/min、高钾血症、严重高血压、老年患者、严重肾间质纤维化或肾小管萎缩）；

2.小剂量开始，通常不大于4mg/kg·d，并且缓慢地增加剂量；

3. 避免血药浓度过高,谷浓度维持在75~125ng/ml(单克隆法);

4. 使用最小有效的剂量及确定疗程;

5. 监测血肌酐、血钾、环孢素A水平;

6. 注意高血压及其他副作用,如果血肌酐升高超过基线值30%,至少应停药1个月;在血肌酐恢复正常或升高幅度<10%时可继续应用,但应减少剂量。

7. 3个月尿蛋白无减少应停止环孢素A治疗;

8. 为避免复发,宜缓慢减量(每月减少0.5mg/日)至维持剂量2.5~3.0mg/kg·d;如果肾综复发时,环孢素A可恢复到以前剂量。

第二节 FK506

FK506是90年代新推出的一种免疫抑制剂,商品名为普乐可复(Prograf),是一种新型的大环内酯抗生素类免疫抑制剂,分子式为$C_{44}H_2NO_{12}·H_2O$,包含一个半酮基、α、β双酮基及23个环。它是从土壤中"筑波链霉素(stretomycestsukubaensis)"分离出来的。FK506的免疫抑制特性类同于环孢素A,且效力更强,能选择性抑制不同免疫应答中淋巴细胞分泌的各种细胞因子,如IL-2、IL-3、ID-4、IFN-7等,还能减少同种异型抗原刺激的T细胞上IL-2受体的表达。FK506的免疫抑制作用在体内和体外都较环孢素A强10~100倍。

一、药代动力学

口服FK506后,主要在小肠吸收,不依赖胆汁。血液峰浓度出现在口服后的0.5~3h,平均生物利用度为21%。体内代谢主要在肝内完成。静脉给药后血药浓度很快达到高峰,持续有效浓度维持12h以上。血浆半衰期为3.5~40.5h,平均8.7h。

FK506可经胆汁和肾脏排泄。其中以前者为主,肾脏排泄主要是脱甲基的代谢产物,排泄的母体药物少于1%。FK506分子量为822,不能被透析清除。

FK506与环孢素A类似,主要通过肝脏P450细胞色素系统代谢。许多药物可影响FK506的浓度,如常用药物中甲硝唑、红霉素、维拉帕米等可提高FK506的血药浓度;而苯妥英钠和苯巴比妥则降低其血药浓度。

二、药理作用

FK506具有较强的免疫抑制作用。主要抑制T辅助性淋巴细胞(Th)释放IL-2、IL-3、INF-2等活性因子,以及IL-2受体和转移因子受体的表达,从而抑制依赖于IL-2的细胞毒T细胞(Tc)的增殖。但对于已经被IL-2激活的T细胞,FK506则不能影响其增殖和抑制其效应功能。

研究表明,FK506可降低肾炎患者的尿蛋白,使SLE患者血清中抗双链DNA水平降低,抑制肾小球细胞增殖及新月体的形成,还可以使肾组织中cs沉积减少,但目前临床上以FK506治疗肾脏病的报道尚不多见,其确切的疗效及机制还需进一步观察。

三、不良反应

FK506的不良反应类似于环孢素A,但较环孢素A轻和少见。口服用药多见失眠、震颤和头痛等。静脉用药多见头痛、恶心、呕吐和感觉过敏。不良反应多出现在开始用药一个月后,并与剂量有关,停药或减量后多数可逆。1年后仅少数不良反应如高血糖持续存在。

（一）肾脏毒性

临床观察发现 FK506 肾毒性与环孢素 A 类似。在移植后一段时间发现肾功能受损，并且与 FK506 的剂量和浓度有关。主要临床表现为血肌酐升高、血尿素氮增高；尿量减少。但程度并不严重，多为可逆。在一个月后肾功能可逐渐恢复。动物实验表明 FK506 毒性剂量可引起近端肾小管空泡变性。目前的观点认为 FK506 具有肾毒性，但不同于致肾小管上皮细胞坏死和急性肾衰竭的毒性机制，并且也不同于环孢素 A 所致的肾毒性。

（二）高血糖

临床上 FK506 可引起糖耐量降低和胰岛素依赖性高血糖。部分需胰岛素治疗。减量或停药病情可缓解。动物实验中 FK506 在毒性剂量下可致胰腺腺泡细胞变性等损害。

（三）对心血管系统的影响

对心血管系统的影响率和严重程度远小于环孢素 A。少数发生高血压。偶有引起胸痛、心动过速，短暂使用硝酸甘油可缓解。有报道因 FK506 引起心肌过度增生，减量或停药可逆转。

（四）神经系统的影响

轻微的神经系统并发症包括肢体温热感、感觉过敏、焦虑、失眠等。严重的神经毒性有癫痫发作、震颤、运动不能性缄默、昏迷、失语症、灶性缺失。精神病和脑病，发生率不到 10%，可能与早期的研究剂量大有关。

（五）消化系统

可引起厌食、恶心、呕吐、腹泻等，多数可耐受，对症处理可缓解。肝损害较环孢素 A 少且轻微。

（六）其他

因免疫抑制致细菌、真菌、病毒及其他病原体的感染发生机会增加。偶有发生肿瘤的报道。

四、在肾病综合征治疗中的应用价值

FK506 最初被广泛应用于器官移植，在肾脏病的研究方面报道尚少。目前尚需更多临床研究确定其在肾脏病治疗中的价值。

第三节　霉酚酸酯

霉酚酸酯(Mycophenolate mofetil, MMF)是霉酚酸的 2-乙基酯类衍生物，是真核细胞次黄嘌呤脱氢酶有效的非竞争性抑制剂，MMF 可以选择性地抑制 T、B 淋巴细胞的增殖，从而可降低急性移植物排斥的频率和严重程度。

一、作用机制

MMF 在体内脱酯化形成具有药理活性的 MPA 而发挥作用。MPA 是体内次黄嘌呤脱氢酶的非竞争性、可逆性抑制剂。该酶是体内鸟嘌呤核苷酸合成过程的关键酶和必需酶，而体内的 T、B 淋巴细胞分化增殖不同于其他组织细胞，结果是 T、B 淋巴细胞的鸟嘌呤核苷酸耗竭，DNA 的合成与复制终止，而产生抑制淋巴细胞的作用，其他的组织细胞则可以通过补救途径来获得分化增殖所需的鸟嘌呤核苷酸，因此，MMF 对这些组织细胞无明显的抑制作用。

MMF 还可通过 MPA 直接抑制 B 淋巴细胞的增殖来完成对抗体合成的抑制，在一定程度上可抑制体液免疫系统，但环孢素A、环磷酰胺、硫唑嘌呤等没有该作用。在临床治疗ANCA阳性的血管炎、风湿性关节炎时，可以明显地降低血中免疫球蛋白及类风湿性因子。

MPA在体内还可以抑制甘露醇和岩藻糖转化为糖蛋白，其中包括部分黏附分子，从而降低炎症过程中淋巴细胞和单核细胞的炎性浸润，抑制炎症反应。

二、不良作用

(一)胃肠道副作用

最常见，具有剂量依赖性的特点。主要有恶心、呕吐、腹泻、软便、厌食、胃肠痉挛、腹痛，未见有明显的肝脏毒性报道。约有3%的患者出现不同程度的胃肠道出血。

(二)感染

MMF增加患者潜在感染的机会。MMF长期与激素或细胞毒药物等其他免疫抑制剂合用，感染机会明显增加，甚至危及生命。

(三)潜在的骨髓抑制

Ntek MMF可选择性地作用于T和B淋巴细胞，对大多数非淋巴细胞无抑制作用，因而对骨髓无抑制作用，比经典细胞毒药物，如环磷酰胺、硫唑嘌呤等更具有安全性。然而在临床上确实观察到少数长期使用大剂量MMF抗排斥反应的患者，出现骨髓抑制，外周血白细胞减少，严重者甚至发生粒细胞缺乏。

(四)泌尿生殖系统的毒副作用

有尿急、尿频，尿道烧灼感，排尿困难，无菌性脓尿。服用MMF大约一年后上述症状发生频率下降。应尽量避免孕妇及哺乳期妇女应用，因此药可经乳汁分泌影响哺乳婴儿。此外有报道MMF可引起血尿、急性肾小管坏死。

(五)神经系统毒副作用

疲倦乏力，头疼，耳鸣，失眠，一般较轻，无需停药。

(六)诱发肿瘤

目前尚无肯定的结论，但在应用MMF的患者发现有肿瘤发生率增加及肺间质纤维化的发生。

三、在肾脏病中的应用

该药作为一种全新的免疫抑制剂已成功地应用于器官移植的抗排斥反应，但对肾小球疾病的治疗尚无成熟经验。

动物实验研究表明，MMF对自发性狼疮小鼠具有减轻尿蛋白，延长生存期，保护肾功能，减轻肾脏的病理损伤作用；临床上对血管炎病变、激素依赖性或复发性肾病综合征的患者可减轻临床症状，减少尿蛋白，改善肾功能，提高临床缓解率，但由于病例尚少，有待于进一步观察及研究。

(一)抗微生物作用

用于治疗某些病毒、真菌、细菌的感染。如与其他抗病毒药物合用治疗疱疹病毒的感染性疾病等。但本身的免疫抑制作用又有加重病毒等感染的危险。

(二)治疗自身免疫性疾病

系统性硬化症、银屑病、关节炎、系统性红斑狼疮、ANCA阳性系统性血管炎在疾病的急性期常规应用泼尼松+环磷酰胺进行诱导治疗，但作为长期维持性治疗时，环磷酰胺的毒副作用过大，不能耐受时可用MMF+小剂量糖皮质激素治疗。

(三)抗器官移植排斥反应

如心脏、肾脏、胰脏、肺脏移植后的早期抗排斥治疗及抗慢性排斥治疗。对难治性排斥反应者仍然有效。

由于MMF独特的药理学作用，与传统的免疫抑制剂比较，MMF选择性和特异性更好，治疗肾小球肾炎耐受性好，副作用少，临床具有广泛的应用前景，初步报导对肾综有较好的疗效。然而，MMF治疗尚缺乏长期的前瞻性对照多中心临床研究。

(李　辉)

第四章　血管紧张素受体拮抗剂

血管紧张素Ⅱ(AngⅡ)刺激机体引起许多生理反应，以维持血压及肾脏的功能，在高血压、肾小球硬化、肾功能恶化、糖尿病及糖尿病肾病等发病机制上都起着重要的作用。血管紧张素转化酶抑制剂(ACEI)可部分阻断AngⅡ的形成，而血管紧张素受体拮抗剂(ATRA)可直接阻断AngⅡ产生生理作用的受体，对上述疾病产生显著的治疗效果。ACEI和ATRA的出现是高血压和肾脏疾病治疗的一大进展，这两类药发展快，品种越来越多，临床应用的领域不断在拓展。

第一节　血管紧张素转化酶抑制剂

一、作用机制

肾素—血管紧张素系统(RAS)中，肝脏分泌入循环的血管紧张素原，被肾脏产生的肾素裂解形成AngⅠ。AngⅠ在肺的脉管系统被血管紧张素转换酶(ACE)转换为AngⅡ，后者经循环到达各组织，通过与AngⅡ受体的内在联系而发挥作用。AngⅠ和AngⅡ还可以通过其他酶代谢途径产生，如AngⅠ可通过非肾素酶如tonin和组织蛋白酶形成，而AngⅡ可通过非ACE途径形成，如胰蛋白酶、组织蛋白酶或糜蛋白酶。

ACEI能与ACE竞争性地结合，从而抑制其正常功能，使无活性的AngⅠ不能转换为有活性的AngⅡ，醛固酮分泌及血管加压素分泌减少。同时缓激肽水解受阻，血管缓激肽浓度增高，继之PGE_2、PGI_2形成也增强。

由于ACE有多种底物、各种ACEI对组织的结合能力及抑制ACE的强度不同等原因，使得ACEI降压机制目前还未完全清楚。现认为ACEI降低全身血压的机制有：①ACEI能直接作用于循环中RAS，减少血浆中AngⅡ的水平，引起血管舒张作用；②作用于组织中的RAS：包括抑制血管内皮细胞的ACE，这是使血压平稳下降的重要环节；抑制脑部的RAS，包括中脑及皮质RAS，改善减压反射；阻断延髓腹后侧区血管运动中枢中的AngⅡ形成；③抑制交感神经活性和去甲肾上腺素的释放；④抑制ACE激肽酶Ⅱ，使缓激肽增加，刺激血管内皮舒张因子—氧化氮(NO)和舒血管性前列腺素的合成;⑤减少血管内皮细胞缩血管作用的内皮素的释放;⑥抑制醛固酮分泌,增加肾血流量,减少水钠潴留,有助于ACEI长期降压作用。

而ACEI肾脏保护的机制可能与以下几方面有关:

1.能有效地降低肾小球内高压。在5/6肾切除大鼠模型中,肾小球毛细血管高压是介导血液动力学变化的决定因素,并导致了肾小球硬化的进展。ACEI能通过降低高血压而间接降低球内高血压,还能优先扩张血管后括约肌,使出球小动脉阻力下降,肾小球后负荷减轻,从而降低肾小球球内压力,延缓肾硬化发展。

2.改善肾小球滤过膜选择通透性。AngⅡ能改变肾小球滤过膜孔径屏障。ACEI阻断AnⅡ生成,可减少蛋白尿,尤其是大分子蛋白滤过。

3.在肾脏疾病中,AngⅡ在肾硬化过程中担任着重要角色。ACEI可阻断AngⅡ生成,从而防止肾硬化。①在AngⅡ的作用下,肾小球系膜对大分子物质的摄取及沉积作用加强。ACEI能抑制系膜细胞对大分子的摄取和沉积,减缓局灶性肾小球硬化的进展。②AngⅡ作为一个生长调节因子,它能刺激系膜细胞和平滑肌细胞的肥大及增生。另外,AngⅡ能促进转化生长因子、血小板源性生长因子、成纤维细胞生长因子的合成及IL-6、内皮素、血小板活化因子的释放,从而,进一步刺激细胞增生/肥大。③AngⅡ作用下肾小球内细胞外基质(ECM)蓄积增多。AngⅡ通过血管紧张素受体1(AT1)提高TGF-β1mRNA水平,合成活性和非活性TGF-1。TGF-1能刺激基质蛋白(纤维连接素、胶原、层粘素)的合成,同时它是成纤维细胞的化学诱导剂,能刺激成纤维细胞的增生。还有,AngⅡ能促进纤溶酶原激活物抑制剂PAl-1的产生,抑制纤溶酶原激活剂(PA)活性,阻断基质蛋白酶的活化,抑制ECM降解。④AngⅡ对肾小球间质的影响:AngⅡ通过调节生长因子TGFp-和PD6F2表达,使Ⅳ型胶原增加,造成间质纤维化。⑤AngⅡ可使a-平滑肌肌动蛋白表达明显上调,导致纤维组织形成。⑥骨调素是一种糖蛋白,对巨噬细胞有趋化活性和黏附作用,AngⅡ能刺激平滑肌细胞中的骨调素的生成,促进巨噬/单核细胞的浸润。⑦内皮素-1(ET-1)能诱导静止期的系膜细胞进入G1期,促使细胞DNA的合成和细胞分化。ET-1的合成代谢紊乱可导致肾小球缺血、系膜增生以及基质蛋白的积聚。ACEI可以降低ET-1的水平,促进NO的合成,并减少肾脏巨噬细胞浸润,从而防止肾损伤的进展。

4.蛋白尿是导致肾小球硬化、小管间质纤维化的重要因素。ACEI能有效抑制AngⅡ的产生和激肽的降解。缓激肽水平升高后,会刺激出球小动脉扩张,减少蛋白尿;由于AngⅡ诱导的系膜细胞收缩能调节肾小球毛细血管滤过孔的直径,而ACEI能阻断这种作用,也可因此而减少蛋白尿。

5.有报道ACEI可以改善高脂血症及免疫系统功能,这些对防止肾小球硬化、延缓肾功能的恶化也起一定的作用。

二、化学结构和种类

ACE是一种Zn^{2+}依赖性金属肽酶。与其他金属酶不同,ACE是一个有两个同源臂的双叶酸。每个臂含有一个Zn^{2+}的活性依赖结合位点,这是ACE催化反应的活性基团所在的部位。各种ACEI的共同作用是与ACE活性部位的Zn^{2+}结合,使之失活。ACEI与此基团结合的强度及其与附加结合位点的数目决定了ACEI作用强度和持续时间。

与ACE的Zn^{2+}活性基团结合的配基可以是巯基(SH)、羧基(COO),也可是次磷酸基

(POO),目前常用的分类多是以化学结构进行分类的(见下表)。

名称	前体药	生物利用度(%)	达到最大浓度时间(h)	蛋白结合率(%)	排泄途径	用法
卡托普利(captopril)羟基	否	70	0.5~1.0	30	肾脏	25~100mg/d Bid~Q8h
依拉普利(enapril)	是	50	1.0	50	肾	5~40mg/d Qd
雷米普利(ramipril)	是	60	2.5	60	肾/胃肠	2.5~10mg/d Qd
培哚普利(perindopril)	是	70	2.0	20	肾	4~8mg/d Qd
西拉普利(cilapril)	是	55	1.0	24	肾/胃肠	2.5~10mg/d Qd
苯那普利(benapril)	是	37	0.5~1.5	97	肾/肝	5~40mg/d Qd
次磷酸基福辛普利(fosipril)	是	25	3.0	95	肾/胃肠/肝	5~40mg/d Qd

第一类是含巯基类,代表药物为卡托普利,它本身就具有生物学活性,但需进一步代谢,转变为二硫化物而发挥药理作用。药物原型和二硫化物均经肾脏排泄。此类药半衰期短,但作用时间长,治疗常需每日二次给药。巯基能增强药物的亲和力与作用时间,但同时会产生味觉障碍和皮疹的副反应。

第二类药是含羧基类,以依拉普利为代表的前体药,进入体内通过代谢转变为二酸的形式才有活性。经肾脏排泄,故在老年人及肾功能减退者应减量,可每日一次给药。

第三类药为含磷酸基,如福辛普利,其由胆道和肾脏排泄。

目前还出现一类完全水溶性药物,代表药物为利生普利(Lisinopril),不经代谢,不与血浆蛋白结合,完全由肾脏排泄。半衰期长,每日给药一次。

三、ACEI在肾脏病治疗的临床应用

(一)ACEI在降低蛋白尿中的作用

已有许多研究证明了ACEI药物可使糖尿病肾病患者蛋白尿减少,而且这一作用不完全是依赖其降血压作用。Lewis试验证明了ACEI可减少1型糖尿病患者蛋白排泄,减少微量蛋白尿向显性蛋白尿的进展,延缓肾小球滤过率下降。

在动物模型中发现,尿蛋白排泄率直接与肾小球内压有关。ACEI一般可直接减少尿蛋白排泄率35%~40%,这与肾小球内压下降程度一致。ACEI的降蛋白尿作用在低钠饮食或使用利尿剂治疗时更为明显,因为AngⅡ依赖的肾小球微循环作用在血容量相对缺失时作用更强。在一项关于ACEI和其他种类的抗高血压药(包括钙通道阻断剂、β受体阻断剂、血管扩张剂和利尿剂)对蛋白尿和平均动脉压影响的荟萃分析发现,ACEI在降低蛋白尿方面远优于其他药物,而且在糖尿病肾病和非糖尿病肾病患者中有相似的降低蛋白尿作用(分别减少37%和44%)。REIN研究是一项大规模、多中心、前瞻性、随机对照临床终点试验,它观察雷米普利对伴有蛋白尿的非糖尿病肾病患者在延缓肾小球滤过率下降及降低终末肾衰危险的作用。根据基础蛋白尿水平,把352名患者分为两个等级(分别是1~3g/24h和≥3g/24h)。REIN第二层面的研究结果发现:雷米普利可有效地减少尿蛋白,这不单纯是由于其降压而致。基础蛋白尿在1~3g/24h的REIN第一层面研究结果发现:雷米普利使进展至大量蛋白尿的危险性下降了52%。

有研究显示 ACH 的降蛋白作用与 ACE 基因多态性有关。若 ACE 基因表现为 DD 多态性的患者,其肾脏疾病进展较快,但 ACH 对 E1 型基因型的患者减少尿蛋白作用更为明显。

ACEI 减少尿蛋白对肾脏具有保护作用。大多用药第一个月尿蛋白会开始减少,肾功能受到保护;若用 ACEI 未能有效减少蛋白尿,肾损害仍会继续进展。使用 ACEI 时初始肾小球滤过率(GFR)和蛋白尿下降,可以衡量肾脏的长期保护作用。

由于 ACEI 可减少尿蛋白排泄,这就可影响伴有蛋白尿的肾病患者脂质代谢,降低血浆脂质水平,减少动脉粥样硬化的危险性和延缓肾脏病进展。初步研究发现,ACEI 的降尿蛋白作用,可使血浆总胆固醇、LDL 和 Lp(a)水平降低 10%~15%。

(二)ACEI 延缓肾功能恶化的作用

在 20 世纪 80 年代中期,肾脏损伤的动物实验研究发现,在保护肾脏方面,ACH 优于其他降压药。在一些小样本或回顾性研究也提出 ACEI 在 1 型糖尿病和 1 型糖尿病肾病、其他慢性肾脏疾病有保护肾脏作用。基于这些研究,在 20 世纪 80 年代后期就出现了几个大规模、多中心、前瞻性、随机对照临床终点试验以观察 ACEI 在进展性肾脏疾病中的作用。在大多数研究中多以 ESRD 的出现、血肌酐升高至基础值的 2 倍或死亡为观察终点。目前已完成和发表的研究已证实 ACEI 具有延缓肾功能恶化的作用。

1. 1 型糖尿病和肾病 Lewis 试验采用 Captopril 对 409 例 1 型糖尿病肾病患者进行为期 3 年的研究。结果发现:Captopril 可降低患者发展至试验终点(血肌酐升高至基础值的 2 倍)的危险性 45%。

2. 非糖尿病肾病 AIPRI (Angiotensin-Converting Enzyme Inhibition in Progressive Renal Insufficiency,ACH 延缓慢性肾功能衰竭进程)试验采用苯那普利对各种病因所致的肾功能不全进行为期 3 年的研究。结果发现:苯那普利(10mg/qd)对肾脏具有明显的保护作用,可使各种肾脏疾病所致的慢性肾功能不全发展至试验终点(血肌酐升高至基础值的 2 倍)的危险性降低 53%,明显延缓肾衰患者恶化至透析治疗的时间。而且这种肾脏保护作用在肾衰早期阶段更有效;在肾小球疾病和 2 型糖尿病肾病患者效果最佳;对蛋白尿多的患者疗效更好。

同样,在 REIN 第二层面的研究也发现:服用雷米普利者每月 GFR 的下降值显著低于安慰剂组,发展至试验终点的危险性降低 52%。服用雷米普利治疗组随访 36 个月,终末肾衰发生率为 0,而对照组为 30%;在随访研究中雷米普利减慢 GFR 的下降率和延缓 ESRD 发展的作用比核心研究观察到的更为明显。在 REIN 第一层面的研究结果也发现雷米普利对非肾病性蛋白尿患者同样存在肾脏保护,GFR 下降率和 ESRE 发生率在第一层面比第二层面低。

AASK 研究(Africa America Study of kidney Dise ase and Hypertension:ramipril
    and amlodipine arms)是观察雷米普利对 653 例有高血压病,可能伴有高血压肾硬化的非洲裔美国人的肾脏保护作用,结果与氨氯地平相比,雷米普利降低发展至试验终点危险性 48%。

3. 在 2 型糖尿病和肾病方面在 2 型糖尿病患者中已证实 ACEI 可防止微量蛋白尿向显性蛋白尿进展。Ravid 等随访 94 例血压正常的 2 型糖尿病患者 5 年,结果发现依那普利与安慰剂相比,可减少尿白蛋白排泄率和肾功能下降速率,维持血压平稳;但和其他降压药相比差别不大。一项 74 例对伴有高血压和白蛋白尿的 2 型糖尿病大规模前瞻随机研究发现,卡托普利在延缓肾功能下降方面与其他降压药并无差别。同样,在 2 个大样本的临床终点试验也可发现类似结果,即 UKPDS 39(UKProspective Diabetes Study Group 39)试验和 ABCD(the

Appropriate B100d Pressure Control in non-insulin-dependent Diabetes mellitus)试验。然而,这2个研究人选的病人多为新诊断的患者,在整个随访期很少有患者达到肾脏试验终点,而且大多患者主要因心血管事件达到试验终点,这些都影响了结果的分析。

伴有肾脏疾病,尤其是2型糖尿病,是心肌梗塞、心力衰竭、心血管死亡等心血管事件的高危因素,ACEI可减少这一风险。这一观点近期又被HOPE(the Heart Out— comePrevention Evaluation Study)研究证实。因此,不管ACEI在肾脏病进展中作用如何,从其减少心血管事件上,2型糖尿病患者仍应首选ACEI治疗。

四、临床优点和副作用

ACEI对中枢神经、植物神经功能或交感神经活性没有影响,服用ACEI对运动、出血及麻醉反应正常,也不影响性功能。ACEI对生活质量无不良影响,有报道ACEI治疗可改善患者生活质量。

ACEI与其他直接血管扩张剂不同,ACEI产生降压效应并无反射性心动过速。即使加用利尿剂也不容易出现低钾血症,因为ACEI能防止由利尿剂产生的继发性高醛固酮血症。

ACEI对代谢也无影响,血钾稳定,血浆尿酸可能下降,血胆固醇及血脂无明显改变。ACEI可减少胰岛素抵抗并对糖代谢耐量有益。

ACEI的副作用发生率较低,在大规模临床试验中,不良反应的发生率低于10%。干咳最常见,发生率1%~30%,常在用药早期(几天至几周),也可能有蓄积作用。最严重而罕见的副作用为血管神经性水肿。这两种副作用各种ACEI都可发生,认为与缓激肽有关。

五、禁忌证和慎用情况

妊娠高血压绝对禁用ACEI,因为可致胎儿畸形。

在严重血容量下降、低盐及血浆肾素水平很高(利尿过度)的患者常在首次服用ACEI时发生血压下降,这应注意。同样,心搏出量固定的患者在严重主动脉瓣或二尖瓣狭窄时服用ACEI也可发生血压显著下降。慎用的情况还有:限制性心包炎、重度充血性心衰、双侧肾动脉病变或孤立肾伴肾动脉狭窄、有血管杂音的老年吸烟者、原因未明的肾功能不全、服用非甾体抗炎药的肾功能不全者。药物相互作用:ACEI一般不与保钾利尿剂合用,以免增加高钾血症的危险。

第二节 血管紧张素受体拮抗剂

ACEI部分阻断AngⅡ的形成,对高血压、心脏肥大、心力衰竭、糖尿病肾病等心、肾疾病产生了显著的治疗效应,但一部分人由于干咳等副作用难以耐受,而且仍有约50%的患者肾脏不能受到保护;AngⅡ还可通过非ACE途径转化。阻断AngⅡ效应的ATRA可以解决这些问题。

一、作用机制及其与ACEI的比较

ACEI在过去的十余年里被广泛用于慢性进展性肾病和糖尿病肾病的治疗。在长期应用中发现ACEI本身有许多不足之处,首先由于ACE特异性不高,除了裂解AngⅠ转换成AngⅡ,还可参与缓激肽、P物质神经肽的代谢。ACEI常见的副作用如咳嗽和血管神经性水肿可能与由此引起的缓激肽和P物质增加有关。其次,ACEI是一种竞争性抑制剂,抑制ACE可引起肾素活性和AngⅠ浓度代偿性增加,以至仍可继续形成AngⅡ;同时由于阻断AngⅡ形成可

能激活血管紧张素受体，增加对 Ang Ⅱ 的敏感性。此外体内存在 RAS 以外的 Ang Ⅱ 合成途径，局部肽酶如组织血浆纤维蛋白酶原激活剂、组织蛋白酶 G 及胃促胰酶等可分别经非肾素、非 ACE 途径将血管紧张素原或 Ang Ⅰ 直接转化成 Ang Ⅱ。长期抑制 ACE 可激活上述途径，因此 ACEI 并不能完全抑制 RAS。

Ang Ⅱ 作为 RAS 的最终产物，通过作用于靶器官上的膜受体即血管紧张素受体（AT）而产生效应。目前发现的 AT 有四种，即 AT1、AT2、AT3 和 AT4，研究较多为 AT1 和 AT2。胎儿肾脏 AT 主要以 AT2 为主，但在成人肾脏却以 AT1 为主。人类 Ang Ⅱ 的主要生理学作用是通过激活 G 蛋白偶联的 AT 而起作用的。目前 AT2 的功能尚未完全了解，现认为其可能参与平滑肌的增殖和分化、抗内皮细胞增殖、组织修复、凋亡、血管扩张等作用，激活 AT2 可以拮抗 AT1 介导的血管收缩和增殖效应（通过促进凋亡）。由于 Ang Ⅱ 几乎所有的生理和病理作用都是通过 AT1 实现的，而 AT1 受体拮抗剂特异地作用于 AT 受体水平，故 AT1 受体拮抗剂的 Ang Ⅱ 阻断作用更彻底。

在使缓激肽水平升高方面，ACEI 是通过阻断缓激肽的灭活，而使缓激肽水平升高；而 AT1 受体拮抗剂因阻断 AT1 受体，激活 AT2 受体，从而使缓激肽水平升高。但是 AT1 受体拮抗剂升高缓激肽作用比 ACEI 轻。

AL 受体拮抗剂和 ACEI 均有抑制 Ang Ⅱ 的作用，降低血压及减少醛固酮分泌。在肾脏，两类药物均可降低肾内压，增加肾血浆流量（RPF）、肾小球滤过分数和滤过表面积，GFR 上升或下降。但两者仍有不同，AT1 受体拮抗剂因使出、入球小动脉阻力均下降，致单个肾小球滤过率（SNGFR）增加；而 ACEI 扩张出球小动脉明显超过入球小动脉，致肾内压明显下降。

AT1 受体拮抗剂和 ACEI 都能抑制肾间质炎症，减轻肾间质纤维化；它们均能抑制转录因子 NF-KB 家族的激活（NF-KB 调节许多涉及炎症、增生和分化的基因，各种肾脏病慢性进展时，NF-KB 活性和水平都增加）。但是 AT1 受体拮抗剂可导致 AT2 受体放大激活。在输尿管阻塞的大鼠肾间质纤维化模型中，若用药物阻断 AT2 受体会加重肾间质纤维化，AT2 受体可促进凋亡和减少纤维化。因此，AT1 受体拮抗剂在防止肾瘢痕的形成和发展上比 ACEI 更为有用。

AT1 受体拮抗剂和 ACEI 均可阻滞 Ang Ⅱ 的肾小管作用，刺激利钠作用，但与 ACEI 比较，AT1 受体拮抗剂抑制近端小管钠重吸收的作用更强，而阻断远端小管钾排泌的能力更弱。

二、ATRA 的分类

自 1990 年出现了第一个非肽类 AT1 受体拮抗剂氯沙坦，现有的 AT Ⅱ 受体拮抗剂都是 AT1 受体亚型拮抗剂（ATR&），可分为三类：①二苯四咪唑类：以氯沙坦为代表，还有坎地沙坦（Candesartan）、伊贝沙坦（Irbesartan）等；②非二苯四咪唑类：以伊普沙坦（Eprosartan）为代表，还有 B1AR-2771 等；③非杂环类：如缬沙坦（Val-sartan）。

ATRA1 共同特点是选择性阻断 AT1 和 AT1 受体亚型，比值为 1:10000。药理特性也相似。化学特性有的是母体为主，如缬沙坦，有的以代谢产物为主，如氯沙坦，母体及代谢物 E-3174 都有活性，代谢物对 AT-受体亲和力强于母体 10 倍，作用强 15~20 倍，清除半衰期亦较母体长。

三、ATRAI 在肾脏病治疗的临床应用

（一）ATRA1 在降低蛋白尿中作用

AT1 受体拮抗剂与 ACEI 一样都可降低尿蛋白。在近期发表的大规模、多中心、前瞻性、

随机对照临床终点试验 RENNAL 试验（使用 AⅡA 氯沙坦改变伴 2 型糖尿病和肾病的高血压患者肾病进程）发现，氯沙坦可使蛋白尿下降 35%(P=0.0001)。同样，在 IDNT 试验也发现依贝沙坦可使伴有 2 型糖尿病和肾病的高血压患者蛋白尿明显减少。

在早期的小规模的尿蛋白排泄方面的研究发现，AT1 受体拮抗剂和 ACEI 对肾小球滤过屏障的作用有些微小的差别。如与依那普利相比，氯沙坦可减少中分子量右旋糖酐的清除比例。进一步研究还发现氯沙坦需要使用更长时间才会减少蛋白尿。

但在最近大规模的肾病患者的研究结果更强调两者在降低尿蛋白方面的相似作用。Remuzzi 等报道依那普利和依贝沙坦对 IgA 肾病患者在减少尿蛋白和对右旋糖酐分子清除率方面有相似作用。Lacourciere 等用依那普利或氯沙坦治疗 92 例 2 型糖尿病伴微量白蛋白尿患者 1 年，发现两者都减少蛋白尿至一定水平，但减少蛋白尿的趋势更利于获那普利嘲。CALM(The multicenter Candesartan and Lisinopril Microalbuminuria;tudy)研究比较了坎地沙坦和利生普利在 197 例 2 型糖尿病伴微量白蛋白尿患者中的乍用。坎地沙坦和利生普利降血压和减少尿蛋白的作用相似，但 ACEI 作用稍微强。

（二）肾脏的保护

AT1 受体拮抗剂对肾脏的保护作用与 ACEI 相似，能延缓慢性肾脏病变及糖尿病肾病进一步发展。RENNALE28]（使用 AIIA 氯沙坦改变伴 2 型糖尿病和肾病的高血压患者肾病进程）第一次证明氯沙坦确切的肾脏保护作用，即显著降低伴有 2 型糖尿病肾病的高血压患者终点指标（血清肌酐加倍、ESRD 的发生或死亡）危险性 16%，而 ESRD 危险性下降 28%。同样，在 IDNT 试验也证实了依贝沙坦对伴有 2 型糖尿病和肾病的高血压患者的肾脏保护作用。

四、ATRAl 的耐受性

目前临床上所用的 ATRA-耐受性都很好，副作用发生率与安慰剂无区别。它们无首剂低血压反应，也无撤药后血压反跳。干咳发生率与安慰剂相似，约 3%，比 ACEI 显著减少。有个案报道使用氯沙坦会出现血管神经性水肿，但这些患者能排除食物的因素。和 ACEI 相同，ATRA,在妊娠妇女绝对禁用，因为可使胎儿畸形。双侧肾动脉狭窄和弥漫肾内血管狭窄患者使用会出现急性肾功能衰竭，故在此类患者应慎用。

在 ELITE（评估氯沙坦在老年心衰患者使用安全性）试验中可发现老年患者接受氯沙坦(50mg qd) 治疗功能性肾功能不全的发生率与安慰剂组无差别，但 ACEI 组（卡托普利 50mgtid）有差别。高钾血症（≥6.0mmol/L）的发生率很低，在氯沙坦组仅为 0.57%(2/352)，在 ACEI 组为 1.4%(5/370)。

氯沙坦可以增加尿中尿酸排泄，这与氯沙坦对近曲小管尿酸转运方面有特殊作用有关，与 AngⅡ受体拮抗作用无关，在其他 ATRAt 未见此作用。

有时使用 ATRA,时会出现短暂的轻度肝脏酶活性（特别是谷丙转氨酶）升高。替米沙坦(Telmisartan)会使血清地高辛浓度增高，合用时应注意监测地高辛浓度。

五、ACEI 与 ATRA 的合用

ACEI 与 ATRA 合用的理论依据有：两者合用可阻断更多经典 RAS 途径；ACEI 并不能完全抑制 RAS,ATRA 可拮抗非 ACE（如糜蛋白酶）等非经典途径产生 AngⅡ 的作用；AT1 受体拮抗剂同时可刺激 AT2 受体作用；ACEI 与 ATRA 两者合用可同时降低血管紧张素水平，促进血管扩张。

临床试验发现联合治疗(使用常规的1临床剂量)降血压作用比单独使用强。在减少蛋白尿方面目前的资料也显示联合治疗比单独治疗有效。Russo 等发现在 IgA 肾病患者联合氯沙坦和 ACEI 治疗在减少蛋白尿方面有加和的效果,但单独使用任何一种,且剂量加倍,都无此作用。Ruilope 等报道联合治疗可减少蛋白尿 59%,而相同剂量的 AT1 受体拮抗剂减少蛋白尿仅 45%。但这项试验并未进行单独 ACEI 治疗效果的观察,而且观察时限太短。CALM 研究报道在伴微量白蛋白尿的 2 型糖尿病患者,与单独使用坎地沙坦相比,联合治疗可显著减少尿白蛋白排泄(50%对 24%),但与单独利生普利治疗相比无显著差别(50%对 39%)。

联合治疗是否会增加副作用?如高血钾。CALM 研究证明联合治疗在糖尿病患者是安全的。Ruilope 等同样在 86 例肾功能不全患者证明联合治疗的安全性,但这 2 项研究都是与 ACEI 对比。

ACEI 与 ATRA 联合治疗的评估还需等待长期前瞻性临床研究结果和对 AT2 受体作用更为全面的理解。目前认为在以下情况可联合使用:单独使用 ACEI 和 ATRA 不能将血压和蛋白尿控制在理想水平。

六、结论

ACEI 目前已公认为最好的延缓非糖尿病肾病和 1 型糖尿病肾病进展的药物。和 ATRA 相同,ACEI 的作用不仅仅在于单纯的降压,还在于阻断 AngⅡ形成或作用而产生阻止肾脏纤维化和炎症过程的作用。ACEI 降低尿蛋白和延缓肾功能恶化的作用在蛋白尿>lg/d 的肾病患者作用显著,同样也可扩大到蛋白尿<lg/d 的微量蛋白尿患者。在伴有微量蛋白尿的糖尿病肾病患者早期使用 ACEI 可预防和延迟显性蛋白尿的发生。不能耐受 ACEI 者可用 A-TRA。若单独使用 ACEI 和 ATRA 不能将血压和蛋白尿控制在理想水平,可考虑联合使用,但联合治疗的评估还需等待长期前瞻性临床研究的结果。

对于 2 型糖尿病肾病,单独使用 ACEI 和 ATRA 都可延缓微量蛋白尿向显性蛋白尿的进展,且 ACEI 降低微量蛋白尿作用稍微强些。对于伴有显性肾病的 2 型糖尿病肾病患者,目前大规模临床终点试验推荐 ATRA 为一线用药。从其减少心血管事件的角度看,ACEI 也应为首选用药。

(卢亚华)

第五章 利尿剂和白蛋白

第一节 利尿剂

肾病综合征常并发全身浮肿,需要用利尿剂治疗。使用利尿剂的原则是妥善地处理原发性疾病,这样可减少对利尿剂的需要,也增加对利尿剂的反应。许多肾病综合征患者虽然有显著的浮肿,但由于存在严重的低蛋白血症,其血容量可能不足,过度利尿可能反而带来副作用;而且利尿剂本身的副作用可能引起水电解质紊乱和代谢紊乱。如何用好利尿剂对肾病综合征的治疗十分重要。

一、常用的利尿剂分类

尿液的生成包括肾小球的滤过、肾小管的再吸收与分泌过程。生理情况下,正常人每天经肾小球滤过生成的原尿可达180L,而每天排出的终尿却仅有1~2L,约有99%的水分在流经肾小管形成终尿的过程中,先后被不同节段的肾小管重吸收。因此,肾小管对最终尿量的形成起着重要作用。临床通常所说的利尿剂,是指作用于不同节段的肾小管,通过影响肾小管对水、钠的再吸收而使尿量增加的一类药物。而另一类药物如甘露醇、甘油果糖等使血浆渗透压升高,肾小球滤过(GFR)增加,利尿剂从肾小球滤过后进一步引起肾小管内原尿渗透压升高,最终尿量增加,这些脱水药称为渗透性利尿剂。

利尿剂的分类方法较多,按利尿剂效应大小可分为高效利尿剂、中效利尿剂、低效利尿剂。根据利尿剂作用的部位、化学结构、对钾的影响,以及利尿效能等可分为:主要作用于肾小管袢(Henle 袢)升支粗段的袢利尿剂;主要作用于 Henle 袢升支粗段皮质部,且化学结构组成上都有噻嗪类结构的噻嗪类利尿剂;主要作用于近端肾小管的碳酸酐酶利尿剂;主要作用远端肾小管和集合管,且不使尿钾增多的保钾利尿剂。

(一)袢利尿剂

主要作用于肾小管 Henle 袢,临床上称为袢利尿剂(100p diuretics)。该类药物不仅可使 Henle 袢升支皮质部的 Na^+、Cl^- 重吸收明显减少,而且还影响 Henle 袢髓质部尿液的浓缩过程,从而产生强大的利尿作用,因此为高效利尿剂。该类药物以呋塞米为代表。

1.呋塞米药理作用和药物动力学 呋塞米(furosemide),又称速尿(1asix),其主要药理作用包括:①利尿作用,作用于肾小管 Henle 袢升支粗段髓质部及皮质部,抑制 Na^+、K^+ 的主动重吸收;②扩血管作用,能扩张肾皮质血管,增加肾血流量,因而适合于肾功能不全的患者。此外,呋塞米还可直接扩张其他部位的血管床,可在利尿作用之前缓解肺充血,降低左心室充盈压。静脉注射5分钟可出现利尿效果。

口服后迅速吸收,30~60分钟后见效。在高度浮肿的肾病综合征、慢性肾病晚期、严重充血性心力衰竭患者,由于其肠壁水肿,口服吸收率降低达43%~46%。吸收后的血浆蛋白结合率为96%~99%。T1/2为o.3~3.4h,无尿患者可达8~15h。单次用药后4h,几乎全部排出体外。严重肾功能不全排泄时间可延长至15h。

呋塞米可抑制庆大霉素、头孢菌素和地高辛等从肾脏排泄,因此当与这些药物合用时,肾毒性增加。呋塞米的低钾作用也增加洋地黄中毒的发生率和危险性。非甾体类抗炎药可降低呋塞米的利尿和扩血管作用。

2、呋塞米主要不良反应 髓袢利尿剂不良反应有:低钾血症、低氯血症性碱中毒、高尿酸血症、血浆容量减少和耳毒性,特别是低钾血症。

(1)水和电解质紊乱:为最常见的不良反应。长期应用后可发生低血容量、低钠血症、低氯血症、低镁血症和低钾血症等。其中低钾血症最常见,且反应严重。因此在应用时应注意电解质变化。可同时给予氯化钾或与保钾利尿剂合用。严重低钠血症时应补充钠盐。

(2)胃肠道反应:口服或静脉注射有时可引起恶心、呕吐、腹泻、上腹痛等。偶可引起胃肠道出血。

(3)耳毒性:大剂量静脉注射或滴注速度过快,当血浆浓度超过50ug/ml时,可出现听力减退或暂时性耳聋,在肾功能不全更易发生。

(4)代谢异常:高尿酸血症、高血糖及糖尿等。

(5)其他少见的不良反应:如胰腺炎、光敏性皮炎、骨髓抑制和过敏性间质性肾炎等。

(6)速尿是偏酸性的化合物,在血中几乎全部与白蛋白结合而运输。当血清白蛋白低于20g/L时,没有与白蛋白结合的速尿增加,会无限制地进入到组织内,有引起药物毒性的可能。在氮质血症的患者,使用速尿时,应检测其耳毒性不良反应。

3.呋塞米的用法

(1)治疗水肿:轻症患者可给予口服,开始剂量为40mg/d,以后20mg/d或40mg隔日。有些患者可用80mg/d,一次或分2次给予,需要时可增加到120mg/d。肌肉或静脉注射利尿效果更好。急重症或不能口服时,可肌注或静脉注射(1~2min缓慢注射)20~40mg,根据患者的反应,必要时1~1.5h后重复一次。

(2)急性或慢性肾功能衰竭:可用大剂量,125~250mg呋塞米加入生理盐水250ml静脉点滴,若无效,1h后可加大剂量至500mg静滴。用量有时可高达1000mg/d。

应用呋塞米7~10天后,其利尿效应减弱,如需长期应用者,宜采用间歇疗法,每给药1~3天,停2~4天。

呋塞米的衍生物如布美他尼,与呋塞米机理类似但更强,而用量较小。

(二)噻嗪类利尿剂

直接抑制肾小管升支粗段皮质部和全段远端小管,抑制远端小管对Na^+、Cl^-的重吸收,其排Na^+量约为滤过Na^+量的23%,故为中效利尿剂。目前临床上应用的本类药物以氢氯噻嗪为主要代表。

氢氯噻嗪(hydrochlorothiazide,HCT),又称双氢克尿噻或双氢氯噻嗪,其主要药理作用是直接抑制肾小管髓袢升支粗段皮质部和远曲小管对Na^+、Cl^-的重吸收而发挥利尿作用。口服后迅速吸收,血浆蛋白结合率为99%。口服后1~2h开始起作用,3~4h达高峰,作用持续6~12h,$T_{1/2}$为12~27h。治疗水肿时,儿童2mg/kg·d分2次给予;成人初始剂量为50~100mg/d,起效后减为25~50mg/d或隔日1次。

主要不良反应如下：

1. 电解质紊乱可引起低钾血症、低钠血症、低氯血症、低镁血症，其中以低钾血症为最常见。服药期间要定期检查电解质含量。故应间断给药、补钾或与保钾利尿剂合用。

2. 代谢紊乱可引起高尿酸血症，对痛风患者偶可诱发或加重症状，但停药后可恢复。可抑制胰岛素释放及葡萄糖利用导致糖尿病患者血糖升高，尿糖增加。

3. 氮质血症可降低 GFR，引起肾损害患者尿素氮升高和肾功能不全。

4. 其他极少数可致过敏性皮疹、粒细胞减少、血小板减少及胰腺炎等过敏反应。长期服用可导致血甘油三酯和胆固醇升高，也可导致高钙血症、低磷血症和甲状旁腺增生。

（三）保钾利尿剂

保钾利尿剂包括醛固酮拮抗剂（螺内酯）和肾小管上皮细胞 Na^+ 通道抑制剂（如氨苯蝶啶）。

1. 氨苯蝶啶肾小管上皮细胞 Na^+ 通道抑制剂（如氨苯蝶啶）主要作用于远端肾小管和集合管，通过直接抑制 Na^+ 通道，减少 Na^+ 的再吸收而发挥利尿作用。可增加 Na^+、Cl^- 的排泄，保留 K^+，类似螺内酯，但非醛固酮拮抗剂。利尿作用较轻，主要为保钾作用。

常用剂量 50mg，每日 3 次，或 100mg 每日 2 次。主要不良反应有偶见恶心、呕吐、轻度腹泻、头痛、头昏、口干、口渴、乏力、胃肠不适等；高钾血症、肾功能不全和严重肝功能不全忌用。长期服用或与螺内酯合用可出现严重高钾血症。极少数病例可、出现过敏反应、粒细胞缺乏症、血小板减少性紫癜等。

2. 螺内酯（spironolactone）又称安体舒通（antisterone），为合成的醛固酮竞争性拮抗剂，作用于远端肾小管后段和集合管。具有排泄水、Na^+，保留尿 K^+ 免遭丢失的作用。利尿作用弱，起效缓慢，连续用药一段时间后，逐步起效。醛固酮增多是肾病浮肿的一个重要因素，故可用螺内酯抑制醛固酮而引起利尿作用。

常用剂量 20~40mg，每日 2~3 次。口服 2~3 天后开始出现最大效应，停药后仍可维持 2~3 天。主要不良反应：常见为高钾血症，尤其与钾盐合用时；长期应用可出现男性乳房增大、阳痿，女性月经不规则、声音变粗、多毛症等，停药后可消失；有轻度胃肠道症状如恶心、呕吐、胃痛及腹泻等。

（四）碳酸酐酶抑制剂

碳酸酐酶抑制剂（如乙酰唑胺）属磺胺类衍生物，为一种强效、可逆性碳酸酐酶抑制剂，使肾小管上皮细胞 H^+ 及 HCO_3^- 生成减少，进而使 H^+-Na^+ 交换减少，最终使肾小管对 Na^+ 的再吸收减少，而发挥利尿作用。因利尿作用极弱，故临床上很少将其作为利尿药物应用。同类药物有乙酰唑胺、醋甲唑胺、依索唑胺、双氯非那胺等。目前临床上以乙酰唑胺为主要代表。主要用于非水肿性疾病，如青光眼，减少房水形成，减少眼内压。用于治疗青光眼，乙酰唑胺常用剂量 0.25~1.0g/d 分次服用。

不良反应有酸血症，特别在老年、糖尿病及肾功能不全的患者应注意。肝肾功能不全者慎用。禁用于闭角性青光眼患者、孕妇等。

（五）渗透性利尿剂

渗透性利尿剂也称为脱水剂，在大剂量静脉注射后，可迅速升高血浆及肾小管的渗透压而产生脱水及利尿作用。这些药物具有以下特点：在体内不被代谢或部分代谢（如山梨醇、葡萄糖），不易从血管透出到组织中，易经肾小球滤过，不被肾小管再吸收（低分子右旋糖酐等)。

主要作用:①提高血浆胶渗压,使组织的水分进入血管,从而减轻组织水肿,降低眼内压、颅内压等;②通过增加血容量,扩张肾血管,增加肾血流量,使得 GFR 增加;③提高血管内胶渗压,减少肾小管的重吸收。本类药物包括甘露醇、高渗葡萄糖、果糖、山梨醇、尿素、低分子右旋糖酐等。

渗透性利尿剂曾试用于预防和治疗急性肾小管坏死,并用于功能性或器质性急性肾功能衰竭少尿的鉴别,有时可作为辅助性利尿措施治疗肾病综合征。

二、合理应用利尿剂

在肾病综合征时。因限钠饮食作用有限和严重的低蛋白血症,对水肿的处理主要依靠利尿剂,故合理地使用利尿剂特别重要。

(一)选择合适种类的利尿剂

在治疗肾综性水肿时,首选的利尿剂是呋塞米。呋塞米是治疗肾综水肿强有力的利尿药。一般呋塞米剂量为 20mg,每日两次,若无效,可递增剂量到 60~120mg/d。因药物的个体差异性,必要时可静脉注射,常可取得较好的效果。也可将呋塞米加入葡萄糖中缓慢静脉滴注。呋塞米长期应用后(7~10 天)后,利尿效果将大大减弱,故应采取间歇给药,停 3 天后再用。

(二)合理应用利尿剂

根据患者具体病情需要也可配合使用其他利尿剂,如可同时给予甲苯喹唑磺胺(metolazone)或拮抗醛固酮的利尿剂(如螺内酯)。经验表明甲苯喹唑磺胺(5~10mg,每日一次)与速尿合用可增加尿钠的排出,机理未明。螺内酯为醛固酮的竞争拮抗剂,其利尿作用不强,主要作用于肾脏皮质部的集合管,保钾排钠,与速尿合用,可对抗其排钾效果,用量为 20mg 每日 3 次口服。

(三)应注意的问题

有些肾病综合征患者的血容量原先已经是减少的,利尿剂的使用可进一步减少血容量,若使用强烈的利尿疗法,有发生低血压及低血容量休克的报道,甚至个别患者会发生急性肾衰竭。因此,若需强烈的利尿治疗,必须谨慎地观察是否有血容量不足的表现,如直立性低血压、脉搏快而弱、皮肤弹性减弱、眼压下降、体重减轻、肾功能恶化等。在有严重低蛋白血症患者,应在强烈利尿前静滴白蛋白,以提高胶体渗透压(详见下述)。

值得注意的一个问题是个别医生在使用利尿剂时,常规地补钾,我们的经验认为并不可取。因为发生低钾血症并不常见,而长期口服氯化钾,常会发生不同程度的小肠溃疡,严重者可引起小肠穿孔。因此,宜劝患者多食含钾丰富的食物,如橙子、油菜、蘑菇、马铃薯、冬笋、肉类、桃、红枣等,既易于入口又无副作用。速尿并用螺内酯,亦可防止前者引起的低钾血症。如仍不能控制低钾血症,此时补钾为时未晚。

三、利尿疗法的抗药性及措施

(一)利尿疗法抗药性的机制

1.利尿药抵抗 利尿药抵抗指患者对利尿剂的抵抗性,是指在给予治疗剂量的利尿剂时呈现药理反应降低及利钠作用减弱,这是利尿失败的重要原因之一。水肿患者反复使用利尿剂后,其利尿效果逐渐下降,甚至出现抗药性,主要的可能原因有:

(1)利尿剂应用不当:如两种同类药物并用;利尿剂剂量过大,利尿过度;对于 GFR 过低的患者不宜选用噻嗪类利尿剂,而应当选用袢利尿剂,因其在 GFR(5~10ml/min)时,仍有利尿作用。而噻嗪类在 GFR<25~30ml/min 时利尿作用丧失,即使增加剂量也不能增强利尿效果。

(2)肾血流灌注下降:常见于严重心力衰竭,由于心排血量过低、血压过低而致肾血流下降。部分患者在站立位姿势时,其肾血流量较卧位低,不利于钠水的排除,故利尿药用药期间患者宜取卧位姿势。

(3)钠摄入过量:患者在治疗期间连续摄入了大量氯化钠或未限制氯化钠的摄入。

(4)肾小管对钠的重吸收增加、球管失衡和肾素—血管紧张素—醛固酮系统激活。

(5)电解质紊乱:利尿剂的应用常导致一些电解质离子排泄增多,导致低钾血症、低钠血症或低镁血症及低氯性碱中毒等电解质紊乱,这将导致利尿剂作用降低甚至失效。不过一旦纠正电解质紊乱,药物的利尿作用便可恢复。

(6)其他因素:药物干扰。如呋塞米受生物利用度的影响,往往口服的利尿作用弱于静脉给药,持续静脉滴注强于快速静注。此外,有些患者顺应性差,不按要求服药。

(7)低蛋白血症。

2.远端肾小管的功能　某些利尿剂长期服用后,由于自身的限制而逐渐降低其利尿效果,如长期应用袢利尿剂后导致利尿抵抗的一个重要病理生理机制就是远端肾小管的功能性适应,即到达远端肾小管的钠量增加时,在此段对钠的重吸收也明显增加。同时也决定于药物到达尿中的总量、进入尿中的时间及尿中利尿剂药效学反应。

3.药物的相互作用　已知噻嗪类及高效利尿剂等必须到达肾小管腔后才能发挥利尿作用。以呋塞米为例,必须到达髓袢升支粗段膜侧才能发挥强效利尿作用。如同时给予经肾小管分泌的药物如青霉素、丙磺舒,则可与其竞争与肾小管的分泌而降低利尿效果。又如同时应用非甾体抗炎药(NSAID)时,NSAID 可阻止利尿剂分泌进入肾小管的作用部位,并减少 PGE 的合成而降低利尿效应。

4.疾病与年龄的因素　因疾病使小管腔内蛋白浓度增高时,利尿剂虽已到达小管。但由于与蛋白的结合增多而削弱了药物的利尿效应。肾功能不全所引起的内源性有机酸增加,也可降低药物经肾小管分泌及改变患者对药物反应性。老人、肾功能中度不全及心衰患者产生利尿药抵抗,这牵涉到药物进入尿的过程发生了改变,即药代动力学的问题;反之,肾病综合征及肝硬化患者尿中出现蛋白,利尿剂与尿中白蛋白结合增多,减少到达作用部位的药量,则是药效学问题。总之,药代动力学及药效学改变均可降低机体对利尿剂的反应性。

(二)利尿疗法抗药性的对策

为克服利尿剂抵抗,常可采用下列措施:①增加剂量,如选用高效利尿剂可随剂量的增加而增加利尿作用,在肾功能不全,增加呋塞米剂量往往有效,但增加其他类别利尿剂剂量则不能增强利尿作用;②多次给予小剂量的利尿剂,即增加给药次数;③连续静脉滴注高效利尿剂;④合用作用于不同节段肾小管的利尿剂常可有效。

第二节 白蛋白

肾病综合征患者因合并严重的低蛋白血症和水肿，利尿剂利尿消肿的效果差，常需要应用白蛋白加强利尿，改善病情。但输注白蛋白有许多缺点，必须严格掌握白蛋白的适应证。

一、血清白蛋白的适应证和使用方法

血清白蛋白(Serum albumin)是采集经乙型肝炎疫苗免疫的健康人血浆分离提取，并经60℃10h加温灭活病毒后制成。含适量稳定剂，不含防腐剂和抗生素。液体制剂为黄绿色至棕色澄明液体，冻干制剂为白色或灰白色疏松体。白蛋白含量占总蛋白量的96%以上。

作用：可增加人体循环血容量及维持血浆胶体渗透压。每5g白蛋白在维持胶体渗透压方面相当于100ml血浆或200ml全血的功能。

一些严重肾病综合征患者还可能通过提高有效血容量来发挥利尿的效果，例如静脉注射白蛋白可一过性提高肾脏对利尿剂的反应。但是白蛋白的正性作用很短暂，因为很快从肾脏排泄出去，因此一定要恰当地掌握好指征。静脉输注白蛋白1~2天内很快从肾脏丢失，只能维持很短的疗效。静脉输注白蛋白仅仅适于以下情况：①肾病综合征患者有严重的全身水肿，而静脉利尿剂利尿效果差；②使用利尿剂后患者出现血容量不足的表现。

在严重的肾病综合征中，对袢利尿剂明显存在一种不同但又不清楚的药代动力学反应。以呋噻米为例，由于其对蛋白质的高亲和力，在肾小管中与白蛋白结合而降低疗效；提高呋噻米的剂量可以纠正这种对治疗的耐受性。资料表明在严重肾病综合征中持续静脉滴注呋噻米较间歇大剂量静脉注射有效。

对于利尿剂抵抗，这种情况常见，有些在利尿开始就出现，有些在利尿疗法的过程中出现。若静脉应用呋噻米不能起到利尿效果，可静脉滴注白蛋白，然后再用利尿药，常能起到较好的效果。我们的经验是，在静脉滴注白蛋白后，接着立即静滴呋噻米100~120mg（加入葡萄糖液，缓慢静滴维持1小时），这样常使一些对利尿剂抵抗的患者获得较好利尿效果。

在严重低蛋白血症的患者，用利尿剂后，由于血浆胶体渗透压低，细胞间液并不能回吸收到血管内。从尿中排出的钠和水，主要是来自血浆。因此，不但不能消除水肿，反而可引起血容量不足，导致低血压、休克等不良反应，更加重了继发性醛固酮增多症，削弱利尿剂的效果。这时适当使用白蛋白可能有帮助。

二、血清白蛋白的副作用

不应将血浆制品作为营养品而频繁使用。因为在输入后24~48h内即全部由尿液排出体外，而且白蛋白的氨基酸组成过于简单，不能很好地补充机体所需，此外，还增加了近端肾小管重吸收的负担。动物实验证明输入过多白蛋白可引起肾小球上皮细胞损伤，即"蛋白超负荷肾病"(protein overload nephropathy)，反而对肾脏有损害。

近年来，对肾病综合征患者的研究也表明，给予血浆蛋白组对皮质激素治疗的反应明显慢于未用血浆蛋白制品组，而且所用血浆蛋白越多，蛋白尿缓解也越慢。这一现象提醒临床医生不要滥用白蛋白。在严重肾病综合征时常存在一定程度的肺间质水肿，输入血浆蛋白过多、过快，引起肺毛细血管压上升，易出现左心衰、肺水肿。此外，过多的使用血浆制品也可能增加传染性疾病的机会。

三、关于速尿和白蛋白应用的观点

肾病综合征的患者呋噻米的利尿作用减弱。联合应用白蛋白和速尿仍然是有争议性的。呋噻米的利尿效果减弱被认为是药代动力学和药效学的原因。单独增加速尿的剂量或联合使用噻嗪类利尿剂阻断远曲小管重吸收可能可以克服对呋噻米抵抗性。

呋噻米和其他髓袢利尿剂一样与血浆蛋白，主要是白蛋白结合。与白蛋白结合的少部分速尿到达远端肾小管白蛋白上皮细胞白蛋白位点，并与阴离子转运体结合，呋噻米被转运到小管腔。低蛋白血症减少了结合呋噻米的总量，结果转运到呋噻米作用位点，即亨氏髓袢升支的剂量减少。联合使用呋噻米和白蛋白理论上能改善了呋噻米的药代动力学，即提高呋塞米达到作用位点及利尿效果。这个方法已经在缺乏白蛋白的肾病大鼠恢复呋噻米的利尿效果研究中得到证实。此外输注白蛋白可能通过其他机制增加呋噻米的利尿效果，包括相对或绝对血容量不足，或暂时的神经或体液保钠机制。考虑到许多潜在的机制，联合使用白蛋白和速尿并不矛盾。对于各种不同的结果有不同原因，包括血容量状态、肾功能、引起肾病综合征疾病类型的差异。Fliser等进行的随机对照双盲研究比较了呋噻米和输注白蛋白联合应用的利尿及促钠排泄效果。结果表明联合应用呋噻米和白蛋白比单独使用呋塞米可显著增加尿量和钠排泄量即使在一些尿蛋白排泄量多(17.8g/d)及低蛋白血症的(18.1g/d)的患者。

（王　华）

第六章　肾病综合征的凝血异常与抗凝治疗

肾病综合征发病的主要机制是免疫炎症损伤，但肾病综合征的进展、恶化与异常的血小板活化和凝血-纤溶平衡紊乱密切相关。肾病综合征患者经常合并血栓、栓塞性疾病，不仅可合并浅表血栓性静脉炎及腘静脉、髂静脉、下腔静脉和肾静脉血栓，而且尚可合并肺梗塞等动脉血栓，并由此影响患者的生存。肾病综合征患者合并各种血栓、栓塞的发病率为10%~40%。因此，抗血小板、抗凝治疗作为肾病综合征的辅助性治疗具有重要意义。

第一节　凝血、纤溶系统及其检测指标

生理状态下，机体存在既能维持血液在血管内正常流动，又能当某种因素引起血管破裂、导致出血时迅速止血的机制。这种机制是血管、血小板、凝血系统、纤溶系统以及血液动力学因素、血管周围结缔组织相互作用，保持动态平衡的结果。任何因素引起该平衡的破坏，并超出机体的代偿功能都将产生出血或血栓栓塞性疾病。

一、血小板功能及其检测指标

血管壁受到损伤后，在发生血管收缩的同时，于血管损伤部位血小板黏附、集聚，形成血小板血栓，完成初级止血反应。血小板在止血、血栓形成的启动上具有重要作用。血小板通过其黏

附、释放和集聚功能参与血栓形成。

(一) 血小板黏附作用

血小板表面存在许多黏附蛋白的受体,如多种血小板膜糖蛋白、黏附因子(ICAM-2、PECAM-1)、P选择素(GMP140)等。它们与各种黏附蛋白如纤维蛋白原、vonWillebrand(vW)因子、胶原、纤维连接蛋白、层粘蛋白、玻璃连接蛋白(Vitronec—tin)等结合发生血小板黏附反应。这一过程不需要血小板的活化。在血小板参与的血栓形成过程中,起主要作用的黏附蛋白是纤维蛋白原和vW因子。并且,这种黏附反应受血管内血流张力的影响。在大动脉和静脉,血小板受到的血流张力较小,此时的黏附反应主要由血小板膜糖蛋白(GP)Ⅰa-Ⅱa与胶原结合启动;而在细小动脉和动脉硬化病变部位,血小板受到极大的血流张力的作用,此时首先vW因子结合于胶原或其他的内皮下组织,进而vW因子与血小板膜上的GPⅠb-Ⅸ-V结合启动血小板的黏附反应。血小板发生黏附反应后,GPⅠa-Ⅱa和GPVI与胶原的结合将导致血小板内酪氨酸激酶(c-arc、Syk)活化而引起血小板活化。

(二) 血小板释放反应

血小板内存α颗粒、浓染颗粒和溶酶体。α颗粒中存在血小板特异性蛋白[血小板第4因子(platelet factor 4, PF4)和β血栓球蛋白(β-thromboglobulin, βTG)]、黏附蛋白(纤维蛋白原、vWF、纤维连接蛋白、玻璃连接蛋白)、凝血纤溶因子(凝血因子Ⅴ、Ⅺ、Ⅻ和高分子激肽原、蛋白S、$α_2$纤溶酶抑制物以及Ⅰ型纤溶酶原激活物抑NIN-因子)、生长因子[血小板源性生长因子(PDGF)、组织生长因子β(TGF-β)、内皮细胞生长因子(ECGF)和上皮细胞生长因子(EGF)]以及膜结合蛋白[P选择素(GMP140)、血小板膜糖蛋白Ⅱb/Ⅲa、血小板膜糖蛋白Ⅳ]等。浓染颗粒中包含ADP、ATP、Ca^{2+}、5羟色胺等。当血小板受到凝血酶等激活,将发生释放反应释放出上述物质。而上述物质的释放,不仅能增强血小板的黏附、活化,促进血小板集聚,而且广泛参与机体的炎症、免疫、凝血、血管新生及组织修复等多种生命过程。

(三) 血小板集聚

血小板活化后将增加表达并活化血小板膜表面的血小板膜糖蛋白Ⅱb/Ⅲa,通过与纤维蛋白原结合的架桥作用,使血小板间相互结合而完成血小板集聚。并且,介导血小板膜糖蛋白Ⅱb/Ⅲa与纤维蛋白原的结合,血小板内细胞构架重塑,产生血小板收缩。但在血管内高血流张力的作用下,vw因子与血小板膜上的GPⅠb-Ⅸ-V结合启动血小板的黏附反应后,尚可与血小板膜糖蛋白Ⅱb/Ⅲa结合而直接介导血小板集聚。

(四) 血小板活化的指标

目前的研究结果表明,血小板数目减少(尤其是动态进行性降低)以及PF_4、TG、GMP140、血栓素$β_2$($TXβ_2$)和gtycocalcin的增加是反映血小板活化的良好指标。

二、凝血系统活化及其检测指标

(一) 凝血系统活化机制

血管壁损伤、内皮下组织的阴离子电荷暴露,吸附血浆中的凝血因子Ⅻ和高分子激肽原,进而在激肽释放酶原和凝血因子Ⅺ的参与作用下,启动内源性凝血系统,激活凝血因子Ⅸ形成活化型凝血因子Ⅸ(Ⅸa)。生理状态下,机体内凝血酶的产生主要来源于外源性凝血系统的激活。组织因子广泛存在于内皮细胞、单核细胞等多种组织细胞,当组织损伤或由于受到某种刺激活化后均可释放组织因子入血。组织因子与血中存在的微量活化型凝血因子Ⅶ(Ⅶa)结合后,进一步活化凝血因子Ⅶ,产生大量的Ⅶa。组织因子/Ⅶa复合物活化凝血因子Ⅸ、Ⅹ，形成Ⅸa、Ⅹa，完成外源性凝血途径的激活。

内、外源凝血途径激活产生的Ⅸa，在Ca^{2+}、Mg^{2+}、磷脂和活化型凝血因子Ⅷ(Ⅷa)存在下，激活凝血因子Ⅹ，而由此产生的活化型凝血因子Ⅹ(Ⅹa)和组织因子/Ⅶa复合物激活产生的Ⅹa与Ca^{2+}、磷脂和活化型凝血因子Ⅴ(Ⅴa)共同形成凝血活酶。

内、外源凝血途径活化生成凝血活酶后，凝血酶原被凝血活酶于N末端271位精氨酸和272位丝氨酸之间分解，释放出凝血酶原片段1+2(Prothrombin fragment 1+2,PF1+2)后，形成凝血酶(Ⅱa)。Ⅱa又可活化凝血因子Ⅴ、Ⅷ形成Ⅴa、Ⅷa而正反馈增强。产生的凝血酶一部分随即与存在于细胞膜表面的血栓调节蛋白(Thrombo-modulin,TM)结合成Ⅱa-TM复合物而失活。该复合物可激活蛋白C(Protein C,PC)，在蛋白S(Protein S,PS)的辅助下灭活Ⅴa和Ⅷa，具有负反馈调节、抑制凝血系统的作用。未与TM结合的凝血酶的一部分又分别被血液中的抗凝血酶Ⅲ(An tithrombinⅢ,ATⅢ)及肝素辅助因子Ⅱ及抗胰蛋白酶等所捕捉，形成凝血酶-ATⅢ复合物(Thrombin-antithrombinⅢ complex,TAT)及其他复合物而失活。未失活的凝血酶作用于纤维蛋白原。纤维蛋白原是由A、B、C三种多肽链以二硫键结合成的双聚体。凝血酶分解纤维蛋白原的A链上16-17位的精氨酸—甘氨酸肽链，游离出纤维蛋白肽A(Fibrinopeptide A,FPA)形成desAA型纤维蛋白；进而分解B链上14-15位的精氨酸—甘氨酸肽链，游离出纤维蛋白肽β1-14片段(Fibrinopeptide Bβ13-14,FPBβ1-14)形成desAABB型纤维蛋白单体。纤维蛋白单体在钙离子存在下，迅速复合成纤维蛋白单体复合物并通过经凝血酶激活形成的活化的凝血因子ⅩⅢa的作用，形成稳定的纤维蛋白单体复合体。

(二)凝血抑制因子

1.抗凝血酶Ⅲ ATⅢ是生理状态下最主要的凝血酶抑制因子。1:1与凝血酶形成TAT而使凝血酶失活。此外，还可1:1与Ⅸa或Ⅹa形成复合物而灭活Ⅸa及Ⅹa，抑制凝血活酶的生成。由该途径达到的抑制凝血活性的作用是ATⅢ与凝血酶直接结合而抑制凝血活性的1000倍。生理状态下，ATⅢ与凝血酶、Ⅸa和Ⅹa的结合是非常缓慢的，但在肝素或血管内皮细胞表面硫酸样肝素等粘多糖蛋白存在下，ATⅢ能即刻抑制凝血酶、Ⅸa和Ⅹa。并且，在肝素存在下，ATⅢ可与Ⅶa结合，抑制组织因子/Ⅶa复合物的形成。

2.肝素辅助因子Ⅱ 特异性与凝血酶1:1结合形成复合物而使凝血酶失活，没有抑制Ⅶa、Ⅸa和Ⅹa作用；肝素能明显增强其作用；是血管外(组织中)重要的抗凝因子。

3.蛋白C-血栓调节蛋白系统 蛋白C是肝脏产生的维生素K依赖性蛋白。凝血酶与内皮细胞表面存在的血栓调节蛋白(TM)结合形成复合物后，凝血酶丧失分解纤维蛋白原成为纤维蛋白、活化血小板和激活凝血因子Ⅴ和Ⅷ的作用。并且，该复合物可活化蛋白C，活化型蛋白C以蛋白S和凝血因子Ⅴ作为辅助因子，能分解、灭活Ⅴa和Ⅷa，抑制凝血活酶的产生，从而将凝血酶的凝血活性转变为抗凝活性。因此，蛋白C血栓调节蛋白系统在防止凝血活性过度亢进上具有重要作用。

4.组织因子途径抑制因子(tissue factor pathway inhibitor,TFPI) TFPI主要由血管内皮细胞产生，与内皮细胞表面的硫酸肝素等多糖蛋白结合存在。循环中的TFPI大部分与脂蛋白结合(结合力LDL>HDL≫VLDL)存在，少量为游离型。TFPI不仅可与Ⅹa结合抑制Ⅹa活性，而且与Ⅹa结合后的TFPI还可与组织因子/Ⅶa复合物结合，阻止凝血因子Ⅸ、Ⅹ的活化。

(三)凝血系统检测指标

1.筛选试验临床上常用的凝血系统检查有：凝血酶原时间(prothrombin time,PT)、部分凝血活酶时间(activated partial thromboplastin time, APTT)和凝血酶时间(thrombin time, TT)。PT主要反映外源性凝血系统相关的凝血因子Ⅶ、X、V以及凝血酶原和纤维蛋白原的异常；APTT主要反映内源性凝血系统相关的凝血因子Ⅻ、Ⅺ、Ⅸ、Ⅷ、X、V以及凝血酶原和纤维蛋白原的异常；TT主要反映纤维蛋白原质、量的异常和纤维蛋白原转变为纤维蛋白过程中的阻止因素[肝素、纤维蛋白原/纤维蛋白降解产物(fibrinogen/fibrin degradation product, FDP)]的存在。

2.凝血因子和凝血抑制因子的定量和活性检测　上述的筛选试验仅能反映凝血过程的某一阶段的异常，而且是不精确的。因此，确定机体凝血系统有无异常有必要进行各种凝血因子和凝血抑制因子的定量和活性检测。

3.凝血系统的分子指标机体血液中凝血因子和凝血抑制因子是大量存在的，大多数疾病引起的凝血活性异常仅仅是一小部分的凝血因子和/或凝血抑制因子的异常 活化。因此，除去DIC等严重凝血障碍疾病，实施凝血因子、凝血抑制因子的检测常 常不能敏感地反映疾病导致的异常凝血状态。判断凝血系统活性状态的关键在于有无凝血酶的生成。但由于凝血酶的半衰期极短，无法检测。而从凝血系统的活化过程中可以看出，PF1+2是在凝血酶生成过程中与凝血酶1:1同时产生，可较理想地反映凝血酶的生成；TAT作为凝血酶与ATⅢ的复合物也可以某种程度地反映凝血酶生成；FPA作为凝血酶的产物可代表凝血酶的活性。纤维蛋白原是凝血酶的底物。

由此可见，除凝血因子的增加和活性增强可反映凝血活性增强外，PF1+2、TAT、FPA和纤维蛋白原增多，或纤维蛋白原动态进行性降低，都意味有凝血活性增强，而抗凝因子ATⅢ、肝素辅助因子Ⅱ、蛋白C、蛋白S及TFPI的减少或活性低下，则意味着有抗凝活性的低下。相反，纤维蛋白原、PF1+2、TAT、FPA的减少，意味着有凝血活性低下，而ATⅢ、肝素辅助因子Ⅱ、蛋白C、蛋白S及TFPI的增加意味着抗凝 活性增强。

三、纤溶系统活化及其检测指标

(一)纤溶系统活化机制

纤溶系统活化是指纤溶酶原受到各种激活因素作用形成纤溶酶的过程。机体内存在多种纤溶酶原激活因子，如活化型凝血因子Ⅻ、激肽释放酶、凝血酶、活化的补体片段，以及组织纤溶酶原激活因子(tissue plasminogen activator, tPA)、尿激酶等。其中PA和尿激酶是主要的纤溶酶原激活因子。纤溶酶原受tPA和/或尿激酶激活形成纤溶酶，但在循环血中几乎没有纤溶酶的产生，这主要是由于受各种因素(活化的凝血因子Ⅻ、激肽释放酶、凝血酶以及白细胞介素-1、肿瘤坏死因子等细胞因子)刺激内皮细胞分泌产生的tPA随即与Ⅰ型纤溶酶原激活物抑制因子(plasminogen activator inhibitor 1, PAI-1)结合成tPA-PAI复合物而失活；游离的tPA可在数分钟内为肝脏代谢灭活；并且，在血液循环中tPA激活纤溶酶原的效率是极其低下的。然而一旦血栓形成，就可通过以下机制促进、增强纤溶酶原激活。①由凝血活酶引起的纤溶活化促进作用：凝血活酶不仅可激活凝血酶原，也可促进纤溶酶原的活化。凝血活酶中Xa具有纤溶酶原和tPA的结合位点，可结合纤溶酶原和tPA，从而促进两者的结合，可使纤溶酶的产生增加100倍；产生的纤溶酶分解活化凝血因子而产生新的结合位点，进而数百倍地促进纤溶酶的产生。②纤维蛋白引起的纤溶激活的增强：纤维蛋白具有纤溶酶原和tPA的结合位点，结合两者引起纤溶酶原激活；纤溶酶产生后，分解纤维蛋白形成更多的结合位点，从而正反馈地增强纤溶酶原的激活。由此可见，有凝血酶的产生，就有纤溶酶的活化。

纤溶酶形成后随即与Ⅱα2纤溶酶抑制因子(PI)结合成复合物(PIC)而失活,只有未被结合的纤溶酶才具有纤溶活性。因此,纤溶早期纤溶是很缓慢地进行的。随着纤溶酶的不断产生、α2PI的不断消耗,纤溶速度逐渐加速而产生大量的纤溶酶,从而使纤溶活性明显增强。

纤溶酶分解纤维蛋白原/纤维蛋白β链上42-43位的精氨酸—丙氨酸肽链,于纤维蛋白原desAA型纤维蛋白分解出纤维蛋白肽β1-42片段;于desAABB型纤维蛋白分解出纤维蛋白肽β1-42片段,进而纤溶酶分解纤维蛋白原/纤维蛋白形成X片段,进一步X片段分解成Y片段和D片段,Y片段分解D片段和E片段。纤维蛋白原受纤溶酶分解释放出纤维蛋白肽β1-42片段,最终产物是一个E片段和两个D片段。凝血过程产生的desAABB型纤维蛋白单体聚合后,在活化的凝血因子ⅩⅢ的作用下,纤维蛋白的两条C链间形成交叉链(共价键),该键不能被纤溶酶分解。因此稳定的纤维蛋白在纤溶酶的作用下,释放出纤维蛋白肽β1-42片段,经YD/DY及YY/DXD片段,最终产物为一个E片段和一个D双聚体(D-dimer)。

(二)纤溶系统检测指标

目前我国大多数地方仍使用优球蛋白溶解时间、3P试验及半定量的FDP来作为判断纤溶活性的指标,但这些指标敏感性、特异性均较差。就判断纤溶系统活性的指标而言,把握纤溶酶的生成和其活性至关重要。从上述的纤溶活化机制可以看出,PIC可代表纤溶酶生成量,而纤溶酶的产物FPBβ1-42、FPBβ15-42、FDP、D-dimer则可代表纤溶酶的活性,上述指标血中浓度的升高意味着纤溶活性的增强。并且,FPBβ15-42、D-di-mer为经ⅩⅢa作用后形成的稳定纤维蛋白的降解产物,二者的增多意味有凝血酶、纤溶酶的双重活化,可反映继发性纤溶活性增强。tPA是纤溶过程的启动剂,代表着启动纤溶作用的强弱,而PAI-1、α2PI的增多意味着抗纤溶作用的增加。相反,血中PIC、FPBβ1-42、FPBβ15-42、FDP、D-dimer水平下降,意味着纤溶活性的低下,PAI-1、α2PI降低意味着抗纤溶作用的低下。需要注意的是,单纯反映纤溶酶活性的指标(FPBβ1-42、FPBβ15-42、FDP、D-dimer)的增加,而纤溶酶产生的量(PIC)无增多,不能诊断纤溶系统活性亢进;纤维蛋白原增多或凝血活性亢进产生的纤维蛋白增多引起的纤溶系统底物增多均可以在纤溶酶的生成和活性无明显变化的情况下,增加纤溶系统的产物。PIC增多在诊断纤溶系统活性亢进上非常重要。

四、血管内皮细胞的作用及其检测指标

血管内皮细胞是凝血、纤溶调节的中心。内皮细胞具有抗凝活性和促凝活性双重功能。生理状态下的内皮细胞主要发挥抗凝活性,主要通过:①细胞表面阴离子电荷抑制血小板和凝血因子黏附;②分泌前列环素(PGI_2)和一氧化氮(NO)抑制血小板聚集和扩张血管;③具有ADP分解活性,抑制血小板聚集;④分泌于内皮细胞表面的肝素样物质与ATⅢ结合,增强ATⅢ的抗凝作用;⑤分泌TFPI抑制外源性凝血反应;⑥分泌于内皮细胞表面的TM将凝血酶的促凝活性转变成抗凝活性;⑦产生、分泌tPA,促进纤溶反应。但当血管内皮细胞损伤或活化时,将丧失其凝血活性而发挥促凝活性,主要通过:①分泌vW因子及血小板活化因子(Platelet activity factor,PAF),促进血小板黏附、聚集。②组织因子表达、分泌增强,促进外源性凝血反应。③TM表达、分泌下降,而内皮细胞膜上Ⅹa、Ⅴa结合增多,并结合凝血酶原,从而在内皮细胞表面迅速活化凝血酶原成为凝血酶。该反应过程是Ⅹa在液相活化凝血酶的30万倍。④PAI-1产生和分泌增多,抑制纤溶系统。

TM为血管内皮细胞产生,并存在于细胞表面,当血管内皮细胞受损活化时,TM脱离内皮细胞释放入血,并且同时血管内皮细胞合成、释放vW因子、PAI-1入血增多,因此血中TM、VW因子和PAI-1的增多是血管内皮细胞受损活化的指标。

第二节 凝血、纤溶异常和抗凝治疗的机制

众多的研究结果表明,肾病综合征患者存在明显的血小板异常活化、凝血活性亢进和纤溶活化增强。抗血小板药物、抗凝药物及促纤溶药物能降低肾病综合征患者的尿蛋白,改善恶化的肾功能。

一、血小板异常活化和抗血小板治疗的理论基础

肾病综合征患者存在血小板活化,部分患者血小板生存时间缩短以及血小板数目减少。免疫荧光和电镜证实肾病综合征患者肾脏病变部位有血小板或血小板抗原(血小板膜糖蛋白Ⅱb-Ⅲa等)沉积;体外实验证实免疫复合物可引起血小板活化,血小板释放的5-羟色胺(serotonin,5-HT)促进系膜细胞增生。由此可见血小板参与了肾病综合征的发生、发展。肾病综合征时血管内皮损伤、基底膜胶原暴露、免疫复合物、补体和血小板活化因子(platelet activating factor,PAF)以及高胆固醇血症均可激活血小板,促进血小板黏附、集聚,并释放血栓素A_2(TXA_2)、5-HT、血小板源性生长因子(platelet derived growth factor,PDGF)等各种生长因子、凝血纤溶因子、血小板因子4(platelet factor 4,PF_4)、血栓球蛋白β(β-thromboglobulin,(tTG)、黏附蛋白及二磷酸腺苷(ADP)等。这些物质的产生、释放引起肾小球内血管收缩、血小板凝集,促进系膜细胞增生和免疫复合物在肾小球内沉积,加重肾小球病变。并且,血小板分泌的PF_4和βTG能中和硫酸肝素多糖,降低硫酸肝素多糖具有的抑制系膜细胞增生、抑制胶原纤维形成的作用;而肾小球基底膜(GBM)硫酸肝素多糖的减少将破坏GBM的电荷屏障,增加尿蛋白漏出。抗血小板药物通过减少TXA_2的合成、促进前列环素(PGI_2)的合成、减少活性氧的产生和抑制血小板释放PDGF,除能抑制血小板的黏附、释放和集聚,抑制血小板引起的促凝作用,抑制肾内血栓形成外,尚能抑制肾小球内免疫复合物沉积,抑制系膜细胞增生,减轻肾小球基底膜阴电荷的丢失,从而减轻肾病综合征患者蛋白尿,改善肾脏功能。

二、凝血、纤溶的异常机制

肾病综合征患者因免疫炎症激活内、外源性凝血途径而产生肾小球内纤维蛋白沉积。免疫复合物沉积引起补体活化、内皮细胞损伤和剥离,导致肾小球基底膜破坏、胶原暴露,结合、激活凝血因子Ⅻ,启动内源性凝血途径。而免疫炎症引起的肾小球内T淋巴细胞浸润可活化单核细胞、巨噬细胞,释放凝血活化因子(procoagulation activity,PCA),启动外源性凝血途径。并且,活化的系膜细胞、白细胞释放的白细胞介素-1、肿瘤坏死因子-α等细胞因子,损伤、活化内皮细胞,使组织因子释放增多而促进外源性凝血途径的激活。此外,系统性红斑狼疮等自身免疫性疾病引起的血管炎症以及糖尿病等代谢疾病引起的异常代谢产物的蓄积均可以损伤内皮细胞,使内皮细胞分泌TF、PAI-1及vW因子增多、分泌TFPI,TM减少,由生理状态下的抗凝活性转变为促凝活性,从而加重内、外源性凝血途径的活化。

肾病综合征状态下,伴随大量尿蛋白丢失,抗凝血酶Ⅲ(ATⅢ)、蛋白C及蛋白s等抗凝因子的丧失;低蛋白血症刺激肝脏合成脂蛋白、纤维蛋白原以及凝血因子Ⅴ、Ⅶ、Ⅷ、Ⅸ、Ⅻ等凝血因子的增多,都将加重肾病综合征患者的凝血过程活化,产生凝血亢进状态。

在膜性肾病患者可见凝血因子Ⅻ沿肾小球基底膜呈线样沉积以及纤维蛋白相关抗原、vW因子于内皮、内皮下和系膜区沉积。肾病综合征患者血中凝血因子Ⅴ、Ⅶ、Ⅷ、Ⅸ以及纤维蛋白原增多，凝血酶原片段1+2(PF1+2)、凝血酶一抗凝血酶复合物(TAT)、纤维蛋白肽A(FPA)以及vW因子水平增加，ATⅢ水平低下；尿中ATⅡ、蛋白C、蛋白S水平及活性增加肾小球内凝血因子Ⅷ和纤维蛋白沉积，并与肾小球内T淋巴细胞浸润、巨噬细胞集聚和凝血活化因子(PCA)表达密切相关。这些发现均证实了肾病综合征患者上述凝血异常机制的存在。

活化型凝血因子Ⅻ、激肽释放酶、凝血酶、活化的补体片段以及tPA、尿激酶等均可激活纤溶酶原，活化纤溶系统；并且，凝血活化和纤维蛋白生成又可促进纤溶系统活化；有凝血酶的产生就有纤溶酶的生成。因此，肾病综合征患者伴随凝血活性的亢进，存在继发性纤溶活性增强。肾病综合征患者血中纤溶酶-α2纤溶酶抑制因子复合物(PIC)、纤维蛋白肽Bβ15-42片段(FPBβ15-42)、D双聚体(D-dimer)和FDP增多，肾组织中有稳定的纤维蛋白降解产物的沉积L2列等事实的存在也证实了该观点。但问题是增强的纤溶活性能否有效拮抗凝血活性的亢进？目前研究结果表明：肾病综合征患者，①血中Ⅰ型纤溶酶原激活物抑制因子(PAI-1)水平增多，肾组织PAI-1沉积增加；②伴随肾组织纤维蛋白相关抗原(FRA)沉积的患者尿中tPA和尿激酶水平低下；③纤溶酶原伴随大量蛋白尿从尿中丢失，引起血中水平低下；④血浆白蛋白具有作为tPA激活与纤维蛋白结合的纤溶酶原的辅助因子作用，低白蛋白血症可降低纤溶酶与纤维蛋白的结合力；⑤高纤维蛋白原血症也可通过竞争作用减少纤溶酶与纤维蛋白的结合。⑥低蛋白血症刺激肝脏合成α2巨球蛋白(α2-Macro-globulin)和脂蛋白a(Lipoprotein-a,LPa)增多，azMG可抑制纤溶酶活性，而LPa具有与纤溶酶原相似的结构，能竞争性抑制纤溶酶原与纤维蛋白的结合，抑制纤溶活性。这些均提示肾病综合征患者尽管存在强于正常水平的纤溶活性，但相对其自身存在的凝血活性亢进状态，纤溶活性相对不足，即肾病综合征患者存在凝血活性亢进和相对纤溶活性不足。这是肾病综合征患者易合并血栓、栓塞性疾病的原因，也是应用抗凝疗法和促纤溶药物的理论基础。

凝血亢进和纤溶活性的相对不足导致肾小球血管内纤维蛋白的形成、沉积。沉积的纤维蛋白，①引起血流量的减少，产生缺血性病变；②引起血液流变学变化，通过对血管内皮细胞的应力作用，激活内皮细胞的蛋白激酶C(Protein kinase C,PKC)，促进细胞因子产生，加重肾组织损伤；③而伴随肾小球高度损伤、基底膜断裂，纤维蛋白漏入Bowman囊，吸附、活化巨噬细胞释放多种细胞因子，促进细胞增生，导致新月体形成。这些有助于肾脏硬化。临床观察也显示肾小球内显著的纤维蛋白沉积与患者肾小球滤过率降低、新月体形成和不良预后相关。此外，凝血活化产生的凝血酶还可：①刺激系膜细胞增生；②促进系膜细胞TIMP的表达，减少细胞外基质的降解，增加胶原表达；③促进系膜细胞TGFβ-1和PDGF的表达；④活化系膜细胞、内皮细胞等细胞膜上的凝血酶受体，通过蛋白激酶C(Protein kinase C,PKC)、蛋白酪氨酸激酶(Protein tyrosine kinase,PTK)及有丝分裂素活化蛋白激酶(Mitogen activated protein kinase,MAPK)的作用，下调核因子KB(Nuclear factorxB,NFKB)的抑制因子而增强NFKB的活性，从而不仅增加TGFβ-1、PDGF、白细胞介素等细胞因子的表达促进细胞外基质的蓄积，而且上调内皮细胞凝血酶受体、组织因子(Tissue factor,TF)、组织纤溶酶原激活因子抑制因子-1(PAI-1)的表达，下调血栓调节蛋白(TM)、组织因子途径抑制因子(TFPI)和tPA的表达，加重凝血、纤溶紊乱。另一方面，PAI-1的增多，不仅可促进微血栓的形成，而且可抑制MMP的活性，减少细胞外基质的降解。由此可见，凝血纤溶的紊乱、凝血酶受体的活化在肾组织纤维化的进程中可能具有重要作用，改善、拮抗凝血亢进状态将延缓肾组织纤维化进程，改善肾脏功能。因此，抗凝治疗作为肾病综合征的辅助治疗不仅可预防血栓形成，而且能减轻其病变，延缓病程进展。

第三节 抗血小板药物

抗血小板药物以其作用机制分为：环氧化酶抑制药(阿司匹林、鱼油不饱和脂肪酸、磺吡酮等)、血小板膜糖蛋白Ⅱb/Ⅲa抑制药(噻氯匹啶)、磷酸二酯酶抑制药(双嘧达莫)、血小板因子释放抑制药(吲哚布芬)、血栓素A_2合成酶抑制药(达唑氧苯)以及腺苷酸环化酶兴奋药(前列环素)等。应用于肾病综合征患者治疗的主要有：双嘧达莫、噻氯匹啶和鱼油不饱和脂肪酸。

一、药物作用机制及其体内过程

(一)双嘧达莫

双嘧达莫(dipyridamole)，又称潘生丁(persantin)，能抑制血小板内磷酸二酯酶活性，减少cAMP的降解而增加血小板内cAMP的浓度，进而刺激PGI_2的合成，抑制血小板集聚。而对血小板黏附无明显作用。此外，双嘧达莫能抑制系膜细胞增生，阻碍PDGF对系膜细胞有丝分裂的促进作用。

双嘧达莫口服吸收差异很大，生物利用度27%~59%；91%~99%与白蛋白和酸性糖蛋白结合，肝脏代谢，主要经胆汁排除，易发生肝肠循环，少许从尿中排除。长期给药血浆峰浓度个体相差甚大，可达10倍之多，因此血药浓度监测意义不大，应以临床疗效为准。生物半衰期10小时。

(二)噻氯匹啶

噻氯匹啶(ticlopidine)，又称抵克利得(ticlid)，能选择性、特异性干扰ADP介导的血小板活化，抑制ADP诱导的血小板α颗粒的释放，引起不可逆非竞争性血小板功能抑制。抑制血小板膜糖蛋白Ⅱb/Ⅲa与纤维蛋白的结合，阻断血小板集聚反应。但对膜糖蛋白Ⅱb/Ⅲa受体无直接干扰作用。噻氯匹啶不影响血小板和内皮细胞的花生四烯酸代谢，不影响PGI_2生成。此外，本品能促进凝血酶诱导的血小板集聚的解聚作用。

噻氯匹啶口服易于吸收，小部分以原形由尿中排除，大部分的活性成分转化为代谢产物经粪便排除。生物半衰期24~33小时。本品需投药后3~5天才能达到充分抗血小板作用，停药后抗血小板作用可持续10天。

(三)鱼油不饱和脂肪酸

本品为天然鱼油制剂，有效成分是二十碳五烯酸、二十二碳六烯酸和维生素E。主要作用为调节血脂作用，降低血清胆固醇和甘油三酯，升高高密度脂蛋白C。能抑制血小板内环氧化酶活性而减少TXA_2的合成，从而抑制血小板集聚。动物实验及临床资料证实：鱼油不饱和脂肪酸能减少细胞外基质积聚，改善部分肾切除鼠的肾功能；减少系膜区IgA沉积，减轻IgA肾病患者蛋白尿，延缓其进展。

二、适应证

各种原发性肾小球肾炎(局灶节段性肾炎、系膜增生性肾炎、系膜毛细血管增生性肾炎、膜性肾病、链球菌感染后肾炎及新月体肾炎和IgA肾病)以及狼疮性肾炎、糖尿病肾病等继发性肾小球病变引起的。肾病综合征均适用抗血小板治疗。

三、使用方法及注意事项

双嘧达莫有效治疗肾病综合征的剂量为300mg/d,分3次口服。部分患者因头痛等不良反应难以达到此剂量,可先小剂量开始,逐渐增量以达到有效剂量;对于不能耐受者应给予最大耐受剂量。双嘧达莫能使冠心病患者非缺血区阻力血管扩张、血流增多,而缺血区血流相对减少,加剧心绞痛。因此,对于合并冠脉病变的患者应慎用,对于低血压者和心肌梗塞后血液动力学不稳定者禁用。

噻氯匹啶口服250mg/次,2次/日。对于有效治疗肾病综合征的剂量和疗程目前尚不清楚。由于噻氯匹啶有效阻断ADP对血小板的活化,因此对于因血管内皮细胞损伤和血流高应切力引起的ADP增多介导的血小板活化有特效。特别适用于糖尿病肾病的治疗。

鱼油不饱和脂肪酸口服1.8g/次,3次/日。本品药理作用较弱,仅作为辅助用药。

四、不良反应

1.双嘧达莫常见的有头痛、头晕、颜面潮红、恶心、呕吐、腹泻及皮疹,低血压和晕厥罕见。不良反应一般与剂量有关,初期用药应从小剂量开始。

2.噻氯匹啶最常见的不良反应是腹泻,发生率约20%。皮疹、皮肤红斑、齿龈出血、鼻出血及月经出血等少见,严重不良反应为骨髓抑制如中性粒细胞减少、血小板减少、甚至全血减少,罕见。一般不良反应停药后可消退。与肝素、华法林合用可引起出血,应避免同用。开始应用本品时应监测白细胞、血小板变化。

五、疗效评价

无论对肾上腺皮质激素抵抗性肾病综合征患者,还是对慢性肾小球肾炎、肾病综合征患者,多中心、双盲对照研究均显示双嘧达莫具有明显降低尿蛋白,改善肾功能作用。并且,双嘧达莫与阿司匹林合用、双嘧达莫与华法林合用对膜增生性肾小球肾炎、膜性肾病、IgA肾病等均有降低尿蛋白、改善肾功能疗效。目前已成为活动期肾病综合征的主要辅助治疗药物。

在某些动物实验和个案报道中,噻氯匹啶也显示了降低尿蛋白、改善肾功能的疗效,但目前缺乏严格的对照研究。并且,有噻氯匹啶可引起急性间质性肾炎、急性肾功能衰竭的报道。因此,噻氯匹啶对肾病综合征的疗效尚需进一步观察、探讨。

鱼油不饱和脂肪酸能降低肾病综合征患者的血小板集聚反应,减少尿蛋白,并可减轻某些肾脏疾病的病变程度。但是,鱼油不饱和脂肪酸对肾小球疾病的疗效可能主要与其改善肾病患者的脂质代谢失调有关,而抗血小板集聚的作用可能仅为次要作用。由于鱼油不饱和脂肪酸无明显的毒副作用,作为肾病综合征的辅助治疗有一定的应用价值。

第四节 抗凝药物

抗凝药物以其作用机制可分为:抑制凝血因子合成、增强凝血抑制因子活性、抑制凝血因子活性及凝血抑制因子制剂4大类。抑制凝血因子合成药物包括:香豆素类[华法林(warfarin)、双香豆素(dicoumarolum)等]、茚二酮类[双苯茚二酮(diphen—adione)等];增强凝血抑制因子活性药物包括:肝素(钠或钙)、低分子肝素[依诺肝素(enoxaparin)、替地肝素(tedelparin,法安明)、法拉西肝素(fraxiparin)等]以及类肝素(藻酸三酯、戊聚糖多硫酸酯等);抑制凝血因子活性药物包括:合成的蛋白酶抑制药[阿戈托班(argatroban)等]、抗凝血酶药[水蛭素(hirudin)等];凝血抑制因子制剂包括:抗凝血酶Ⅲ、蛋白C、血栓调节蛋白、肝素辅助因子Ⅱ、组织因子途径抑制因子等制剂。肾病综合征患者经常应用的药物有:肝素、低分子肝素和华法林。本文就这3种药物做一概述。

一、药物作用机制及其体内过程

(一)肝素

肝素(heparin)为分子量5000~20000的粘多糖蛋白,具有大量的阴电荷。肝素作为抗凝血酶Ⅲ(ATⅢ)的辅助因子,能增强ATⅢ与凝血酶、活化型凝血因子Ⅸa、Ⅹa、ⅰ(Ⅰa、Ⅻa和激肽释放酶结合,并抑制其活性;并且,在肝素存在下,ATⅢ可与Ⅶa结合,抑制组织因子/Ⅶa复合物的形成。因此,肝素在体内具有很强的抗凝活性。肝素除抗凝作用外,还具有:①补充肾小球基底膜(GBM)阴离子电荷;②抑制系膜细胞的纤维细胞生长因子和血小板源性生长因子的表达,从而抑制系膜基质增生;③抑制系膜细胞凋亡;④抑制白细胞和内皮细胞结合;⑤抑制补体活化;⑥调节巨噬细胞具有的凝血活性;⑦抑制中性粒细胞的弹性蛋白酶,抑制活性氧的产生;⑧抑制内皮细胞产生、分泌内皮素,促进NO的分泌,具有降压作用;⑨抑制免疫复合物在GBM和系膜区的沉积等各种生物效应。这些功效对降低尿蛋白,抑制、延缓肾脏纤维化的进展,改善肾功能都非常重要。

肝素口服无效,须注射给药。注射后大部分与血浆蛋白结合,经肝脏内肝素酶分解失活,代谢产物和部分原形药物经肾脏排泄。肝素的起效时间和高峰时间决定于药物的给药方式,抗凝半衰期与剂量呈正比,肝肾功能不良者半衰期延长。

(二)低分子肝素

LMWH(low molecular weight heparin,LMWH)是普通肝素经酶切后产生的分子量4000~6000的产物。与普通肝素相比,仅具有ATⅢ结合位点,不具有凝血酶的结合位点。因此,抗凝血酶作用和延长部分凝血活酶时间(APTT)作用明显低于普通肝素。但ATⅢ的抗凝血因子Ⅹa作用不需要ATⅢ和凝血因子Ⅹa共同结合于同一肝素分子,故LMWH仍具有与普通肝素同样的抗凝血因子Ⅹa作用。因此,LMWH的抗凝血作用主要是其抗凝血因子Ⅹa的作用实现。

以分子量5000为界,肝素的凝血因子Ⅹa活性与延长APTT作用之间有明显差异。分子量5000左右的LMWH尽管能明显抑制凝血因子Ⅹa、Ⅻa和激肽释放酶活性,但对凝血酶和凝血因子Ⅸa、Ⅺa几乎无明显抑制作用。如分子量低于3000其促进血小板集聚的作用也明显减弱。故比起普通肝素,LMWH的出血倾向和血小板减少发生频率明显降低。此外,LMWH与普通肝素比较,体内抗凝血因子Ⅹa活性的半衰期明显延长(90~120分钟),没有普通肝素的增强血中脂蛋白酯酶的作用,对脂质代谢影响小,且不易受各种肝素中和物质的影响。

LMWH的体内过程同普通洴蒙。

(三)华法林

华法林(warfarin)为香豆素类抗凝血药物,能竞争性抑制维生素K依赖性凝血因子Ⅱ、Ⅶ、Ⅸ、Ⅹ和蛋白C、蛋白S的肝脏合成。华法林抑制维生素K环氧化物在体内转变为氢醌而抑制上述凝血因子蛋白末梢谷氨酸残基的r羧化作用,使这些凝血因子前体不能活化。但对已经生成的上述凝血因子无抑制作用。此外,华法林还能降低凝血酶诱导的血小板集聚反应,具有抑制血小板集聚作用。本品为体内间接抗凝血药物,体外无效,对已经形成的血凝块无作用。

华法林口服吸收良好,生物利用度为100%。吸收后97%与血浆蛋白结合,肝脏代谢,代谢产物由尿和粪便中排泄。半衰期约为42~54小时。抗凝作用在用药后24小时才出现,2~3天达高峰,药效可持续5-6天。

需要注意的是,华法林不仅抑制凝血因子Ⅱ、Ⅶ、Ⅸ、Ⅹ的合成,而且抑制蛋白C、蛋白S的合成,并且由于蛋白C、蛋白S的生物半衰期较凝血因子Ⅱ、Ⅶ、Ⅸ、Ⅹ短,因此在给予华法林治疗的早期,华法林由于抑制蛋白C和蛋白S的合成,减少了血中蛋白C和蛋白S的浓度,而发挥促凝血活性。因此,一般在应用肝素治疗的基础上,再转为华法林治疗,而不直接应用华法林治疗。

二、适应证

各种肾脏病变引起的肾病综合征均是抗凝疗法的适应证,特别是合并快速进展的肾脏病变和肾功能不全患者更应实施抗凝治疗。

就肾炎的组织类型而言,急进性肾小球肾炎、膜增生性肾小球肾炎、系膜增生性肾小球肾炎、IgA肾病、局灶节段性肾小球硬化、狼疮性肾炎、溶血尿毒症综合征、妊娠高血压综合征等均应实施抗凝治疗。

就肾组织病变而言,伴有新月体形成、肾小球囊粘连、肾小球内纤维蛋白等凝血因子沉积、微小血栓形成的肾病综合征患者需抗凝治疗。

就临床实验室检查而言,反复、持续性血尿、低补体血症、ANCA阳性、尿中FDP增多、尿中D二聚体等凝血指标阳性等均为抗凝疗法适应证;有条件的单位如能做凝血的分子指标检查,则血中凝血酶原片段1+2(PFt+z)、凝血酶—抗凝血酶Ⅲ复合物(TAT)和纤维蛋白肽A(FPA)增高者需要抗凝治疗。海津等报告了尿FDP/尿蛋白的比值在判断肾小球内凝血状态和抗凝疗法适应证上的作用。尿中FDP的来源主要有:①血中Fbg和FDP漏入尿中;②漏入原尿中的Fbg于下尿道被分解成FDP,③肾小球内凝血亢进所产生的FDP。前两项与肾小球基底膜通透性增强有关,与尿蛋白的生成相似;而后一项与肾小球内凝血活化有关。尿FDP/尿蛋白的比值小者,说明尿蛋白相对较多,提示肾小球基底膜通透性较强,尿FDP主要来源于血中Fbg和FDP漏出;而尿FDP/尿蛋白的比值大者,提示血中Fbg和FDP漏出较少,尿FDP主要来源于肾小球内凝血亢进。他们的研究结果显示:尿FDP/尿蛋白的比值小于0.5者,尿FPA和尿D二聚体阴性,提示肾小球内无明显凝血、纤溶活化;尿FDP/尿蛋白的比值大于1.0者,尿FPA和尿D二聚体增多,提示肾小球内有凝血亢进和纤溶活化。因此尿FDP/尿蛋白的比值小于0.5意味着尿中FDP主要来源于肾小球基底膜通透性亢进,而尿FDP/尿蛋白的比值大于1.0意味着肾小球内凝血亢进,该类患者需要抗凝治疗。作者在探讨糖尿病肾病患者的凝血、纤溶状态时发现糖尿病肾病患者的尿FDP/尿蛋白的比值与血中的PF_1+2、TAT、FPA及血栓调节蛋白(TM)呈明显正相关,可反映糖尿病肾病患者的凝血活性,并且尿FDP/尿蛋白的比值与糖尿病肾病患者的尿蛋白、肾功能明显相关,尿FDP/尿蛋白的比值大于1.0的患者肾功能进展速度与该比值小于0.5的患者相比明显增快。对尿FDP/尿蛋白的比值大于1.0的糖尿病肾病患者实施华法林治疗,改善糖尿病肾病患者的血液高凝状态后,患者肾功能进展的速度被明显延缓。显示了尿FDP/尿蛋白的比值在临床上的良好应用价值。尿FDP/尿蛋白的比值检测方法简单、易于基层医院开展,对我国推广、普及肾病患者的抗凝治疗具有重要价值。

肾上腺皮质激素抵抗性肾病综合征患者也是抗凝疗法的对象。

但对于显著的肾功能衰竭（Ccr<5ml/min）以及硬化性肾小球肾炎、伴有明显纤维性新月体形成的肾炎患者，抗凝治疗对减少尿蛋白、改善肾功能无明显疗效。此时抗凝治疗的意义仅在于预防全身其他脏器血栓形成。

三、使用方法及注意事项

（一）肝素

一般实施静脉点滴或皮下注射给药，静脉注射血中药物浓度波动较大，且半衰期过短而不宜使用。静脉点滴：10000~12500U/d，加入200ml生理盐水中静脉缓慢点滴8小时以上；皮下注射：2500~5000U/次，3~4次/日。有条件者最好应用微量注射泵24h持续皮下注射，10000~20000U/d。肝素的具体用量可检测部分凝血活酶时间（APTT），以正常的2倍左右为目标进行调整，使APTT维持在对照值的1.5~2.5倍或60~80秒。测试时间距前一次注射肝素时间不应少于3小时，每日10000单位以下剂量的肝素皮下注射不必常规每日检测。但需指出的是，APTT对肝素疗效的监测是不敏感的，尤其是对小剂量的肝素治疗。有条件的单位可采用本章第一节叙述的凝血、纤溶的分子指标进行监测。肝素的疗程无固定时间，一般1~2个月。

（二）低分子肝素

LMWH的使用方法基本上与普通肝素相同。由于LMWH的半衰期较长，皮下注射较为常用。因LMWH的制剂、生产厂家的不同，具体用量不同。替地肝素；[tedel—parin，法安明（fragmin），达肝素钠（dalteparin）]2500~5000u/次，2次/日，皮下注射。依诺肝素（enoxaparin）20~40mg/次，2次/日，皮下注射。由于LMWH对APTT影响较小，疗效监测和剂量调整应以检测抗凝血因子X活性或凝血的分子指标为准。

（三）华法林

华法林予肝素治疗后，以维持量（2~7.5mg/d）应用；直接使用：首日剂量5~20mg，每日一次口服，次日起改为维持剂量。口服华法林治疗需实施监测，以监测结果，调整剂量，剂量过小不足以提供适当的抗凝疗效，剂量太大则使患者处于出血的危险之中。监测方法有血浆凝血酶原时间（PT）、凝血酶原活性和国际化正常比值（international normalized ratio，INR）。用药期间PT通常延长到正常人的2~2.5倍，保持于25-30秒；凝血酶原活性为正常值的25%~40%；INR控制于2.0~3.0。目前国际上通用的监测方法是INR。需要注意的是，华法林抗凝持续时间与出血危险性两者之间无一致性关系，即使在治疗的INR范围内仍可有出血的发生，因此华法林治疗的个体化非常重要。此外，肾病综合征患者严重的低蛋白血症可使华法林血浆蛋白结合率降低，增加血中游离的华法林的浓度，而更易于出血发生；大多数的抗生素因可竞争性结合血浆蛋白，增加游离华法林血中浓度，并抑制肠道细菌而抑制肠道内维生素K的合成而增加华法林作用；降脂药氯贝丁酯（安妥明）和口服降糖药物也可增强华法林的抗凝作用。富含维生素K的食品（发酵的大豆制品等）、维生素K、制酸药、利福平及口服避孕药等能降低华法林的药效。

四、不良反应

肝素和LMWH的主要不良反应是出血。伴有出血性血液疾病、血小板减少、活动性消化性溃疡、脑血管病、严重的高血压、食道静脉曲张以及近期外科手术患者禁用。肝素和LMWH引起出血时可给予硫酸鱼精蛋白救治，1mg硫酸鱼精蛋白约可中和1mg肝素或100抗凝血因子Ⅹa单位的替地肝素或1mg依诺肝素的抗凝血因子Ⅱa和部分(最多60%)的抗凝血因子Ⅹa的活性作用。硫酸鱼精蛋白的具体剂量取决于需要中和的肝素的量。由于肝素在体内是持续代谢、清除的，因此应依据肝素或LMWH的半衰期和已使用的时间确定硫酸鱼精蛋白的用量。并且，硫酸鱼精蛋白1次剂量不得超过50mg，需更大剂量时应作严密监护。

在初用肝素治疗的患者，1%~3%的患者在肝素使用后1~2周可发生继发性血小板减少，肝素停用后数日至1周血小板可恢复。发生的机制一般认为是由于肝素和体内产生的肝素抗体结合形成的复合物引起血小板活化、凝集，从而导致血小板的消耗性减少。LMWH发生血小板减少的频率较低。

华法林的不良反应主要是出血。可引起机体所有脏器的出血，早期为轻度牙龈出血，严重可发生皮肤、黏膜、胃肠道、泌尿道、呼吸道和生殖道出血。轻度的牙龈出血、鼻衄及皮肤淤斑可不必停用华法林，可加用维生素K 0.5~2mg静脉注射，并观察1天到数天，如仍有出血可停药。一般停用华法林后轻度出血即可停止。严重的重度出血应立即停药，并给予维生素K 15mg静脉注射，同时应给予凝血因子Ⅱ、Ⅶ、Ⅸ、Ⅹ浓缩制剂；如无浓缩制剂，也可给予新鲜血浆、全血。

五、疗效评价

尽管动物实验证实肝素具有抑制系膜细胞增生、减少免疫复合物在肾小球基底膜的沉积、改善肾小球基底膜的电荷屏障，而减少尿蛋白作用，但在临床上，肝素和LM—WH仍主要作为抗凝药物，作为预防、治疗肾病综合征的血栓、栓塞并发症的药物，与糖皮质激素、免疫抑制剂、抗血小板药物等联合应用。虽然有一些肝素和LMWH治疗后尿蛋白减少、肾功能改善的个例报道，但缺乏严格的对照研究。并且，单独应用抗凝疗法的有效性和作用机制目前尚未十分清楚。鉴于血液高凝状态在肾病综合征进展上的作用和肝素、LMWH可明显地改善肾病患者的异常的凝血活性，抗凝治疗在防治肾病综合征患者的血栓栓塞并发症、改善肾病综合征临床症状、延缓肾功能的进展上可能具有积极作用，但需要加以证实。

在肾病综合征的治疗上，华法林作为预防、治疗肾病综合征的血栓、栓塞并发症的药物，与糖皮质激素、免疫抑制剂、抗血小板药物等联合应用，在延缓肾功能进展上具有积极意义。但也多为个例报道。作者曾报道华法林能延缓糖尿病肾病患者肾功能进展，但对原发性肾病综合征的临床疗效目前仍缺乏大样本、严格的对照研究。虽然华法林作为口服型抗凝药物，便于肾病患者长期使用，但因华法林治疗需要监测，基层医院开展具有一定困难。

第五节 促纤溶药物

纤维蛋白的形成和沉积是凝血亢进产生的凝血酶和纤溶活化形成的纤溶酶双方面作用、动态平衡的结果。动物实验证实，去纤维蛋白药物和促纤溶药物能改善肾脏功能，而抑制纤溶药物能加重肾小球内纤维蛋白沉积，促进肾小球毛细血管袢纤维化，引起急性肾功能衰竭。促纤溶药物按其作用机制分为2类：①纤溶酶原激活剂，能活化纤溶酶原形成纤溶酶。包括：链激酶(Streptokinase,SK)、阿尼普酶[Anistreplase,茴香酰基纤溶酶原—链激酶激活剂复合物 (Anisoylated plasminogen streptokinase activatorcomplex, APSAC)]、尿激酶(Urokinase, UK)、沙芦普酶[Saruplase,单链尿激酶型纤溶酶原激活剂(Single chain urokinase-type plasminogen activator, Scu-PA),前尿激酶(Prourokinase, Pro-UK)]以及阿替普酶[Aheplase,重组组织型纤溶酶原激活剂(Recombinant tissue-type plasminogen activator, rt-PA)。②纤维蛋白原降解剂,降解纤维蛋白原,降低血中纤维蛋白原水平。主要是蝮蛇蛇毒制剂,包括:安克洛酶(Ancrod)、去纤酶(Defibrinogenase)及蕲蛇酶(Acutobin)等。

一、药物作用机制及其体内过程

(一)纤溶酶原激活剂的作用机制及其体内过程

链激酶(SK)是一种从C族β溶血链球菌提取的蛋白,本身无酶活性。SK入血后,与体内谷一纤溶酶原1:1结合形成稳定的共价键复合物,自身催化、分解该复合物中纤溶酶分子上的精560-缬561和赖77-赖78处的肽键,发生构象变化,暴露出酶活性位点,形成具有活性的SK-纤溶酶。该酶激活纤溶酶原,形成纤溶酶,分解纤维蛋白而发挥纤溶活性作用。由于SK-纤溶酶无与纤维蛋白结合的位点,因此无溶栓的选择性;而SK-纤溶酶激活循环中的纤溶酶原,形成的纤溶酶迅速被 α_2 纤溶酶抑制物(α2PI)灭活,故需较大剂量才有溶栓作用,并且,由于分解循环中的纤维蛋白原,因此具有出血倾向。SK进入血液后迅速与纤溶酶原形成复合物,部分被蛋白酶水解灭活,血中半衰期约23分钟。

阿尼普酶是改良型二代链激酶,是人工将链激酶1:1与人赖78-纤溶酶原结合形成的复合物。该复合物中的纤溶酶原活性中心被一个酰基(对位茴香基)可逆性结合封闭,进入体内后缓慢去酰基后才具有活性作用。阿尼普酶与SK相比,由于赖78-纤溶酶原具有纤维蛋白的结合位点,因此具有溶栓的选择性;因其在体内结合到纤维蛋白后缓慢被活化,因此不受体内 α22PI影响,并且无需静脉点滴,静脉注射即可。入血后需去除酰基后才进行代谢,血浆半衰期约90~150分钟。

尿激酶是从人尿中提取的蛋白酶,可直接激活纤溶酶原、形成纤溶酶而发挥纤溶作用。在体内尿激酶可被PAI-1抑制,需耗竭体内PAI-1后才具有作用;而形成的纤溶酶又迅速被 α2 PI灭活,故需较大剂量才有溶栓作用。一般认为单次静脉注射25万单位以上才具有纤溶活性。与SK相同,无与纤维蛋白结合的位点,无溶栓的选择性;分解循环中的纤维蛋白原,具有出血倾向。入血后由肝脏摄取、代谢和肾脏排出,血浆半衰期约15分钟。

沙芦普酶是双链尿激酶的前体,又称前尿激酶(Pro-UK),经分解后形成双链尿激酶。沙芦普酶本身无激活纤溶酶原作用,也不具有纤维蛋白的结合位点。体内纤溶系统活化,纤维蛋白开始降解、暴露出羧基端的赖氨酸残基,与谷-纤溶酶原结合,使谷-纤溶酶原发生变构后,才提供Pro-UK的结合位点。此时Pro-UK结合并激活谷-纤溶酶原,形成纤溶酶,发挥纤溶活性作用。与尿激酶相比,Pro-UK不受体内PAI-1和 α2PI影响,具有溶栓的选择性,对循环中的纤溶酶原无活性作用,不分解循环中的纤维蛋白原,出血倾向较低。体内药物的半衰期与药物浓度有关,95%的沙芦普酶半衰期为7.9分钟,5%的沙芦普酶半衰期为48分钟。

阿替普酶是通过基因重组方法生产的组织型纤溶酶原激活剂,具有纤维蛋白的结合位点,并具有高亲和力。阿替普酶结合于体内形成的纤维蛋白后,激活同时结合于纤维蛋白的纤溶酶原,形成纤溶酶而分解纤维蛋白,发挥纤溶作用。其具有较强的溶栓选择性。对循环中的纤溶酶原无活性作用,不分解循环中的纤维蛋白原,出血倾向较低。阿替普酶静脉注射后血中清除迅速,注药5分钟后,总药量的50%被清除;注药后10分钟,体内残存药量仅占总给药量的20%;注药后20分钟,体内残存药量仅占总给药量的10%。本品主要经肝脏代谢,其次为肾上腺及肾脏,代谢产物由肾脏排出。

(二)纤维蛋白原降解剂的作用机制及其体内过程

安克洛酶是从自马来红口蛇(Calloselasma rhodostoma)蛇毒中提取的单链糖蛋白。去纤酶和蕲蛇酶是从尖吻蝮蛇(Deinagkistrodon acutus)蛇毒中分离、纯化的凝血酶样酶。3种酶的作用机制相似,①裂解纤维蛋白原为纤维蛋白,但仅裂解纤维蛋白原的Aa链,释放纤维蛋白肽A,不激活凝血因子Ⅻ,因此形成不交联的可溶性纤维蛋白,降低血浆纤维蛋白原浓度;②自身无直接溶栓作用,但促进内皮细胞释放tPA而具有间接纤溶活性;③抑制血小板集聚。安克洛酶入血后与体内的α_2巨球蛋白(ua—macroglobulin)结合而被灭活,形成的复合物被网状内皮系统清除。血浆半衰期开始时3~5小时,以后逐渐变慢,用药后4天,清除90%,剩下的6%~10%的安克洛酶半衰期约9~12天。因此,停药后血中纤维蛋白原需要数天后才能恢复到用药前水平。安克洛酶的清除不受肾功能影响。去纤酶和蕲蛇酶的体内过程尚不十分清楚。

二、适应证

肾脏病理上肾小球内显著的纤维蛋白沉积或肾小球毛细血管内微小血栓形成的肾病患者;肾上腺皮质激素抵抗性肾病患者;合并进行性肾功能下降的肾病患者;并发肾静脉血栓、下肢静脉血栓等血栓、栓塞性疾病的肾病患者;就原发疾病而言,急进性肾小球肾炎、膜增生性肾小球肾炎等高增生度的肾炎、局灶节段性肾小球硬化、狼疮性肾炎、妊娠中毒性肾病后遗症等都是纤溶疗法的适应证。

三、使用方法及注意事项

(一)对并发明显血栓、栓塞性疾病的肾病综合征患者的溶栓治疗

1.链激酶(SK)首剂量25万单位加入100ml生理盐水中30~60分钟内静脉滴注,以后每小时10万单位维持静脉滴注。以凝血酶时间监测,随时调整剂量,控制凝血酶时间于正常的2~4倍。连续用药24~72小时后,改用抗凝药物。

2.阿尼普酶30单位加入20ml生理盐水中5分钟内静脉注射。依病情重复给药。

3.尿激酶首剂量4400~15000单位/kg加入20~40ml生理盐水中30分钟内静脉注射,以后每小时4400单位/kg维持静脉滴注。以优球蛋白溶解时间、凝血酶时间和凝血酶原时间进行监测。

4.沙芦普酶40~80mg溶于100ml生理盐水中,60分钟内静脉滴注。或首剂量10~20mg加入20ml生理盐水中静脉注射后,30~60mg溶于100ml生理盐水中,60分钟内静脉滴注。

5.阿替普酶每疗程剂量1.5mg/kg,最大剂量不应超过120mg。静脉注射可将本品溶于注射用水中,浓度1mg/ml。第1小时静注60mg,第2、3小时各20mg静注。

6.安克洛酶首剂量1AU/kg(AU:ancrod unit,1AU=0.33NIH凝血酶单位)溶于生理盐水500ml缓慢静脉滴注(至少6小时以上),依据血浆纤维蛋白原的监测(控制血浆纤维蛋白原在0.5~1.0g/L)情况,每日或每8、12、18小时静脉注射,或每日1次皮下注射,每次药量1~2AU/kg。连续给药7天。

7.去纤酶本品需皮试,取本品0.1ml,用0.9%氯化钠注射液稀释至1ml,皮内注射0.1ml,15分钟后观察注射部位丘疹直径小于1cm、伪足3个以下者方可应用。每次用量1.5~3个单位,溶于250~500ml生理盐水中缓慢(4~5小时)静脉滴注,4~7天重复一次,3~4次为一疗程。

8.蕲蛇酶0.75单位溶于100ml生理盐水中3小时内缓慢静脉滴注,1次/天,连续7天为一疗程,依病情可5天后再进行一个疗程。

(二)对临床上无明显血栓、栓塞性疾病的肾病综合征患者的纤溶治疗

对该类患者的纤溶治疗目前主要是应用尿激酶治疗对狼疮性肾炎合并的肾病综合征也有应用安克洛酶治疗的报道而其他纤溶制剂目前尚缺乏经验。

关于对肾病综合征患者实施纤溶疗法的尿激酶的用量、用法和疗程现阶段尚无统一标准。一般给予尿激酶6~12万单位溶于100ml生理盐水中30分钟内静脉滴注,1次/天,连续14天为一疗程。可依据病情反复使用。

安克洛酶的用法参照溶栓疗法。

(三)注意事项

所有纤溶制剂均为生物制品,因此该类制剂一旦溶于注射载体后应立即使用。已配置的注射液常温(25℃)下不能超过8小时,冷藏(2~5℃)不可超过24小时。

由于SK具有抗原性,可刺激机体产生抗SK抗体,导致药物无效和引起过敏反应。而受到链球菌感染者也可产生抗sK抗体,因此合并急性链球菌感染、抗SK抗体水平超过100万单位以上者,不宜应用链激酶和阿尼普酶治疗。

除尿激酶、沙芦普酶和阿替普酶外,其他纤溶制剂均具有不同程度的抗原性,都可引起过敏反应。注射前给予异丙嗪、地塞米松等具有一定的预防作用。

已应用肝素、华法林等抗凝药物治疗的患者应慎用纤溶制剂。

四、不良反应

1.出血纤溶制剂的主要不良反应是出血。近期活动性出血、新近手术、外伤及分娩、月经期,脑肿瘤、脑出血和梗塞,妊娠6周内和产褥期,活动性溃疡病、食道静脉曲张、中重度高血压、夹层动脉瘤以及凝血机制障碍者均为纤溶治疗的禁忌证。轻度的牙龈出血、鼻衄及注射部位血肿可不必停药,严重的出血可给予氨基己酸或氨甲苯酸抗纤溶治疗,更严重者应补充纤维蛋白原制剂或全血。

2.过敏反应除尿激酶、沙芦普酶和阿替普酶外,其他纤溶制剂均可引起过敏反应。轻度者出现发热、寒战、头痛、不适等症状,可给予解热镇痛药物治疗。异丙嗪、地塞米松等具有一定的预防作用。

3.蛇毒制剂有致畸、引起死胎和流产的可能,孕妇禁用。

五、疗效评价

肾病综合征患者应用纤溶制剂进行溶栓治疗时与其他的血栓、栓塞患者的治疗相同。由于肾病综合征患者合并血液的高凝状态,因此溶栓治疗后应给予抗凝治疗,否则血栓重新形成的可能性较大。

肾病综合征患者实施纤溶治疗的报道不是很多,并且纤溶制剂也仅见于尿激酶。户村等在一全国(日本)性多设施的研究中报告了尿激酶每日6万单位,连续应用2周对增生性肾炎、新月体性肾炎和膜性肾病患者具有良好疗效。治疗后尿蛋白减少24%,内生肌酐清除率上升16%。Miura等以血清肌酐2mg/dl以下、组织学上为中重度病变的进展性IgA肾病患者为对象,以单纯抗血小板治疗患者为对照,观察抗血小板药物合并尿激酶的疗效。尿激酶每天6万单位连续14天后,每周6万单位一次静注,平均应用61个月(13~117个月)。结果并用尿激酶组患者有明显的尿蛋白减少和肾功能改善。国内学者也有类似报道。但需指出的是尿激酶对肾病综合征的治疗,无论是治疗的具体方法,还是临床疗效,目前均尚无统一意见。缺乏大样本的严格对照研究。

尽管安克洛酶在动物模型上取得了减少蛋白尿、减轻肾脏病变和改善肾功能的疗效。但是仅仅有很少的关于安克洛酶治疗肾小球肾炎和狼疮性肾炎患者的报道。目前缺乏对原发性肾病综合征患者应用安克洛酶治疗的资料。

总之，肾病综合征患者存在肾小球内和血液的高凝状态，凝血活性亢进，纤溶活化相对不足。并由此易于合并血栓、栓塞性疾病，并促进肾纤维化进程，加重肾功能的恶化。抗血小板、抗凝及纤溶药物能改善肾病综合征患者的高凝状态，减少尿蛋白，改善肾脏功能，预防血栓、栓塞合并症的发生，作为肾病综合征的辅助治疗具有重要意义。但是抗凝疗法的具体方法、应用指征及临床疗效现阶段尚无统一认识，抗凝疗法改善肾病综合征的作用机制也不十分清楚，都有待于今后的进一步研究、探讨。

(刘 琳)

第六篇　连续性血液净化

第一章　连续性血液净化的适应证和并发症

连续性血液净化(CBP)技术自20世纪70年代末诞生至今已有20余年。这一技术在一定程度上克服了间歇性血液透析(intermittent hemodialysis, IHD)所存在的缺陷，不仅仅局限于ARF的治疗，其治疗范畴已扩大至整个危重病领域，成为危重肾脏病学(critical carenephrology)的重要组成部分。

CBP的适应证分为肾脏疾病及非肾脏疾病二类。目前，CBP治疗ARF患者的适应证及最佳时机尚无统一标准，大多数学者主张在患者内科治疗失败，出现尿毒症综合征或水、电解质、酸碱失衡时，才开始CBP治疗。这种标准对于单纯性ARF或病情单纯者可能是合理的，但对于ICU复杂性ARF患者却十分危险。作者认为没有理由等这些重症患者的病情发展至危及生命时才开始行CBP治疗。决定开始行CBP治疗的标准：应依据患者临床病情(如其他器官的损害情况)，水负荷比氮质血症更重要，而不是生理指标是否达到尿毒症水平。有人提出，ARF少尿12 h就可考虑给予CBP治疗。总之，ARF治疗原则是尽可能降低或避免发生尿毒症并发症，早期或预防性CBP能更好地控制水、电解质和酸碱平衡，促进肾功能恢复，改善预后。CBP在非肾脏病中的应用并不是IHD的一种单纯简单的改良，非肾脏病患者不同于肾脏病患者，前者病情往往危笃，需要平稳渐进性治疗，实现内环境平衡，不仅要行血液净化，而且还要彻底纠正代谢紊乱及清除炎症介质。CBP安全易行，但由于它是有创性治疗，不可避免有并发症出现，而且随着连续治疗技术的进展，新的治疗指征的出现，相应的各种并发症的出现频率及其重要性均发生了变化。

第一节　连续性血液净化的适应证

一、肾脏疾病
1.急性肾衰(ARF)

(1)ARF合并高钾血症、酸中毒、肺水肿。
(2)ARF合并心力衰竭。
(3)ARF合并脑水肿。
(4)ARF合并高分解代谢。
(5)ARF合并ARDS。
(6)血流动力学不稳定。
(7)心脏外科手术后。
(8)心肌梗死。
(9)脓毒症。
2.慢性肾衰维持性血液透析
(1)急性肺水肿。
(2)血流动力学不稳定。
3.少尿患者而又需要大量补液时
(1)全静脉营养。
(2)各种药物治疗。
4.慢性液体潴留
(1)肾性水肿。
(2)腹水。
5.酸碱和电解质紊乱
(1)代谢性酸中毒。
(2)代谢性碱中毒。
(3)低钠血症。
(4)高钠血症。
(5)高钾血症。

二、非肾脏疾病

1.全身炎症反应综合征。
2.多器官功能障碍综合征。
3.急性呼吸窘迫综合征。
4.挤压综合征。
5.乳酸酸中毒。
6.急性坏死性胰腺炎。
7.心肺旁路。
8.慢性心力衰竭。
9.肝性脑病。
10.药物或毒物中毒。

第二节 连续性血液净化的并发症

CBP的并发症包括技术并发症及临床并发症。这两种并发症在临床实践中常常同时存在。1985年前管道连接不良占整个并发症的8%。而现在这种并发症发生率很低，占整个并发症的0.5%。这些并发症的发生率与设备及医护人员技术水平有关。

一、技术并发症

技术并发症的发生率与所采用的治疗方法密切相关。如CAVH中常见的最严重的并发症是与动脉通路相关，而采用静脉-静脉通路时相应的并发症的发生率减低。

1.血管通路血流不畅是一严重并发症，可导致体外循环中的血流量下降。CAVH中动脉通路血流通畅是保证足够血流量的关键。动脉内径减小、插管长度增加或扭曲都可导致血流量急剧下降。CVVH中，因为有血泵辅助，这种并发症少见，但双腔导管可致再循环，增加体外循环中血流的黏滞度，使滤器凝血，超滤停止。精确地检测循环血流量的压力，采取措施恢复正常的血管通路功能可以克服这一缺陷。

2.血流量下降和体外循环凝血 由于CAVH中依靠动静脉压力差驱动血流循环，常出现血流量不足和凝血。管道内径减小或扭曲，也会使血流停止导致体外循环凝血。现在血泵的应用使此类并发症的发生大为减少。

3.管道连接不良 体外循环中，血液流量高达50~350 ml/min。血路中任何部位都可发生连接不良，如在血泵作用下偶尔因压力变化使管道破裂，都可危及生命(尤其是在无报警和监测条件。因此，整个管道必须在可视范围(未被遮蔽)，确保整个管道连接密闭完好。

4.空气栓塞现代化泵辅助的CBP，由于有特殊的监测和报警系统，可以预防空气栓塞的发生。除非有机械缺陷，否则一旦有气体进入系统中.机器就会立即停止工作。在CAVH虽然无血泵，但由于持续正压的存在，亦可以避免气栓，但当静脉通道连接不良时，吸气相负压还是可以将气体吸入静脉系统形成空气栓塞。

5.水、电解质平衡障碍 CBP的另一危险因素是容量负荷突然增多或减少，电解质紊乱。现代化设备一般有液体平衡系统，可精确调控容量负荷，此并发症的发生率正在逐渐降低。关键是对每一患者需准确评估其临床情况和危重程度，严密监测液体进出量。另外要避免因配置大量置换液时出现差错导致的容量和电解质失衡。

6.滤器功能丧失 CAVH滤器是在低血流量及超滤压力平衡的条件下工作的。这使得CAVH中滤器凝血的发生率高，膜功能低下，通透性能显著下降，对溶质的筛选系数趋于减低，系统的有效性减弱。此时，即使可以维持高水平的超滤，但对溶质的有效清除比预期的要低。使用血泵则避免了此类问题，滤器阻力已不再成为循环中的一大问题。

二、临床并发症

1.出血 应用Seldinger技术置管可导致出血甚至使动静脉穿孔，特别是局部动脉粥样硬化的血管，损伤血管壁和斑块，可出现严重出血。故当怀疑局部有严重的动脉粥样硬化时需选择其他通路。在血滤过程中，抗凝剂剂量应能立即达到最大的体外抗凝作用。而对循环系统无作用或作用较小；对有出血倾向的重症患者，可采取特殊疗法以维持体外循环中的抗凝作用，如采用前列腺素、低分子肝素、枸橼酸、前稀释及其他技术抗凝，以减少出血的风险。CAVH治疗结束后拔除动脉导管时必须小心持续按压，以防出血；如果出血持续，需尽早手术,一旦出现颈部或股部大血肿感染所致脓肿,则难以治疗。

2.动脉局部血栓的发生较为常见(约3%),特别是在动脉硬化者其发生率更高。有时,可影响下肢的血液灌注,需立即手术。在CVVH时,静脉局部亦可出现血栓,并有可能扩展至腔静脉。因此,应常规监测血管灌注情况(多普勒超声),持续监测体外循环中的静脉压力,有助于早期发现血栓并发症。

3.感染和脓毒症 局部感染(特别是血肿感染)是严重的并发症,可直接威胁动脉灌注。ICU中患者由于免疫抑制,易于感染。体外循环成为细菌感染源,管道连接、取样处和管道外露部分成为细菌侵入的部位。一旦细菌侵入,导致体内内毒素水平升高,患者即发生脓毒症,污染的透析液中的内毒素,可从透析膜小孔进入体内。因此,行体外循环时需高度谨慎,避免出血和血肿。

4.生物相容性和过敏反应 血液长时间与人工膜及塑料导管接触,由于碎裂的塑料颗粒与血、膜的反应以及残存消毒液的作用可产生一系列副作用,激活多种细胞因子、补体系统,甚至引发全身性炎症反应综合征,对机体造成严重损伤。目前CBP中多使用高度生物相容性的生物膜,最大限度地避免这种并发症的出现。另外,用血管紧张素转换酶抑制剂(ACEI)治疗时,由于缓激肽积累,也可使循环中细胞因子水平增加,需特别加以注意。

5.低温超滤时大量液体交换可致体温下降。计算热量摄入及评估营养和能量平衡时需考虑体温的负平衡作用。加热置换液可纠正此并发症。

6.营养丢失 CBP治疗时平均每周丢失40~50g蛋白质,并不比腹膜透析及间歇血液透析治疗时多,而且不会明显改变总蛋白和白蛋白浓度,但在肝合成蛋白障碍及长期治疗时,营养丢失就显得比较突出。而维生素丢失,目前尚无报道,真正的缺乏综合征也不常见。经常监测超滤液和血液中的一些电解质、营养素及药物浓度,及时在置换液中加以补充,即可避免这些物质的不平衡。

7.血液净化不充分 CAVH由于超滤不足,对有高分解代谢的患者,不能充分清除体内的毒素。随着技术的发展,CVVH、CVVHD、CVVHVHF等的广泛应用,血液净化不充分不再成为制约CBP应用的原因。

由于CBP技术的进步,CBP已成为治疗复杂性ARF及非肾脏疾病重症患者的主要方法之一。多数作者主张放宽指征,尽早行CBP治疗,可改善预后。与间歇性治疗相比,CBP并发症更为少见。应用CBP时,要注意由于侵入性治疗带来的一系列并发症。严密监测、加强护理、精确制订治疗方案有助于预防大多数潜在危险及并发症。

(王新玲)

第二章 血液净化对肾衰竭的治疗模式与临床应用

第一节 血液透析

一、血液透析原理

血液透析(HD)是治疗急性肾衰竭(ARF)和终末期肾病(ESRD)的常用的方法之一。HD 也应用于急性中毒、药物过量、水超负荷急性肺水肿以及对利尿剂抵抗的严重水肿等,此组适应证已被更有效方法所替代,所以 HD 主要用以维持 ERSD 的生存。HD 的原理可以概括为以下三方面。

(一)弥散

溶质溶于溶剂形成溶液是一个溶质均匀分散到溶剂中的过程,只要溶质在溶剂中浓度分布不均一,即存在浓度梯度,溶质分子与溶剂分子的热运动就会使溶质分子在溶剂中分散趋于均匀。这种分子热运动产生的物质迁移被称作为弥散。这种溶质趋于均一的弥散现象运动,遵循物理学上 Fick 定律。

溶质的这种弥散现象,不仅在均相(即存在均匀的溶剂中)中存在,即使在不同的相间,比如用一个半透膜(能通透溶质和溶剂的膜)将溶液分隔成两部分,溶质也能跨膜从高浓度侧向低浓度侧弥散。这样一个跨膜弥散过程称作为透析过程。在溶剂中溶质弥散进行传质,溶质受到的传质阻力是溶剂造成的。扩散系数从某种意义上反映了这种特性。跨膜弥散,即透析过程溶质从血液侧经过半透膜到达透析液侧,溶质要克服血液侧溶剂、半透膜以及透析液侧溶剂的三层介质的阻力,即血液侧传质阻力、半透膜传质阻力和透析液侧传质阻力。

由于透析膜表面附近的传质为溶质分子弥散,根据 Fick 定律,如能求出血液一侧溶质的浓度分布后,可以从理论上求得总传质系数作为透析器功能参数。实验证明这个理论值和实验测定的值非常接近,进而可以解释临床工作中的一些问题,为改进透析器制造工艺和治疗模式提供理论依据。

(1)透析过程的溶质传质阻力主要在血液一侧。因此增加血液流率,改进血液侧流动状态,有助于降低血液侧的传质阻力,即可以在不改变透析器设计的情况下,提高透析效率,缩短透析时间。

(2)半透膜的传质阻力与膜的厚度呈正相关。降低透析器空心纤维的厚度,有利于提高透析效率和缩短透析时间。

(3)血液中溶质的浓度与透析液中溶质的浓度梯度越大,则越有利于提高透析效率,缩短透析时间。

(4)膜面积影响透析效率,相同条件下膜面积越大则透析效率越高,透析时间可以缩短。

(5)透析液由于流率较血液流率高,因此流出透析器的透析液中应清除的溶质的浓度较低;那么直接丢弃废透析液从经济上讲不十分合理。如果少于10%~15%的透析液返回透析器透析液入口和新鲜透析液合并后使用,不影响血液侧溶质的传递速率,但可节省相当数量的透析液。

(二)对流

对流是在外力作用下溶质、溶剂或整个溶液传质过程。它的传质推动力并非是浓度差,而是压力差,因此它涉及的是运动着的流体与界面之间的传质问题。对流可以在单相内发生,也可在二相或多相间发生。如用一个滤过膜将血液和滤过液分开,膜两侧施以一定的压力墓,血液中的血浆水在跨膜压作用下由血液侧对流至滤过液侧,血液中一定范围相对分子质量的溶质也随着水分的传递从血液进入滤过液。这样一个跨膜对流传质的过程称作滤过。血液滤过就是基于这个原理发展起来的。溶质的跨膜对流传质,同样遵循物理学中质量守恒定律,溶质的对流传质速率与传质面积及传质推动力成正比,对于相对分子质量较大的物质对流的传质效率比弥散传质效率高。对流传质速率与下列因素有关。

(1)血液滤过的溶质传质速率,与膜两侧的压力差呈正相关,关键是要合理地选择血液滤过过程中压力梯度的控制,使之与人的生理状态相适应。

(2)从对流传质系数的影响因素分析中可了解,血液滤过器的性能是影响血液滤过溶质传质速率的关键,其中包括以下一些参数:膜面积、孔径、孔隙率、孔结构、截留最大相对分子质量、膜表面荷电性等。前四个指标对血液滤过溶质传质速率的影响是显而易见的。面积大、传质速率大;相同面积下孔径大、孔隙率高传质速率也会加大;结构的影响复杂一些,孔长度、孔的规整度不仅会影响传质速率,而且与截留相对分子质量的大小直接相关。膜的表面荷电性对血液滤过速率影响较大,主要原因是血液中的许多蛋白质的分子尺寸大于滤过膜的孔径,经过一段时间的血液滤过,在滤过膜的表面就会形成所谓次级膜,这种现象称为膜的极化。极化现象除了与孔的大小、结构有关外,主要与膜的荷电性有关,负电荷膜与蛋白作用较小,不易产生极化。次级膜的形式,明显地提高了膜的对流传质的阻力,对流传质速率明显下降。

(3)影响对流传质速率除了膜结构外,血液的血细胞比容、血脂的含量均对它有一定的影响。同时随血液中液体的滤除,血浆蛋白浓度升高,胶体渗透压也随之上升,这也会导致对流传质速率的下降。

(4)不同的补液方式对流传质速率也有影响,前稀释方式的对流传质速率明显地高于后稀释方式,但由于溶质浓度低,总清除率仍低于后稀释。此外,前稀释的膜极化现象也较轻。

(5)血液滤过中的溶质对流传质是溶质随着水的滤过而同时进行,膜两侧溶质的浓度基本相等,因此它对小分子物质的传质相对血液透析而言速率较低,而对中分子物质的传质速率相对较高。

(6)血液滤过过程一般极少有弥散传质现象发生。而血液透析过程中除了弥散传质外还有对流传质的发生。

(三)吸附

由于膜材料的分子化学结构和极化作用,许多膜表面带有不同基团,在正负电性的作用下或在分子间力的作用下,许多物质可以被膜表面所吸附。如一些膜材料表面的疏水基团可以选择性地吸附蛋白质、药物及有害物质(如内毒素、补体等)。高分子聚合物都有吸附型,但各种膜也有差异,如 AN69 的吸附能力优于其他高分子膜。纤维素膜一般没有吸附性。

膜的吸附性对 ESRD 患者维持性透析器无重要意义,甚至会影响溶质的清除。膜的吸附性在治疗 SIRS 有重要的意义,对相对大分子质量蛋白类物质的吸附量甚至超过清除量,膜的这种吸附性能正在积极开发。

二、急性肾衰竭

(一)急性肾衰竭(ARF)的发展近况

ARF 是一组常见的临床综合征,是指任何原因所致的肾功能急剧减退,使代谢产物在体内快速蓄积所导致的全身性代谢紊乱综合征。具体表现为血清尿素氮(BUN)和肌酐(Cr)水平骤然升高,每天 BUN 升高 3.57~10.7mmol/L(10~30mg/dl),Cr 升高 88~177μmol/L(1.1~2.3mg/dl);尿量突然减少或无尿,常伴有水、电解质及酸碱平衡失调以及由此引起循环、呼吸、神经、内分泌及消化系统等系统的一系列功能紊乱。狭义的急性肾衰竭是以急性肾小管坏死为基本特征的急性肾脏病变。ARF 在不同的科室或患者群体中的发生率明显不同,大量的研究证明单纯的 ARF 与多脏器功能衰竭(MOF)中的 ARF 在肾功能损害的性质、程度及转归等方面有明显的差别,单纯 ARF 往往病变程度较轻,预后较好,而 MOF 中 ARF 往往合并其他脏器衰竭,病情危重,常危及生命,需要在 ICU 运用综合措施抢救。因此有学者进一步把 ARF 分为 ICU 和非 ICU 两大类。Tumey 等学者回顾分析了 1 347 名急性肾衰竭患者,其结果显示单纯 ARF 的患者死亡率低于 15%,ICU 患者总体死亡率和对透析治疗的需求要远高于非 ICU 患者。有研究发现患者合并 ARF,其死亡率会增加 4 倍,即使应用血液透析治疗,ARF 仍然是死亡率增加的独立危险因素。Uchino 等学者的荟萃分析结果表明,从 1970 年到 2004 年 80 篇文献中 15 897 例 ARF 患者死亡率没有明显变化,在大多数的研究中死亡率都超过了 30%。不管是持续性还是间断性肾替代治疗在死亡率、肾死亡和透析依赖性方面都没有差异。早年用间歇性血液透析(IHD)抢救很多 ARF 患者,对于一般急性肾衰竭 IHD 完全可以承担。但是近年由于血液净化设备的改进和升级,重症 ARF 和 MODS 已经逐渐被 CRRT 替代,显示 CRRT 治疗的预后优于 IHD。其中在死亡率方面,大剂量持续性肾替代治疗优于小剂量肾替代治疗,每日间断血液透析优于隔日间断血液透析。

(二)急性肾衰竭开始血液透析(HD)的治疗时机

ARF 患者接受血液透析的时机目前尚无统一的认识,通常当患者尿素氮水平超过 35.7mmol/L,合并重度酸中毒、高钾血症、容量负荷过重、心力衰竭、精神症状、消化道出血等严重症状时,才开始血液透析治疗。但是近年来很多的研究建议当血清肌酐升高超过基础值的 50%或尿量小于 0.5ml/(kg·h)持续 6 小时以上开始透析干预。

Clark WR 纠提出 ARF 的 RIFLE 分级法:

(1)肾功能不全高危期(risk of renal dysfunction):血清肌酐(Cr)大于正常值的 1.5 倍或肾小球滤过率(GFR)下降大于 25%;尿量(UO)小于 5ml/(kg·h)持续 6 小时。

(2)肾损伤期(injury to the kidney):Cr 大于正常值的 2 倍或 GFR 下降大于 50%;UO 小于 5ml/(kg·h)持续 12 小时。

(3)肾功能不全期 (failure of kidney function):Cr 大于正常值的 3 倍或 GFR 下降大于 75%;uO 小于 3ml/(kg·h)持续 24 小时或无尿 12 小时。

(4)肾功能丧失期(Loss of kidney function):肾功能完全丧失大于 4 周。

(5)终末期肾病期(end—stage kidney disease):肾功能完全丧失大于3个月。

Ricci Z 和 Bouman CS 等学者将 ARF 分为 3 个层次,即包括 RIFLE 的 3 个层次:急性肾损伤(R)、急性肾衰竭(I)、急性肾功能丧失(F)。Abosaif 等学者 m 3 的研究表明在 ICU 治疗的第一个月,RIFLE—F、L、E 3 个级别中死亡率明显增加,达到 74.4%(32/43.P<0.001),6 个月的死亡率达到 86%(37/43,P<0.001)。急性生理及慢性健康状况评价 II (acute physiology and chronic health evaluation,APACHE II)也是衡量疾病严重程度的客观指标之一,在急性肾衰竭的评价中两者各有特点。在上述研究中证实,RIFLE 比 APACHE II 对急性肾衰竭患者的死亡预测更为敏感,相关系数 RIFLE 0.76±0.08,P<0.001;APACHE II.0.72±0.07,P=0.006),进而说明 RIFLE 分级能够具有改善 ARF 患者预后的更好作用。即从急性肾损伤期开始血液净化的干预,认为早期或预防性血液透析治疗能够更好地控制水、电解质平衡,促进肾功能的恢复,改善患者的预后。

对于通常的 ARF,国内外多数研究认为,在没有出现临床并发症之前即开始透析或早期预防性透析是有益的。但是对于 ICU 中的 ARF 何时开始透析一直是一个很难决定的问题,因为患者的原发病不同,病情复杂性不一,年龄各异,生理功能紊乱程度差异较大,血液净化方法本身还会对患者产生一些不利的影响,这些都要求肾科医生对其作出正确的判断和采取合适的方式,否则会导致患者有致命的危险。

ARF 患者的治疗原则应包括以下 3 点:①在 ARF 发病的第一个 24 小时的生理学损伤程度将直接决定患者的预后;②保持机体内环境稳定是衡量一种治疗方法好坏的检验标准;③防止并发症的产生与预防患者生理学损伤是衡量这种治疗方法优劣的客观指标。

Bellem III 1 等提出 ICU 中 ARF 患者出现以下情况时开始进行血液透析治疗:(1) 少尿,尿量<200ml/12h;(2)无尿,尿量<50mL/12h;(3)高血钾,K^+>6.5mmol/L;(4)严重酸中毒,pH<7.1;(5)氮质血症,BUN>30mmol/L;(6)器官水肿,尤其是肺水肿;(7)尿毒症脑病;(8)尿毒症心包炎;(9)尿毒症神经病变或肌病;(10)重度的低钠/高钠血症,Na^+<115mmoL/L 或>160mmoL/L;(11)高热;(12)存在可透析性的药物过量。符合以上一项就应该开始血液透析,符合其中两项应该强制进行 HD 治疗,如果同时存在多项异常,即使未达到以上极限值,也应该开始 HD 治疗。

(1)少尿或无尿:ARF 患者如发生少尿,尿量<200ml/12h,并且对利尿剂治疗无效的,就应该开始透析治疗;如果患者出现无尿,尿量<50ml/12h,将会导致明显水钠潴留、代谢性酸中毒、高钾血症、氮质血症直接威胁患者的生命。因此一旦明确患者无尿大于 12 小时,就应该开始血液透析,此时应该注意的问题是保持血流动力学的稳定,减少失衡综合征的发生,使患者对治疗有良好的耐受性和安全性。

(2)高钾血症:在挤压综合征、消化道出血时,肾衰竭常可以使血钾快速升高。内科常规治疗可给予葡萄糖加胰岛素、碳酸氢钠等措施降低血清钾离子浓度,但是如果患者肾衰竭持续不缓解,血清钾离子浓度进行性增加,当钾浓度升高到 6.5mmol/L 以上时,应立即进行血液透析治疗。如果对患者综合评价,肾功能不能在短时间内及时恢复,应尽早开始血液透析治疗,不应等到血钾浓度升高到危及患者生命的水平。

(3)重度酸中毒:ARF 患者对轻度酸中毒容易耐受,不会导致明显的不良反应。如果患者出现严重代谢性酸中毒,可以造成心血管系统功能不稳定、心肌收缩力和代谢异常,因此需要用血液透析来预防和治疗重度代谢性酸中毒。

(4)氮质血症：尿毒症毒素的大量蓄积可能导致免疫功能异常、中枢神经系统异常，血液透析可以有效清除尿毒症毒素。但是在急性肾衰竭的患者氮质血症的水平达到什么程度开始血液透析，目前尚无统一认识。国内外研究多数主张 ARF 患者 BUN>30mmol/L 和（或）Cr>500μmoL/L 时，就应该开始血液透析治疗。

(5)水钠负荷过重/器官水肿：患者在治疗过程中，因病情的需要，有时需要输入大量的液体，如抗感染、营养镇静、血液及相关产品等，这些患者经常出现水钠负荷，造成外周四肢及内脏水肿，特别是肺水肿可以直接危及患者的生命安全。因此需要及时开始血液透析治疗。治疗时注意在消除水肿的同时要尽力保持血流动力学的稳定。

(6)尿毒症并发症：对于 ARF 患者应尽量防止尿毒症并发症，如尿毒症脑病、神经病变、心肌病变和心包炎等。一旦发生这些症状，就应该立即进行 HD 治疗。

综上所述 ARF 的治疗是尽可能地降低和避免发生尿毒症并发症，早期或预防性透析干预改善 ARF 患者的预后。通过文献及我们的治疗经验表明：①决定开始透析治疗的标准是根据患者的临床病情，而不是依据生化指标是否达到尿毒症水平；②在 ARF 治疗中，决定透析与否的指征水负荷比氮质血症更重要；③早期透析干预可以更好地控制水、电解质平衡，促进肾功能的恢复。

(三)透析终止和肾功能的恢复 血液透析能够快速清除溶质和水分，减轻肾负担，促进肾功能的恢复。Van Bommel 和 Ympa YP 等的研究发现急性肾衰竭血液透析治疗肾功能恢复时间 17.6 天±3.4 天，肾功能恢复率 59.4%。从 2002 年到 2006 年北京友谊医院肾内科共收治明确诊断的急性肾衰竭患者 378 例，主要病因包括肾实质性疾病、慢性肾合并严重并发症、药物中毒、感染、流行性出血热、恶性肿瘤等，其中 204 例经过透析治疗，平均 16.7 天（5~42 天）出现多尿期，平均透析 6.2 次（1~47）和平均 19 天（1~253 天）肾功能恢复。我院资料表明，无尿 40 天以上，则肾功能恢复比较困难，大约 2.9%转为慢性肾衰。在多尿期 BUN 不一定下降，有时反而轻度升高，所以多尿期并不是停止透析的指标。相反，停止过早病情有反复可能。通常尿量达 1 500~2 000ml、肌酐清除率恢复至 30ml/min 以下，才可试行停止透析，观察 1 周肾功能应该继续好转。肌酐清除率多数在 3~6 个月后才能恢复正常，但部分病例停留在正常、低水平或稍低于正常水平。ARF 恢复的患者，最好半年后再开始从事轻体力活动。

三、慢性肾衰竭

IHD 是维持 ERSD 患者赖以生存的主要方式之一，目前国内大医院 IHD 方案、透析设备以及慢性透析管理经验与国外医院没有明显差异，但国内个别地区透析患者的生活质量与生存期以及并发症与上述医院比较有较大差异，究其原因除了经济因素之外，就是透析管理与相应治疗方案落后于国外或国内大医院，故大有提高和改进的余地。

(一)慢性肾衰竭血液透析治疗时机的选择

根据临床实践和国外经验，慢性肾衰竭患者肌酐清除率小于 15ml/min 即可建立透析血管通道，肌酐清除率小于 10ml/min 时就可以开始透析。此时患者可有轻到中度贫血、恶心、呕吐，轻到中度酸中毒，出血倾向也不严重，尚无致命性高血钾和严重心功能不全，患者容易通过诱导期过渡到维持性血液透析，可望提高存活率，延长生存期。但是由于种种原因我国慢性肾衰竭患者开始透析均为时过晚，患者常有严重高血钾、心功能不全或肺水肿、严重高血压或伴有高血压脑病、尿毒症性心包炎、明显出血倾向、危及生命的酸中毒以及意识障碍等才开始透析，显然很容易因各种并发症导致死亡或者影响以后的生存质量。上述情况表明，血液生化指标不是开始透析的唯一标准，而临床表现或并发症同样重要。台湾健康保险局规定，血清肌酐>707μmol/L(8mg/dl)开始透析，但血清肌酐>530μmol/L(6mg/dl)，如果同时伴有下列任何一种并发症(心力衰竭或肺水肿、心包炎、出血倾向、神经症状、高血压、恶心呕吐、代谢性酸中毒、恶病质以及重度氮质血症等)也可开始透析。

(二)透析中心的制度与管理

透析管理是透析效果和透析服务长期高质量运转的一个制度保证，与患者的生存期和生存质量密切相关。一个完整的血液透析过程包括患者的透前准备(比如病情了解、确定诊断、透析机和透析液准备、透析器准备、血管通路的准备)、透析循环的建立(包括血管穿刺、体外循环建立、治疗参数选择、症状监测、并发症处理等)、透析结束(患者撤离透析、效果评价、信息反馈等)等，该过程环节多而复杂，而每一环节均可能影响透析效果及患者对透析服务的反映。医护人员通过对透析过程的控制，不断改进透析方式、方法，提高透析效果，降低透析并发症，提高透析患者的治疗安全性、舒适度、生活质量和长期生存率，这是透析管理所要达到的目标。透析疗法作为终末期肾衰竭的有效治疗手段，经过几十年的发展，目前已经成为一项较为成熟的治疗技术。这项技术的特征是：技术复杂、影响效果的环节多；技术本身的开放性和不完善性；它是持续性、甚至终身性的医疗服务；专业性强，设备依赖性高；受经济条件的强烈影响；需要患者的积极配合等。

随着透析人群的不断增加、透析中心规模的不断扩大、患者对透析服务要求的不断提高和患者自我保护意识的增强、医疗保障制度的健全和对医疗服务的考核更加规范和严格，透析中心及医务人员积极引进和借鉴现代管理理念和质量管理方法已显得十分重要。

北京友谊医院血液透析中心扩大后，从1985年至2007年共收治1 864例ERSD患者，透析时间超过3个月患者共1 527例，除外死亡、转院、转为腹膜透析、肾移植和因各种原因退出透析者，目前维持性透析患者247例，其中，年龄在70岁以上的有30人，年龄最大的91岁；透析治疗5年生存率71.5%，10年生存率达到48.5%，透析治疗最长时间27年；在透析同时仍能正常参加工作的有37人，占目前透析人数的15%，这一数据已经接近欧美先进国家水平。

从患者治疗的角度讲，我们把透析患者的医疗管理分成若干专题，结合1997年发表的K/DOQI建议，分别制定适合我院透析中心患者的治疗指南，严格监控患者各方面指标的变化，及时调整，严密随访，认真记录，为患者的长期高质量的生存提供保障。

(三)血液透析充分性的评估

透析充分性是指临床上要求在摄入一定量蛋白质的情况下，力求应用最短的时间和最有效的方法清除尿毒症毒素，使血尿毒素适量清除，并在透析间期保持一定水平值。通过超滤脱水，可达到干体重，患者透析平稳，不发生心血管并发症以及水、电解质和酸碱失衡。透析后感到舒适、满意。长期透析患者体力渐恢复，正常起居及工作，远期并发症减少或减轻透析剂量是决定透析充分性和透析效果的重要因素，与透析患者的预后有密切关系。临床常用的透析充分性的综合评估指标包括：

(1)血液生化指标：临床常用测定血清肌酐、尿素氮、电解质、酸碱状态和血浆蛋白来判断透析充分性，但需与营养状态结合起来综合判断。

(2)血液学指标：血红蛋白、血小板计数、凝血时间等是血液学指标，可以反映尿毒症状态，也能间接反映透析的充分性。

(3)临床指标:患者是否存在水潴留性高血压,是否达到干体重,患者的活动能力如何,均反映患者与透析的相关状态。

(4)其他

1)x线:主要观察患者心胸比、心包和肺部病变。

2)心电图:反映心室肥厚、心肌损伤等病变。

3)超声心动图和B型超声波:显示心脏功能和肾脏形态以及是否出现获得性肾囊肿、癌变等。

4)肌电图:测定神经传导速度,是诊断末梢神经炎和腕管综合征的敏感指标。

5)脑电图:可以提示透析脑病。

6)骨密度:观察骨矿物质含量,判断是否发生了透析相关骨病。

7)尿素下降率:透析尿素下降率(URR)是评价透析效率简单的方法。根据公式:URR：$1-(C_t/C_o)$,式中 C_t 为透析后尿素氮值(mmoL/L),C_o 为透析前尿素氮值。

8)尿素清除指数(Kt/V),指一次透析中清除尿素的容积占总体水的比例,根据NKF—DOQI推荐值,一室Kt/V至少大于1.2,常用的计算方法是：

Daugirdas公式:$Kt/V=-\ln[R-(0.008(t+[4-(3.5(R)]\times UF/W$ 式中R是透析后/前BUN比值;t是透析时间;UF是透析超滤量(L);W是为透析后干体重(kg)。

考虑残余肾功能的公式:

$Dt=Kt/V+(5.5\times Kru/V)$ 适于每周透析3次

$Dt=Kt/V+(9.5\times Kru/V)$ 适于每周透析2次 式中Dt为透析器BUN清除率与残余肾功BUN清除率之和;Kru为残余肾功能。

判定透析是否充分一般测定透析前后血清尿素浓度来计算透析剂量。临床上最多的为透析前后血清尿素下降率和Kt/V。美国肾脏病基金会透析充分性临床指导纲要(NKF-K/DOQI)推荐值URR>70%。据美国学者报道,对于不同体重指数的血液透析患者观察,URR<65%可作为死亡率降低的强烈预测指标。回顾性研究数据表明,尿素下降率超过70%以上,或Kt/V上升至1.3后,生存率不再升高。分析来自美国保健财务管理(HCFA)的45 967例维持性透析患者资料,根据URR范围(<60%至>75%)分为5组,运用cox回归模型,经人口统计学、体重指数(BMI)矫正后,计算死亡相对风险(RR)。在3个不同体重组,BMI最低组死亡风险比高BMI组高42%,而在BMI小、中和大组中,URR每增高5%,RR分别降低17%、17%和19%。URR>75%组患者死亡风险比URR 70%。75%组明显低。

我院血透中心对透析剂量的评估方法主要使用单室容积变量尿素动力学模型(UKM),所有患者均应用同一种方法测定透析剂量。我院对患者的透析充分性每月评估一次,URR为73.48%±6.54%,Kt/V均达到1.2以上,为验证一室尿素清除指数与实际透析充分性的关系,我们应用费森尤斯透析机在线Kt/V检测功能(OCM)进行监测,74例次在线Kt/V监测结果为1.35±0.68,与计算理论值相符合,为提高患者的生存质量和延长生存时间提供保证。

(四)透析患者高血压的控制

ESRD患者透析相关高血压较多,门诊血透患者超过75%的在接受药物治疗,一般来讲若以血透前血压150/85mmHg或血透后血压≥130/75mmHg作为高血压的标准,敏感性80%以上;而以血透前血压≥160/90mmHg或血透后血压≥140/80mmHg为标准,特异性80%以上。

目标血压控制应因人而异,要考虑到患者的心功能、神经系统状态、有无其他合并症、患者的年龄和其他临床因素。在 ESRD 中血压控制的理想水平推荐值是 135/85mmHg,对于有靶器官损害如 LVH 或糖尿病患者,血压更低些可能有益。对不能耐受该血压或近来有中风、冠脉缺血或心梗发生者血压 145/90mmHg 以下是可以接受的。国家肾脏病基金会(The National Kidney Foundation, NKF)Task Force 推荐在 ESRD 中血压应低于正常允许水平 140/90mmHg。总之,针对血透患者,个体化的理想血压是其可耐受的最低血压,也就是要保持患者良好的生活质量又在血透治疗过程中不出现低血压。

高血压在 HD 患者中具有很高的发生率,约占 80%。其对中枢神经系统及心血管系统的不良作用严重影响患者的预后及病死率。长期接受 HD 治疗的患者,其高血压的发病机制是多因素的,其中高容量仍被认为是起主要作用的因素。HD 患者 50% 以上为容量依赖性高血压,这些患者血浆肾素活性较低或正常。患者体内可交换钠增多,细胞外液容量扩张,心排出量增加,继而外周血管阻力升高,从而发生高血压。少数患者随着 HD 脱水而血压进一步升高,这些患者血浆肾素活性常处于高水平。另外,正常情况下,水钠潴留可致肾素-血管紧张素-醛固酮系统(RAS)活性下降,但在部分患者(5%~10%)却存在着容量-肾素失衡,即 RAS 活性不适当地增强,其中血管紧张素Ⅱ(AⅡ)通过直接收缩血管以及对中枢神经和动脉交感神经的兴奋作用,引起外周血管阻力增加,同时直接作用及刺激醛固酮合成,增加肾小管对钠的重吸收,从而产生钠潴留,容量扩张,心搏量增加致高血压。

有研究还表明,HD 患者血压升高与血管活性物质浓度、一氧化氮水平、交感神经系统活性增强有关。接受 rHu-EPO 治疗的患者,30%~70% 发生高血压或原有高血压加重,其发生被认为与外周血管阻力升高有关。近年来,一些学者认为 rHu-EPO 治疗血压升高可能与内皮素-1 水平增高及细胞内钙离子平衡改变有关。

临床上影响血压控制的因素包括每次透析持续的时间、透析频率、患者对 HD 的临床耐受性及透析剂量、透析液的钠浓度、透析间期体重的增加、透析模式、高通量透析膜、低盐饮食及降压药的使用等。

透析相关高血压的治疗必须要在全面了解患者的心血管状态的基础上进行,包括各种危险因素和心脏结构、功能、超声心动图和动态血压等。血压应尽量接近正常,使日间平均血压小于 18.0/11.3kPa(135/85mmHg),夜间血压小于 16.0/10.7kPa(120/80mmHg)。控制透析间期体重增长和充分透析是控制血压最重要的手段。根据有些作者旧刊提出控制高血压的建议和我们的经验建议如下:

(1)刚进入透析治疗时,应先降低患者干体重,逐渐减少降压药用量。
(2)建立合理的治疗时间表,年轻人在 3~6 周内,老年人在 12~14 周内完成第一步。
(3)确定干体重后,如果血压仍未控制,可以继续使用或增加降压药,但要重新评价干体重。
(4)理论上每天一次的降压药应在傍晚服用,并根据患者特殊性选用降压药。
(5)增加透析剂量有助于控制血压,如尿素下降率 URR>70%,Kt/V>1.5。
(6)控制其他危险因素,如戒酒、戒烟、纠正脂质代谢异常,治疗糖尿病,增加活动量。
(7)控制透析间期体重增长量小于干体重的 5%。
(8)对于一些顽固性高血压除进行药物和减少血容量治疗外,还应排除一些继发因素,如缺血性肾病、肾动脉狭窄、甲状腺功能亢进以及促红细胞生成素等药物影响。

(9) 联合用药可以增加疗效,减少不良反应及并发症。常用 ACEI 或(和)ARB(如果忽略残肾功能及对 EPO 的影响的话)、CCB、β-受体阻滞剂,如果仍无效,可换用或加用 Ot-受体阻滞剂或血管扩张剂。

(10) 对极少数顽固性高血压,常规治疗无效后可以考虑介入法肾动脉栓塞。2003 年毛志国等报道了 6 例顽固性高血压患者,每例都应用 5 种以上的降压药,而且排除其他内分泌性和血管病变引起的高血压。术中行双侧肾动脉造影,显示双侧肾动脉较正常为细,1 例行双侧肾动脉栓塞,5 例先行一侧肾动脉栓塞。术后随访 6~24 个月,未见栓塞肾动脉再通。5 例单侧肾动脉栓塞患者,其中 1 例完全停用降压药,1 例仅用单种降压药的常规剂量,血压已控制在理想范围。其余 3 例降压药的种类与剂量较术前亦有明显减少,而且血压控制满意。血压下降多在栓塞术后 2~7 天出现,仅 1 例血压在术后 32 天明显降低。患者术前后血浆肾素、血管紧张素、醛固酮活性均处于正常低限或低于正常水平,术后 3 天复查也未见明显变化。

双侧肾脏切除术是治疗 ESRD 患者顽固性高血压的传统、有效方法,近年来已基本为肾动脉栓塞术所取代。单侧肾动脉栓塞可有效治疗 ESRD 顽固性高血压,减轻并发症,保护残肾功能。若单侧肾脏栓塞后降压效果仍不理想,则可通过延期的对侧肾脏栓塞,达到双肾栓塞而提高疗效。目前,单侧肾动脉栓塞治疗血透顽固性高血压可视为一种较为安全、有效的方法。

(五)透析相关低血压的防治

低血压(Hypotension)是维持性血液透析患者在透析过程中出现的常见并发症之一,可以诱发心律失常,是导致患者死亡的主要原因之一。透析过程中的低血压分为发作性低血压和慢性持续性低血压。前者定义为患者基础血压正常或增高,在透析过程中收缩压下降 30mmHg 或平均动脉压(MAP)<100mmHg,发生率为 30%~40%;后者常发生于透析多年的患者,在透析过程中收缩压通常不超过 100mmHg,发生率为 5%~10%。

1. 透析相关低血压的诱发因素

(1) 年龄,在慢性持续性低血压患者中,高龄是患者死于心血管事件的一个独立危险因素。有报道显示,60 岁以上的透析患者发生透析低血压的几率明显高于 60 岁以下者。

(2) 伴发病,各种伴发病如心脏病、糖尿病、肝硬化、风湿病、血管炎、严重的贫血等均易导致低血压的发生。如果患者存在低蛋白血症,血容量会相对下降,在透析过程中更易出现低血压。急性肾衰竭患者可能由于自身内环境不稳定,或伴有多脏器功能衰竭,加之炎症因子释放,透析中可能会导致血流动力学异常,出现低血压。

(3) 进食,透析过程中进食会刺激迷走神经,导致胃肠血管舒张,全身血流重新分布,引起一过性低血压的发生。

(4) 超滤量,透析过程中超滤过多,血容量会迅速减少,直接导致低血压的发生。但患者对超滤量的耐受性存在较大的个体差异。

(5) 透析液的因素,透析液温度较高时,患者的皮肤血管会强烈舒张,血液大量积聚在静脉血管床内,使有效循环血量显著减少,容易诱发低血压。有研究表明,透析液温度每增加 1℃,透析中低血压的发生率会增加 3 倍。透析液钠、钙浓度也影响透析中患者血压的变化。此外,在慢性持续性低血压患者中,肾小球肾炎之外的原发肾脏疾病、高磷血症以及使用扩血管药物如硝酸甘油也是透析中诱发低血压的原因。

2.透析相关低血压的发生机制

(1)自主神经功能紊乱,近50%的透析患者存在自主神经功能紊乱,并随着透析时间的延长进行性加重,其中尤以交感神经功能紊乱为主。但是许多研究表明在透析患者中也存在副交感功能异常,表现为对Vatsalva动作反应减低,高频振幅(HF,反映心脏副交感活性的指标)和低频/高频振幅(LF/HF反映交感神经活性的指标)减低。患者不能随超滤(uF)而增加心率或外周血管阻力。有学者认为透析低血压患者中出现的交感神经功能缺陷是由于心脏对交感神经刺激反应减弱的结果,而不是交感神经本身的病变。因此,当患者在透析过程发生低血压时,可出现心律变慢甚至晕厥。但多数患者在发生低血压时心率加快,说明自主神经功能异常不是发生透析低血压的唯一机制。

(2)对血管加压物质的压力反射减低,有研究发现,尿毒症患者体内儿茶酚胺的水平是升高的,与正常对照组相比,透析低血压患者的儿茶酚胺水平要高出许多倍,并且随着时间延长血浆去甲肾上腺素的水平逐渐升高。但在这些患者中进行的去甲肾上腺素和苯肾上腺素输注试验表明,其压力反应性显著降低,提示在透析低血压患者中存在对交感神经刺激的突触后血管性抵抗。这就解释了为什么会在透析低血压患者出现心率的变异性,也即靶器官对肾上腺素能刺激的反应下降,而并非是单纯的传出交感神经功能损伤。因此,透析低血压患者体内交感神经活性增强,使得儿茶酚胺水平异常增高,以代偿这种靶器官的反应性减低。

许多报道显示在透析低血压患者中血管紧张素Ⅱ(ATⅡ)的水平也是升高的,但由于其ATⅡ受体的密度减低,对输注ATⅡ的压力反应明显减弱,表明血管对ATⅡ的反应性减低也参与了透析中低血压的发生。在EsforzadoHu的研究中,透析低血压患者外周血管阻力(PRA)和ATⅡ水平显著高于血压正常的透析患者和健康对照组。PRA和ATⅡ与平均动脉压成负相关,提示透析低血压患者的缩血管系统异常增强。

(3)舒血管物质生成增加,有研究发现,当心脏指数、心率和心脏搏出量相同时,透析低血压患者的外周血管阻力明显低于血压正常的患者,提示在透析低血压患者中存在内源性舒血管物质的合成或释放增多。心房利钠肽(ANP)可抑制儿茶酚胺和ATⅡ的释放,并可抑制平滑肌收缩。在尿毒症透析患者中,ANP的肾脏清除减少以及本身半衰期延长等,使ANP浓度升高,对于低血压的发生可能起一定作用。ANP血浆水平高的患者更易发生透析低血压。

一氧化氮(NO)直接扩张外周血管,抑制交感神经末梢释放儿茶酚胺等物质,抑制血管紧张素活性和自主神经功能、增强前列环素类物质的扩血管作用。研究发现,透析低血压患者一氧化氮的含量明显增高,并与血压成负相关。Dominic等学者认为NO与内皮素-I(ET-I)的平衡失调可能是导致透析患者低血压的机制之一。因为ET-I是一种缩血管物质,在血管平滑肌细胞上有A和B两种受体,B受体兴奋后可使NO合成增加,高血压患者常有β受体下调,提示其内皮细胞功能异常;ET-I能抑制利钠肽的活性,增强交感神经和肾素-血管紧张素的活性,引起血管强烈收缩,使血压升高。他们还发现,透析后反弹性高血压的患者ET-I水平升高,而在透析低血压患者是降低的,提示NO与ET-I间的动态平衡影响透析患者的血压。

肾上腺髓质素(adrenomedutlin,AM)是一种从人类嗜铬细胞瘤中发现的长效舒血管肽类物质。有学者发现血液透析低血压患者AM的水平明显高于血压正常和高血压的患者,认为AM可能参与了慢性透析低血压的发生。Ghrelin是生长激素促分泌素受体的一种新的内源性天然配体,是非内皮细胞依赖的舒血管物质,能有效逆转 ET-I 的缩血管效应。有学者等发现肾病患者 Ghrelin 水平与肾脏病的严重程度平行,双肾切除的小鼠血浆中 Gh-relin 的水平显著升高。单次血液透析机可使 Ghrelin 的水平较透析前下降一半。推测是肾脏的清除减少导致了 Ghrelin 水平升高。lwanagml 学者等的研究发现,HD 患者 AM 和 Ghre1in 血浆浓度增高,通过其舒血管作用参与了低血压的发生。腺苷是一种强致低血压物质,血液透析患者出现局部组织缺血时细胞内的腺苷脱氨酶数量减少,腺苷增多导致局部血管舒张并抑制去甲肾上腺素释放,使用腺苷阻滞剂如咖啡因能降低透析低血压发生。

尿毒症微炎症状态在透析低血压中也有一定的作用。炎症细胞因子如 TNF-Ot 和 IL-1 都能诱导 NO 和肾上腺髓质素的合成。Nishimura 等 M 刊发现透析低血压患者血清肝细胞生长因子(hHGF)升高,其可诱导内皮细胞增生并介导 NO 的舒血管反应。Malatin 等 H 副学者发现 hHGF 水平与患者血压成负相关,并与炎症标记物(C-反应蛋白、IgG)和透析时间直接相关。尿毒症微炎症状态通过促进合成舒血管因子参与了低血压的形成。

(4)心脏功能异常。透析患者 70%存在心脏功能异常,主要表现为心肌功能障碍,其中以左心室心性肥厚最为常见,并可能是诱发透析低血压的重要协同因素。透析低血压患者的心脏指数、射血分数和收缩压都有下降,还存在舒张功能和收缩功能障碍,导致心肌功能损伤,静脉血回流受阻,心脏灌注量下降,心脏搏出量减少。当左室顺应性下降时,左室舒张末期容量小幅上升可以造成伴有肺静脉充血的左室舒张末期压力不成比例的大幅上升,但心排出量减少或不增加。许多慢性透析的 ESRD 患者均存在狭窄的左室容量—压力关系曲线,常不能很好地耐受血浆容量的变化,当出现血流动力学突然变化时,可出现血压的急剧下降。心脏对缩血管物质的敏感性下降也可能是造成低血压的原因之一。

(5)血管功能异常。动、静脉血管系统的功能障碍在心血管不耐受血液透析中起重要作用。尿毒症患者动脉血管损害的特征是内膜纤维化和血管中层钙化。有研究表明高血压血透患者的静脉顺应性下降,至少在以下两方面引起血流动力学的不稳定性。首先,静脉顺应性的下降导致容量—压力关系曲线斜率升高,血浆容量仅有小量减少就可出现心脏充盈压的显著下降。已观察到在单纯超滤期间,透析患者的静脉顺应性与中心静脉压的下降呈负相关。其次,静脉顺应性下降导致毛细血管的 Starling 机制改变而减少组织间隙毛细血管的再灌注,静脉顺应性下降的患者超滤时血浆容量显著减少。长期尿毒症静脉功能改变的基本原理可能与静脉壁的结构异常有关。静脉系统的结构和功能异常也可损害超滤时动员内脏或脾红细胞进入循环系统的能力,这在自主神经功能受损的患者中可能尤为重要。

稳定的血浆渗透压对于维持透析时的血压至关重要。当血浆渗透压处于稳定状态时,可以维持较稳定的细胞外液容量和血浆容量以保证血流动力学的稳定性。血浆渗透压快速下降会导致水向细胞内移动,虽有助于降低血容量,但也会导致透析性低血压发生。液体由组织间隙进入血管的速度对低血压的发生有重要影响;组织间隙越大,血浆再灌注速度越快,血容量减少的幅度就越小,发生低血压的几率也相应减少。使用高钠透析液可以减缓血浆渗透压的下降速率,使超滤时细胞内和细胞外的体液得以更多清除,同时避免了血容量的过快减少,因此可防止低血压发生。

3.透析低血压的防治

(1)正确评估患者的干体重。干体重处在一个动态变化的过程,要根据患者的营养状况而做出合理的判断;另外要严格控制患者透析间期体重的增加,一般青年人体重增加不要超过干体重的 5%，老年人体重增加不超过 4%，即每天体重增加不要超过 1kg 为宜。

(2) 合理的超滤总量和超滤速度。超滤总量要低于透析前重量减去干体重，正常状态下毛细血管再充盈率为 0.25ml/(min·kg)，如果体重为 60kg，则每小时的毛细血管再充盈量为 900ml，如果我们设置的超率速度大于毛细血管再充盈率就可能发生低血压。而且尿毒症中(特别是在高度水肿状态下)毛细血管的再充盈能力存在障碍。在临床当中每小时超滤量以不超过患者体重的 1% 为宜。

(3) 预防性吸氧。血液透析可使 PO_2 下降，产生低氧血症，其机制目前主要考虑为透析膜生物相容性差，补体激活，使白细胞黏附在肺毛细血管床上，造成低氧血症。有研究表明低氧血症可诱导低血压的发生，因此血透当中预防性吸氧在一定程度上可以防治血透中低血压的发生。

(4) 避免血透过程中进食。血透中进食，特别是血透后期进食常引起低血压。因进食后可兴奋迷走神经，胃肠道血管扩张，使全身血液重新再分布，引起相对血容量不足，从而导致有效回心血量减少，诱发低血压的发生。马洁葵等研究发现血透过程进食，尤其在血透中 3 小时后进食，症状性低血压发生及护理干预次数均明显增多，与禁食组比较有统计学差异($P<0.05$)。因此宣传指导患者血透中禁食非常重要，特别尽量避免 3 小时后进食，若非要进食最好选择血透开始 1—2 小时，更有助于低血压的防治。

(5) 透析模式选择。序贯透析实行先单纯超滤后行血液透析，单纯超滤是不引起溶质浓度变化的脱水，血液浓缩，血浆渗透压上升，水分从细胞内间质向血管内移动，提高毛细血管再充盈率，有效保证血容量，不致因脱水过多、过快而引起血容量的明显下降，因而防止了发生低血压。作者曾经对 14 例有透析低血压病史的患者应用序贯透析(先单超后透析)来预防低血压的发生，透析低血压的发生率为 10.5%，而普通透析却为 38.5%。

(6) 低温透析。即通过降低透析液温度，而冷刺激促使血浆儿茶酚胺类物质(去甲肾上腺素和血管紧张素等)的释放，使周围血管收缩和末梢血管阻力增加，提高外周血管阻力，使血压处于相对稳定的状态。如何选择有效的温度也不是越低越好，目前国外常用透析液的温度为 35℃ 或更低，赵学伟等采用低温透析可明显提高患者对超滤的耐受性，有益于避免透析过程中低血压，大大减少了护理措施和医疗成本。

(7) 可调钠透析。可调钠透析是指透析液中钠浓度从透析开始到结束由高到低变化的一种方式，其机制是提高血浆晶体渗透压，改善血浆中水的再充盈率，促进细胞内水分向细胞外转移，补充细胞外液，对透析脱水过程中维持血容量起到了积极作用，从而保障透析时血流动力学的稳定性。目前认为在透析中由于 BUN 丢失最多，因而可以认为 BUN 是造成渗透压下降的主要因素。虽然可用以提高血浆渗透压的物质颇多，但具有较大渗透性和最方便、无毒的渗透溶质是 Na^+ 离子，1mmol/L Na^+ 与 4.28mmol/L BUN 产生的渗透压相当。目前亦有大量研究报道只要选择合适的从高至低透析液钠浓度，既不增加透析后钠负荷，又能提高血浆渗透压，因此能较好地预防血透中症状性低血压的发生。我们对 14 例患者采用自身前后对照，观察 6 个月，采用可调钠透析透析 1344 次，其低血压的发生率为 5.86%(32/546)，而常规钠透析却为 28.44%(155/545)。

(8) 高钙透析。即提高透析液钙离子的浓度，其作用机制可能是：①使用高钙透析液使细胞外液钙离子浓度增高，钙内流增加，促使血管平滑肌收缩，周围血管阻力增加，血压升高；②甲状旁腺素具有很强的血管扩张作用，它可以拮抗去甲肾上腺素、去氧肾上腺素及血管紧张素,从而抑制血管平滑肌收缩,诱发低血压的发生。而甲状旁腺素的调节与分泌受细胞外液钙离子浓度的影响,且与之成反比,当钙浓度有微小变化时立即会引起其分泌调整。所以增加透析液钙离子浓度可以抑制甲状旁腺分泌,从而防止透析过程中低血压的发生。汤学宇等利用高钙透析其低血压的发生率仅22.5%,而普通钙透析中低血压的发生率高达78.8%。但值得注意的是由于提高透析液的钙浓度,可使透析后血钙浓度升高,有导致高钙血症及转移性钙化的危险。因此最好在透析前监测患者血钙的水平,合理应用,个体化对待,避免产生不良后果。

(9)预防性用药。目前临床最常用的是盐酸米多君,这是一种选择性外周血管 α-受体激动剂,主要作用于小动脉及静脉容量血管,使血管收缩,外周血管阻力增高,促进静脉回流,心输出量增加,从而升高血压,尤其适用于外周血管阻力降低引起的血液透析相关性低血压预防和治疗。秦晓新等采用口服米多君预防反复发作的血透相关性低血压,其总有效率为74.03%。

(六)ESRD 患者肾性贫血的管理

肾性贫血是慢性肾脏病的重要临床表现,是慢性肾脏病患者合并心血管并发症的独立危险因素,有效治疗肾性贫血是慢性肾脏病一体化治疗的重要组成部分。重组人促红细胞生成素(rHu—EPO)是临床上治疗肾性贫血的主要药物,在我国临床应用已经 10 余年,不仅应用于血液净化维持透析治疗的患者,而且也应用于非透析的慢性肾脏病患者。促红细胞生成素(EPO)是一种糖蛋白激素,相对分子质量约 3400。血浆中存在的 EPO 根据碳水化合物含量不同,EPO 分为 2 种类型:α 型和 β 型。2 种类型临床应用效果上差异无显著性。

国内外资料显示,合理应用 EPO 不仅能有效纠正慢性肾脏病患者贫血,减少慢性肾脏病患者的左心室肥大等心血管合并症发生,改善患者脑功能和认知能力,提高生活质量和机体活动能力;而且能降低慢性肾脏病患者的住院率和死亡率。因此,EPO 在慢性肾脏病治疗中,目前是不可缺少和替代的。

1.贫血定义 WHO 的贫血诊断标准,成人女性血红蛋白(Hb)<120g/L,成人男性 Hb<130g/L。但应考虑患者年龄、种族、居住地的海拔高度和生理需求对 Hb 的影响。

贫血检查时机,所有慢性肾脏病患者,不论其分期和病因,都应该定期检查 Hb。女性 Hb<110g/L,男性 Hb<120g/L 时应实施贫血检查。贫血检查和评估应该在 EPO 治疗前实施。贫血实验室检查内容包括血红蛋白、血细胞比容(HCT),红细胞指标(红细胞计数、平均红细胞体积、平均红细胞血红蛋白量、平均红细胞血红蛋白浓度等),网织红细胞计数,铁参数(血清铁、总铁结合力、转铁蛋白饱和度、血清铁蛋白),大便粪隐血试验等。

2.EPO 治疗肾性贫血的靶目标值 2007 年中华医学会肾脏病分会出台《重组人促红细胞生成素在肾性贫血中合理应用的专家共识》中指出,Hb 水平应不低于 110g/L(Hct>33%),目标值应在开始治疗后 4 个月内达到。但不推荐 Hb 维持在 130g/L 以上。对血液透析患者,应在透析前采取标本检测 Hb 浓度。靶目标值应依据患者年龄、种族、性别、生理需求以及是否合并其他疾病情况进行个体化调整:①伴有缺血性心脏病、充血性心力衰竭等心血管疾病的患者不推荐 Hb>120g/L;②糖尿病的患者,特别是并发外周血管病变的患者,需在监测下谨慎增加 Hb 至 120g/L 水平;③合并慢性缺氧性肺疾病患者推荐维持较高的 Hb 水平。

3.EPO 的临床应用

(1)使用时机:无论透析还是非透析的慢性肾脏病患者,若间隔 2 周以上或者连续 2 次

Hb 检测值均低于 110g/L,并除外铁缺乏等其他贫血病因,应开始实施 EPO 治疗。

(2)使用途径:EPO 治疗肾性贫血,静脉给药和皮下给药同样有效。但皮下注射的药效动力学表现优于静脉注射,并可以延长有效药物浓度在体内的维持时间,节省治疗费用。皮下注射较静脉注射疼痛感增加。对血液透析的患者,静脉给药可减少疼痛,增加患者依从性;而皮下给药可减少给药次数和剂量,节省费用;对于 EPO 诱导治疗期的患者,建议皮下给药以减少不良反应的发生。

(3)使用剂量:初始皮下给药剂量:100~120IU/(kg·W),每周 2-3 次。静脉给药剂量:120~150IU/(kg·W),每周 3 次。①初始剂量选择要考虑患者的贫血程度和导致贫血的原因,对于 Hb<70g/L 的患者,应适当增加初始剂量;②对于非透析患者或残存肾功能较好的透析患者,可适当减少初始剂量;③对于血压偏高、伴有严重心血管事件、糖尿病的患者,应尽可能的从小剂量开始使用 EPO。

(4)剂量调整:①EPO 治疗期间应定期检测 Hb 水平,诱导治疗阶段应每 2-4 周检测 1 次 Hb 水平;维持治疗阶段应每 1~2 月检测 1 次 Hb 水平;②应根据患者 Hb 增长速率调整 EPO 剂量:初始治疗 Hb 增长速度应控制在每月 10~20g/L 范围内稳定提高,4 个月达到 Hb 靶目标值。如每月 Hb 增长少于 10g/L,除外其他贫血原因,应增加 EPO 剂量 25%;如每月 Hb 增长速度>20g/L,应减少 EPO 使用剂量 25%~50%,但不得停用;③维持治疗阶段 EPO 的使用剂量约为诱导治疗期的 2/3。若维持治疗期 Hb 浓度每月改变>10g/L,应酌情增加或减少 EPO 剂量 25%。

(5)给药频率:①在贫血诱导治疗阶段,无论皮下给药还是静脉给药,均不推荐每周 1 次大剂量使用 EPO。因为用药之初过高的促红细胞生成素水平,可造成骨髓促红细胞生成素受体的饱和,而受体恢复时血清促红细胞生成素水平也已降低,造成了药物浪费;②进入维持治疗期后,原皮下给药的患者,给药频率可由每周 2—3 次调整为每周 1~2 次;而原为静脉给药的患者,给药频率可由每周 3 次调整为每周 1~2 次;③大剂量重组人促红素每周 1 次给药,可减少患者注射的不适感,增加依从性;但目前临床疗效的优劣尚缺少循证医学证据。

(6)不良反应:①所有慢性肾脏病患者都应严格实施血压监测,应用 EPO 治疗的部分患者需要调整抗高血压治疗方案。EPO 开始治疗到达靶目标值过程中,患者血压应维持在适当水平;②接受 EPO 治疗血液透析小部分患者,可能发生血管通路阻塞。因此,EPO 治疗期间,血液透析患者需要检测血管通路状况。发生机制可能与 EPO 治疗改善血小板功能有关,但没有 Hb 浓度与血栓形成风险之间相关性的证据;③应用 EPO 治疗时部分患者偶有头痛、感冒样症状、癫痫、肝功能异常及高血钾等发生,少数患者出现过敏、休克、高血压脑病、脑出血及心肌梗死、脑梗死、肺栓塞等。

4.EPO 的辅助治疗—补充铁剂 接受 EPO 治疗的患者,无论是处于非透析状态或是何种透析状态均应补充铁剂,达到并维持铁的目标值状态慚J。血液透析患者比非血液透析患者需要更大的铁补充量,静脉补铁是最佳的补铁途径。蔗糖铁是最安全的静脉补铁制剂,其次是葡萄糖醛酸铁、右旋糖酐铁。补充静脉铁剂需要做过敏试验,尤其是右旋糖酐铁。

铁状态评估:①铁状态检测的频率,EPO 诱导治疗阶段以及维持治疗阶段贫血加重时应每月 1 次;稳定治疗期间或未用 EPO 治疗的血液透析患者,至少每 3 个月 1 次;②铁状态评估指标,铁储备评估,采用血清铁蛋白评估红细胞生成时铁的充足性。推荐采用血清转铁蛋白饱和度(TSAT)和有条件者采用网织红细胞 Hb 量(CHr)。而低色素红细胞百分数(PHRC)

可因长时间的样本运送和储存增高,并不适于常规采用;平均红细胞体积和平均红细胞血红蛋白浓度仅在长时间缺铁的情况下才会低于正常。

对于血液透析患者,应用左旋卡尼丁可能有益,但不推荐作为常规治疗,应按照临床实际酌情处理。不推荐常规补充维生素C和雄激素制剂。应该尽可能避免输血(尤其是希望行肾移植的患者,但供体特异性输血除外),单纯Hb水平不作为输血的标准。但在以下情况可以考虑输注压积红细胞治疗(推荐输注去白细胞的红细胞):出现心血管、神经系统症状的严重贫血;合并EPO抵抗的贫血。

5.EPO治疗的低反应性(EPO抵抗) 根据专家共识,皮下注射EPO达到300IU/(kg·W)(20000IU/w)或静脉注射EPO达到500IU/(kg·W)(30000IU/w)治疗4个月后,Hb仍不能达到或维持靶目标值,称为EPO抵抗。

EPO抵抗最常见的原因是铁缺乏,其他原因包括:炎症性疾病、慢性失血、甲状旁腺功能亢进症、纤维性骨炎、铝中毒、血红蛋白病、维生素缺乏、多发性骨髓瘤、恶性肿瘤、营养不良、溶血、透析不充分、ACEI/ARB和免疫抑制剂等的使用、脾功能亢进、EPO抗体介导的纯红细胞再生障碍性贫血(PRCA)。

用EPO治疗肾性贫血低反应较常见,临床医生应根据产生低反应的时机和当时应用EPO的剂量做综合分析,不分青红皂白一律采取增加EPO剂量或应用静脉铁剂均是不可取的方式。一般在早期对常规EPO剂量、常规用药时间不敏感者,可适当增加EPO剂量。如无反应,可检查患者透析是否充分,有否合并感染,是否存在明显的营养不良,有否慢性失血,有否应用影响造血的药物等因素。也要注意除外有否并存血液系统疾病。如果患者已经达到治疗目标值,若未减EPO剂量而Hb下降,应考虑血清铁量不足,越是应用EPO时间越长,则缺铁的可能性越大。如果实验室检查表明血清铁蛋白不低,则应看TSAT指标,它可以反映机体对铁的利用情况,必要时可应用静脉铁剂。如果在减少EPO剂量之后出现Hb下降,应考虑是否减少EPO幅度太大。需注意,血清铁蛋白超过800ng/ml也可影响造血。

6.EPO抗体介导的纯红细胞再生障碍性贫血 由于我国临床缺乏检查EPO抗体的手段,至今国内仅有个例由血清抗体和骨髓检查证实的PRCA,远远低于国外的报道。PRCA的诊断为EPO治疗超过4周并出现了下述情况:①Hb以5—10g/(L·W)的速度快速下降,或需要输红细胞维持Hb水平;②血小板和白细胞计数正常,且网织红细胞绝对计数小于1×10^{10}/L,则应该怀疑PRCA。但确诊必须存在EPO抗体检查阳性,并有骨髓像检查结果支持。

PRCA的处理:因为抗体存在交叉作用且继续接触可能导致过敏反应,所以为谨慎起见,在疑诊或确诊的患者中应停用任何EPO制剂。患者可能需要输血支持,血浆置换、免疫抑制治疗可能有效,肾脏移植是有效治疗方法。

PRCA的预防,EPO需要低温保存。与皮下注射比较,静脉注射可能减少发生率。

(七)慢性透析患者与获得性肾囊肿

获得性肾囊肿(acquired cystic kidney disease,ACKD)是终末期肾病常见的并发症之一,1977年Dunnill旧1首次提出并描述了获得性肾囊肿及其相关肾腺癌。尽管大多数肾囊肿没有症状,但是获得性肾囊肿可以引起腰痛、囊内出血和血尿等症状,甚至会出现肾破裂、肾细胞癌变等严重并发症,患有获得性肾囊肿的终末期肾病患者肾细胞癌的发生率比正常人群高40~60倍。获得性肾囊肿在成年人群中相当常见,肾脏影像学检查发现有1或2个囊肿并不能诊断获得性肾囊肿;获得性肾囊肿的诊断标准是:①没有家族遗传性多囊肾;②CT或超声证实患者每一个肾有三个或更多的囊肿。应用这样的标准，在终末期肾病患者透析前获得性肾囊肿的发生率是8%~13%。在血液透析患者中为35.2%~79.3%，在腹膜透析患者中为29%~54%，在肾移植患者中为37%~50%。

获得性肾囊肿肾脏损害组织学表现是多种多样的，典型的囊肿是由线形排列的增生内皮细胞(数量增多)组成，囊肿表现与常染色体遗传的多囊肾相似。但是获得性肾囊肿和常染色体显性遗传多囊性肾病不同在于：①获得性肾囊肿肾脏体积明显小于常染色体显性遗传多囊性肾病的肾脏体积；②获得性肾囊肿囊泡直径较小，90%的囊泡直径小于0.6cm，很容易在影像诊断中被漏诊；③获得性肾囊肿的囊肿原发部位常位于近段小管，而常染色体显性遗传多囊性肾病的囊肿可以出现在肾脏的任何部位；④获得性肾囊肿有较高的肾脏恶性肿瘤发生率，而在常染色体显性遗传多囊性肾病则较少发生；⑤获得性肾囊肿常是在透析后呈进行性进展，而常染色体显性遗传多囊性肾病囊性变进展较慢。

终末期肾病患者的肾细胞癌组织病理类型和遗传学特征不同于正常人群。在正常人群中90%的类型是腺细胞或颗粒细胞，5%~7%的类型是乳头状细胞；而在获得性肾囊肿患者中腺细胞和乳头状细胞癌的比例为1:1，腺细胞癌比乳头状细胞癌出现的早，两者有着不同的发生途径。传统的乳头状肾细胞癌遗传学特征表现为染色体特异性3p片段的缺失，其他的变化还包括染色体臂6q,8p,9p和15q的缺失。而获得性肾囊肿患者乳头状肾细胞癌则表现为染色体臂3q,7,8,12,16,17和20号染色体三倍体及Y染色体的缺失。有研究表明，肾脏囊性生长因子、表皮生长因子、血小板源性生长因子及原癌基因的过度表达使得小管上皮不断增生，导致染色体异常，基因的不稳定性导致了肾细胞癌的形成。

我们的资料表明，247例透析患者中明确诊断获得性肾囊肿的有38例，发生率15.4%，其中2例发现有肾细胞癌，肿瘤均为双侧性。而在247例长期血液透析患者中有15例常染色体显性遗传多囊性肾病，未发现1例癌变。虽然终末期遗传性多囊肾患者也可以出现肾细胞癌，但其发病率远低于获得性肾囊肿。

在组织病理学方面，我们检出的2例肾细胞癌检出时最大直径为1.5cm，没有局部囊外浸润、肾内及远端转移。肾肿瘤的这一特征对于肾透析患者和肾移植患者有着重要的意义。Pope等学者的资料表明，肾移植患者免疫抑制治疗可以加速业已存在的肿瘤的进展。研究组中92%(12/13)的透析患者没有转移征象，没有一例死于肾癌；而53%(4/7)的肾移植患者发生了癌转移,28.6%(2/7)死于肾癌。这一结果表明在免疫抑制治疗的患者肾细胞癌具有较强的浸润转移特性，对于血液透析患者欲接受肾移植治疗的，移植前应给予充分的重视。

(八)慢性透析患者肾性骨病的管理

肾性骨病(renal osteodystrophy,ROD)可分为狭义肾性骨病与广义肾性骨病两类，前者又称肾性骨营养不良，是慢性肾衰竭伴随的代谢性疾病；后者是指和肾脏有关的骨病或病因与肾脏有关的骨病，如肾小管酸中毒伴发的软骨病、肾病综合征时发生的骨病、Fanconi综合征时的骨病等。慢性透析患者的骨病以骨质疏松、骨软化、纤维性骨炎、软组织钙化、骨性佝偻病、骨硬化、骨滑脱、骨畸形、骨再生障碍和病理性骨折为临床特征，可以在慢性肾衰竭的任何阶段发生。在引起肾性骨病的因素中维生素D缺乏、甲状旁腺功能亢进起重要作用。

1.肾性骨病的发病机制

(1)骨重塑型：骨形成与吸收之间保持着动态平衡。已经证实，在骨微环境内成骨细胞通过特定受体调节邻近破骨细胞对甲状腺素、甲状旁腺素(PTH)、骨化醇等的反应,其中每一步都受钙调节激素(甲状旁腺素、维生素D和降钙素)及局部细胞因子、生长因子的影响,但这并不能完全阐明骨重塑型的发病机制。

最近,从TNF受体超家族发现两种糖蛋白,骨保护素(osteoprotegerin,OPG)与NF-KB受体激活因子的配体(RANK-L),二者组成了骨营养刺激物的最终效应途径(RANK-K/OPG)。RANK-L表达受成骨细胞诱导,其受体在破骨细胞系谱上发现,RANK-L通过与表达在破骨前体细胞表面的配体-RANK结合,分化为成熟的破骨细胞和激活成熟的破骨细胞,使骨吸收增加。体液因素、胛H的刺激或诱导RANK-L后期阶段的紊乱都可导致尿毒症患者发生PTH骨抵抗。与RANK-L相似,OPG由成骨细胞产生、分泌及释放。OPG通过阻止RANK-L与RANK结合而抑制破骨细胞的分化与活化。因此,骨重塑型与OPG、RANK-L的表达密切相关,而高PTH水平可逆转OPG对RANK-L的抑制,目前,一些新的治疗方法协1使P1,H出现抑制的现象(即无动力型骨病)也证明了OPG的这一影响。

使OPG/RANK-L比值减少的因素(TNF-仪、PTH、骨化醇和糖皮质激素等)通过增加骨重吸收,提高骨转化;使OPG/RANK-L比值增加的因素(雌二醇、雄激素和IGF-1)可减少骨重吸收,减慢骨转化。在转基因大鼠中OPG的过度表达、RANK-L或RANK的减少都可致骨质疏松,而OPG减少也可引发骨质疏松。OPG还可预防卵巢切除大鼠骨质疏松的发生,因此有人考虑应用OPG治疗骨质疏松。OPG也可抑制维生素D引起的血管钙化,钙负荷过重与高钙磷乘积都可加速软组织的矿物质沉积,测定血清OPG浓度可能成为预测骨转化与心血管事件发生的新指标。此外,RANK-K/OPG途径具有介导经典的骨营养激素和局部因子的作用。目前仍需要在RANK-K/OPG途径的病理生理、诊断和无动力型骨病的治疗方面进行积极的探究。

(2)甲状旁腺细胞增殖:慢性肾衰竭时,甲状旁腺细胞随时间发生增殖。起初,增殖是多克隆型的,它可能合并以散发性甲旁亢为特点的单克隆型增殖。甲状旁腺的单克隆增生与维生素D受体蛋白及钙敏感受体表达下降有关。目前,在不可逆结节增生与甲旁亢的治疗上仍有困难,尽管拟钙物质在尿毒症大鼠中已被证明可以预防甲状旁腺增生,但对人类疾病的影响仍不十分清楚。

2.肾性骨病的诊断指标及评价

(1)血清PTH:PTH是一种含84个氨基酸的多肽,相对分子质量为9.2×10^3。其在血循环中以4种形式存在,全段PTH(iPTH或1—84PTH)、氨基段PTH(NPTH)、中间段PTH(MPTH)及羧基段PTH(CPTH)。包含有C-末端的PTH分子有生物学效应,可以调节PTH的效应。1—84PTH通过PTH/PTH受体转运,7—84PTH可能通过一个C末端的PTH受体转运。目前认为7—84PTH通过抑制破骨细胞的形成导致全面抑制骨吸收从而降低骨转运,与1—84PTH有相反的生物学活性。血清全段PTH水平(iPTH)是一个较好的骨损害预测指标,iPTH>450ng/L或<120ng/L可分别预测高与低转化性骨病,但在120~450ng/L的范围内对肾性骨病无预测价值。Pecovnik等在血液透析患者中研究发现1—84PTH/7—84PTH>1提示正常或高转化性骨病,1—84PTH/7—84PTH<1提示低转化性骨病,相对于1—84PTH/7—84PTH比值,PTH浓度是预测骨形成更好的指标。

(2)血清骨钙蛋白(boneglaprotein,BGP):骨钙蛋白是在矿化组织中大量存在的骨代谢标志物,是由成骨细胞产生和分泌的一种含49个氨基酸的非胶原蛋白,BGP是骨钙蛋白基因转录和表达的产物,在血清中含量约占成骨细胞合成量的20%,两者呈正相关。作为成骨细胞活性指标,肾衰竭时其排出减少,特别是肾性骨病时其在血中的变化可用来监测骨代谢瞬间改变,是骨形成的最直接反映,可较早地诊断肾性骨病,指导临床用药。在肾性骨病的研究中发现低转化型骨病组血BGP水平明显低于高转化型。

(3) 血清降钙素(CT):CT为32个氨基酸组成的多肽,由甲状腺旁滤泡细胞分泌,是体内调节钙-磷代谢的主要激素。其分泌是钙依赖性的,细胞内离子钙的浓度迅速升高,可以促进CT释放。血CT值与Ca^{++}呈负相关。Bervoets等发现对于无力性骨病的诊断,CT<41ng/L(7.0nmoL/L)敏感度是83%,特异度为67%,阳性预测指数是47%。联合骨碱性磷酸酶(BAP)<23U/L,检测分别增加敏感度、特异度及阳性预测指数至72%、89%、77%。

(4) 血清碱性磷酸酶:碱性磷酸酶根据所在组织部位可分为骨性、肝性、肠性、肾性、胎盘性几种同工酶,其中BAP来源于成骨细胞,它是反映成骨细胞活性和骨形成的敏感指标之一。BAP是骨形成常用的生化指标,可以作为透析前肾性骨病的参考诊断指标。联合BAP<25U/L和总碱性磷酸酶(TAP)<84U/L检测无力性骨病与正常骨,敏感度分别为72%和88%,特异度为76%和60%。相应的阳性预测指数为89%和85%。如果联合TAP>300U/L,CT>150Lg/L,BAP>40Lg/L和iPTH>200Lg/L在诊断高转化性骨病时特异性为100%,阳性预测指数为100%。

(5) 尿羟脯氨酸(urinaryhydroxyproline,Hypro):胶原纤维降解时释放羟脯氨酸到血循环,从尿中排出。血浆与尿液中游离羟脯氨酸的水平,一定程度上反映骨胶原的降解率,从而反映骨吸收的程度,但并不十分敏感也不特异,因为羟脯氨酸同时也可来源于骨外组织的胶原。采用尿羟脯氨酸/肌酐>16.41mmol预测高转化性骨病时的敏感度、特异度、阳性预测值分别为93%、72%、72%,联合Hypro>80ng/L时的敏感度、特异度、阳性预测值分别为32%、100%、100%。在预测无力性骨病时尿羟脯氨酸/肌酐<15.1mmol的敏感度、特异度、阳性预测值分别为53%、93%、91%;联合降钙素<6.8ng/L时分别为64.3%、84.2%、75%。

(6) 血清抗酒石酸性磷酸盐异构体5b(TRACP5b):TRACP5b是监测破骨细胞活性和骨重吸收率的新型临床指标。TRACP5b是酸性磷酸酶6种同工酶(0—5型)中的一种,即第5型异构体。该酶是一种结构高度保守的含铁糖蛋白,相对分子质量约$3×10^4$~$4×10^4$,主要由破骨细胞产生后分泌入血,其活性与破骨细胞活性呈正相关。高转化性骨病的TRACP5b活性比其他类型肾性骨病明显要高。血清TRACP5b与破骨细胞组织学指标的联系比iPTH要强,可作为肾性病破骨细胞活性的特异指标。

(7) 血清PICP、ICTP、PINP:I型胶原是存在于骨与软骨中唯一的胶原类型,占骨基质90%以上,反映I型胶原转化的指标是诊断骨代谢性疾病极为有用的生化指标。PINP(I型前胶原氨基端伸展肽)和PICP(I型前胶原羧基端伸展肽)均是由成骨细胞合成并排出的前胶原纤维的细胞外分解产物,其在血循环中的含量主要反映I型胶原的合成速率及骨转换情况,升高提示I型胶原合成速率加快,骨转换活跃。I型胶原羧基吡啶并啉(交联)肽(IC-TP)是I型胶原降解的产物,在I型胶原降解过程中,该肽段被完整的释放入血清,在骨破坏加快的情况下,血清ICTP浓度会升高。PICP、PINP作为骨形成指标主要反映骨形成;ICTP作为骨重吸收指标主要反映骨破坏。但是长期血透治疗会伴有高水平的ICTP,而且PINP骨指标也受透析的影响,因此需要综合评价。

3. 肾性骨病的治疗目标 ①维持血清iPTH水平在120~150ng/L;②磷浓度低于55mg/L,

钙浓度在92~104mg/L,钙磷乘积低于550mg/L;③铝浓度低于20μg/L;④血清碳酸氢盐水平在20~24mmoL/L。

4.肾性骨病的治疗

(1)血液净化治疗：不同透析方式对钙磷代谢及肾性骨病的影响目前已有报道,多数研究表明,血液透析滤过、血浆置换、血液灌流对高磷有一定疗效,但易反弹,不能替代药物。Lugon等报道5例患者从传统隔日透析改为每日透析持续2年,血钙水平明显增加,血磷水平明显下降,同时骨活检病理显示各项指标得到改善。

(2)控制高磷血症:Gallieni等进行了多中心大样本随机分析发现高磷是继发性甲状旁腺功能亢进的重要原因。而且透析患者钙磷乘积的升高与迁徙性钙化有关,均是死亡的危险因素。不含钙的磷结合剂是目前研究的热点。碳酸镧Fosrenol是有效、易耐受的非钙磷结合剂,使用碳酸镧的患者高钙发生率与碳酸钙相比较低(6%比49%),而且经超过一年的观察发现几乎没有低转化性骨病发生,也没有铝剂对骨的影响。司维拉姆(Renagel)是一种新型不含钙、铝的磷结合剂,结合磷的能力与碳酸钙相当,与醋酸钙的治疗效果无明显区别。但Renagel不增加钙负荷,很少引起高钙血症。有研究表明,Renagel可延缓尿毒症大鼠软组织钙化与血液透析患者冠状血管及主动脉钙化出现的时间。维持血浆P<1.5mmol/L时,Renagel剂量约为2 400~5 280mg/d。另外,Renagel还能降低血浆总胆固醇及低密度脂蛋白(LDL)胆固醇。

(3)维生素D3及衍生物：根据不同肾衰竭的程度选择常规口服治疗、冲击口服治疗及经静脉给药治疗等方法,并且细心监测。常规治疗剂量骨化三醇为每日0.25~1.00μg;冲击治疗,剂量为每周2次每次2~4μg。国外有文献推荐骨化三醇根据PTH水平的调整每次剂量,有望在6个月内控制PTH在100~285ng/L。具体方法是：①PTH在250~350ng/L时,给予0.5μg骨化三醇;②PTH在351~550ng/L时,给予1~1.5μg;③PTH551-750ng/L,1.5~2μg;④PTH>750ng/L,2~4μg。我们的经验表明,当PTH超过1 000ng/L时,冲击治疗的效果不理想,$1,25-(OH)_2D3$,冲击治疗的效果优于$1-(OH)D3$。

(4)甲状旁腺钙受体(CaSR)阻滞剂：甲状旁腺细胞中CaSR的经典角色是血钙通过激活CaSR来快速地调节PTH的分泌,从而维持离子钙浓度在一个狭窄的范围。同时CaSR的信号也影响到甲状旁腺细胞的增殖和基因转录,CaSR也是降钙素的生理调节剂。在离子钙增加时,通过CaSR抑制甲状旁腺激素分泌,刺激降钙素的分泌。Calcimimetic是一种CaSR变构激活剂,在甲状旁腺细胞可以通过降低受体对细胞外的钙离子活性的阈值从而减少PTH的分泌。临床研究证明Calcimimetic可有效降低血浆PTH水平,而且对伴有继发性甲状旁腺功能亢进的成年血液透析患者不增加血清钙或磷浓度。血清磷水平和钙磷乘积在治疗过程中会伴随PTH的降低而降低。而且Calcimimetic可以阻碍由于CRF引起的甲状旁腺过度增生,是一种新的针对SHPT有效的治疗措施。Calcimimetic在治疗ESRD的迁徙性钙化中是突出的,联合使用非钙剂磷结合剂、新的维生素D衍生物、Calcimimetic是对ESRD继发性甲状旁腺功能亢进治疗的重要改进。

(5)雌激素治疗：雌激素、骨新陈代谢、骨质疏松之间关系已经比较明确,CRF的女性伴有月经失调,骨矿物密度降低,增加骨折的危险性。绝经后女性激素替代治疗(HRT)在有可视利益的同时也有潜在的危险,尤其在女性CRF患者。原因是CRF时雌激素药物代谢动力学存在改变。动物实验发现雌激素缺乏时间长时,骨损害不易恢复,短期雌激素缺乏时HRT

治疗有较好效果。目前认为应根据HRT的风险收益进行综合评价，并且个体化治疗，而选择性雌激素受体调节剂(SERMs)没有雌激素对子宫等的副作用。Hernandez等对绝经后长期血透女性CRF患者使用雷洛昔芬治疗，发现一年后可以明显改善腰椎BMD，降低低密度脂蛋白和骨重吸收指标，但长期疗效需要继续观察。

(6)外科治疗。

1)经皮酒精注射治疗术(PEIT)，PEIT是外科治疗继发甲状旁腺功能亢进方法之一，PEIT的效果受最大直径大于10mm腺体数目和血管密度的影响。在有一个腺体最大直径超过10mm情况下，治疗效果好。随着最大直径超过10mm腺体数目增加，治疗效果欠佳；患者腺体血管密度小，治疗效果好，反之则差。

2)甲状旁腺切除术，对于有生化、x线及组织学证据的严重继发性甲旁亢并能排除铝性骨病的患者，当内科治疗不能奏效时，通过手术切除甲状旁腺，可以消除PTH过度产生对骨的作用。其指征有：①持续发展的高钙血症，尤其是有症状的高钙血症；②尽管使用磷结合剂，仍持续存在高磷血症尤其是伴有严重的瘙痒症状等；③血清钙磷乘积持续超过700~750mg/L，伴迁徙性钙化；④由于继发性甲旁亢，持续发展的骨痛、关节痛、骨折、骨畸形等；⑤钙化防御。

3)肾移植，可使肾功能恢复，通过恢复体内维生素D活性产物的生成而反馈抑制PTH，血磷、钙恢复正常水平，缓解肾性骨病。

(九)慢性透析患者的营养管理

2000年发表的DOQI指南中首次对患者的营养状态评估、营养治疗的指征等提出了建议。该指南指出，透析患者的营养状态与患者的致病率(morbidity)和死亡率(mortality)有密切关系，所有维持性血透(MHD)患者在透析前均应采用综合性指标来进行营养状态的评估。检查指标包括患者透析前或稳定状态下血白蛋白、通常体重百分比(percent of usual body weight)、标准体重百分比(percent of standard body weight)。人血白蛋白、血肌酐和肌酐指数、胆固醇水平等是反映患者营养状态的有效指标，其他测定方法还有人体测量学指标(包括三头肌或肩胛下皮肤皱褶和上臂中部周径)、双能x线吸收计量法(DXA)、干体重等。测定总氮表观蛋白当量(protien equivalent of total netrogen appearance.PNA)或蛋白分解率(PCR)是了解患者体内蛋白质平衡状态的有效方法。

维持性透析患者发生营养不良时，可由于尿毒症毒素的蓄积引起厌食和消化功能障碍，蛋白质及热量摄入不足，体内多种代谢过程失调。所以，有些患者在透析前已经存在营养不良，血液透析的一些因素会加重营养不良。透析中营养成分的丢失和透析不充分是造成营养不良的原因之一。

每次血液透析丢失氨基酸和肽类10~30g，且有多种维生素和微量元素丢失。美国透析研究协作组(NCDS)指出，血透患者的营养状况与透析充分性明显相关。有资料表明，血透患者尿素清除指数(Kt/V)<1.10、蛋白质分解率(PCR)<1.10g/(kg·d)、时间平均尿素浓度(TAC)urea>17.85mmol/L时营养不良发生率显著提高，患者并发症和病死率增加。Nitch等证实酸中毒可促进蛋白质分解代谢；透析患者常需要服用很多药物，其中某些药物可导致相应的胃肠道反应，产生食欲减退等副作用。透析患者常伴有一些激素水平失调，如甲状旁腺激素(PTH)分泌增加、胰岛素抵抗、胰岛素样生长因子21等的降低，这些因素均可阻碍体内蛋白质的合成，引起碳水化合物、蛋白质及脂肪的代谢紊乱，最终导致体内蛋白质合成减少而分解增加,致负氮平衡,从而引起营养不良。尿毒症及透析患者血浆及肌肉氨基酸谱表现异常,常合并维生素 B6 的缺乏,致使支链氨基酸如亮氨酸、异亮氨酸、缬氨酸的浓度降低。透析患者免疫功能降低,经常发生各种感染使食欲下降,同时可增加机体分解代谢,使体内蛋白质、脂肪储存量减少,引起负氮平衡,进一步使营养状况恶化。透析膜生物不相容性、氧化应激、透析液污染等因素均可导致机体的微炎症反应,促进营养不良的发生。慢性肾衰竭及透析患者血清瘦素(leptin,LP)水平常明显高于正常人,且 LP 水平与肌体脂肪质量分数呈明显负相关。Kirsten 等发现,血清 LP 水平与蛋白分解率有相关性,说明透析患者血浆 LP 水平与营养有密切联系。

维持性血液透析患者营养问题的管理措施。尿毒症和透析患者几乎都存在程度不等的营养不良,医生应经常对每位透析患者的营养状况进行评估。透析患者在轻度活动状态下,能量供给为 146.44~167.36kJ/(kg·d)[35~40kcal/(kg·d)],在合并严重感染、创伤、烧伤时,患者处于分解代谢亢进状态,能量供应应达到 188.28kJ/(kg·d),热量主要来自碳水化合物和脂肪。血液透析开始后,蛋白质消耗和需要量大大增加,血透患者每日蛋白质摄入量应达到 1.29/kg 体重为宜,同时应以优质蛋白为主,同时水、钠、钾、钙、磷和维生素及矿物质也应注意调整或补充。特殊的透析患者通过饮食摄入不能改善营养状况时,可给予肠道或胃肠道外营养。胃肠动力药能促进胃排空及胃肠蠕动,对一些有胃轻瘫、胃排空迟缓的患者有一定疗效。透析间期口服碳酸氢钠,能纠正酸中毒,减少高分解代谢,有利于营养不良的防治。

应用重组人类促红细胞生成素(rhEPO)纠正贫血,可以改善营养状况,rhEPO 能纠正氨基酸代谢的异常,提高必需氨基酸与非必需氨基酸的比例,改善肌肉氧的利用,调节整体健康状况。重组人类生长激素(rh2GH)是一种合成代谢类激素,它能促进肝脏白蛋白 mRNA 的表达,促进蛋白质的合成,减少蛋白分解,增加脂肪的降解,提高食物的转化率,改善氮平衡。

充分透析是改善尿毒症患者营养状态的前提,对营养不良的治疗至关重要。充分透析有助于改善胃肠道症状,纠正酸中毒及减轻胰岛素抵抗,从而减少蛋白分解代谢。Linday 等观察透析患者提高透析剂量的效果,表明在一定范围内 Kt/V 增加,PCR 明显升高,营养指标改善,病死率降低。使用生物相容性好的透析膜能降低蛋白分解,改善食欲不振等症状。有报道认为 L-carnitine 可以改善患者的乏力、痉挛、低血压等不适症状,但目前尚无足够证据表明要常规应用 L-carnitine 治疗,该药可能最适合在有 EPO 抵抗性贫血患者中应用。

(十)关于血管通路

1.动-静脉内瘘　随着透析血管通路的不断改进,动—静脉内瘘(AV)已成为长期透析患者血管通路的基本模式。AVF 通路"成熟"后,可使用多年,失败率相当低。根据 National Medical Care(NMC)所属透析单位的资料,血透患者与血管通路无功能相关的住院日所占的比例从 1986 年的 6% 增长到 1990 年的接近 11%,增长率超过了其他并发症。美国 1991 年血管通路相关的住院数超过 70 000 人次,所占的比率也从 1986 年的 17% 增加到 20%。血管通路并发症住院率增长的原因有三点:①医疗单位对 ESRD 患者医疗服务的增加;②透析血流量需求的增加;③彩色 Doppler 超声显像的临床应用,血管动静脉内瘘的通畅被称作 AVF 的有功能、"成熟"或"存活"。据 Winsett 等报道,AVF 早期无功能率为 9%~30%。许多学者认为 AVF 初期无功能的原因是血管扩张和静脉动脉化不充分,但是 AVF 一旦成熟,长期存活率相当高。Winsett 和 Wolma 报道 273 例成熟动静脉内瘘的 2 年存活率为 90%,80% 使用 3 年以上。Bonalumi 等报道,鼻烟窝部位的桡动脉头静脉端一端吻合瘘,52% 可连续使用 6.5 年以上。

总结中日友好医院的经验，他们在2001~2007年共成功进行动静脉内瘘手术608例，其中首次动静脉内瘘成形术382例，两次或两次以上动静脉内瘘修补成形手术226例，其中重新吻合成形手术204例，取栓再通手术22例。按部位分，虎口部位动静脉内瘘212例，鼻烟窝部位动静脉内瘘196例，腕部动静脉内瘘224例，肘部动静脉内瘘2例。首次内瘘一般经4周进入成熟期，2年存活率88%，5年存活率76%，在我院内瘘最长使用时间为17年。二次重新吻合的内瘘存活率和新瘘类似，而取血栓再通后的内瘘存活率明显缩短，平均10个月±6.5个月。

年龄、性别、血管管径的大小、外科技术及并发症的早期诊断等因素均可能影响AVF的成熟和存活率。1982年Reilly等报道了在1976~1981年间对157例患者行AVF的回顾性研究结果。资料记录了术中吻合口的类型、管径大小、缝合材料、血流量等情况。一元及多元分析表明，静脉直径是影响血管通路长期功能的重要指标。大量文献表明，瘘初期功能正常者，AVF长期使用率高，且并发症发生率低。尽管瘘初期无功能危险性大，但是手术方式、并发症及其他因素与AVF早期功能的关系尚不清楚。年老体弱的ESRD患者，AVF成功率低，这部分患者该如何行AVF治疗尚无定论。总结我们的经验，作者认为在内瘘的制作、使用和维护过程中应注意以下几个方面的问题：

(1)手术部位的选择，遵循先远后近的原则，血管条件允许，可以首选虎口部位，这一部位血管毗邻关系明确，不易出现张力，受腕横筋膜的影响小，内瘘成功率和鼻烟窝部位相似，可以为患者争取更多再次内瘘手术的机会。

(2)如果采用静脉和动脉的端侧吻合，静脉段游离的不宜过长或过短，以免静脉迂曲或张力过大，影响内瘘的通畅和存活。

(3)吻合时应注意不要将血管外膜或结缔组织缝入吻合口，以免吻合口血栓形成，造成狭窄。

(4)吻合口不易过小，推荐1.5cm为宜。作者手术80%患者内瘘吻合口在1.2~1.5cm，未发现患者出现心衰等症状，左室心肌肥厚的发生率与吻合口0.8~1.2cm的患者无明显差异。(5)手术后内瘘的随访，可以定期进行B超检查，观察内瘘口直径和峰值流速等指标；简单的方法可以对内瘘进行听诊随访，一旦内瘘杂音有音调的变化要立刻引起重视，特别是鸥鸣音的出现，提示内瘘的狭窄和血栓的早期形成。作者跟踪对照6例内瘘听诊鸥鸣音的患者，一周内均出现内瘘功能的丧失。

(6)作者曾经对16例内瘘血栓形成的患者进行急诊内瘘按摩处理，其中14例获得成功再通，有效率87.5%，随访观察其中再通内瘘1年存活率85.71%(12/14)，2年存活率64.28%(9/14)。

2. 临时性血管通路—深静脉留置导管 中心静脉留置导管作为临时性血管通路在血液净化治疗中应用十分广泛，经过多年的临床应用大家都积累了丰富的经验，这里仅谈谈我们的体会。临时性血管通路的特点就在于它的即用性，因而对于需要紧急、短期或临时进行血液净化治疗而又没有永久血管通路的患者；希望血透的部分患者因血管条件很差又不能行移植血管者，也可考虑植入长久性导管。有3条中心静脉可供选用，具体应根据病情而定，锁骨下静脉置管对患者活动影响小，易护理，但穿刺的难度大，并发症多(特别是锁骨下静脉血栓和狭窄)；股静脉置管方便易行，风险小，但患者活动不便，并发感染机会大；比较而言，颈内静脉留置导管有较大的优势。

统计我院近一年的数据,急诊置管共 115 例,其中股静脉 66 例,颈内静脉 47 例,锁骨下静脉 2 例。因为置管后很快由永久性血管通路替代,故平均留管时间为 15.5 天,1 例患者因某种原因未做瘘,留管时间达 3 个月。115 例插管患者因感染拔管者 7 例(6%),因血栓致导管失功者 11 例(9.6%)。近一年中我们共收治两例因锁骨下静脉穿刺引起的患侧上肢肿胀的患者,均为老年女性,平均年龄 68.5 岁,深静脉导管平均留置时间 60 天,均为右侧锁骨下静脉穿刺,1 例患者内瘘在患侧。经过血管造影明确诊断,给予血管内球囊扩张后,患者症状完全缓解。这就是锁骨下静脉留置导管的最大的并发症,限制了该血管通路的广泛应用。

3. 半永久性深静脉留置导管 深静脉长期留置带涤纶套导管穿刺方法和临时性置管相同,但送入导管方法不同。此法采用剥脱型扩张管,扩张管内芯比较粗,不要进入太深,拔除内芯放入导管时,边送导管边剥离扩张套管。导管顶端放至上腔静脉根部或右心房,导管的皮下段与进入血管内的导管部分角度不能太小,否则会造成血流不畅,涤纶套距离出口 2~3cm。颈外静脉切开置管法术前要认真检查颈外静脉的粗细和走行,确保手术的成功和置管充足的血流量。

长期留置导管过程中主要的并发症是血栓、感染、涤纶套脱出等。血栓可以用尿激酶溶栓,K—DOQI 建议用尿激酶 5 000U/ml,可以一次用 25 万 u,管内保留 20~30 分钟,定期预防性溶栓,可以减少血栓性并发症。感染者先用抗生素治疗 1~2 周,大多可以继续使用。北京友谊医院目前使用深静脉长期留置带涤纶套导管 16 例,已有 10 例使用 2 年以上,最长者 3.5 年,其中有 2 例发生过 1 次感染,其中 1 例因反复感染拔除导管。

长期留置导管的患者需要良好的护理,留置导管接口不能长时间暴露在空气中,操作时要戴口罩,严格无菌操作,透析过程卸下的导管肝素帽应尽量弃去,肝素帽用环氧乙烷消毒后可以重复使用。

(刘春梅)

第二节 血液滤过

一、血液滤过的原理

血液滤过(hemofiltration,HF)的溶质清除是模拟肾小球的滤过作用,以对流转运的方式进行。在滤过膜孔径范围内的所有溶质均以相同的速度跨过滤过膜,溶质滤过的量与跨膜压及溶质在血浆中的浓度有关。水分和重要物质的补充可以在超滤器前或后进行。血滤器的面积可以接近于肾小球的膜面积,但由于血流量的限制(仅为肾血流量的 1/6-1/3),单纯依靠动脉血压不能在短时间内滤出足够的液体,因此在动脉端加用血泵造成较大的血压差才能获得与肾小球相当的滤过率。为了补偿滤出的液体和电解质,保持机体内环境的稳定,需要在滤器前后补充相应的液量和电解质,以模拟肾小管的重吸收功能。

血液滤过中溶质的滤过率主要受膜对水的通透性、跨膜压、血流量、膜的几何形状、血浆蛋白浓度、血细胞比容和温度的影响。

影响超滤的因素中,A 代表膜面积,Q 代表容量超滤率 (ml/min),M 代表溶质的质量超滤率,$M(mg/min)=C_f \times QF$。则单位面积内滤液通过的流量 $J[ml/(min \cdot m^2)]=Qv/A$,溶质的单位面积的重量滤过率为 Js。

$Js\ [mg/(min \cdot m^2)]=M/A=CF \times QF/A=Cwb \times SC \times QF/A=JF \times Cwb \times SC$ 式中 Cf 是溶质滤液中

的浓度,Cf 与溶质血浆浓度(Cwb)的关系可用筛选系数(SC)表示,SC=Cr/Cwb。若 SC=1,表示溶质能全部能滤过;若 SC=0,则表示溶质完全不能滤过。

在较低的跨膜压范围内（400~500mmHg），超滤率与 TMP 呈线形关系,但当 TMP>500mmHg 后,滤过率则不受 TMP 的影响,仅与血流量、膜的几何形状和血浆蛋白浓度有关,血流速度快,膜孔长度短,血浆蛋白浓度低,超滤量则高。溶质随血浆水的转移而清除,因此血滤中尤其是后稀释方式下要考虑溶质存在于血浆水、血浆蛋白、红细胞三者间的腔室关系。溶质的全血清除率 C（ml/min）等于溶质的重量清除率 M 与溶质在全血中的初始浓度(CB)的比值,即 C=M/CB。设溶质在血浆水和红细胞中的分布比例为 K,若溶质等量分布于血浆水和红细胞中,则 K=1;若溶质完全分布于血浆水中,则 K=0。从筛选系数与全血清除率的关系研究中可以得出这样的结论,筛选系数越大,全血清除率受溶质分布的影响越大。

二、血液滤过装置

(一)血液滤过器理想的血液滤过膜是非对称的空心纤维素膜,包括支持层和滤过层,前者保持膜的机械 稳定性,后者保证其良好的通透性。血液滤过膜需具备以下特点:①生物相容性好,无毒性;②高滤过率;③截流物相对分子质量通常大于 60 000,完全潴留白蛋白;④理化性质稳定。

(二)血液滤过机结构

血液滤过机与血液透析机的最大区别在于前者的体液平衡装置。滤液与置换液间的不平衡可快速导致危及生命的容量性循环衰竭,因此连续监测以保持体液平衡至关重要。近几年临床上使用的新型电脑控制的血液滤过机,它具有在线式配制输入系统,自动生成置换液,省去了置换液配制、包装、运输等环节,可减少污染,预防铝中毒和实现碳酸氢盐血液滤过,同时操作简单、安全。

(三)置换液

血液滤过时由于大量血浆中的溶质和水被滤出,故必须补充相当量的与正常细胞外液组成相似的置换液,一般每次治疗约需 18~40L,其成分可因人因地而不完全相同。血液滤过中会有多种营养物质如氨基酸的丢失,置换液中一般是不补充的。置换液因直接入血,因此必须保证无菌、无致热源。保证置换液质量是提高血液滤过疗效,减少并发症,改善患者长期预后的重要环节。一般 on.1ine 碳酸氢盐置换液中碱基为 32~35mmol/L 的碳酸氢根及 5mmol/L 的醋酸根。

血液透析清除溶质主要取决于时间,而血液滤过清除溶质主要依赖于置换液交换量。比较一致的观点是后稀释血滤过一次治疗滤液量不能少于 30L,每周 60~90L。为达 Kt/V>1.0 的标准,超滤量应为体重的 5%~8%。根据尿素动力学模型计算每周置换液量(L):

L/w=每日蛋白摄入量(g)×0.12×7÷0.7(g/L)式中 0.12 为每克蛋白代谢产生尿素氮的克数,7 为每周天数,0.7 为滤液中的平均尿素氮浓度。计算出的每周置换液量分 2~3 次血液滤过治疗时给予。

对前稀释血液滤过置换液量的估计尚无统一的方法。当每次前稀释血液滤过治疗的总滤过液量与干体重的比值达到 1.3 以上时,患者表现出良好的血液净化效果。因此认为应用前稀释总滤过液量/干体重的比值这个指标可以更加方便地制定充分的治疗剂量。

三、血液滤过的方法

血管通路的建立和血液透析相同,一般要求血流量能大于 250ml/min。置换液可在滤器前或后输入。

(一)前稀释法

前稀释法血液在进入滤器前即稀释,其优点是血流阻力小,可减少肝素用量,不易凝血,溶质血流量要求相对低;稀释的血液使溶质在细胞内外形成梯度,溶质容易弥散入血而被清除,达到较高的转运率;可以促进 β_2-MG 的清除;滤过量稳定,不易在膜上形成蛋白覆盖层,但清除率相对低,所需置换液量大,价格高,一般每次治疗需要 70~80L 置换液。

(二)后稀释法

后稀释法的优点是提高了血液滤过的清除率,减少置换液用量,降低成本,但血流阻力大,抗凝剂要求高,肝素用量大,而且滤器内易形成蛋白覆盖层,导致滤过率的逐步下降。

前后稀释对溶质清除的影响

稀释方法	尿素氮(mmol/L)	肌酐(μmol/L)	磷(mmol/L)	β_2-MG(mg/L)
前稀释	188	149	152	52
后稀释	211	164	179	62

四、血液滤过的血流动力学特点

血液滤过是模拟生物肾的工作原理,与间歇性血液透析(IHD)相比,其最大的特点为血流动力学稳定,适于治疗心血管功能不稳定的患者。与血液透析比较,血液滤过血流动力学的优点:①治疗过程中血压稳定,对一些肾素依赖性高血压患者长期应用血液滤过可以使血压下降或恢复正常;②末梢血管总阻力增加;③血浆去甲肾上腺素水平增加;④心输出量(CO)下降;⑤脉搏稳定。

长期 HF 的患者 RPA(右房压)和 PWP(肺动脉嵌压)下降,而 IHD 治疗两种压力参数均不下降,长期 IHD 和 HF 治疗心脏指数无变化。6 个月后 HF 患者心功能曲线改善,而同期 IHD 患者无变化。HF 治疗后系统血管阻力(SVR)下降甚至达到正常,而 IHD 则不能。长期 HF 患者的 SVR 和 PWP 稳定和正常,在增加同等容量时,HF 患者的 RAP 和 PWP 升高幅度小于 IHD 患者。因此长期 HF 对患者血流动力学的影响是 SVR 下降、低压系统顺应性增加、血压调节和左室功能改善。

五、血液滤过在肾脏病领域中的临床应用

据欧洲透析和移植协会(EDTA)的统计资料,20 世纪 80 年代早期,规律血液滤过治疗的患者人数不及人工肾治疗患者总数的 10%,造成这种状况主要有两个原因:一是血液滤过需使用过滤器和置换液,价格较血液透析高;二是血液滤过的经验和设备不足。随着治疗中积累的经验增多,HF 的应用逐渐广泛。如果患者对血液透析耐受性差,经常出现恶心、呕吐、头痛、腓肠肌痉挛等失衡反应,存在器质性心脏病心血管功能不稳定、周围神经病变、糖尿病、老年患者、不明原因的皮肤瘙痒都可选择血液滤过治疗。此外,越来越多的急性肾衰竭、对速尿和强心药抵抗的心衰、肺水肿、多种外源性中毒、肝昏迷、ARDS 与多脏器衰竭等患者也已接受了血液滤过治疗。本章仅就血液滤过在肾病领域内的应用进行阐述。

(一)非容量负荷性心力衰竭

心力衰竭是 CRF 患者常见的心血管系统并发症之一,据统计,在 IHD 的死亡患者中有 40%、50%死于心衰,其心衰的原因有高血压、贫血、尿毒症心肌病、动-静脉瘘、甲状旁腺功能亢进等。IHD常常会加重患者心血管系统的负担，导致心功能的恶化，这是因为：①CRF患者已有不同程度的左心功能减退，在IHD过程中循环血容量因超滤而减少，这需要组织间隙的水分再充盈，如果超滤量过多、过快，血容量快速减少，组织间隙的再充盈量与超滤量不能保持平衡时，将使组织和细胞内水分不能进入有效血循环，使有效循环血容量及心输出量下降，导致低血压甚至死亡；②由于左室顺应性降低，左室内容积降低，使冠脉血灌流量减少，可致心肌缺血缺氧，甚至发生心绞痛和心肌梗死；③IHD时，小分子物质如BUN、Cr的快速清除，可使细胞外渗透压降低，水分可由细胞外进入细胞内，细胞出现水肿，临床表现包括肺水肿及心衰加重。

血液滤过治疗模拟肾脏对水及溶质的清除原理，能大量地清除机体内的水分和溶质。在超滤过程中，虽然血容量减少，但属于等渗选择盈。从而使容量负荷得到快速纠正，左室充盈压逐渐降低，减轻了心脏的前负荷，而外周血管阻力却升高，因此保持了血压和心血管系统各项功能的稳定。另外由于血浆中溶质浓度变动小，血浆渗透压基本不变，清除大量水分后，血浆蛋白质浓度相对升高，有利于周围组织水分进入血管内，从而减轻水肿。因此HF在严重心力衰竭状态下，即使清除大量液体也能保持血流动力学的稳定。

肾衰竭时合并心力衰竭，肾上腺能—交感系统、肾素—血管紧张素—醛固酮系统持续活化，造成机体水钠潴留，加重心脏的容量负荷，对利尿剂反应差，易导致电解质和酸碱平衡紊乱，加重心衰。同时，心衰时由于脏器血液供应不足，亦可加重肾脏的损伤。血液滤过是模仿肾单位的滤过重吸收原理，将患者的动脉血液引入具有良好的通透性并与肾小球滤过膜面积相当的半透膜滤过器中，在压力作用下滤出大量水分和溶质，通过输液装置补充与细胞外液成分相似的电解质溶液，达到血液净化目的，而且更重要的是排除了因肾功能不全除水不足导致的过重的容量负荷。除了清除体内有害代谢产物以治疗肾衰竭以外，HF治疗心衰主要由于以下几个方面的作用：①迅速清除机体过多的水分，减轻心脏的前负荷；②纠正机体的电解质紊乱，维持酸碱平衡，使内环境得以稳定，恢复机体对血管活性物质的敏感性及对利尿剂的反应；③血容量减少，血浆中去甲肾上腺素的浓度增高，外周血管的阻力增加，因此保持了血压的稳定，低血压发生较少；④清除血中增高的肾素、血管紧张素、醛固酮等物质，从而减轻心衰时神经内分泌激活的不良影响。

对于肾功能不全合并重度心力衰竭的患者，血液滤过开始后，随着大量水分、溶质及有害代谢产物的清除，心功能逐渐改善，从而肾血流量增加，肾小球滤过率相应增高，肾功能也得到改善。

血液滤过不仅能清除血中小分子毒素，如BUN、Cr，还能清除大、中分子毒素如β_2-MG。血液滤过和IHD均能对小分子毒素BUN、Cr清除，两者的差异无显著意义，但对PTH和β_2-MG的清除差异有显著的临床意义。继发性甲状旁腺功能亢进是CRF患者的常见并发症，PTH的分泌增多不仅导致肾性骨病，还可致心肌、心瓣膜等组织的转移性钙化，而影响心肌及瓣膜的功能。β_2-MG可导致透析相关性的淀粉样变，淀粉样物质沉积于体内各器官和组织的血管壁可产生心、肝、皮肤、神经等多器官的病变。如果心脏受累可致心脏肥大、心律失常、心力衰竭。由于PTH和β_2-MG属于中分子毒素，由此推测血液滤过还能有效地清除心肌抑制因子(MDF)，并且已有文献证实血液滤过能清除MDF，因此有利于心功能改善，有助于保护和恢复心功能。

通过我们的实践体会，水超负荷导致的急性左心衰竭、肺水肿、用IHD和HF治疗效果无区别,但是心肌病变的患者发生急性左心衰竭时应IHD会起到相反的结果,即在透析中或在透析结束后几小时内发生显著的急性肺水肿,而运用HF会产生持续地心力衰竭好转。尤其在有低蛋白血症、低钠血症或用低钠透析液时更易发生透析后急性肺水肿。作者认为导致这种结果的原因是HF血流动力学稳定,其源于HF时血浆渗透压稳定,不会引起水的逆流,这是形成脑水肿、肺水肿的根本原因。临床观察也证实,心肌病变引起的急性肺水肿在IHD中肺部啰音消失,而在透析结束后又出现;而用HF治疗中肺部啰音逐渐消失,在HF后不再出现,足可证明两种方法原理不同,治疗后所产生的结果不同。

Fox等学者对43例尿毒症合并急性左心衰竭的患者进行血液滤过治疗,经过3~10次治疗后,患者症状全部缓解,持续随访观察6个月,患者低血压的发生率、左室心肌肥厚的症状较血液透析治疗组有明显改善。通过12个月的观察,低血压、住院率、病死率等各项指标均明显优于血液透析组。

王质刚等用血液滤过(HF)治疗4例尿毒症患者共反复发生19次急性肺水肿,经HF治疗全部缓解。其中1例4天内血液透析3次,共除水14 600ml,但分别在透析后6~30小时发生急性肺水肿,改用HF 3次后心衰症状明显改善,4次HF后肺水肿完全消失。还有1人在透析后发生间质性肺水肿,增加透析次数未见好转,但用2次HF后间质性肺水肿消失。统计18次HF治疗前后血浆渗透压变化:297.2mOsm/(kg·H_2O)±7.48mosm/(kg·H_2O)比294.8mOsm/(kg·H_2O)±9.97mOsm/(kg·H_2O),P<0.001;同期18次透析前后血浆渗透压变化:299.1mOsm/(kg·H_2O)±7.48mOsm/(kg·H_2O)比283.8mOsm/(kg·H_2O)±9.47mOsm/(kg·H_2O),P>0.05。说明HF过程血浆渗透压平稳,不产生水的逆向移动,保证充分超滤除水,使肺水肿容易缓解。

(二)难治性高血压

高血压在终末期肾衰竭(end stage renal failure,ESRD)中有较高的发病率,在长期血液透析的患者中大约80%都有高血压,其中经联合应用足够剂量3种或3种以上降压药血压仍不能控制在正常水平者,临床上称之为难治性高血压(resistant hypertension,RH),大多数为肾素依赖性高血压,其发病率约占尿毒症高血压患者的3%~5%。高血压对终末期肾病患者的神经系统、心血管系统的损害直接影响患者的长期存活率及生活质量。目前防治的措施包括充分控制干体重、限制钠盐和使用足量降压药等,但部分血液透析患者在充分控制干体重,使用足量降压药情况下,血压仍居高不下,成为目前肾科医生的临床难题。

高血压可加速肾动脉硬化的进展,而后者可进一步加重高血压,控制高血压在很大程度上可延缓ESRD的进展。ESRD高血压的发病机制,目前认为主要有以下几方面:①水钠潴留和容量过多。②肾素-血管紧张素系统的激活。③交感神经兴奋。④内皮细胞功能紊乱。⑤促红细胞生成素的应用。⑥ESRD患者常继发甲状旁腺功能亢进等。由于GRF下降,磷排泄减少造成磷潴留,引起高磷血症;肾对PTH的降解率下降,PTH的分泌阈值向右移升高,引起高PTH血症。高磷促进平滑肌细胞钙沉积,诱导平滑肌细胞钙化。PTH可以激活腺苷酸环化酶活力,增加近端小管皮质部亨氏袢上升支、远端小管、集合管、连接小管等cAMP产生,使细胞外钙进入细胞内。由于细胞内钙浓度增加,使动脉壁平滑肌收缩加强,肾上腺素能受体密度增加,血管反应性增强,引起动脉血压升高。⑦动脉钙化,血管顺应性下降。⑧伴有原发性高血压。其中水钠潴留和容量过多、肾素活性增强是ESRD患者高血压的主要原因。水钠潴留通过使心排出量增加,外周阻力加大两方面来升高血压;肾素依赖性高血压是难治性高血压的主要原因。另外，一些毒素的蓄积、药物的反应也起到了举足轻重的作用。

治疗 ESRD 患者难治性高血压有一定难度，通常采用综合控制措施，大部分患者在充分控制干体重，使用足量降压药情况下，90%以上患者血压可以控制，但不足 5%的患者血压仍居高不下。有研究表明：HF 组血压控制满意率为 45%，是 HD 组的 4.5 倍，HF 组收缩压和舒张压比 IHD 组低 15.79%和 17.57%，说明 HF 对尿毒症难治性高血压的控制优于 IHD。我们一般采用每周 2~3 次 IHD，是一种间歇式治疗方式。因短时间内超滤量大，可引起以下后果：①因高超率致血流动力学变化大，引起肾素—血管紧张素系统神经内分泌激素的过度激活，不利于血压的控制；②IHD 过程中产生低血压，不得不输入盐水以补充血容量，后者易引起水钠潴留，使患者需接受更多的降压药，这些药物在下次 IHD 时，被清除又会引起透析时血压的波动，如此出现恶性循环。血液滤过 HF 采用高通透性生物相容性好的透析膜，应用大量置换液，配备精确的液体平衡系统，通过对流、吸附等机制较充分地清除了中大分子毒素。HF 比一般 IHD 有优越性：①稳定的血流动力学；②持续稳定的控制水平衡，可有效地降低细胞内液；③可使血浆肾素活性、醛固酮、多巴胺-β-羟化酶活性明显下降；④按需提供营养补充，保证细胞代谢所需营养底物等优点，维持了心血管系统的稳定性，也对高血压的危险因素起到了一定的治疗作用。

Kutsenko 等学者应用低容量血液滤过治疗 10 例严重高血压患者，观察时间 6 个月，结果显示患者血压恢复正常，可停用或减少降压药的用量，同时还观察到患者的眼底表现明显改善。Quellhorst 旧划研究将严重透析相关高血压的 12 例患者改为血液滤过治疗，治疗 6 周后，患者血压恢复正常水平，同时患者血脂和骨代谢指标也有不同程度的好转。

Henderson 观察了 6 例顽固性高血压的透析患者，先给予 3 个月的血液透析，然后给予 3 个月前稀释血液滤过，半数患者在血浆肾素水平、血容量、体重不改变等情况下，血压得到良好的控制。实验中仅观察到多巴胺-β-羟化酶（DβH）水平降低。3 例血压不稳定者得到缓解，表明血压的改善是由于肾衰和高血压患者存在的压力反射缺陷得到改善。Spohr 等对 DβH 有不同的报道，作者研究对照组（70）、慢性透析患者（79）、维持性血液滤过患者（19）的血浆多巴胺-β-羟化酶（DBH）活性。IHD 患者 DBH 活性（32.4IU±20.6IU）和 HF 患者（32.8IU±29.7IU）显著低于对照组（50.0IU±29.3IU）。在 HF 组连续测定 DBH 活性没有随 HF 时间而显示下降。研究 7 例患者单次 HD 和 HF，液体平衡一致，没有显示 IHD 和 HF 时 DBH 活性的差异。

Streicher 等选择 14 例肾衰患者进行 HF，采用后稀释，每周 3 次连续 27 个月，之前所有患者都经规律性 HD。选用 HF 的原因是 8 例患者有顽固性高血压、5 例有不安综合征，5 例有高甘油三酯血症，7 例有多发性神经病变。结果 8 例中 6 例高血压改善，5 例不安综合征全部显著减轻，7 例中 6 例神经病变好转，5 例血浆甘油三酯水平无变化。

QueUhorst 等选择 13 例维持性血透者，因为药物和透析抵抗的高血压（10 例为高肾素性）由 IHD 开始血压随体重减少而下降，3~4 周后尽管体重增加血压持续下降至正常。与 IHD 相比，HF 排除小分子物质较少，细胞外渗透压在 HF 中保持稳定，甚至在大量液体减少时也无低血容量反应或体位性失调。

在 2001~2006 年，北京友谊医院透析中心应用血液滤过技术对 14 例肾衰尿毒症顽固性高血压患者进行血液滤过治疗，取得了较好的效果。其中男 8 例、女 6 例，年龄 28~64 岁，透析时间为 2~60 个月。平均血压为 180~260mmHg/110~130mmHg，经用二联或三联降压药效果欠佳,并出现持续性高血压、急性左心衰甚至高血压危象,靠持续静脉点滴压宁定等维持血压。采用德国费森尤斯血液滤过机,F60血滤器在线血液滤过,置换液为后稀释法,每次置换量16000~20000ml,血液流量250~320ml/min,每次治疗4~5小时,连续或间断进行3~7个月。结果12例患者血压降至130/80mmHg以下,占85.7%,其余2例患者血压也均有不同程度下降。降压药由原来的二联、三联减至一种降压药甚至不用。治疗过程中未出现低血压。

(三)透析中症状性低血压

近年来,随着透析人群中中、老年人原发或继发心血管疾病及糖尿病的增加,透析中低血压问题也越来越引起人们的关注。充足的血容量是维持正常血压的重要因素,此外还必须有心脏的收缩性和外周血管阻力的协同作用,才能形成动脉血压,因此,当血容量迅速下降、血管扩张、心脏功能代偿不全时易发生低血压。

与 IHD 比较,接受 HF 的患者有更稳定的血流动力学状态,但低超滤率的 HF 不能有效地清除小分子物质。临床观察表明,行 HF 及 HDF 治疗的患者低血压的发生率明显低于 IHD 组,说明 HF 及 HDF 治疗具有较好的心血管稳定性。同时有研究表明 HF 及 HDF 与 IHD 相比症状性低血压的发生率明显降低,其主要机制如下:①HF 能选择性地保留钠,HF时血细胞比容、血浆蛋白的升高以及血浆渗透压的降低不如 IHD 时明显,而平均红细胞体积的减少却比 IHD 时明显,表明被清除的水分是来自细胞内。当血液通过滤器时,由于大量脱水,血浆蛋白浓度迅速提高,按照道南平衡理论,选择性地保留钠,使其在细胞外液中维持较高水平,细胞外液的高张状态使细胞内水分移至细胞外,因此即使在全身水分明显减少的情况下,也能保持细胞外液容量,从而血压也较稳定。②HF 时周围血管阻力增加,同时使血管加压素增加,一些学者认为,这是由于 HF 时返回体内的血液温度较低,刺激交感神经系统释放去甲肾上腺所致,这种代偿性外周阻力增加,有利于维持血压稳定。③透析膜的生物相容性,血透时常用的纤维素膜生物相容性差,可激活激肽系统,易发生症状性低血压;而 HF 使用的聚酰胺膜和聚砜膜,生物相容性好,但这在保持血压稳定中究竟有多大作用,尚无定论。④前稀释 HF 使滤器中血液处于良好的流变学及压力状态,有利于提高置换液交换量,在这种模式下,进入透析器内的液体流量增加及血液稀释,可使滤器内血液保持较高的筛选系数,有利于提高中分子物质对流清除率。因此,对于某些常规血液透析中易出现症状性低血压的患者或透析间期体重增加过多的患者,采用 HF 能减少透析治疗中低血压的发生,进而提高治疗的耐受性。

Rabindranath 等学者对657名接受血液透析、血液透析滤过和血液滤过患者进行临床荟萃分析,17个小样本的临床研究表明 HF 和 HDF 等对流模式的血液净化模式可以增加透析充分性,改善透析相关并发症的发生,其中透析相关低血压的发生率降低明显,但是总体的荟萃分析结果表明,对流模式的血液净化和血液透析相比在透析充分性、住院率、透析相关低血压等方面没有明显的优势。目前对这一问题的认识仍存有争议。

Altieri 等学者对39名稳定透析患者的临床研究表明,和血液透析相比,血液滤过和血液透析滤过在治疗过程中都为患者提供了稳定的血流动力学环境,低血压发生率明显降低,HF 和 HDF 相比,HF 治疗后平均动脉压为98.4mmHg 而 HDF 是93.8mmHg,P=0.037,HF 效果优于 IHD 和 HDF。

北京友谊医院透析中心曾经观察了24例稳定性血液透析患者,随机将患者分成3组,行血液透析、血液透析滤过和血液滤过治疗。观察时间3个月,观察每次治疗前、治疗中每小时及治疗结束时血压,计算平均动脉压(MAP)及统计症状性低血压的发生例次。结果治疗前体重、超滤量、透析间期体重增长量在3组间无显著差异,HF组及HDF组低血压的发生率低于IHD组;HF组、HDF组在治疗4小时时MAP均高于IHD组。因此,作者认为血液滤过及血液透析滤过可减少透析相关低血压的发生。

六、血液滤过的并发症

(一)技术并发症

包括液体平衡失误、置换液成分错误、温度异常、置换液被污染、破膜漏血、凝血、管道滑脱等。

(二)医疗并发症

包括低血容量性休克、热原反应和菌血症、内毒素性休克、耗损综合征(氨基酸、激素的丢失)等。

(刘春梅)

第三节 血液透析滤过

近年来,肾脏替代疗法取得了长足的进步,已成为慢性肾功能不全患者的常规治疗方法。目前,全球约有120多万尿症患者依靠透析疗法维持生命,且这个数字尚在持续迅速增长中。与生理肾脏所发挥的功能相比,肾脏替代疗法目前还存在着以下几点不足:溶质清除效率较低,溶质清除的选择性较差,尤其是对于大分子毒素的清除;仅能部分模拟肾脏功能(如缺乏肾脏内分泌功能等),患者和透析膜生物不相容性导致机体炎症介质和细胞的周期性激活等等。近十余年来,新的透析技术和方法不断被提出并应用于临床实践,其中联机血液透析滤过(on.1ine hemodiafiltration)尤为引人注目。该技术极大地提高了各种分子大小毒素的清除能力,简化了传统的血液透析滤过技术,并使其变得经济可行。更重要的是,它减少了透析液细菌及其产物污染的可能性,成为真正意义上的超净水透析,因此联机HDF被公认为当今最佳的肾脏替代疗法技术之一。

由于HDF技术相对简单,效率高,逐渐成为常规血液净化方法之一,特别是欧洲HDF比例逐年增多,据日本2005年统计材料,进行HDF患者占全部透析方式的5.84%,次于HD居第二位。

一、血液透析滤过的原理

血液透析滤过(hemodiafiltration,HDF)综合了血液透析(HD)和血液滤过(HF)的优点,即通过弥散高效清除小分子物质和通过对流高效清除中分子物质。Von Albertini首先用于临床,并得到短时高效的治疗效果。HDF方法并不难,需要有高流量透析器或滤过器,容量控制的血液透析机(除水范围大于等于4 500mL/h)和置换液。传统的血液透析滤过原理如下图所示,为了提高效率,减少治疗时间,需要血流量(QB)250~300ml/min,透析液流量(QB)500ml/min,治疗时间4小时,置换液量10000ml以上。可用通常的透析液处方,置换液电解质含量与细胞外液相似。

相对于传统的血液透析滤过技术,联机HDF技术的关键是联机制造低成本高流量的透析液和置换液。Shaldon等早年提出REDY技术,但它是透析液再生技术,不能进入静脉,而且装置复杂。1978年Henderson等M1提出冷滤过技术(cold filtration),采用XP250膜作为超滤器,超滤后的溶液可以达到静脉注射的标准。以后一系列研究证实,多种人工合成膜,如聚砜膜(polysulfone)、聚酰胺膜(polyamide)、聚丙烯腈膜(polyacrylonitrile)等,以及少数再生纤维膜,如三醋酸纤维素膜(cellulose triacetate)均可降低细菌克隆数和内毒素水平达6个指数级之多。有实验发现,上述超滤膜在完整性破坏情况下仍能有效地降低内毒素水平,因而推测其机制不仅仅依赖于膜孔径大小的机械屏障作用,膜吸附作用可能更为重要,其机制是膜材料和细菌细胞壁均存在疏水结构而互相吸引。目前采用由 Henderson 等在 1978 年提出的冷滤过技术,第一例真正意义上冷滤过技术临床应用是在 1981 年由 Ramperez 等实施的,以后该技术迅速发展及推行,至 1998 年广泛应用临床,仅欧洲采用费森尤斯公司透析机进行的联机 HDF 治疗就超过 100 万次。

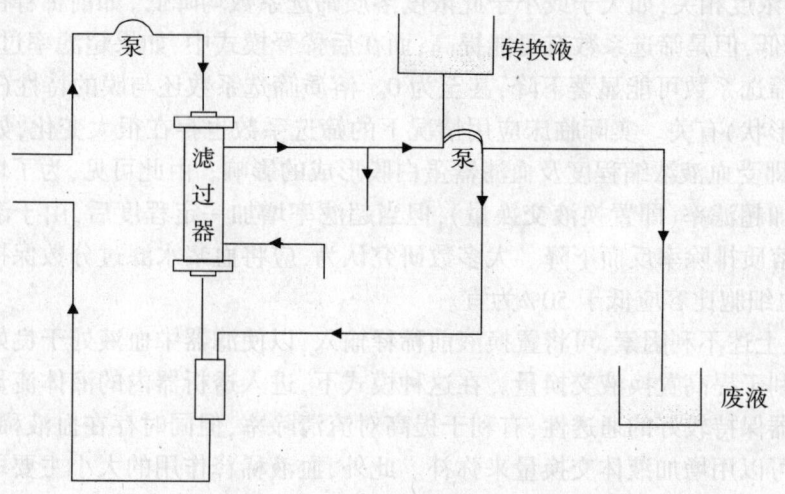

联机血液透析滤过的基本原理,是高质量的透析液首先通过第一个超滤器以清除内毒素,一部分直接进入高通量透析器的透析室进行弥散交流,另一部分在通过第二个内毒素超滤器后直接作为置换液注射入血。注射入血的部位可以在滤器前(前稀释模式),也可以在滤器后(后稀释模式),等量的血浆水从滤器中被超滤出以维持机体出入液量平衡。

二、影响血液透析滤过清除率的因素

HDF 清除溶质有三种方式,对流、弥散及吸附,以前两者为主。弥散主要清除小分子溶质,清除率主要决定膜两侧浓度差,此外还受三个因素的影响:首先,在超滤率不变情况下,弥散清除率随透析器面积增加而增加,但到一定程度后达到平台,溶质相对分子质量越小,到达平台越早,而平台的水平则与膜的弥散通透性有关;其次是血流量的变化,其中小分子溶质清除率受影响更明显,当血流量增加至 500~600ml/min 时,小分子溶质清除率仍逐步增加,但中大分子溶质的清除率在血流量超过 200~250ml/min 后不再增加;透析液流量是影响弥散清除率的第三个因素,从 500ml/min 增加到 800ml/min,小分子溶质的清除率逐步增加,但中大分子溶质清除率无明显变化。

HDF 中对流是清除中大分子物质最主要的方式,而对流清除率主要取决于超滤率及溶质筛选系数。透析器超滤清除血浆水及通过对流清除血浆中溶质的能力分别定义为超滤系数及筛选系数。超滤系数反映的是膜整体通透性,而筛选系数反映的则是某个溶质的通透性。超滤率在跨膜压(TMP)一定范围时(高通量膜为 200~300mmHg),与 TMP 呈线性关系,线性关系的系数则取决于滤器的超滤系数。超滤系数则主要取决于血滤器膜面积及膜的特性（孔径大小及几何特性）。HDF中实际超滤系数值较体外测定值要低，主要是因为血液中蛋白在透析膜表面沉积形成蛋白膜导致膜通透性下降所致。此外，血液浓缩导致胶体渗透压上升，进一步影响超滤率，因此，当血液浓缩一定程度时，TMP与超滤率就不存在线性关系，为了达到同样的超滤率，可能需要提高TNP，并且到达某一平台后，TMP即使再增加超滤率也无明显变化。

目前所知的一些溶质筛选系数数据，主要是在体外特定条件及没有弥散的情况下，测得的超滤液与血浆中某种溶质浓度的比值，在可以通过透析膜的物质中，其筛选系数与溶质相对分子质量大小不相关。此外，弥散效率与溶质浓度梯度有强烈的正相关性，而筛选系数与某一特定溶质浓度相关，如大于或小于此浓度溶质筛选系数均降低。如前稀释由于血液稀释溶质清除率降低，但是筛选系数有可能提高；而在后稀释模式中，如果超滤率过高，血液过度浓缩，溶质的筛选系数可能显著下降，甚至为0。溶质筛选系数还与膜的特性（如电生化、结构、膜孔径及形状）有关。实际临床应用情况下的筛选系数也存在很大变化，如HDF中β_2-MG筛选系数即受血液浓缩程度及血滤器蛋白膜形成的影响。由此可见，为了增大溶质对流清除率，需增加超滤率（即置换液交换量），但当超滤率增加一定程度后，由于溶质筛选系数显著下降，总溶质排除率反而下降。大多数研究认为，应将血浆水滤过分数保持在理想水平0.30，滤器后血细胞比容应低于50%为宜。

为了避免上述不利因素，可将置换液前稀释输入，以使滤器中血液处于良好的流变学及压力状态，有利于提高置换液交换量。在这种模式下，进入透析器内的液体流量增加及血液稀释，可使滤器保持较好的通透性，有利于提高对流清除率，但同时存在血液稀释作用，又会降低清除率，可以用增加液体交换量来弥补。此外，血液稀释作用的大小主要取决于置换液流量与血流量的比例，比例越小，稀释作用影响越小；比例越大，稀释作用影响越大，当比例增加至一定程度后，稀释作用可能完全抵消置换液流量增加所带来的效益，清除率不再增加，达到平台。因此，若尽量增加血液流量至允许范围内，降低血液稀释的负面作用，则可以保持合理而最佳的溶质清除率和筛选系数。也有人主张，在超滤率小于血流量30%的情况下，使用后稀释有助于提高溶质清除率，也节省置换液数量。

为了综合前、后稀释两种模式的优点，有人提出了前、后稀释混合性输入的模式，但恰当的混合比例还需更多研究来确定。最近一种新的反馈系统问世，透析功能自动调整前后稀释比例，使TMP保持在安全范围内的最高水平，保证最大超滤率及最合适的血浆水滤过分数。有人报道，通过这种系统设置置换液输入量及前后稀释比例，β_2-MG清除率较单纯前或后稀释模式设定最大置换液交换量时明显提高。

与普通透析相比，HDF最大优点在于大大提高了对中分子溶质的清除，而清除率则取决于置换液交换量。前瞻陞随机对照研究发现，置换液交换量只有达到21升/次以上时，才会影响患者基础β_2-MG水平，置换液交换量在8~12升/次时无明显变化。近来越来越多的数据表明，肌球蛋白、糖基化终末产物、蛋白终末氧化产物、同型半胱氨酸、瘦素也是重要的尿毒症毒素，对透析相关远期并发症的发生有直接作用。采用一种聚砜膜超高流量（supemux）滤器行HDF可清除这些物质，而普通透析对此无效。

三、血液透析滤过对水质的要求

透析患者每次透析接触大量液体（每周300~500L），而HDF中相当部分的液体直接输入患者血液中，因此对于联机 HDF 的水质卫生学要求极为严格，这也是美国至今尚未正式批准冷滤过技术制造无菌注射液的原因之一。水质的控制通常包括两方面，一是透析用水的质量控制，二是置换液的质量控制。HDF 透析用置换液需达到超纯水（UPW）程度，细菌数小于 10CFU/ml，内毒素含量小于 0.03CFU/ml。水处理通常需采用二级反渗装置，一级要求使水质达标，二级使水质进一步纯化，同时保证在一级出现故障后系统能继续运行。反渗装置是保证水质的根本性环节，水处理后，输送过程避免污染也是非常重要的环节。水路循环设计中也必须保证水的持续流动，避免死角存在。此外，还必须定期对水处理系统及循环水路进行化学消毒或热消毒，定期进行水质检测，微生物水平（包括内毒素测定及细菌培养）必须每月检测进行一次，化学剂残留检测，氯应每日监测一次，硝酸盐含量应每月一次，全面化学检测包括各种微量元素含量应每 12 个月进行一次，使水质达到国际公认的安全标准。

经反渗装置处理后的水，到达透析机与透析液混合后，还需进一步净化处理，要通过两个内毒素滤器后才能成为直接输入血液的置换液。内毒素过滤器截留能力取决于滤器的类型、使用时间、消毒条件及透析液中细菌、内毒素含量。不同厂家生产的同一材料过滤器截留能力可能存在较大差异。

四、血液透析滤过器件的维护与管理

（一）内毒素滤器的维护与更换

一般来说内毒素过滤器的效率取决于以下几个因素，膜的特性和质量，有报道即使是同一种材料也因不同厂家和批号而具有不同的滤过能力。使用的条件，包括透析用水前期处理质量、滤器使用的时间长短、透析液内毒素含量。目前临床上以聚砜膜和聚酰胺膜最为常用，高质量的过滤器可经受含高浓度内毒素的液体灌流达 7 天以上仍保持效率。在常规临床应用条件下，应根据生产厂家的推荐、透析用水的质量、使用时间的长短、日常消毒维护情况等决定替换时间间隔。一般以使用 2~3 个月，或治疗 300~900 小时更换一个为宜。

（二）严格的管理制度和监测制度

任何开展联机 HDF 的医疗单位均应制订严格的操作和设备维护规章制度，重点是保证水处理设备的正常工作及防止 HDF 机内再污染和细菌增生。消毒、滤器替换均要有专人负责，应强调定期监测水质和置换液的微生物学质量，保证透析 A、B 浓缩液的质量，达到国家医药行业的标准。由于取样、培养基和培养方法等方面均有一定的特殊性，微生物学检测应由有经验的专业人员进行，必要时可进行高敏感的单核细胞激活试验。任何异常的临床反应（如寒战、发热、败血症等）应立即引起高度重视，并对整个设备进行全面的仔细检查。

五、血液透析滤过的临床应用

HDF 是目前清除溶质最好的透析方式，特别是对中大分子溶质的清除，但它的使用能否降低一些中大分子毒素相关的透析并发症，如透析相关淀粉样变，肾性骨病的发生率，进而降低患者患病率，提高患者生存率及生活质量，还尚需大量的循证医学来证实，下面仅就 HDF 相关问题进行探讨。

（一）对小分子物质的清除能力

自美国全国透析协作研究（NCDS）研究结果发表以来，对小分子物质（以尿素为代表）的清除能力成为评价透析效率最重要的指标。一系列研究均显示，联机 HDF 对小分子毒素的溶质清除能力优于血液透析或常规 HDF。Pizzarelli 等报道，患者应用联机 HDF 治疗 6 年，二室模型 Kt/V 为 1.23 ± 0.16，显著高于常规血透的 Kt/V 值（1.06 ± 0.14）。Maduell 等报道，当患

者从传统 HDF 改为联机 HDF 后,由于后者可输注更多的置换液,二室模型 Kt/V 从 1.35±0.2 进一步升至 1.52±0.2,该数值高于血液透析研究(HEMO)试验推荐的标准,平均时间尿素浓度(TAC)从 7.40mmol/L±0.15mmol/L 降至 6.80mmol/L±1.70mmol/L。由于联机 HDF 的置换液是从透析液中分流而出,过高的置换液速率虽可增加溶质对流清除率,但同时会导致弥散清除率的减少。Ahrenholz 等的研究证实,在体内和体外研究中,均发现前稀释模式小分子物质清除率减少约 10% 左右,而后稀释模式清除率则基本维持或轻度增加约 5%~8%。

(二)对中、大分子物质的清除能力

联机 HDF 的优越性主要体现在对中、大分子物质的清除上。研究显示,该技术是迄今为止所有治疗方法中对中大分子毒素同时清除效率最高的方式。Pizzarelli 等的研究显示,联机 HDF 组患者透析前 β_2-MG 为 22.4mg/L±5.1mg/L,明显低于血透组的 27.9mg/L±9.3m/L。Canaud 也发现,一次联机 HDF 治疗:β_2-MG 减少率可高达 78%±2%,因而认为可减少 β_2-MG 相关淀粉样变等并发症的风险。据估计,尿毒症患者 β_2-MG 产生率为 1 500mg/w 左右;高通量透析的清除率为 426mg/w,CAPD 为 240mg/w,而 Lomoy 等采用后稀释模式联机 HDF(置换液输注速率为 100ml/min) 对 β_2-MG 清除率可高达 932mg/w 是最接近一周产生率的透析方式。

联机 HDF 由于对流清除能力更大,能更有效地清除大分子毒素,如糖基化终末产物(AGEs)和终末氧化蛋白产物(AOPP)等,目前实验证实仅 HDF 方式可有效清除上述毒素,从而减少尿毒症患者血管性疾患的发生率,但目前尚缺乏该方面的系统研究证据。

(三)对细胞因子的清除能力

维持血液透析大大改善了终末期尿毒症患者的预后,但随着存活期的延长,许多慢性并发症如心脑血管事件、免疫力低下等逐渐出现,严重影响患者透析与生活质量。目前认为上述并发症与患者血浆中的细胞因子增加有关,如何清除炎质介质及细胞因子,预防维持透析患者的慢性并发症是血液净化领域的一个热点,各家研究结果并不一致。细胞因子是一类相对分子质量在 10000~45000 的多肽,包括白介素-1β(IL-1β)、肿瘤坏死因子(TNF-α)、白介素-6(IL-6)、白介素-8(IL-8)、转化生长因子-β_1,(TGF-β_1)等。Kellnm 等发现 CVVH 组血浆中 TNF 仅 α 下降,超滤液中未发现 TNF-β_1,但有较高浓度的 IL-6。谢红浪等在超滤液中未检测到这些细胞因子。丁峰等对维持血液透析患者行高通量 CVVH 治疗,证实大部分细胞因子被对流清除。碳酸氢盐透析与醋酸盐透析相比能降低外周血 TGF-β_1 水平。张东亮等认为不同透析膜对细胞因子的吸附能力不同,顾勇证实对 TGF-β_1 的清除聚风膜优于铜仿膜。细胞因子的清除主要是通过对流和吸附机制,且与透析膜和透析液有关,联机 HDF 对细胞因子的清除及其机制尚有待进一步研究证实。

(四)对酸碱平衡的调节

传统的 HDF 治疗使用乳酸盐作为碱基的置换液,而联机 HDF 则使用更符合生理要求的碳酸氢盐为碱基的置换液。联机 HDF 开始后,血清碳酸氢盐水平以指数形式迅速上升,在 3~4 小时内达到平台期,接近透析液的碳酸氢盐水平。联机 HDF 治疗 6~9 个月后,患者的透前和透后血清碳酸氢盐水平进一步上升,此时常需减少透析液碳酸氢盐水平,以防止代谢性碱中毒。Ahrenholz 等报道,尽管在联机 HDF 治疗时输注了大量含碱基的置换液,但患者透后碳酸氢盐水平和高通量血透组无显著差异。作者的经验认为,在治疗中以乳酸盐为碱基的传统 HDF 对酸碱平衡的纠正欠佳,治疗后血 pH 和碳酸氢根水平偏低,处于轻度酸中毒状态,治疗中往往需要加用碳酸氢盐,一般情况下每2000ml乳酸盐置换液需要加5%碳酸氢钠100~200ml,可以改善这种酸中毒的状态,达到纠正酸中毒的目的,而联机HDF没有这样的情况出现。总之,只要维持适当水平的透析液碳酸氢盐浓度,患者透析后血清碳酸氢盐水平可维持在合适的范围内(轻度的代谢性碱中毒)。

(五)对钙磷代谢的调节

血钙水平取决于透析液钙浓度以及同时使用的含钙磷螯合剂、钙三醇情况。Malberti等发现影响联机HDF过程中钙离子转运以及血清游离钙变化的主要因素是透析液钙浓度和透析液-透析前血清游离钙浓度梯度,与传统HDF不同,超滤率对联机HDF钙动力学无明显影响。有学者报道,透析液流量800ml/min和血流量300ml/min时,前稀释和后稀释模式联机HDF对磷的清除率分别为152ml/min和179ml/min。Canaud等学者也发现每次联机HDF治疗磷减少率为53%左右。作者观察180例次联机HDF,患者血磷平均减少率67.48%±6.67%(应用F80血滤器,透析液流量600ml/min,治疗时间4小时)。

(六)对微量元素水平的调节

如果水处理设备运行正常、维护良好,特别是反渗膜,联机HDF的透析液和置换液微量元素(如Al、As、Cd、Cr、Cu、Hg、Pb、Se、Zn)和阴离子水平(F^-、NO_2^-、NO_3^-;PO_4^{3-}、SO_4^{2-})均在国际标准范围内。Bonforte等报道,联机HDF患者血浆微量元素含量和血液透析患者相似,治疗12~30个月后,血浆Al、Cd、Cr、se、zn水平保持稳定,而Cu、Pb水平有显著下降并趋向正常。

(七)对骨代谢的影响

联机HDF对骨代谢影响的研究较少,Kucharska等报道腹膜透析患者PTH水平明显低于血液透析患者,提示腹膜透析清除PTH的效率可能高于血液透析。龚德华等H列报道了同样的结果,还发现高通透性透析能有效降低血磷,升高血钙,长期治疗可以改善骨代谢。高通透性透析器可以有效地清除PTH,王成等研究表明在Kt/V无显著性差异的前提下,血液透析滤过有较高的PTH清除率,而血液透析对PTH的清除较差。PTH相对分子质量为9 000,此种物质的血浓度偏低,浓度梯度较小,通过扩散的清除效果较差,所以血液透析清除效果较差,而HDF可以通过对流来清除。作者曾观察比较了联机HDF与血液透析对骨代谢指标的影响,结果发现18个月治疗后,两组在骨特异性碱性磷酸酶和iPTH血浆水平差异有显著意义。本研究结果说明,联机HDF对骨代谢的效果优于普通血液透析。

(八)对血流动力学稳定性的影响

联机HDF血流动力学稳定性要优于常规透析,适用于心血管系统欠稳定的高危患者和老年尿毒症患者。Pizzarelli等证实在超滤率相似情况下,联机HDF症状性低血压的发生率明显低于血透患者(分别为9.7%和15.1%,P=0.03),所需用的生理盐水和高张液体量也大大低于常规透析组。HDF治疗血流动力学稳定的机制m舯。可能有以下几方面:①HDF等渗地清除血液中的钠和氯,不影响细胞外液中的钠浓度,保持细胞外液的高渗状态,促使组织间液和细胞内液较易回流,有利于血管再灌注和维持外周血管阻力;②相对低温的置换液,使外周血管收缩;③含钠浓度相对高的置换液直接回输入静脉回路中;④血管活性物质抑制剂被对流清除;⑤生物相容性较佳,导致血管活性物质释放较少。总之,在联机HDF治疗时,组织间液和细胞内液较易回流,有利于血管再灌注和维持外周血管阻力,同时心脏射血分数常可保持不变。

联机HDF也有利于透析间期血压的控制。Maduell等旧刮发现,从常规HDF转为联机

HDF 后,患者平均动脉压下降,需接受抗高血压药物治疗的患者比例降低。作者对 24 例难治性高血压患者进行联机 HDF 治疗,治疗前血压收缩压是 191.16mmHg+42.25mmHg,舒张压为 110.24mmHg 4-27.43mmHg,治疗 12 周后,收缩压和舒张压分别是 144.12mmHg±10.52mmHg、87.24mmHg±11.09mmHg,P<0.01;应用抗高血压药物的种类和患者比例明显下降,提示联机 HDF 有利于血压的稳定控制。

(九)对肾性贫血的影响

联机 HDF 可升高血红蛋白,减少 EPO 的需要量,从而有利于节约治疗的总费用。Madu-ell 等心 61 发现从传统 HDF 改为联机 HDF 4 个月后,血细胞比容和血红蛋白分别从 32.2% 和 10.6g/L 升至 34.0% 和 11.4g/L,而 EPO 的剂量则从 3 861U/w 降至 3 232U/w (P<0.05),铁代谢指标如铁蛋白、转铁蛋白饱和度无明显变化。最近 Grillo 等的研究也证实了上述发现,作者进一步发现联机 HDF 对于未接受 EPO 治疗的尿毒症患者也有升高血球压积的作用。对于联机 HDF 改善贫血的机制尚不清楚,推测可能和透析剂量提高,超净水使用减少机体炎症反应以及对中、大分子毒素清除率提高等多因素有关。

(十)对透析患者营养状态的影响

由于联机 HDF 治疗时往往采用较高的超滤率和高通透性的血滤器,有人推测每次治疗时可能有相当数量的蛋白质丢失,从而引起营养不良。Ahrenholz 等 M 副报道 3 小时高通量血透治疗丢失的蛋白质数量小于 500mg,丢失量随跨膜压的升高而增加,治疗前后血浆白蛋白水平无明显变化。Maduell 等心刮的研究显示联机 HDF 治疗 1 个月后人血白蛋白水平有轻微的下降,但未达到统计学意义,但随后即恢复正常。患者治疗期间食欲改善,PCR 保持稳定,而透析后干体重有持续缓慢的增长,治疗 9 个月后显著高于治疗前。因此认为,联机 HDF 对尿毒症患者营养状态改善有一定的作用。

六、血液透析滤过的安全性

联机 HDF 已经受住了一定的时间考验,Pizzarelli 等报道了他们 6 年的临床实践,在总共 4284 次联机治疗中,共输注了 102 900L 置换液,未观察到有明显临床意义的致热原反应。采用高灵敏的膜滤过培养技术,未发现置换液中细菌或其他微生物生长。鲎试验(LAL)均小于 0.01EU/ml。联机 HDF 产生的透析液对单核细胞的刺激作用和市售的袋装置换液相似,长期治疗后患者血浆细胞因子水平和单核细胞因子产生能力也和传统 HD 患者无明显差异。上述事实和最近 Vaslaki 等的研究证实联机 HDF 治疗的安全性甚至要优于传统 HDF,因其即制即用的特点保证细菌无足够的时间进行生长繁殖。

(考玉芹)

第四节 高通量血液透析

一、高通量血液透析定义

高通量透析 (high permeable dialysis, HPD),也被称为高流量透析 (high flux dialysis, HFD)。高通量血液透析是用高通量血液滤过器在容量控制的血液透析机上进行常规血液透析的一种技术。由于高分子聚合物膜具有很高的溶液通透性,因而在透析过程中能有更多的且相对分子质量更大的溶质从血液移至透析液中,高通量即指溶质通透性而言,而并非指透析液的流量,它属于一种高效血液净化方法。

高通量是指透析膜对水和溶质的高通透性,是高通透性合成膜的共同物理化学性质;膜表面多为疏水性,对蛋白质有吸附性能;对血液不引起异常生物学反应(生物相容性好)。这些膜起初用于血液滤过,后来发展到用于弥散和对流相结合的高通量血液透析领域中。

血液透析发展至今已有 90 年历史,透析膜材料有铜仿膜、再生纤维素膜、改良纤维素膜、人工合成膜。人工合成膜的孔径更大,对水的通透性及超滤率高,对中大分子毒素的清除率更高。尽管透析膜的超滤率和对大分子的清除率并不完全平行,但是大孔径透析膜常被称为高通量膜,目前对于高通量的定义还未统一,一般认为高通量要求膜超滤系数 Kuf≥20ml/(h.mmHg),尿素清除率>200ml/L,而 NIH HEMO 研究组对高通量透析器的定义则为:Kuf>14ml/(h.mmHg),$β_2$-MG>20ml/min。另一种定义,根据膜孔径大小判定透析膜的通量,高通量透析膜平均孔径为 2.9nm,最大直径为 3.5nm;低通量透析膜平均孔径为 1.3nm,最大直径为 2.5nm。根据以上标准,高通透性膜制成的透析器往往面积较大,在较高血流量和透析液流量的情况下尿素清除率可以达到 200ml/min 以上,因此高通量透析器也被称为高效透析器。从临床角度看,高通量透析器的特征包括:膜具有疏水性、尿素的转运系数与透析器面积乘积(KoA)高,超滤系数>14ml/(h·mmHg·m^2)。

二、高通量血液透析的要求和条件

(1) 使用高通量、高分子聚合膜的滤过器,或者使用三醋酸纤维素膜,Kuf >20ml/(h·mmHg),达到溶质弥散和对流转运相结合;

(2)对透析机的要求,血泵流速<500ml/min,透析液流速 500~800ml/min;

(3)要求使用碳酸氢盐透析液,严格要求透析液的生物学指标;

(4)透析机具有精确的容量控制超滤装置;

(5)最好保持低度超滤状态,避免透析液反超。

三、高通量血液透析的处方

(1)处方要求:高通量滤过器,Kuf>40ml/(h.mmHg);血流量≥300ml/min;透析液流量 500~800ml/min;

(2)碳酸氢盐透析液,钠离子浓度为 140mmol/L;

(3)治疗时间一般每周 3 次,每次 4 小时;

(4)透析治疗剂量:非糖尿病患者要求 Kt/V 达到 1.4,糖尿病患者要求达到 1.4 以上,TAC<50mg/dl,PCR>1.2g/(kg·d)。

四、高通量血液透析溶质清除的原理

1.弥散 透析器弥散清除溶质主要与膜的厚度、孔径、透析膜两侧溶质梯度差及物质相对分子质量大小、形状有关。低通量透析器由于膜孔径较小,对低分子蛋白质弥散清除能力差,故其清除能力主要决定浓度梯度;而高通量透析器膜孔径较大,能部分清除低相对分子质量的蛋白质。在膜的分子截流率相同的情况下,对流清除溶质的能力与跨膜压力以及血流量和透析液流量有关。

2.对流 高通量透析的优势是靠对流方式清除溶质,主要与膜孔径及溶质相对分子质量、血流量与透析液流量有关;如果是 HF 或 HDF 还与超滤率有关,欲增加溶质清除率,必须增加水分的超滤量和置换液量。

3.吸附 吸附是高通量透析器清除中、大分子溶质的一种重要方式,透析膜与血液接触后就开始吸附低分子蛋白质,吸附量及吸附蛋白种类与透析膜的材料结构和疏水性有关。大分子物质如白介素-1、肿瘤坏死因子、多肽、白介素-6、和 β_2-MG 的清除主要与高通量透析器的吸附作用相关。合成膜高通量透析器的吸附能力不完全相同，聚甲基丙烯酸甲酯膜（PMMA）和 AN69 膜的吸附能力最强，聚酰胺膜和聚砜膜次之。

五、高通量血液透析的优点及临床应用

（一）透析相关性淀粉样病变

β_2-MG 是一种小分子蛋白，相对分子质量为 1.18×10^7，95%经肾小球滤过，99%在近端肾小管重吸收。肾功能正常时，血清 β_2-MG 在 1~2mg/L 左右，当肾衰竭时，血清 β_2-MG 水平明显增高，长期血透患者更高。血液透析患者由于肾脏无法清除 β_2-MG，体内浓度较正常人高近 50 倍，它在透析患者体内的聚集是导致透析相关淀粉样病变的主要原因。有研究证实，糖基化产物（AGEs）修饰的 β_2-MG 并沉积在骨、关节处，是形成 β_2-MG 相关骨、关节病变的主要原因。高通量透析器采用高通透性膜，此类膜筛选系数大，膜生物相容性好，刺激免疫活性细胞释放 β_2-MG 作用小，且有较强吸附 β_2-MG 的能力，近年来很多学者，刊将透析后 β_2-MG 的下降作为评估透析充分性的指标。低通量透析器对 β_2-MG 的清除几乎为零，而且由于血液浓缩至透析后患者血中 β_2-MG 的水平反而升高，并通过活化补体和白细胞刺激 β_2-MG 的合成和释放，使 β_2-MG 的水平上升。季大玺等学者发现低通量透析器对 β_2-MG 的清除不理想，而高通量（BLS814G）透析器对 β_2-MG 的清除率达到 60.5ml/min±19.9ml/min，透析后血清 β_2-MG 的浓度下降了 56.4%±7.7%。刘宏宝等的研究表明应用低通量透析器治疗，治疗前后血浆 β_2-MG 的水平分别为 43.26mg/L±6.12mg/L，41.15mg/L±5.47mg/L，一年后血浆 β_2-MG 的水平是 43.13mg/L±6.11mg/L；应用高通量透析器治疗，治疗前后血浆 β_2-MG 的水平分别为 44.32mg/L±5.35mg/L，25.09mg/L±3.12mg/L，一年后血浆 β_2-MG 的水平是 27.13mg/L±3.56mg/L，提示高通量透析器可以有效清除 β_2-MG。彭小梅等的研究结果表明，高通量透析组 $\beta2$-MG 的下降率为 36.4%±5.7%，低通量透析组为 6.74%-3.4%，$P<0.05$；第 12 个透析月最后一次透析前普通透析组 β_2-MG 是 50.34mg/L±15.43mg/L，高通量透析组为 36.44mg/L±14.46mg/L（$P<0.05$），普通透析组与首次透析前比较无明差异，而高通量透析组与首次透析前比较有统计学差异（$P<0.05$）。Leto 等发现高通量透析器在透析液流量 600ml/min 情况下，二醋酸纤维素膜透析器对 β_2-MG 的清除率为 23ml/min±8.9ml/min，透析后下降为 27%，应用低通量纤维膜，第二组 34 例应用低通量合成膜（聚砜膜或 PMMA 膜），第三组 6 例应用高通量合成膜（聚砜膜或 AN69 膜），结果发现应用高通量聚砜膜或 AN69 膜组，淀粉样病变、囊性骨病、腕管综合征及关节病变显著降低。Sehiff 等认为应用高通量合成膜透析器进行 HFD，可延迟透析相关性淀粉样病变的发生。

（二）继发性甲状旁腺功能亢进和肾性骨病

CKD 患者由于血磷体内潴留，血钙降低，导致甲状旁腺分泌 PTH 增多，引起继发性甲状旁腺功能亢进型骨病。低通量普通透析每次透析仅可清除 500~600mg 的磷，每周血液透析 3 次，仍有血磷潴留。为了更好清除血磷，降低血 PTH，人们采用了不同的血液透析方法。有作者通过检测每次透析前后血磷、血钙和血清全段 PTH 的变化情况，提出高通量透析能显著降低患者血 PTH 水平，改善肾性骨病。也有作者应用不同的透析膜材料进行透析，观测血 PTH 的变化情况，提出合成膜较纤维素膜减低血 PTH 明显。

作者曾经对 12 例患者进行观察，高通量透析患者在 3 个月时血清磷和血清全段 PTH 较初始显著降低并维持相对较低的血磷水平 1.94mmol/L±0.08mmol/L，血清全段 PTH

240.35pg/L±104.22pg/L,与普通透析相比血清磷和血清全段 PTH 降低,有显著性差异。由于高磷血症可直接作用于甲状旁腺,刺激 PTH 的分泌,导致甲状旁腺增殖肥大,所以降低血磷对防治肾性甲状旁腺功能亢进型骨病非常重要。高通量透析病人血清磷的降低是通过高通量透析增加磷的排出而实现。血 PTH 的降低可能通过两条途径实现,一是血磷降低减轻了对甲状旁腺的刺激;二是组织相容性较好的高通量透析膜,增加了血 PTH 的排出。我们的经验认为高通量透析对血磷的控制是有效的方法,但不能完全控制,需要结合其他的治疗方法进行综合治疗,如控制饮食中的磷,口服磷结合剂等。不管是高通量还是低通量透析血清钙大多在正常范围内,其可能的原因:①血液透析液的总钙浓度是 1.5~1.75mmol/L,比较稳定;②血清高水平的 PTH 增强了破骨细胞的活性,使骨钙释放入血增多;③有多种药物可以提高血钙水平,如含钙的磷结合剂,活性维生素等。但是由于血磷的高水平,所以要控制过多钙剂的补充,否则病人会发生软组织转移性钙化,导致心血管、关节和皮肤等组织发生病理改变。

不同透析方式对钙磷代谢及肾性骨病的影响已有报道。Kueharska 等报道腹膜透析患者血磷、iPTH 水平明显低于血液透析患者,而骨密度则高于后者;Lugon 等报道 5 例血液透析患者从传统隔日透析改为每日透析,2 年后发现血钙水平明显增加,血磷水平明显下降,同时发现骨活检病理显示各项相关指标得到改善,而应用高通量血液透析的患者血 PTH 水平显著低于低通量透析患者,透析后较低通量透析患者可更有效地降低血磷及升高血钙。相关性分析显示,透析前、后血钙及透析后血磷下降与 PTH 水平显著相关,特别是透析后血磷的下降率与 PTH 水平关系更为密切。骨活检也显示类骨面积及成骨细胞数显著减少,破骨细胞数、吸收面积、骨形成率、骨矿化时间等指标也得到明显改善,但因个体之间差异较大,两组之间比较未达到统计学显著性差异。HFD 对高转化型肾性骨病的改善是显而易见的,如果临床广泛采用 HFD 方式,可能能够大大降低肾性骨病的发生率。

(三)高通量血液透析对血脂代谢的影响

肾衰竭患者当肌酐清除率<40ml/min 时,即可出现血脂代谢紊乱,随着患者肾功能逐渐恶化血脂异常更加明显,主要表现为 TG 增高,HDL 降低,而 CHOL 相对正常。关于导致血脂代谢紊乱的机制还不十分清楚,目前主要认为是:①内源性脂质产生过多或转运能力下降所致;②卵磷脂-胆固醇酰基转移酶活性降低,从而在胆固醇分解代谢及外周组织胆固醇的转移方面减弱;③通常 TG 在水解脂酶、蛋白脂酶的作用下分解代谢产生 HDL 及其他代谢产物,而在维持性血液透析患者中脂蛋白脂酶活性降低。究其原因为尿毒症毒素中存在一些脂蛋白脂酶抑制物;血液透析时使用普通肝素抗凝能消耗脂蛋白脂酶;载脂蛋白 C 的浓度增高;使用生物相容性差的透析膜造成更多的脂蛋白脂酶抑制物产生等,因此易形成高 TG 血症。另外,血脂代谢还受到饮食及药物的调节。

众所周知,维持性血液透析患者心血管并发症的发病率及死亡率明显高于普通人群,其可能因素之一即"血脂代谢紊乱"。研究证实,高 TG 血症产生的一些非酯化脂肪酸,可以增加血管内膜的通透性,有助于 LDL 进入细胞内膜沉积,并能促进血小板黏附于血管壁,降低纤溶系统的活性,导致动脉粥样硬化形成,是冠状动脉粥样硬化性心脏病的重要危险因素。血浆 HDL 含量与乳糜颗粒的降解密切相关,低 HDL 血症必然影响细胞胆固醇的代谢,造成细胞内胆固醇的积聚,加速动脉硬化的进展,是导致缺血性心脏病的独立危险因素。因此,改善血脂代谢紊乱是使维持性血液透析患者减少心血管并发症的重要方面。

近来研究认为,维持性血液透析患者选用透析膜的类型对其血脂水平有重要影响,使用高通量透析膜进行血液透析的患者血 TG 水平降低,而常规使用低通量透析膜的患者无变化,并证实患者 TG 降低是由于脂蛋白脂酶活性升高所致,这可能是因为高通量透析时清除了更多的脂蛋白脂酶抑制物以及载脂蛋白 CⅡ,而脂蛋白脂酶活性辅助因子载脂蛋白 CⅡ无变化,使载脂蛋白 CⅡ/载脂蛋白 CⅡ比值增加,脂蛋白脂酶活性升高。另外,高通量透析在常规血液透析的基础上增加了对流传质,加强了脂蛋白等大、中分子物质的清除,而且由于高通量透析膜的生物相容性好,也减少了脂质水解酶抑制物的产生。

王刚等学者通过观察比较 3 年来使用高通量透析膜(F60)和低通量透析膜(F6)进行血液透析的两组患者的血脂的变化情况,结果发现 HPD 组患者血 CHOL、TG、LDL 都有不同程度的降低,而 HDL 升高;CHD 组患者血 CHOL、TG、LDL 均升高,HDL 降低。并且通过比较两组患者的 Kt/V 值没有差异(CHD 组 1.214±0.14 比 HPD 组 1.24±0.13,P>0.05)。其中以 TG 下降最为明显,而 CHOL 变化不明显。

HFD 增加对流清除溶质的作用,加强了脂蛋白等大、中分子物质的清除,另一方面,透析膜生物相容性好,也减少了脂质水解酶抑制物的产生。Dumler 和 Blankestijn 等都证实 HFD 可以改善透析患者的脂质代谢紊乱,减少心血管并发症。

(四)高通量血液透析对中分子物质的影响

维持性血液透析患者许多并发症,如继发性甲状旁腺功能亢进、肾陛骨病、透析相关性淀粉样变、血脂代谢紊乱和心血管系统并发症等,目前认为与血磷、血脂以及 iPTH、B2-MG 等中大分子物质在机体各部位堆积、沉着有关。低通量透析器不能清除这些物质,目前常采用 HDF 等方法清除,但 HDF 需要特殊的设备以及大量的置换液且造成费用增加,因此应用受到限制。HFD 技术应用高通量高生物相容性膜透析器,可以明显减少血膜反应、氧化应激和炎症应激,以弥散作用清除小分子毒素,在增加对流的前提下清除低分子蛋白,同时以吸附的形式清除中大分子溶质。研究显示其清除中大分子溶质的效果介于 LFD 和 HDF 之间。自 1972 年 Babb 等提出中分子(MMS)学说以来,人们对中分子物质(MMS)的关注逐渐增多。MMS 不仅具有生物活性,还可导致尿毒症综合征。HFD 增大透析膜的孔径和通透性可以提高中分子物质的清除率。2000 年龚德华等发现 HFD 后 MMS 下降 35%-I-8%。Stein 等m 3 发现用超高通量透析器透析治疗后,终末糖基化产物(AGEs)浓度显著下降。Van Tellingen 等发现,当从 HFD 改为超高通量透析时,同型半胱氨酸浓度显著下降,吲哚硫酸盐的浓度也显著下降。瘦素是一种中分子物质,可降低食欲,导致营养不良。肾移植后可恢复正常。widjaja 等发现 HFD 能清除瘦素。刘宏宝等的研究表明应用低通量透析器治疗,治疗前后血浆瘦素的水平分别为 27.46mg/L±4.57mg/L 和 26.26mg/L±4.32mg/L,一年后血浆瘦素的水平是 26.94mg/L±4.53mg/L;应用高通量透析器治疗,治疗前后血浆瘦素的水平分别为 28.19mg/L±4.58mg/L 和 18.59mg/L±4.01mg/L,一年后血浆瘦素的水平是 21.52mg/L±4.31mg/L,提示高通量透析器可以有效清除瘦素。

临床研究的结果证实 HFD 可以有效增加中分子物质的清除,并减轻由于中分子物质蓄积引起的各种并发症的发生,如果临床 HFD 得到广泛使用,患者必定会从中受益。

(五)高通量血液透析对人血白蛋白的影响

低通量(生物相容性差)透析膜可诱导维持性透析患者炎症反应,直接影响人血白蛋白、前白蛋白及胰岛素样生长因子等营养指标,当改用高通量透析膜时,蛋白质的分解代谢得到改善。Gutierrez 等发现,健康成人用低通量(铜仿膜)膜进行假性透析后蛋白质的分解代谢显著增加,而改用聚丙烯腈膜透析后蛋白质分解代谢率下降,蛋白分解代谢与氨基酸清除或污染透析液的反超无关,而与中性粒细胞活化释放的 TNF 仅和 IL-6 等细胞因子有关。Marcus 等阳 71 观察从 LFD 改为 HFD 对营养状况的影响,发现 HFD 8 个月后,血浆白蛋白水平显著增加($P<0.01$)。2000 年,Tayeb 等观察透析膜生物相容性对人血白蛋白水平的影响发现非生物相容性透析膜改为生物相容性透析膜时,低蛋白血症患者人血白蛋白水平显著升高($P<0.01$)。郝继英等的研究结果显示,应用低通量透析器治疗,治疗前血浆清白蛋白水平为 37.60mg/L±0.494mg/L,一年后人血白蛋白水平是 35.31mg/L±0.559mg/L;应用高通量透析器治疗,治疗前血浆白蛋白水平为 37.86mg/L±0.368mg/L,一年后人血白蛋白水平是 37.21mg/L±0.234mg/L,$P>0.05$,提示高通量透析对血浆白蛋白无明显影响。是否丢失增多而被 HFD 所弥补,还是没有丢失而 HFD 对蛋白质代谢没有影响,尚需进一步研究。

(六)高通量血液透析对保存残余肾功能的影响

Hartman 等比较聚砜膜与醋酸纤维膜(低通量)对透析患者肌酐清除率的影响,时间 1 年,发现 HFD 者 Scr 下降显著低于 LFD 者。Me Carthy 等发现 HFD 残余肾功能下降较 LFD 缓慢。Hartman 等认为高通量生物相容性透析膜有助于保护患者残余肾功能,而低通量的非生物相容性透析膜不利于残余肾功能保存。

(七)高通量血液透析减轻炎症反应、氧化应激及对血管内皮的影响

2004 年,Ritz 等将炎症,氧化应激和血管内皮改变称为透析中不可预见的事件。生物不相容性膜可导致白细胞功能损伤,表现为中性粒细胞和单核细胞的吞噬功能、趋化和细胞表面分子表达受损,这些功能的缺失均容易导致感染,当改用 HFD,补体和白细胞的活化等明显减弱。Zimmermann 等研究发现,大多数透析患者存在炎症反应,导致炎症因子和 C-反应蛋白(CRP)增加的原因是过氧化应激和糖基化终末产物(AGEs)蓄积,AGEs 前体羰基化合物不能被完全清除。LFD 的透析膜可使中性粒细胞活化导致氧自由基释放,称为"氧化应激",是动脉粥样硬化形成的重要因素。同时白细胞活化也释放大量的炎症介质,称为"炎症应激",从而导致炎症反应和血管损伤。Zoccali 等认为透析患者心血管疾病(CVD)是由多种因素所致,但首先是血管内皮损伤,表现内皮对白细胞、血小板黏附增加和血管活性分子、细胞因子以及促凝血因子合成增多,导致血管内斑块形成,内腔堵塞以及斑块破裂。近年,大量文献报告使用生物相容性好的高通量透析膜进行透析,可以明显弱化这些事件的反应,减少 CVD 并发症。

(八)高通量透析对死亡率的影响

Hormberger 等研究 HFD 与 LFD 对死亡率的影响,发现 HFD 死亡率低于 LFD,可能与透析剂量增加,中分子物质清除效果更好及高分子合成的高通量透析膜生物相容性好有关。Koda 等发现,从低通量透析改为高通量透析,死亡率的相对危险性及腕管综合征的发生率均降低。目前至少有 8 项研究证实 HFD 可降低透析患者死亡率。回顾性分析 715 名血透 5 年以上的患者的预后血,但体内实验对其发生率和临床意义并未得出一致的结果。

(九)对药物浓度的影响

高通量透析对药物的清除率与药物的理化特性、膜的通透性有关,透析后应调整或补充清除的药物。

(十)营养物质丢失

可溶性维生素、白蛋白、微量元素、小分子多肽等可能有丢失,但缺乏更多的资料证实。HFD 透析充分,营养物质摄入增加可能有所补偿,必要时适当补充相关营养素也是可行的。

(十一)高通量透析器复用

高通量透析器价格昂贵,为了降低透析费用,美国大部分透析中心提倡复用高通量透析器。高通量透析器对中、大分子物质的清除能力优于低通量透析器,如果复用后造成溶质清除率下降,会失去 HFD 的意义。2000 年龚德华等报告,聚砜膜(BLS627)复用 11 次对小分子物质清除能力无变化,复用 8 次时,对中大分子清除能力开始下降,β_2-MG 清除率明显下降($P<0.05$),具有显著性差异,因此,建议高通量透析器复用不超过 8 次。结果发现高通量透析组的死亡率较低通量透析组明显低(21/1 000 患者年比 36/1 000 患者年)。非糖尿病患者 5 年存活率,高通量组为 92%,而低通量组为 69%,也存在显著差异,因此高通量透析可提高患者的长期生存率。

六、高通量透析主要存在的问题

(一)反超滤和致热反应

透析器的高通透性可能引起透析液中的内毒素进入血液,高通量透析存在双向性强迫超滤,在透析器的血液出透析液入口处,血流侧的压力最低,而透析液侧的压力最高。因此从透析液侧到血流侧存在静水压梯度。若这个梯度增大超过透析液出口处的血液胶体压(20~30mmHg),则出现反超滤现象,超滤系数越大,越容易出现反超滤现象。HFD 时反超滤是否发生取决于跨膜压(TMP),提高 TMP 可以防止反超。研究改变透析器几何结构,尽量减少膜内阻力,改变膜亲水或疏水部位及膜电荷可以改变膜的超滤性能。高通量膜为大孔径的合成膜,具有吸附作用,能阻止透析液中细菌产物进入血液。使用超纯净透析液或加用去内毒素的滤过器,可以明显减少热原反应。

Leypoldt 发现在血流量相对低的条件下,某些高通量聚砜膜透析器的后 2/3 都存在 7~9ml/min 的反超滤。若透析器对相对分子质量 10~15000 的溶质都具有高通透性,那么透析液中某些细菌产物可进入血循环产生严重后果。大肠杆菌内毒素产生致热反应的剂量为 1~4ng/kg,血液中内毒素浓度达到 50pg/ml 即可刺激单核细胞产生细胞因子。有研究发现使用 PAN 膜进行长期高通量透析的患者,其循环中持续存在低水平的内毒素和慢性 TNF-α 浓度的升高。而透析过程中内毒素、TNF-α 仅水平会有进一步的明显升高,提示透析液中存在内毒素的污染,并已经进入血流引起机体反应。

美国 CDC 曾经就致热反应作过问卷调查,发现采用高通量透析的中心比采用普通透析器的中心致热反应发生率要高 1.4 倍。高通量透析时,透析液中内毒素可以通过反超滤入血,但体内实验对其发生率和临床意义并未得出一致的结果。

(二)对药物浓度的影响

高通量透析对药物的清除率与药物的理化特性、膜的通透性有关,透析后应调节或补充清除的药物。

(三)营养物质丢失

可溶性维生素、白蛋白、微量元素、小分子多肽等可能丢失,但缺乏更多的资料证实。HFD 透析充分,营养物质摄入增加可能有所补偿,必要时适当补充营养素也是可行的。

(四)高通量透析器复用

高通量透析器价格昂贵,为了降低透析器费用,美国大部分透析中心提倡复用高通量透析器。高通量透析器对中、大分子物质的清除能力优于低通量透析器,如果复用后造成溶质清除率下降,会失去 HFD 的意义。有人建议高通量透析器复用不超过 8 次。

(刘春梅)

第五节 血液灌流

一、血液灌流的原理

血液灌流(hemoperfusion,HP)是血液通过体外循环中的灌流器(罐)吸附作用清除外源性和内源性毒物、药物以及代谢产物等,然后将净化后的血液回输给患者,从而达到净化血液的目的。HP 是目前临床上一种非常有效的净化治疗手段,尤其是在药物及毒物中毒等方面,是临床抢救危重中毒患者行之有效的方法。此外,HP 对某些尿毒症的毒性物质有较好的清除作用,在治疗肝病、减轻尿毒症症状以及降低某些相关并发症方面有特殊功用。近年发现,HP 用于感染性疾病、脓毒症、多脏器衰竭等方面有了新的进展,不断开发临床产品。本章仅就血液灌流在肾脏病领域内的应用作进一步的阐述。

二、肾衰竭治疗用吸附材料的现状

血液灌流是一种适应性较广泛,成本较低,且有发展前途的血液净化方法,近年来临床应用日趋广泛。HP 通过吸附作用能清除血中的毒素,从而达到血液净化和治疗疾病的目的。因此,选择合适的吸附剂至关重要,目前用于肾病血液灌流的吸附剂有以下几种。

1.活性炭吸附剂 1964 年,Yatzidis 等最早将活性炭用于血液灌流。他用未包裹的活性炭对尿毒症病人进行血液灌流,发现肌酐、尿酸、靛蓝、酚类化合物、胍基等能有效地从血中去除,而尿素、镁和磷的去除很少。并且,这种未包裹的活性炭存在着炭颗粒脱落导致肺栓塞和血液相容性差两个问题,故临床应用受到限制。直到 1968 年,美籍华人 Chang 采用微囊技术在活性炭表面涂上半透膜,在保存活性炭吸附效能的前提下,减少了颗粒脱落并大大改善了血液相容性,而后人们才开始对活性炭包裹的微囊材料进行深入研究,活性炭血液灌流的临床应用才逐渐得以推广。

目前随着工业涂膜和固定技术的改进,用于治疗肾脏病的活性炭吸附剂主要有:ACAC(白蛋白火棉胶微囊型活性炭,加拿大)、Hemoco(丙烯酸水凝胶微囊型活性炭,日本)、Adsor-ba300c(醋酸纤维素微囊型活性炭,瑞典)、Hemodetoxifier(固定床活性炭,美国)。其中 ACAC、Hemoco、Adsorba300c 的血液相容性较好,能有效地防止尿毒症病人的血小板减少,其肌酐清除率分别为 230ml/min、150ml/min、140ml/min;Hemodetoxifier 的血液相容性较差,但如果用白蛋白包裹,可使血小板轻度减少,其肌酐清除率为 90ml/min。

2.高分子吸附树脂 与包囊型活性炭相比,高分子吸附剂可以通过人为的分子设计控制其结构及性能,以达到医用要求,故而比前者对尿素有着更高的吸附性及选择性。吸附树脂大多以苯乙烯为单体,二乙烯苯为交联剂的有机聚合物。这类树脂的吸附原理尚未完全确定,一般认为此种大孔、中性(非离子交换)树脂的吸附作用可能是其本身同被吸附物质分子之间的引力(范德华力)引起的,而有特定交联结构并附带不同功能基的高分子聚合物,其吸附作用是靠与被吸附物质之间以化学键连接而实现的。1985 年,Takehisa 等利用甲基丙烯酸羟乙基脂(HEMA)和丙烯醛、丙烯酰胺等单体共聚含丙烯醛单元的交联树脂用于吸附尿素。1986年，Nasuto利用甲基丙烯酸缩水甘油酯(GMA)和二甲基丙烯酸乙二醇酯(ED-MA)共聚制备带环氧基的聚合物吸附尿素，吸附量可达 $41mmoL/m^2$。1987年，何炳林等报道用悬浮聚合法研究合成了三种共聚物吸附剂，分别是丙烯酸甲酯-二乙烯苯-三聚异氰脲酸三烯丙酯共聚物的酰肼衍生物吸附剂，丙烯酰胺-N,N-亚甲基双丙烯酰胺共聚物的酰、肼衍生物吸附剂，苯乙烯-二乙烯基苯共聚物的酰肼衍生物吸附剂。这些含碳酰肼缩醛或磺酰肼缩醛功能基的高分子吸附剂对尿素的最大吸附量分别为 $39.2mg/g$、$35.4mg/g$、$39.2mg/g$。它们对缓冲溶液中的钾离子、钠离子、氯离子、磷酸根吸附较少。

另外，肾功能不全、尿毒症等疾病还伴随着中分子物质的异常升高，采用血液灌流可清除血液里中分子物质。由于肽类物质中含有离子性基团和一定的疏水性基团，理论上可采用离子交换树脂或吸附树脂对其进行吸附，实验证明吸附树脂的效果较好，并且以苯乙烯为基本原料，采用后交联技术制成的大孔吸附树脂x-3、HA-1、HA-2对尿毒症患者血液里中分子的吸附率较大，分别为34.1%、49.5%和36.5%。为满足血液灌流用吸附剂与血液相容性的要求，可采用醋酸纤维素包膜处理以进一步改善。

离子交换树脂吸附剂除对尿素有一定的吸附能力外，还能通过离子交换作用改变溶液的离子分布。1987年，日本的藤田良之等研究发现，相同条件下具有磺酸基的磺化P-乙烯基苯酚-二乙烯基苯共聚物对尿素的吸附性能与市售的强酸性离子交换树脂AmberliteIR-120B，Amberlystl5相当，其对尿素的吸附是靠磺酸基中的氢原子与尿素中的氮原子之间的氢键。1988年，日本的Tazaki Scisuke报道研制出了一种含疏水层和亲水层的球状离子交换树脂吸附剂，这种酸性离子树脂由内至外依次包裹了硅树脂清漆、羟丙基纤维素及硅树脂清漆。这种吸附剂对尿素有很强的吸附能力，但并不影响血液的pH值，这一点优于传统的离子交换树脂。

3. 高分子的过渡金属络合物 尿素酶分解尿素的功能首先基于它通过镍离子与尿素分子中羰基氧之间的配位亲和。由尿素酶的结构推测高分子的过渡金属络合物应当具有吸附尿素的功能。

4. 固载氧化β-环糊精吸附剂 因为β-氧化环糊精具有的环状多醛结构能与尿素形成席夫碱，故而能对尿素产生化学吸附。1996年，何炳林等报道合成了酸陛的交联聚丙烯酸固载氧化β-环糊精吸附剂(氧化剂为高碘酸钠)，其对尿素的最大吸附量达到 $82.13mg/g$。1996年，又合成了碱性的交联聚丙烯酰胺负载的氧化β-环糊精吸附剂，其对尿素的最大吸附量达到 $96.8mg/g$。

5. 吸附剂的吸附谱 吸附剂清除毒物的效能主要取决于吸附剂与毒物的亲和力。血液灌流可清除与蛋白质或脂类相结合而为一般血液透析所不能清除的物质。活性炭与大孔树脂的吸附谱包括：安眠药，如巴比妥类、格鲁米特、甲喹酮、地西泮、甲丙氨酯和水合氯醛等；解热镇痛药，如水杨酸类和对乙酰氨基酚等；三环类抗抑郁剂，如丙咪嗪和阿米替林等；洋地黄、某些抗癌药和异烟肼等；有机磷和有机氯等；毒蕈类；尿毒症毒素和可能导致肝性脑病的代谢毒物等。

三、血液灌流方法

HP装置主要由灌流器(罐)及血泵(动力系统)或吸附机。

(一)血液灌流器的准备

首先用5%葡萄糖注射液500ml冲洗灌流器,然后用1000ml肝素生理盐水(内加40mg肝素)继续冲洗,速度为100~200ml/min。最后用500ml(内加100mg肝素)冲洗至200ml时,将动静脉管路连接密闭循环,速度200ml/min不少于20分钟,以保证充分肝素化。引出血之前先体内肝素化,首剂1.0~2.0mg/kg,10分钟后开始体外循环,开始20分钟后追加肝素5~8mg,以后每30分钟给肝素5~8mg。

(二)血管通道

急性中毒,应使用临时性血液通路。通常选用中心静脉经皮插管(如股静脉、颈内静脉或锁骨下静脉),如有困难者可采用桡动脉-贵要静脉、足背动脉-大隐静脉穿刺,但是易导致血肿和患者疼痛。临时性血管通路的建立其特点是迅速、方便,可在短时间内展开治疗。

急性中毒合并急性肾衰时,因需要多次血液灌流或并用透析治疗,可首选中心静脉插管以建立血管通路。慢性肾衰时因需要联合应用透析和灌流治疗,所以一般采用内瘘作为常规的血管通路。

(三)动力系统

急性中毒的抢救常在急诊室进行,也可在透析中心实施。动力系统可以用单独血泵,也可以运用任何一种透析机。目前有国产单功能的血液灌流机,并附设加温装置。

四、血液灌流在肾脏病领域的应用

大量的研究发现,尿毒症晚期患者体内有200种以上物质的水平高于正常人。自从1964年Yatzidis首次应用活性炭HP治疗尿毒症以来,世界各地学者纷纷就其临床价值进行了研究。结果表明,血液灌流可以清除很多与尿毒症有关的物质。活性炭能够吸附肌酐、尿酸、胍、酚、吲哚、中分子物质和其他一些物质(如氨基酸、激素等),但不能清除尿素氮、水及电解质(钠、钾、氯、磷、氢离子等),因而临床上不能单独用于尿毒症治疗。

(一)尿毒症患者末梢神经病变

血液透析患者周围神经病变发生率为20%~60%,是最常见的一种并发症。原因主要是尿毒症毒素的蓄积(如中分子物质、β2-MG、铝等),透析不充分引发此病。脑血管病变也可伴发周围神经损害。临床上分为三种类型:①不宁腿综合征(restless legs syndrome),是本病的早期表现,在安静时双侧小腿出现对称性异常不适感(如虫爬样异常感觉)或瘙痒,按摩患部或不停地活动可使症状缓解;②灼足综合征(burning foot syndrome),即两足烧灼样疼痛;③感觉和运动混合型,此型在临床最常见,主要表现为两下肢末端出现刺痛或麻木感,多数伴有袜套样浅感觉减退,深感觉很少受累。运动障碍则先表现为趾背屈力弱,继而双下肢无力,偶见截瘫或四肢瘫痪。也可以见到肌肉萎缩,下肢腱反射减弱或消失。上肢多无症状。

随着慢性肾衰竭病程的进展,周围神经病变的发病率呈逐渐加重趋势,神经活检证实75%的尿毒症患者有周围神经病变,目前尚无有效的治疗方法。有研究对比分析血液透析滤过和血液灌流两种治疗方式,对45例尿毒症周围神经病变患者经过2个月的治疗,改善了尿毒症性周围神经病变的临床症状与神经传导速度,而血液灌流组的治疗效果优于血液透析滤过组。分析其原因可能与以下几方面因素有关:①尿毒症患者体内大量中分子物质的聚集对周围神经可产生毒性作用,多数试验也证实了这一结果。国外有动物模型证实中分子物质可以显著延缓周围神经的传导速度,国内也有研究发现血液灌流对尿毒症性周围神经病变症状具有明显的改善作用;②甲状旁腺激素(PTH)的作用日益受到重视,有研究认为PTH

的水平与神经传导速度成负相关。临床上,长期维持性血液透析患者出现神经病变后,常规血液透析往往无能为力。HP通过非特异性的吸附,可清除很多与尿毒症有关的物质,尤其是中分子物质清除更为显著,与HD联合可以取长补短,达到充分透析,缺点是费用较高,患者依从性差,难于长期进行。此外能否彻底改善周围神经病变症状以及长期应用效果如何,应用有无不良反应,还有待进一步研究,以便取得循证医学的确切证据。

(二)尿毒症患者顽固性瘙痒

尿毒症长期血液透析患者常出现全身皮肤瘙痒症状,严重影响患者的生活,服用抗过敏、镇静、活性维生素D及外用止痒药效果不佳,其原因多种多样而复杂。有学者认为尿毒症长期透析患者全身皮肤瘙痒与血中大、中分子物质(β_2-MG等)增高及皮肤钙盐沉着、血磷升高有关。尿毒症长期血液透析患者常出现皮肤瘙痒,随透析时间及生存期的延长,皮肤瘙痒症的发生率随之升高。瘙痒发生的原因及机制目前尚不明确,可能与以下因素有关:①皮肤干燥:尿毒症患者皮肤角质层发生病变,皮肤表层功能异常,从而引起皮肤瘙痒;②周围神经病变:主要表现为周围神经轴突变性和伴随阶段性脱髓鞘变;③钙磷代谢紊乱,尿毒症患者皮肤中的二价离子浓度升高,可影响皮肤柱状细胞释放组胺及5-羟色胺等致痒物质有关;④血浆组胺水平升高:组胺及其代谢产物主要经肾脏排泄,血浆组胺水平异常可能是尿毒症患者皮肤瘙痒的原因,与高尿酸血症、使用肝素、血液透析管路的增塑剂和消毒透析器及血路的环氧乙烷有关。⑤与甲状旁腺功能亢进及β_2-MG增高有关。血液透析主要是以弥散形式清除小分子毒素的效果好,而对大中分子物质清除效果差。血液灌流是以吸附清除某些外源性或内源性的毒素,以达到血液净化的治疗方法。可以清除很多与尿毒症有关的物质,且大中分子物质的清除优于血液透析,长期应用能改善神经传导速度,缓解周围神经病变,减轻全身瘙痒症状。HP单独或与透析器串联使用能显著改善全身瘙痒症状。

马国英等曾经对9例患者进行血液透析联合血液灌流治疗1个月,治疗后病人均感觉睡眠、饮食等有明显好转,自觉全身轻松舒适,皮肤瘙痒症状有明显的改善,其中有8例皮肤瘙痒症状完全消失,1例皮肤瘙痒症状明显改善。

(三)尿毒症患者渗出性心包炎

尿毒症心包炎是血液透析患者常见的心血管并发症,发生率为17%~40%。心包炎常见的临床表现有两种,一是晚期尿毒症,由于毒性物质的蓄积以及水潴留导致心包炎或心包积液,这种患者经过透析治疗心包摩擦音很快消失或积液吸收,一般不遗留心包肥厚和心包包裹。近年由于患者就诊较早,这种情况也不多见了。另一种渗出性心包炎多在透析过程中出现,主要与透析不充分和水潴留有关。此外血浆蛋白低下、营养不良常是易发因素。血液透析中应用肝素也是发生渗出性心包炎的触发因素,因此积液常为血性,而且在透析中极易发生心包压塞。长期反复心包血性渗出,可导致包裹性心包病变。国外研究表明,血脑屏障对尿毒的折返系数为0.44~0.59,毛细血管对心脏其折返系数为0.1。在快速透析时,心包腔内溶质的清除慢于血液中溶质的清除,导致血液—心包腔间水的逆渗透效应,引起心包腔内积液量逐渐增加,形成渗出性心包积液。现许多研究证实这种心包炎与免疫系统功能紊乱、炎症、血管内皮变化、氧化应激、透析膜及管路生物不相容性、透析液及透析用水质量等密切相关。

对于尿毒症初发渗出性心包炎患者的处理,一是开始缓慢诱导透析,二是充分规律性透析。有条件的医院也可以选择其他透析方式,如液滤过、CRRT或腹膜透析。对于透析患者迟发渗出性心包炎的处理对策是加强透析,其含义包括利用对流原理或高渗性透析液增加水的超滤以及是加强溶质的清除。

透析相关性心包炎有中分子或其他大分子物质的参与,血中的中分子物质越多,尿毒症患者心血管并发症发生率越高。中分子物质属氨基酸系列,化学本质是肽类。它对红细胞的生成、血红蛋白的合成、白细胞的吞噬及血小板的聚集和黏附功能都有抑制作用,并且直接或间接干扰体内正常的酶和调节因子,使机体的功能和代谢紊乱。通过血液灌流技术,清除尿毒症心包炎患者血中内源性毒素,减少心包渗出,缓解心包炎症状。众多临床研究显示血液透析联合血液灌流可以减轻和改善透析相关性心包炎的临床症状,如贫血、营养、心功能等,是一种安全有效的治疗方法。具体可选用血液灌流(HP)与血液透析(HD)交替进行,或者HP 与 HD 联合应用。

李先杰等学者 HD 及 HP 治疗透析患者迟发渗出性心包炎 8 例,出现不同程度地呼吸困难、心悸、心前区疼痛,其中 6 例曾出现一过性心包摩擦音。心脏彩超检查显示心包少量至中量积液,X 线胸透示心脏普大及胸腔积液。在进行充分 HD 同时,每周行 HP 1 次,治疗 1 个月后,呼吸困难及心悸等症状消失,多次心脏彩超复查提示心包积液消失,x 线示积液消失,心影恢复接近正常。

(四)血液灌流减少 β_2-MG 相关淀粉样变的发生率

透析相关性淀粉样病变是慢性透析患者的严重并发症之一,病变包括腕管综合征、透析性关节病和进行性骨囊性病变等严重的致残性并发症,其发生率随透析时间延长而增加,腕管综合征是长期透析最有代表性的淀粉样病变。Gejyo 于 1985 年发现这种淀粉样蛋白原纤维的主要成分是 β_2-MG。近年文献报道也证实了 β_2-MG 是长期透析患者骨关节等处的淀粉样沉积物的主要成分。体内 95% β_2-MG 是以单体形式循环于血液和体液中,它可与其他大分子物质形成复合体,如同 HLA-I 类抗原的重链糖蛋白或免疫球蛋白结合,即使正常人血清中的 IgG 亦同 β_2-MG 有亲和力,循环中的 β_2-MG-IgG 复合体容易为透析患者的某些器官如骨、关节所截留,成为局部淀粉样病变的重要基础,β_2-MG 引起的病变并非限于骨、关节等局部器官,全身许多重要器官也可有其足迹,如心、脾、肾、前列腺、消化道、皮肤等,影响各器官的功能,危害极大。因此,有效地降低血清 β_2-MG 水平,将有助于防治透析患者的淀粉样病变。

β_2-MG 是一种内源性蛋白分子,相对分子质量为 11 815,免疫细胞是其主要来源。99.9%的 β_2-MG 从肾小球滤过,在近曲小管几乎全部被重吸收,并在近曲小管上皮细胞内被分解、代谢。慢性肾功能不全时,肾小球滤过减低,血清 β_2-MG 即渐升高。临床实践表明,随肾功能受损程度的加重,血清 β_2-MG 逐渐升高,与血清 Scr、BUN 呈平行正相关,与 Ccr 呈负相关。尿毒症组血清 β_2-MG 浓度高于正常组近 20 倍。国外学者的临床研究表明,长期血液透析患者血清 β_2-MG 水平与进入透析时间长短呈显著正相关,血液透析治疗前后血清 β_2-MG 浓度无显著变化,而血液灌流治疗后,血清 β_2-MG 水平较灌流前有一定程度的降低。

体外实验表明,高 β_2-MG 水平可促进淀粉样原纤维的合成,但是没有任何蛋白水解 β_2-MG 的治疗方法。其他关于淀粉样蛋白合成的体外研究表明 β_2-MG 的分子修饰不需要淀粉样原纤维的拉伸。在机体内,已经形成的? β_2-MG 淀粉样原纤维是否被降解目前还不清楚,部分实验结果表明 β_2-MG 淀粉样原纤维在活体可以降解成 β_2-MG 的单体或二聚体。包绕在淀粉样蛋白沉积部位的巨噬细胞有可能清除淀粉样原纤维,因此,通过增加 β_2-MG 的清除来抑制淀粉样蛋白的合成可望减少淀粉样原纤维的大量沉积。

同位素标记的 $β_2$-MG 闪烁计数技术是目前透析相关淀粉样变无创诊断技术最特异的方法之一。目前血液灌流器多使用树脂吸附剂，该吸附剂具有多孔、高体表面积、吸附容量大、吸附速率快、机械强度高等特点，临床应用能有效清除尿毒症体内中分子物质，患者的睡眠、食欲、高血压、皮肤瘙痒有不同程度的改善。王翠玲等对 31 例尿毒症患者进行血液透析联合血液灌流治疗，治疗前后 $β_2$-MG 的水平分别是 45.95mg/L、36.27mg/L，$P<0.05$。结果表明血液透析联合血液灌流可以有效清除 $β_2$-MG 等中分子物质。

目前，选择性 $β_2$-MG 吸附柱治疗 $β_2$-MG 相关淀粉样变临床已经有应用，这种吸附柱被称为 Lixelle（日本公司生产），可以与标准透析管路连接，使腕管综合征的症状得到明显的缓解。日本的一项多中心的前瞻性研究表明，联合应用选择性 β2-MG 吸附柱进行血液灌流治疗，关节疼痛、僵硬和功能明显改善，改善时间可以持续超过 12 个月。X 线检查显示，对照组骨关节损伤进展明显，而吸附治疗组则没有明显的进展。结果证明 $β_2$-MG 选择性吸附可以有效缓解已经出现的透析相关淀粉样变的临床症状，同时防止局部病变的进展。Lixelle 吸附 β2-MG 的选择性并不是绝对特异的，它也可以吸附其他尿毒症毒素，对于关节痛和每天活动能力的改善和血浆 β2-MG 的清除明显相关，症状明显改善，被认为是防治 $β_2$-MG 相关淀粉样变的有效方法。

五、血液灌流的不良反应

同血液透析一样，在血液灌流过程中可能发生如发热、出血、凝血、空气栓塞、失血等不良反应，但血液灌流有其相关的特殊件。

（刘　娟）

第六节　高钠透析

一、人体水的分布与转移

（一）人体正常体液分布

人体大部分由液体组成，正常成人液体总量占体重的55%~60%，小儿的比例更大，年龄越小，体液总量越多，新生儿可占体重的80%，其中细胞内液占体液2/3，细胞外液占1/3，而血浆仅占体重的5%。体液的分布可以分为细胞区、血浆区和间质区，间质区包含淋巴液。后两区为细胞外液。细胞内液相对稳定，14岁后组织器官基本发育成熟，细胞内液占体重的40%，45%，血浆量相对固定，间质液的液量变动较大。间质区好比水库，当机体缺水时可以收缩，以保证细胞区和血浆区的容量，机体水分过多时，间质区膨胀，以减少其他两区的负担，故间质区在维持各区间的液量平衡起着重要作用。这种作用是依靠各区中电解质的浓度，起到一定的渗透作用，来达到细胞内外之间的动态平衡。婴儿间质液的比例大，新陈代谢旺盛，水的交换率快，每日水的交换率是细胞外液的1/2，而成人仅为1/7，故小儿容易发生水代谢紊乱，主要表现脱水或水中毒；老年人随着肌肉组织等的萎缩，体液相对减少；肥胖者因脂肪内不含水分，体液占的比例也较少，提示肥胖者脱水时，补液总量相对要多些。此外，尚应了解细胞的分泌液，如胃肠道分泌的消化液、脑脊液、汗液、尿液等的分泌情况。在患病时出现的胸水、腹水、肠梗阻潴留的消化液及手术引流等，都可能导致体液失衡。

（二）体液的电解质平衡

电解质在细胞区、血浆区和间质区的体液中经常保持着阴阳离子的平衡。细胞内液的阳离子中以钾和镁为主,阴离子以蛋白质和有机酸、磷酸盐为主。细胞外液的阳离子以Na^+离子为主,阴离子以Cl^-、HCO_3^-;为主。如血浆区阳离子总数为155mmol/L(其中Na^+ 142mmol/L、K^+ 5mmol/L、Ca^{2+} 5mmol/L、Mg^{2+} 3mmol/L),阴离子总数亦为155mmol/L(其中 HCO_3^- 27mmoL/L、Cl^- 103mmoL/L、HPO_4^{2-} 2mmol/L、SO_4^{2-} 1mmol/L、有机酸6mmol/L、蛋白质16mmol/L)。

细胞内液K^+为160mmol/L,比细胞外液的K^+大30余倍,而细胞外液的Na^+ 142mmol/L,比细胞内液的Na^+大10余倍。此种差异靠细胞膜的钠—钾泵来维持平衡。

(三)体液的平衡及其调节机制

血浆区与间质区的体液交换是通过毛细血管两端压力差达到平衡,毛细血管壁是一种半透膜,除蛋白质外,电解质和葡萄糖等均可自由通过,正常时毛细血管动脉端的静水压为4.27kPa(32mmHg),大于胶体渗透压2.93kPa(22mmHg),故液体由血浆区流入间质区;而毛细血管静脉端的静水压为1.6kPa(12mmHg),小于胶体渗透压,故液体由间质区流回血浆区。在静脉端水从组织进入毛细血管,称为毛细血管再充盈。正常时毛细血管再充盈率(CRR)为0.25ml/(min.kg)。如体重60kg,则每小时毛细血管再充盈量为900ml。

细胞外与细胞内区的体液交换通过细胞膜进行。细胞膜是一种渗透膜,仅能使相对分子质量小的氨基酸、尿素通过。电解质在一般情况下不能通过,当细胞内外渗透压发生变化时,只能靠水的移动来平衡。但细胞膜上有ATP酶(三磷酸腺苷酶),可跨越细胞膜,此酶磷酸化后与K^+离子亲和力增加,可将K^+运到细胞内将K^+离子释出,脱磷酸化后又与细胞内的Na亲和力增加,将Na^+离子运到细胞外,即为钠—钾泵作用,这种作用常常在脱水、酸中毒、缺氧、低血糖等情况下被破坏,而引起过多的Na^+离子进入细胞内,K^+离子被移出到细胞外,导致K^+离子从尿中丢失。临床应注意低钾时,测血清钾可以不低。故需结合病史及症状来判断。由于无机离子的晶体渗透压远远大于蛋白质所产生的胶体压,故决定细胞间液和细胞内液水转移的主要因素是无机离子所产生的晶体渗透压。在血液透析过程中血浆胶体压变化较小(由于血液浓缩),但血浆晶体渗透压可以改变,故可以人为的导引水的移动。

渗透压即张力,以毫摩尔/升(mmol/L)来表示,阴阳离子相加即等于总渗透压。如血浆阳离子(mmol/L):Na^+142,K^+5,Ca^{2+}2.5,Mg^{2+}1.5,总计151;血浆阴离子(mmol/L):HCO_3^-27,Cl^-103,HPO_4^{2+}-1,SO_4^{2-}0.5,有机酸6,蛋白质0.8,总计138.3。则血浆总渗透压为151+138.3=289.3(mmol/L)。正常血浆渗透压范围为280~320mmol/L,低于此范围为低渗,高于此值为高渗。临床血浆总渗透压可用以下公式估计:(血钠mmol/L+10)×2。因细胞外液中Na^+占阳离子的90%以上,10%为其他阳离子K^+,Ca,Mg^{2+}之和,乘2为阴阳离子之和。

(四)慢性肾功能不全时的水钠代谢特点

慢性肾功能不全患者既可以出现水潴留,也可以出现脱水。水代谢失调主要表现为肾脏浓缩能力和稀释能力障碍,以及由于这些障碍诱发的失水或水过多,或相应的血渗透压失调。肾小管浓缩能力下降的原因主要是:①肾单位中参与浓缩功能的结构破坏;②肾单位数目减少,体内代谢产物的蓄积,妨碍尿液的浓缩;③前列腺素在残余肾单位的分泌过多,导致血流动力学的改变及对抗抗利尿激素(ADH)的作用,加剧了浓缩能力的减退。浓缩能力减退临床上主要表现多尿,这种多尿一般主要出现在夜间,即夜尿多,其主要原因是溶质过多促使肾脏持续排尿,即使禁水后夜尿也不会终止,有时甚至导致脱水。如不注意补充液体则会使肾血流量减少,肾缺血,加速肾脏的损害。

肾脏的稀释功能损害出现的较晚,这一方面是因为亨氏袢和直小血管结构的破坏,另一方面是原尿中大量的溶质不能得到稀释,严重时出现等渗尿。最终的结果是肾脏的排泄能力很差,对任何水平衡紊乱反应都极差,由于滤过率的降低,总的排水能力下降,如果摄水量超负荷时,水又排不出,潴留在体内,表现尿少、体重增加、水肿、肾血管肿胀而影响肾血流。

一般情况下肾小球滤过率(GFR)下降到 30~40mL/min 时,尿量常增多,突出表现为夜尿多,尿比重低,当 GFR 下降到 5~10mL/min 以下时,尿量减少,甚或无尿。过多的水潴留可引起水中毒,患者可出现血钠过低、血压过高,不同程度的皮下水肿和(或)体腔积液,也可发生心衰、肺水肿和脑水肿。当疾病诱发导致缺水时,患者脱水,导致血液浓缩、血钠浓度上升、血压下降,使肾脏灌注不足加剧肾功能的损害。

慢性肾衰竭时肾脏调节钠平衡的能力虽有所下降,但患者血钠水平仍能在较长时间内保持在正常范围,这主要是由于进行性肾衰患者GFR和肾小管重吸收功能均有下降,两者在慢性肾衰的早期建立了一种暂时的平衡。即由于肾小球滤过面积的减少,滤过钠总量亦因之而减少,但肾小管重吸收钠也相应减少,故每日尿钠排泄量仍可不变。但这种平衡有一定限度,随着CRF的进展,有效肾单位的丧失,肾贮钠能力可受到损害。

由于有效肾单位的丧失,肾脏贮钠的能力受损,如果钠的摄入不足就会导致体内钠的缺乏。临床上常见的低钠原因有:①肾小管重吸收钠减少;②渗透性利尿,使钠丢失增加;③长期恶心、呕吐、腹泻等体液丢失造成钠的丢失;④限制钠盐摄入;⑤使用强利尿剂等,均可造成低钠血症。低钠血症时患者不能及时减少尿钠,致使细胞外液量的减少,有效循环血容量不足,肾血流量降低,进一步促使肾小球滤过率的下降,肾功能恶化,从而使早期CRF患者出现明显的尿毒症症状,并伴低血容量的表现,如头晕、乏力、体位性低血压、肌痉挛、抽搐,严重时可有低血压、休克、昏迷。

慢性肾衰时高钠血症亦较常见,常因肾脏失去调节能力,未限制盐的摄入,使尿钠排出减少,此时CRF患者如摄入过多的钠,极易导致钠潴留,严重时可因水肿和高血压而诱发心力衰竭。

二、高钠血液透析的临床意义

(一)提高毛细血管再充盈率

由于肾衰竭患者水潴留和毒性物质的作用,末梢微循环功能障碍,因此影响毛细血管CRR。在透析中除水超过干体重可使有效血液循环量减少而导致血压下降,但是如果超滤率(UFR)大于CRR也会产生上述结果。影响CRR的因素很多,如下列公式所示:

$$V_{(t)}=1/(+K\pi_{a(t)}\{1+K\pi_a(O)V(O)-\int_0^t[(1+K\pi_{a(t)})f_0+K\Delta(f-f_0)+K(P_c+P_t)]dt\}$$ 从上式可以看出:

(1)公式显示t时间内的容量变化及其影响因素。

(2)影响血容量的主要因素是f_0。

(3)在透析中血浆蛋白浓度基本不变,胶体渗透稳定,所以水的移动主要取决于晶体渗透压的变化。

(4)透析中渗透压下降决定于K值(水和溶质通过毛细血管的移动比率)。

实际上,在透析中BUN丢失最多,因而可以认为BUN是造成血浆渗透压下降和影响CRR的主要因素。如果在透析中提高钠浓度,则可以补偿由于BUN丢失所造成的渗透压下降,从而提高CRR。

(二)保持血浆渗透压稳定性

血浆渗透压大幅度下降可以引起失衡综合征和其他症状。RodriguezM o 报告用高糖(717mg/dl)透析,血浆渗透压下降5.2mOsm/(kg·H_2O),用甘露醇(VL)下降4.3mOsm/(kg·H_2O),二者联合应用仅下降1.7mOsm/(kg·H_2O),失衡综合征从原来的67%下降到10%。作者进一步观察,透析中由于清除BUN,渗透压下降15mOsm/(kg·H_2O),用高糖[4mOsm/(kg·H_2O)]和甘露醇[10mOsm/(kg·H_2O)]即可提高14mOsm/(kg·H_2O),故二者可从补偿BUN下降导致的渗透压下降。如果用低糖(0.2g/dl)和正常钠透析就不能补偿由于BUN清除导致的渗透压下降。

(三)增加细胞内除水量

实践证实,高渗透析时,血浆渗透压稳定,而在透析中血浆钠下降,说明有细胞内液向细胞外移动。而在低渗透析时,血浆渗透压下降,而血浆钠升高,说明有细胞外液向细胞内移动。用不同钠浓度透析,体液分布也不一样,低钠透析细胞内液增多,而高钠透析细胞内液减少。

(四)增加溶质清除率

要想增加溶质清除率,必须增加溶质从末梢组织的转移和清除速度,为此要做到增加组织微循环血流量,增加溶质穿过细胞膜和毛细血管壁的能力,最后溶质才能达到透析器排除体外。据文献报道,慢性透析患者都有细胞内水肿和微循环障碍。由于细胞内和间质中水分增多,细胞内溶质浓度降低,组织血流减少,而溶质清除率也降低,故消除细胞内水肿是提高溶质清除率的重要条件。提高透析液钠浓度,可以提高血浆渗透压(钠主要存在细胞外液中),从而增加水的排除以及伴随溶质的消除,高渗透析可以增加5%的溶质清除率,这是弥散和对流两种作用的结果,有人称其为"溶剂的抽吸作用"。如果在透析中交替使用高钠和低钠透析液,则可相应地使水进入细胞内,然后从细胞内抽吸出来,也带走部分溶质,这样重复交替起到"细胞清洗"作用。

三、高钠透析模式及钠浓度的选择

(一)提高透析液电导率

改变透析液与水的配比关系,即改变透析液电导度来提高透析液电解质浓度是临床常用的方法之一,但高浓度或高电导率绝不能等同于高钠,因为高浓度是各离子浓度均升高,而高钠仅是钠离子浓度增高。提高电导率,K^+、Na^+等离子浓度均增加,并且透析液电导度的可调范围有限,一般为13.5~16.0mS/cm,钠离子浓度135~155mmol/L。因此在临床应用方面受到一定的限制。如Gambro AK-10肾机电导率变化与离子浓度的关系,见表。

	电导率(mS/cm)							
	14.0	14.5	14.75	15.0	14.0	14.5	14.75	15
K^+(mmol/L)	2.0*	2.2	2.3	2.4	3.0**	3.1	3.3	3.5
Na^+(mmol/L)	135	141	146	148	135	143	145	148

注:* 原液中 K^+ 为 2.0mmol/L;** 原液中 K^+ 为 3.0mmol/L。

可见若提高电导率,K^+、Na^+浓度均增加。Na^+达到148mmol/L时,K^+已升到3.5mmol/L,容易引起高血钾。

(二)线外吸入高浓度钠方式

现有 Nipro、Nikkison 等机型可以单独输入高浓度的氯化钠溶液,可以只提高透析液中 Na^+ 浓度。在透析液管道上装有一个旁路,吸入 10%氯化钠,可以根据患者透析处方的实际需要来控制 Na^+ 浓度,从而达到高钠-低钠序贯透析的目的,其优势在于可以根据治疗的需要来调节钠的吸入量,不影响其他电解质浓度,也无高钾血症之虑。

(三)预设钠浓度曲线或钢模型

过去的研究已经表明,采用高钠透析,可以提高血浆晶体渗透压,能减少透析中低血压和失衡综合征的发生,并能改善毛细血管再充盈率,保持血容量稳定。但高钠透析后患者血钠水平升高,可导致透析间期口渴、多饮和体重增长过多,给下一次透析脱水造成困难。另外,长期高钠血症可导致高血压发生或加重,并对心功能造成不良影响。

可调钠透析是指透析液钠浓度从透析开始到结束呈由高到低的变化。根据溶质扩散原理。透析液钠浓度高于血钠浓度时,钠由透析液侧进入血液,血钠浓度逐渐上升;按程序设定,到一时间或达到预设血钠峰浓度时,血浆钠进入透析液,血钠浓度逐渐恢复正常。只要透析液钠浓度的起点和终点值选择合适,即能维持透析时血钠的高水平,且透析后血钠浓度恢复透析前水平,不增加患者的钠负荷,避免高钠透析的不良作用。血液透析过程中相对血容量的变化取决于超滤率和再充盈率,由于钠离子不能自由通过细胞膜,高钠透析时透析液钠离子向血液弥散,使血钠浓度升高,血浆晶体渗透压升高,有利于细胞内及组织间的水分向血管内转移,保持血浆容量,有利于超滤脱水。由于持续高钠会引起血钠升高及口渴,以致透析间期体重增长过多故采用可调钠透析先高钠后低钠或高低钠交替的方式既保证相对血容量充足,又不致引起口渴。可调钠透析模式钠浓度线性下降以维持血容量的作用是不以增加患者的钠负荷为代价,透析后血钠浓度恢复透析前水平,不会造成透析间期体重增长过多。

应用高钠透析过程中较高的血钠水平有两方面作用,即提高血浆晶体渗透压,改善血容量再充盈,减少透析失衡综合征的发生;另外细胞内水分向细胞外转移时及时补充细胞外液,防止透析中发生低血压。

四、高钠透析的临床应用

(一)预防透析中低血压反应

症状性低血压是透析中常见的急性并发症之一,关于低血压的发生率常见的报道为 20%~40%。透析低血压可分为透析中发作型低血压及慢性持续型低血压。前者常发生于透析后期,该型患者通常有引起心脏舒张功能不良的进展性左室肥厚,基础血压正常或升高;后者常发生于无肾或进行血液透析多年的患者,目前的研究通常指的是前者。许多学者分别从自主神经功能障碍、心血管反射及血管顺应性异常、血浆再充盈、血管活性物质、透析膜的生物相容性、透析液的成分和温度、超滤的容积和速率、脑干血管舒缩中枢氧供求失衡等多方面对此进行了探讨和研究。临床实践表明,规律性的血液透析时发生低血压的原因是多方面的,其中主要的原因是有效循环血容量的减少。透析患者都有一个干体重,在每次透析中除水低于这个体重时就产生低血压,因此在透析过程中脱水量过多或脱水速度过快,使超滤率大于毛细血管的再充盈速度则会引起低血压。其次透析中发生低血压还与血浆渗透压的变化有关,Aizawa 指出,血浆渗透压可以影响循环血容量,在透析过程中由于血浆尿素、肌酐等溶质通过透析器被排除体外,使血浆渗透压迅速下降,毛细血管静脉端渗透压也随之下降,故组织间液和细胞内液向毛细血管内移动减少,从而影响毛细血管的再充盈,使有效循环血量不足,导致血压下降。还有学者认为是由于血浆渗透压下降使颈动脉体或其他部位的压力感受器敏感性下降,或影响了血管运动中枢而使血压下降。Wehle 指出,透析中血液渗透压降低、低血容量时可使机体对血压的调节发生障碍。当透析中发生低血压时,通过静脉注入高张葡萄糖、高张钠或代血浆等可使血压回升,其主要原因是高张液体通过提高血浆渗透压而保持有效循环血容量的稳定,进一步保持血压稳定。据报道钠通过血脑屏障比尿素缓慢,但钠的生理效应持续时间较长,如 1mmol/L 的钠可抵消 4.26mmol/L 的尿素氮对渗透压的影响,所以用钠来提高透析液的渗透压优于葡萄糖、果糖等,后者长期应用对人体产生不良影响。

临床实践表明,高钠透析通过提高血浆晶体渗透压,增加血容量的再充盈,并可能促进细胞内水分向细胞外转移,有利于血容量再充盈,因此高钠透析对透析相关低血压有明显的预防作用。

对于心血管系统功能不稳定和有自主神经调节功能紊乱的患者采用高钠透析也可取得非常满意的效果。通常可选用 D_{Na^+} 145~160mmol/L 透析 3~5 小时,然后用正常钠浓度透析 1~1.5 小时,可防止钠潴留。另外,在高钠时增加除水量,在正常钠浓度时除水量减少到最低程度,可以保持血压持续稳定。王质刚等学者报告用高钠透析液预防透析中低血压,使用 D_{Na^+} 140~155mmol/L,透析 4.5 小时,然后用 D_{Na^+} 135mmol/L 继续透析 1.5 小时。透析中血清钠最高 145mmol/L,最高渗透压 311mOsm/(kg·H_2O)±6.5mOsm/(kg·H_2O),透析结束时血清钠 139mmol/L±1.9mmol/L,渗透压 294.1mOsm/(kg·H_2O)±2.2mOsm/(kg·H_2O),仅平均下降 5.7mOsm/(kg·H_2O),血压稳定在 14.6/9.3kPa(110/70mmHg)。

血液透析期间血浆水再充盈对于心血管稳定性的维持至关重要,它的程度决定神经体液的代偿情况。超滤率和组织水化状态,血浆晶体渗透压降低、血浆胶体渗透压降低,毛细血管静脉压增加等因素均可导致再充盈的减弱。目前认为透析液钠浓度低于血浆钠浓度是导致血浆晶体渗透压降低的原因,因而透析液钠浓度也被认为是影响血浆再充盈的重要因素。高钠可以改善再充盈,但是透析液高钠增加血浆钠浓度,后者引起口渴感和透析间期体重显著增加。为了解决这一问题,国际上目前提倡可调钠透析模式,以达到预防低血压的发生又减少高钠透析副作用的目的。

Ebel 等学者的研究结果表明,透析过程中低血压的重要原因是血循环有效血容量过度下降,而与总体液量和细胞内容量的下降无关。有的患者干体重和脱水量合适,透析中仍易发生低血压,对这些患者采用提高再充盈量的方法可以减少低血压的发生率。由于可调钠使血容量保持相对充足,使超滤更为容易,水负荷减小,血压控制满意,心率保持平稳。可调钠透析与常规透析相比,透析后心功能明显改善,反映左室收缩功能的指标 EF、FS、SV、CO 及反映左室舒张功能的指标 EA 值均较常规透析 6 个月后明显改善。

多数相关研究表明,可调钠透析对透析脱水过程中血容量的维持起到了积极作用。De Vries 等使用钠上升型曲线,透析液钠浓度开始 2 小时为 140mmol/L,后 2 小时为 148mmol/L,不结合脱水速率变化,结果患者低血压、肌肉痉挛等发生率明显下降。Sadowski 等采用下降型可调钠透析,透析液钠浓度起始 148mmol/L,终止 138 mmol/L,呈指数下降、线性下降或脉冲型下降,每种曲线 95 例,与同等数量的普通透析(Na^+=138mmol/L)病例相比,无论何种可调钠曲线,头痛、恶心、呕吐等透析失衡症状明显减轻。3 种可调钠透析血容量下降均比普通透析要少,低血压、乏力、抽筋、心动过速等血容量不足的发生率均较普通透析患者要少。

在Movilli等的工作中,普通透析和可调钠透析组患者脱水量相当,脱水目标均为干体重,用血容量监测仪持续监测透析患者的血容量变化,结果可调钠组血容量下降曲线斜率明显小于普通透析组,到4小时透析结束,可调钠组血容量平均下降9.5%±3.0%,普通透析组血容量下降13.0%±4.0%。

对上升型可调钠曲线是否可以维持血容量,降低低血压的发生率,目前的报告还不完全一致,Movilli等发现上升型曲线对维持血容量有作用,但不如下降型曲线明显,Raja Ⅲ 1等也采用上升型曲线 Na^+ 从135mmol/L上升到145mmol/L,不结合脱水速率变化,与透析液钠浓度140mmol/L的常规透析相比改善低血压和肌肉痉挛的作用不明显。

宋雪霞等选择透析中经常出现低血压或失衡综合征的老年患者19例,最短透析时间为6个月,最长为3年。进行钠梯度透析12次,本组病例常规透析12次作为对照指标。常规透析钠离子浓度140mmol/L,每周透析2~3次,每次4小时,按常规脱水;钠梯度透析在同等条件下,启动profiling系统,可持续定时定量调节透析液钠离子浓度,即钠离子浓度起始为150mmol/L,阶梯降至138mmol/L并维持0.5—1小时,脱水速率按阶梯递减。结果19例患者共计456次透析,其中常规血液透析时发生低血压84次,发生率为36.84%,失衡综合征36次,发生率为15.79%;钠梯度透析时发生低血压12次,发生率为5.26%,无失衡综合征发生,两者差异有显著性($P<0.01$)。钠梯度透析后收缩压较常规透析后明显提高($P<0.01$),脱水量亦明显增加($P<0.01$),透析后血钠浓度差异无显著性($P>0.05$)。透析后血尿素氮、肌酐、血浆渗透压均明显下降($P<0.01$),但两种透析后血浆渗透压无显著性差异($P>0.05$),见表1。

表1 普通透析与钠梯度透析的对比

项目	普通透析	钠梯度透析
透析总数(次)	228	228
失衡综合综发生率(%)	15.79	0[a]
低血压发生率(%)	36.84	5.26[b]
脱水量(kg)	2.34±0.72	3.56±0.95[c]
收缩压(kPa)		
透析前	20.83±1.12	20.78±1.05
透析后	16.67±1.11	18.10±1.13[d]
血 Na^+ 浓度(mmol/L)		
透析前	139.32±1.58	139.57±1.74
透析后	139.43±1.27	139.72±1.06
血BUN浓度(mmol/L)		
透析前	28.65±1.83	28.94±1.636
透析后	13.12±1.37[f]	12.98±0.76[g]
血Cr浓度(μmol/L)		
透析前	1078.26±93.23	1074.48±98.57
透析后	417.35±17.84[i]	406.29±19.81[ch]
血浆渗透压(kPa)		
透析前	3.08±0.04	3.08±0.04
透析后	2.90±0.02[j]	2.91±0.02[k]

徐志梅等报道16例透析患者,患者均合并心血管并发症,透析时间大于3个月。患者进行常规钠透析模式(恒定钠组)和可调钠透析模式,并进行自身对照。恒定钠浓度140mmol/L,可调钠浓度开始为148mmol/L,结束为135mmolfL,呈线性下降模式。治疗结果可调钠组无论低血压发生率或失衡综合征发生率均低于恒定钠组,见表2。

表2 两组治疗效果比较

组别	例次	低血压		失衡综合征	
		例数	(%)	例数	(%)
恒定钠组	237	46	19.4	29	12.2
可调钠组	216	18	8.3	11	4.09

刘海青等观察30例接受血液透析的终末期肾衰患者,随机分为两组,每组15例,两组在年龄、性别无显著性差异($P>0.105$)。每次透析时间为4.5~5小时,I组15例采用高钠血液透析,透析液钠浓度为144mmoL/L,总透析次数为300次;II组下降型可调钠血液透析,透析液钠浓度起始为145mmoL/L,2小时后为140mmol/L,3小时后为134mmol/L,直至透析结束,总透析次数为300次。结果两组透析前后血肌酐、尿素氮变化无显著性差异,两组均无明显的失衡综合征的发生。但是I组(高钠)透析后血钠升高,患者可出现口渴,透析间期体重增加,血压增高,心功能下降;而II组透析后血钠适中,血压平稳,心功能改善。

由于病情和个体差异,患者在应用高钠透析或可调钠透析时,应建立个体化的钠浓度模型才能有效地防止血流动力学的不稳定性。减少透析中低血压的发生率,可以保护心血管功能,改善生活质量,提高存活率。根据我们的经验,首先应确立准确的干体重,其次应该根据不同的患者透析中血浆容量的变化规律运用个体化钠模型。

高钠透析带来血浆高渗透压,有助于排除组织间、细胞内和腔隙中水分,容易达到干体重,应用此原理也可以治疗胸腔、腹腔以及心包积液。王质刚等报道,用高钠透析治疗1例透析患者迟发渗出性心包炎。

病例介绍 男性,34岁,因尿毒症入院,血压170/100mmHg,左心界扩大,未闻及心包摩擦音;心电图提示左室肥厚伴劳损,x线显示肺淤血,心胸比61%,超声心动图未发现心包积液。当行普通血液透析44次后,患者感觉气促、乏力、肝大、腹水;心电图系低电压,x线示心胸比76%,超声心动图显示心包积液1 399.6ml。经加强透析,使用高通量透析器没有效果,并在透析中频繁出现低血压。遂改为高钠透析,透析液钠155mmol/L,在透析结束前1.5小时恢复正常钠浓度,每次6小时,2~3次/周,每次除水3.1kg。8次高钠透析后腹围缩小4cm,18次高钠透析后心胸比降为53.5%,超声心动图提示积液消失。整个疗程只出现1次低血压反应,患者心包积液症状改善,全身情况好转。

(二)预防失衡综合征

血液透析后发生的透析失衡综合征特点是神经系统紊乱和脑水肿,临床表现有头痛、肌肉痉挛、恶心、呕吐、头晕、昏迷、甚至死亡。透析失衡综合征实际是全身溶质浓度失衡继发水的异常分布。溶质浓度失衡是因为快速透析后其弥散速度不同,从而导致血液、组织和组织间液形成渗透梯度。当组织溶质浓度相对高于血浆时,使水从血浆进入组织,结果出现细胞内水肿和组织间液增加。

透析过程中较高的血钠水平有两方面作用，即提高血浆晶体渗透压，改善血容量再充盈，减少透析失衡综合征的发生；另外细胞内水分向细胞外转移，补充细胞外液，有利于血容量的再充盈，减轻细胞内水肿。

Kimura 等对 5 例患者各进行 1 次普通透析（透析液钠浓度=血钠浓度），1 次高钠透析（透析液钠浓度=血钠浓度×107%）和 1 次低钠透析（透析液钠浓度=血钠浓度×93%），控制入量，使脱水量为 2kg 时正好达到干体重。用重水标记总体水，用放射性硫酸钠标记细胞外液量，结果普通透析组细胞内液量变化不明显，细胞外液量减少与脱水量相等；低钠透析组细胞内液量增多，细胞外液量减少多于脱水量，高钠透析组患者细胞内液量明显减少，细胞外液量减少量少于脱水量。

Ebel 等对 15 例患者先后用常规透析（基础钠浓度）和可调钠透析（基础钠浓度提高 10%），在透析过程中每小时脉冲型下降，透析结束时达到 138mmol/L。将患者按透析前血钠浓度分为高钠组(Na^+>136mmol/L)和低钠组(Na^+<136mmol/L)。所有患者开始用可调钠透析方案透析 6 次，再做普通透析 6 次作为对照。计算两组患者透析过程中细胞内外液体的变化，结果无论高钠组还是低钠组，两种透析方式时细胞外液的减少量仅为脱水量的 80%、85%，大约有 0.38~0.5L 水分由细胞内转移到细胞外。而高钠组患者常规透析时细胞外液的减少量为脱水量的 129%，大约 0.27L 水分由细胞外进入细胞内，可调钠透析时细胞外液的减少量为脱水量的 95.5%，大约有 0.17L 水分由细胞内转移到细胞外，可见可调钠透析可促进细胞内水分向细胞外转移，这种作用在低血钠患者更明显。

王质刚等报告 13 例首次透析患者(不经过诱导期)，采用高钠透析，透析液钠浓度(D_{Na^+} 145~158mmol/L)治疗 5 小时，然后用 D_{Na^+} 135mmol/L 透析 1 小时。QD=500ml/min，QB=200~250ml/min。13 例患者透析前血清钠 115~144mmol/L(平均 133.6mmol/L±7.3mmol/L)，血浆渗透压 285~363mOsm/(kg·H_2O)L(平均 331.9mOsm/(kg·H_2O)±25.9mOsm/(kg·H_2O)]。前 5 小时血清钠 132.3~145.2mmol/L（平均 138.5mmol/L±4.7mmol/L），血浆渗透压 277.3~333.4mOsm/(kg·H_2O)(平均 315.6mOsm/(kg·H_2O)±15.7mOsm/(kg·H_2O)。透析结来时血钠 130~145mmol/L(平均 137.6mmol/±4.4mmol/L)，血浆渗透压 286~319mOsm/(kg·H_2O)(平均 305.6mOsm/(kg·H_2O)±10.0mOsm/(kg·H_2O)。透析后 BUN 下降率 28.3%~82.2%(平均 60.3%±16.8%)，肌酐下降率 23%~74.3%（平均 44.2%±16.8%），除水率 500~3500ml（平均 2 080.8ml±16.8m1）。结果发生失衡综合征 4 人，占 30.7%，该 4 例透析前血浆渗透压 352~363mOsm/(kg·H_2O)[平均 358mOsm/(kg·H_2O)±4.97mOsm/(kg·H_2O)]。通常透析后血浆渗透压下降 30mOsm/(kg·H_2O) 以下不发生失衡综合征，本组平均透析后血浆渗透压下降 26.3mOsm/(kg·H_2O)±28.3mOsm/(kg·H_2O)，而失衡 4 例下降 58.5mOsm/(kg·H_2O)±25.7mOsm/(kg·H_2O)，未失衡 9 例仅下降 14.7mOsm/(kg·H_2O)±17.1mOsm/(kg·H_2O)，说明高钠透析对预防失衡综合征是有效的。

陈锐等应用可调钠来预防和治疗透析相关低血压和失衡综合征，18 例有透析时低血压倾向的老年患者，比较他们在使用可调钠透析时与标准透析时收缩压、透析前后血浆 Na^+ 浓度及血浆尿素氮、肌酐浓度的区别。发现透析后 BUN、Cr 下降明显，渗透压均明显下降，与标准透析相比可调钠透析时透析后收缩压均有显著提高，脱水量显著提高而低血压发生率、失衡综合征发生率明显下降。可维持老年患者更稳定的心血管功能，更好及有效地耐受透析治疗。

(三)增加溶质清除率

1980 年 Meada∞1 等提出细胞清洗透析（cell-wash dialysis，CWD）方法，是先用 DNa 180~200mmol/L 透析 45~60 分钟，然后用 DNa 130~140mmol/L 透析 45~60 分钟，反复几次。并率先应用 CWD 治疗 13 例慢性肾衰，其中 4 例为糖尿病肾病。结果：①干体重比普通透析明显减少；②透析后无力感消失；③透析中血压稳定；④食欲增加；⑤微循环改善；⑥Hb 增加；⑦糖尿病患者血糖下降，糖利用率增加；⑧BUN、肌酐水平比普通透析呈有意义的下降。

五、高钠透析的临床评价

优点：

(1) 消除了透析后疲乏感；

(2) 食欲增加；

(3) 增加皮肤光泽；

(4) 改善活动和工作能力；

(5) 减少透析中低血压发生率；

(6) 透析中"失衡"症状消失；

(7) 减少透析中不适症状；

(8) 有利于消除细胞内和组织间水肿，容易达到干体重；

(9) 增加溶质清除率。

缺点：

(1) 增加口渴感；

(2) 在透析间体重增加快；

(3) 引起血压增高；

(4) 需警惕钠潴留，以免发生高血压和肺水肿。

以上缺点通过严格控制血浆钠水平是完全可以克服的。

（刘 娟）

第七节 长时间透析模式

最初由于透析设备落后，透析效率低下，每次透析时间超过 8 小时以上(3/w)，但仍然达不到长期存活及较好的生活质量。中空纤维透析器的出现，随之将每次透析时间缩短至 5 小时(3/w)，相继出现短时或高效短时的透析模式。十多年的临床实践证明，经这样透忻时间患者的生活质量和并发症是难以接受的。此后在欧洲及加拿大前后出现长时间透忻，主要包括三种模式：每次长时间透析(long session dialysis，LSD)、每日透析(daily hemodialysis，DHD)和夜间透析(nocturnal hemodialysis，NHD)以及 LSD 放在夜间进行的改良型。

一、每次长时间透析

从 1968 年 5 月 1 日至 1996 年 6 月，在法国 Tassin 透析治疗 876 人，115 人已经透析大于 15 年，其中 14 人大于 25 年，共 5 560 病人月。透析时间为每周 3 次，8 小时/次，用铜仿膜透析器，30%为碳酸氢盐透析液，透析液流量 500ml/min，血流量 220ml/min，75%使用动静脉内瘘。患者可以自由进食，不限制蛋白质和热量的摄取，仅少量限盐。经常服用钙、活性 VitD，如果血磷髙口服氢氧化铝。1968 年停止输血，1989 年停用 EPO，但仅有 17%患者仍用 EPO。

开始透析时患者体重逐渐降低,直至近乎于低血压,通过超滤和限盐达到干体重。这组患者的最大的特点是高透析剂量,平均 Kt/V 1.85±0.41,中分子清除指数(DI)1.51±0.45;充分地摄取热量和蛋白质,PCR 1.419/d±0.32g/d,人血白蛋白为 41.6g/L±4.8g/L;平均 Hct 29.6%±46.9%。由于轻度限盐和透析中缓慢超滤使血压得到控制,在 8 小时透析时间内,通过缓慢超滤可以降低细胞外容量,达到干体重,透析间期体重平均增加 1.6kg±0.4kg。透析前平均动脉压(MAP)98.2mmHg±8.1mmHg,90%患者开始透析时口服一种或几种降压药,透析 3 个月后仅<5%患者服降压药,大多数患者能很好地控制血压而不用服降压药。

该组人群生存期半数超过 14 年,男性稍短,透析初期老年者死亡率高。死亡率还取决于原发病、并发心血管疾病等相关因素。慢性肾小球肾炎存活最长,其次是间质性肾炎和多囊肾,最差的是糖尿病。308 例患者开始透析时有心血管疾病,存活期明显短于 568 例无心血管疾病者,死亡率低于美国 2~3 成。本组心血管病死因中,不明原因的猝死最常见(占 38%),心血管病死亡率为 19.9 人/1 000 病人年,而法国其他中心心血管死亡率为 43.6/1 000 病人年。其他死亡因素包括感染为 19%、肿瘤为 10%等。而透析相关因素中,透析前 MAP 是最有用的预测指标。透析前 MAP 每增加 1mmHg,死亡危险因素增加 3.9%。死亡的逆相关因素中,与人血白蛋白浓度、Babb 指数密切相关。相反,本组患者 Kt/V、每周尿素平方米小时和 PCR 似乎与死亡率关系不密切。本组患者平均住院次数 1.07/病人年,平均住院时间 10.6 天/年。作者认为,透析时间长度对临床有特殊的意义,溶质通过缓慢跨细胞转移,增加尿素及大于尿素的各种相对分子质量物质的清除率。长时透析可以减少透析中低血压等事件发生机会,近似于生理性变化,也减少透析中技术性意外。长时透析使患者营养改善,达到干体重,尤其是偏瘦者体重增加,Hct 提高。

Cham 等指出,长时间透析(每周 3 次,8 小时/次)在 Tassin 一直沿用了 30 年,从发病率和死亡率的角度考证,其透析质量一直是非常好的,主要是心血管死亡率显著低于短时间透析,可能是由于动脉收缩压在未用降压药物情况下的良好控制和透析低血压的低发生率。低超滤率结合低盐饮食、适中的透析间期体重增长使得细胞外液量趋向于正常水平,血压正常。长时间透析为小分子甚至中分子溶质提供了较好的透析剂量,应用了较少的药物却有着好的营养状态,贫血纠正良好,血磷和血钾控制良好。所谓最佳透析需要几个条件,每个都是必需的,看来时间是一个中心因素,保证了治疗的安全性。当短时间透析难以获得满意效果时,长时间透析不失为一种可靠的选择。

多数作者认为患者长期存活严格控制血压是关键因素,Liuk 等对比研究长时透析(每周 3 次,8 小时/次)患者血压控制比短时透析(每周 3 次,4 小时/次)好,作者试图研究前者是否比后者细胞外液下降更满意,对 26 例长时透析的非糖尿病患者在透析 2 天间期监测卧床血压,22 例为短时透析组,两组透析疗程相匹配,19 例健康者作对照。透析 24 小时后体液完全平衡,用超声波测下腔静脉判断液体状态,用超声心动图测量心脏直径,心搏指数,抽血检测电解质和血管活性物质。短时透析患者 73%用降压药,而长时透析患者无一人用药,然而血压明显低于短时透析者[(115±21)/(67±11)mmHg 比(143±26)/(81±16)mmHg,$P<0.05$]。下腔静脉指数、左室直径指数、心房肽和心脏指数两组没有明显差异。然而长时透析组末梢血管总阻力明显低于短时透析组和正常对照组。长时透析组和短时透析组与对照组相比,左室质量增加。结果表明,长时透析组血压控制良好,似乎主要是由于低末梢血管阻力,不完全是低容量状态。但 Katzarski 等指出,良好的血压控制归因于适当的液体状态,作者

评价了 Tassin 透析中心血压正常的长时间透析(8 小时)患者(group TN)的液体和血压状态、应用生物阻抗测量细胞外液(ECV)、超声测量下腔静脉直径(IVCD)、在线监测血容量(BV)，并与血压正常的短时间透析(3~5 小时)组(group SN)和瑞典透析中心高血压短时间透析(3~5 小时)组(group SH)比较。在 SN 组患者中通过设定中位 ECV(体重的百分比)标准化 ECV(ECVn)，重新计算个人数值和结合各组不同性别的患者结果。结果不论是否为高血压，TN 组和 SH 组具有相同 Kt/V 的患者中，TN 组患者具有更高的透析剂量。与 TN 和 SN 的患者相比，SH 组的患者具有更高的 ECVn 和 IVCD。ECVn 和 IVCD 在 TN 和 SN 组患者透析前和透析后无显著差异，但是在 8 人 TN 亚组 ECVn 低于 SH 和 SN 组，是由于伴有高体质指数的肥胖。另外，在 14 人的 TN 的亚组中，ECVn 比绝大多数 sN 组 ECVn 高，也高于 SH 组的中位 ECVn，这三组的体质指数无差别，但是 TN 亚组的血压正常。SN 组的 BV 的下降较 TN 组明显，也许是因为 SN 组的超滤率大，但是 SH 组的 BV 下降小于 SN 组，也许因为过多的液体负荷使 BV 从外周组织容易再充盈。作者认为，如果适当控制透析后 ECV 在水平，可以不依赖每次透析时间(session)和剂量来达到正常的血压，但是短时间(short session)与长时间(long session)透析的患者相比(后者超滤率低、BV 变化小、透析中症状少)，短时间透析更难达到良好的血压控制。而 Tassin 中具有较高 ECVn 的亚组患者说明过度液体负荷的患者也可以血压达标，因为足够长的透析时间可以使一种或多种导致高血压的血管活性物质更充分地清除。

Charra 指出，长时透析能良好的控制血压，对存活率有重要的影响，经 Cox 模型分析，表明开始透析时年龄和透析前 MAP 是与存活期相关的两个重要因素 ($P<0.001$)，透析前 MAP 较低组(<98mmHg)生存率高于 MAP 较高组($P=0.003$)，两组心血管疾病死亡率有显著差异(12.7/1 000 病人年和 28.1/1 000 病人年，$P<0.001$)。长时间透析重要的特点是它通过平稳的超滤达到干体重，而实现不用降压药的情况下很好地控制血压，从而降低心血管疾病的发生率。Chazot 对 91 例非选择透析患者，透析方案每周 3 次，8 小时/次，平均 Kt/V 1.83±0.44，Hct 30.9%±6.0%，透析间期为 35 小时±8.4 小时。监测透析前卧床血压(ABPM)，白天收缩压 119.4mmHg±19.9mmHg，舒张压 70.6mmHg±12.9mmHg，MAP87.6mmHg±13.9mmHg，这些结果明显低于透析治疗前血压，接近于 3 476 例正常血压者。MAP 与治疗时间呈逆相关，但是与透析间期体重增加无关。白天透析患者血压高于夜间透析患者，夜间收缩砂白天收缩压=0.97，夜间舒张压/白天舒张压=0.92，均高于对照组(分别为 0.87 和 0.83)，表明夜间血压下降。我们发现 52.1%患者既往夜间血压异常者，长时透析后 MAP 能下降 5%以下。研究证实，透析患者透析间期血压增高通过长时透析而不用降压药可以接近正常水平，主要是达到干体重，但也不排除其他机制。

Jean 等观察了(每周 3 次，8 小时/次)透析的溶质反跳。据既往的研究，透后尿素反弹(PDUR)发生在 30~90 分钟内，导致在进行 3~5 小时透析后 Kt/V 被高估了 15%~40%。本研究的目的在于评价 PDUR 对 8 小时缓慢透析 URR、Kt/V 和 nPCR 的影响。研究选择了 18 例患者，男性 13 例，女性 5 例，平均年龄 62.5 岁±11.7 岁，接受透析治疗的时阳为 3~265 个月。原发肾脏疾嫡是：3 例 DN，2 例多囊肾，3 例间质性肾炎，2 例肾硬化，3 例慢性肾小球肾炎，5 例原因不明。残肾功能可以忽略不计。透析模式是应面积为 1~1.8m~ 的纤维素膜透析器每周透析 3 次，每次 8 小时。血流量为 220ml/min，透析液流量为 500ml/min。缓冲液为醋酸盐或碳酸氢盐。透前、透析开始后即刻、5、10、20、30、40、60、90 和 120 分钟及下次透析前测定一系列尿素浓度。低流量法来评价通路再循环,二代 Daugi,das 公式计算肼 V,Watson 公式计算体水总量。预计的尿素生成(uG)和透后尿素测定值(总 PDUR)之差为净 PDUR(n-PDUR)。结果 n—PDUR 通常在 58+25(30~90)分钟后趋于稳定,它的平均值是在低流量透析后 30 分钟尿素值 3.9mmoL/L+2mm。1/L 的占 17%±10%。由于透析后尿素值很低,所以与短时间透析相比尿素生成表明 n-PDUR 是非常重要的。忽略 n-PDUR 将导致高估 URR 4%(79%±7%比 76%±8%,P<0.001),高估 Kt/V 12%(1.9±0.4 到 1.7±0.38),高估 nPCR 4%(1.1±0.3 到 1.05±0.3)。n-PDUR 与透后尿素值成负相关(7 20.45,P=0.05),与 URR 呈正相关(r=0.31,P=0.01),与 Kt/V 呈正相关(r=0.33. P=0.05),但与 K、尿素分布容积无关。平均总再循环、超滤率、透前尿素水平和尿素清除率与 n-PDUR 无相关性。作者发现长时间缓慢透析在透析后平均 1 小时有一个明显的 PDUR,但它与 3~5 小时的短时间透析相比的影响不大,尤其是在较低的 Kt/V 和 URR 值时,可以用低流量、长时间、高效来解释,针对这一点的解释从长时间缓慢透析的特点上找答案:低通量、高效率和长时间。

Innes 等认为长时间、缓慢透析(每周 3 次,8 小时/次)与良好的生存率和较低的心血管死亡率有关。研究患者的生存率只能用登记数据和其他系列发表的、缺乏个体特点的对照材料进行比较。作者回顾性研究将就使用长时间、缓慢透析的 Tassin 中心和另一个使用传统透析(Nottingham)中心患者的生存率进行比较。方法是以所有 1980 年后开始透析的患者作为研究对象(Tassin 452 人,Nottingham 282 人)。使用 life—table 精确计算生存曲线,时序检验(109 rank test)用来比较数据。对患者进行以下分组:标准肾脏病组和非标准肾脏病组,糖尿病组和非糖尿病组,有心血管疾病史组和无心血管疾病史组。并依据年龄和并发症进行危险因素的分层。结果 Tassin 总体生存率与 Nottingham 比具有显著优势,在以下亚组中两个中心的差异也具有显著性:标准肾脏病组(P<0.001)、非糖尿病组(P<0.001)、有心血管疾病史组(P=0.007)、无心血管疾病史组(P<0.001)。两个中心的生存率在非标准肾脏病组和糖尿病组差异无显著性。两个中心的生存率在低危组和中危组有显著性(P<0·001),而在高危组差异无显著性。最后作者认为,长时间、缓慢透析总体生存率高,这种优势不仅体现在有利于预测的疾病分类上,也体现在重病、中度危险和有心脏病史的患者的预后。

二、每日透析

Kjellstand 报道,1967—1998 年全世界每天接受透析模式治疗的患者有 170 例,其中有的存活已 15 年,生活质量满意。作者提出每天透析的指证为:病情严重,特别伴有心血管疾病,对每周 3 次透析的快速超滤不耐受;另一个是社交方面考虑,尽管每天透析看起来比常规每周 3 次透析打扰了正常生活规律,很显然,短时透析不像长时透析那样占一整天。此外,每天透析不存在透析后乏力感,因此患者能工作和透析后立刻充满精力的活动。每天透析不仅使高体重患者达到充分透析,对正常体重患者每周 Kt/V 可达 6 或 7。

Pierratos 报道每天短时血液透析,方法是每周透析 6 或 7 天,每次 90~120 分钟,用高血流量和透析液流量,其优点是比每周透析三次方案(总透析时间相同)有较好的溶质清除率。用计算机模拟显示,每周透析 7 次,每次 100 分钟(总 700min/w),比常规每周 3 次,每次 4 小时(总 720min/w)多提供相当于 5%的肾脏尿素清除率,VitB12 清除率增加 12%。Traeger 等报道 4 例标准透析患者(每周 3 次,4~5 小时/次)转变为每天透析(每周 6 次,2~2.5 小时/次)观察一年,两组患者每周透析时间相同。结果每天透析患者血压和左室质量指数明显下降(P<0.01),平均时间尿素浓度明显下降(P<0.(105),Kt/V 指数增加(P<0.05)。干体重提

高表明热量摄取增加[33kcal/(kg·d)±3.2kcal/(kg·d)。40.8kcal/(kg·d)±6.35kcal/(kg·d),P<0.05],矫正蛋白分解率(nPCR)明显增加(P<0.0038)。每天透析还有潜在的优点,如降低尿毒症患者血浆毒素的峰值,减少血浆毒素水平的波动,使透析治疗更具有生理性。其次每天透析超滤缓慢,有较好的血流动力学稳定性。大多数患者使用自身动静脉瘘,每天穿刺不仅未产生问题,而且血管通道问题发生率减少。用经皮插入双腔导管作为血管通道似乎也没有问题。回顾性研究表明,每天透析血管通道问题为2864病人月,优于常规透析血管通道问题606病人月,即血管通道问题前者0.05病人年,后者0.3病人年。Ting等报道,用牛静脉或Teflon制作移植动静脉瘘,行每天透析38病人月。

Martins Castro指出,常规透析HD(CHD)发病率和死亡率高是我们不能接受的,作者选择26例患者纳入研究,其中16例男性,患者的平均年龄为35.6岁±14.7岁。应用每日短时透析(SDHD)模式治疗了平均33.6个月±18.5个月(6~57个月)。在接受新模式治疗前,应用CHD的时间平均为25.5个月至31.9个月(1~159个月)。23例患者(88.5%)以自体动静脉内瘘作为血管通路。SDHD的方案为每周透析6次,每次1.5~2小时,应用高通量聚砜膜透析器(1.8m^2),血流量和透析液流量分别为350ml/min和800ml/min。结果观察期间患者的生存率为100%,而在改用SDHD模式12、24、36和48个月后,血管通路的生存率分别为100%、89%、89%和80%。每72.7病人年有3次血管通路失败(0.04次/病人年)。在连续应用SDHD治疗36个月的15例患者中,其血管通路在12、24、36和48个月时的生存率分别为100%、93%、93%和84%。在这部分患者,住院率为每病人年0.27次,住院时间为1.24天/病人年。经过长期研究,可见SDHD的发病率和死亡率是非常低的。而且发现血管通路的失败在应用此模式后也不再是一个重要问题。由此,我们认为SDHD对维持性血透患者来讲是一项有效的肾脏替代治疗措施。

每天透析可使生活质量明显提高,Buoncristiani报道,每天透析使患者尿毒症状态、透析相关症状、性功能、生理功能、精神活动、社会复归率明显改善,提高对透析耐受性,高血压、头痛、痉挛、透析后疲乏等症状减少或消失,精力和体力充沛,有较好的生活质量。这种改善甚至出现在观察早期Kt/V尚低的时候。所有参加每天透析研究的患者血压都得到控制,MAP从105mmHg±20.4mmHg下降到95.2mmHg±15.4mmHg,69%透析患者减少降压药物治疗,28%药物不变,只有一人需要增加药物。Ting报道,由常规血液透析转到每天透析的患者,50%患者需减少降压药物,心脏肥厚减轻。Buoncristiani回顾性研究50例患者由常规透析转到短时每天透析1年,发现Hct从26.9%增加到51.2%,EPO剂量由92.9U/(kg·W)减少到53.4U/(kg·w)。Ting前瞻陛短时间研究证实,常规透析转到短时每天透析EPO剂量减少30%。但也有相反的报道,没有观察到短时每天透析可能减少EPO剂量,但是需要选一步前瞻性研究。还发现每天透析患者食欲增加,体重增加,人血白蛋白增加,早期营养参数改善,但尚需要更详细的研究。

Suri等研究了每日/每夜HD模式的剂量和充分性,包括短时间白天HD(n=11)和长时间夜间HD(n=12),均用这些参数与传统的每周3次透析(n=22)进行了比较。用尿素下降率、单室尿素动力学模型 [spKt/V]、Daugirdas公式计算平衡Kt/V [eKL/V]、Gotch标准Kt/V(stdKt/V)。结果在整个研究期间,每夜HD模式平均单次透析的spKt/V与传统HD相近,分别为1.64和1.73,而每日透析的患者单次透析的spKt/V显著降低,为0.93。2种每天透析模式的每周平均spKt/V则较基线都增高了(夜间HD为9.08,白天透析为5.55),与传统透析比较,它们也是增高的。每周的 eKT/V、stdKt/V 和氮表观值的标准化蛋白当量提示了类似趋势。3 种不同的充分性模式的比较表明,与传统透析相比,每 Et 透析使每周的落析剂量增加了,而与基线水平的比较则由于所用评价模式的不同则增加值有所不同。随访 7~10 个月,比较传统透析和每日透析计算的剂量-效率单位 stdKt/V,则每日透析所需时间是 257 分钟+26 分钟,而传统透析是 306 分钟±17 分钟,每日透析每 stdKt/V 单位可节省几乎 1 小时的时间。上述结果表明 2 种每日透析方案在改善每周尿素清除(用 spKt/V、stdKt/V 和 eKL/V 计算的)上都较传统的 HD 模式更加有效。

Gotch 等认为将 SDHD 和 LNHD 与传统透析在临床预后方面作比较,可以恰当地确定透析剂量。在 SDHD、LNHD 和传统透析(CHD)的溶质清除上,具有较大范围的重叠,以下面四种溶质举例:尿素、无机磷(Ip)、β_2-MG 和钠/水。观察到如下情况:①患者主诉食欲改善、蛋白摄入量增加与动态计算的蛋白代谢率不符;②建立的无机磷质量模型显示传统透析对磷的清除是不够的,而 SDHD 过度依赖透析剂量对磷的清除也是不够的;③SDHD 对于 β_2-MG 的清除事实上与 LNHD 相等,反映出所使用的透析膜的不同;④透析前液体负荷的减少预示一周应该透析几次才合适,并且可能是增加透析频率后得到的最大益处;⑤标准的 Kt/V (8tdKt/v)提供了测量透析剂量的统一方法,以上溶质的清除也应该包括透析处方之内。

营养不良是血液透析患者的一个常见问题,也是影响发病率和死亡率的重要因素。更加频繁的透析已经显示了可以改善透析患者的营养状况。Spanner 等报道,将接受每日/每夜透析的患者,无论是短时日间透析(SDHD)(n=11)还是长时夜间透析(LNHD)(n=12),与 22 名接受传统每周 3 次透析(CHD)的对照组患者的营养状况进行了比较。测量很多代表营养状况的生化指标,包括氮表现率蛋白相当量(nPNA)、人血白蛋白、血清前白蛋白、饮食中钙的摄入量、血脂和水溶性维生素水平。结果 nPNA 在两种每日透析的患者中均增加,在 CHD 组中保持不变,维持着最低值 1~1.1g/(kg·d)。SDHD 透析患者在 3、12、18 个月中人血白蛋白水平显著增加。LNHD 透析患者的人血白蛋白水平在第 9 个月显著下降,而对照组的人血白蛋白水平在研究中保持稳定。在 SDHD 透析的患者中血清前白蛋白平均为 0.04g/dl,在研究中 LNHD 透析的患者中血清前白蛋白水平有所下降。半数夜间透析患者的维生素 C 水平低于参考值。经过数月的日间透析后,患者的臂肌面积增加,相对体重维持在 100% 到 110%,而采 LNHD 透析的患者的相对体重显著下降。在 SDHD、LNHD 和 CHD 三组中,瘦体重、脂肪含量和体质指数无显著差别。结论显示氮表现率蛋白相当量;(nPNA)、人血白蛋白水平和臂肌面积增加,提示 SDHD 的患者的营养状况更好。

高磷血症几乎在终末期肾病病人中很广泛,并且与高死亡率(特别为心血管死亡率)、血管钙化相关,解决高磷血症成为改善肾衰病人生存质量的决定性问题。Kooienga 研究,发现传统的每周 3 次透析(CHD)透析排磷不充分,而 LNHD 和 SDHD 的每周磷清除率比 CHD 的 2 倍还多,并且有较低的血磷浓度。尽管 SDHD 每日摄入的蛋白和磷增加,磷结合剂需要量和血清磷浓度却平稳的降低,显然这种作用取决于治疗次数和时间。

三、夜间透析

Pierratos 等提出一种新的肾脏替代疗法,即夜晚透析(NHD)每周做 6~7 次,每次在家睡眠中持续透析 8~10 小时,使用小面积 Ps 膜透析器(F40,0.7m²),透析液流量 100ml/min,血流量 200~300ml/min,肝素抗凝,平均 1 100U/h±300U/h。颈内静脉留置导管作为血管通道。作者连续观察 3 年,共作 170 病人/月,并发症很少见,主要是血管通道问题和夜间意外导管脱落。每小时超率 400ml 是可以耐受的，一夜排除液体 4L，对任何患者都是足够的。患者没有出现因为超滤过多所产生的痉挛等一些症状，很少发生透析失衡综合征。夜间透析的主要优点是血流动力学稳定，透析中低血压很少见，通过减少降压药剂量，或增加目标体重可以避免。大多数患者开始夜间透析时都服降压药，随访 9 例患者，血压控制满意，常规透析时服降压药患者数为 2.67 人±1.12 人，夜间透析开始的 6 个月中，减少到 1.78 人±1.20 人，夜间透析 12 个月后，人数减到 1.67 人±1.17 人。另 11 人随访 6 个月，10 人转换夜间透析前用降压药，但转换为夜间透析后仅 5 人在每次透析时服药，一直维持到随访终点或退出观察。有一人暂时转到常规透析，口服降压药剂量明显增加，又转到夜间透析后血压恢复如初。患者高血压改善，至少部分是由于细胞外液容量减少。

截止 1998 年作者共观察 24 例患者，包括 3 例糖尿病在家夜间透析。结果 3 人肾移植、1 人退出，1 例糖尿病死于心梗，19 人经夜间透析 4~50 个月。年龄 30~60 岁。统计 430 病人月，19 人中，5 人透析液流量 100ml/min，11 人为 200ml/min，3 人为 300ml/min，Kt/V 大约为 1。发现每周透析磷排除 2 倍于常规透析，允许高磷饮食摄入。16/19 人需要在透析液中加磷酸盐，浓度达 1.65mg/dl±0.87mg/dl，以避免低磷血症。由于透析液钙浓度 1.63mmol/L±0.1mmol/L，患者不用口服钙剂。每周排除 β_2-MG 4 倍于常规透析。患者感觉良好，尿毒症症状消失，生活质量明显提高。夜间透析前、后睡眠对比研究表明，透析不影响睡眠，相反改善以前存在的睡眠性呼吸暂停。心理试验同样表明认知功能明显改善。血压控制极好，3/19 患者需要小剂量 β_2-受体阻滞剂。这是通过降低细胞外液容量达到的，患者有极好的耐受。患者食欲增加，其中有的体重增加 7kg，总血清氨基酸（必需和非需）比常规透析明显增加。转到夜间透析以前和夜间透析 1 年后血浆白蛋白正常。由于常规透析中氨基酸丢失少，预计在每天透析氨基酸丢失多。用体内氮活化分析测定总体氮水平未证明有变化。每天透析或夜间透析可以恢复工作。夜间透析时间长到 2 倍于 Tassin 透析方案，每周有很高溶质清除率。

Chan 等连续研究了 18 例患者，他们从传统透析（每周 3 次，4 小时/次）转向夜间透析（每周 6 次，8 小时/次），分别在转换前和转换后 1 个月、2 个月进行了随访，患者的年龄为 41 岁±2 岁。在 2 个月后，每次的透析剂量（Kt/V）从 1.24±0.06 增加到了 2.04±0.08（P=0.02），症状性低血压发生增加，多数患者需停用降压药。尽管如此，夜间透析降低了 24 小时平均动脉压（2 个月后从 102mmHg+3mmHg 到 90mmHg+2mmHg，P=0.01）、外周血管阻力（从 1967dyne.s/cm5±235dyne·s/cm5 降到 1499dyne·s/cm5±190dyne.s/cm5，P<0.01）和血浆去甲肾上腺素（从 2.66nmol±0.4nmol 降至 1.96nmol±0.2nmol，P=O.04）。传统透析期间不能释出的内皮源性血管舒张作用（-2.7%±1.8%）在经历了 2 个月的夜间透析后恢复了（8.0%±1.0%，P=0.001）。夜间透析对体重和心搏出量没有影响。增强透析后使这些不良心血管事件标志的迅速逆转，可望将改善透析患者这一高危人群的预后。作者提出夜间透析短期效果的这些假说包括①可以降低动态血压；②可以导致外周血管舒张；③降低血浆去甲肾上腺素浓度；④改善动脉对压力的反应性。

Walsh 等通过随机对照实验（RCT）评价 NHD 与 CHD 两种方式对左心室（LV）质量（通过磁共振影像学测量心脏）的影响。患者随机分成 NHD 或者 CHD 组，进行 6 个月的透析研究。对所有的患者进行全面的临床评估，包括收集基础的和透析 6 个月时的生化和核磁影像学数据。两组患者均每两周监测一次血压，达到预设定的血压管理方案，即透析后 BP<130/80mmHg 的目标。主要的结果是在基础和 6 个月后测定的心脏死亡标志参数发生变化。与超

声心动图相比,核磁检查具有高敏感性和可重复性,需要的样本量和检查费时更少。次要的结果包括血压控制、贫血、矿物质代谢失衡、健康相关的生活质量和费用。本实验是首个在 NHD 患者使用 RCT 评估健康结果的研究,NHD 对左心室质量的影响代表了一个临床的重要预后指标,它进一步说明了 NHD 潜在的益处,可指导将来的临床终点研究。

Yuen 等想要明确接受 NHD 患者冠脉钙化的自然进程,分析影响钙化的危险因素和钙化进程之间的关系。共选择 38 例接受 NHD 治疗的终末期肾病患者,包括对照组。在研究起点和终点(平均接受治疗 16 个月±1 个月)各进行冠脉钙化评分(CACS),其他的变量指标包括年龄、透析剂量、Framinghain 风险预测、磷酸盐结合剂和维生素 D 的剂量,以及血清钙,磷,甲状旁腺素的浓度。结果研究对象按照起点的 CACS 分数分组(轻微钙化 CACS≤10;显著钙化 CACS>10)。24 名患者的起点 CACS≤10,1 年 NHD 治疗后这些患者的冠脉钙化没有显著变化[(0.7+0.5)比(0.6±3),P=0.1]。14 名患者的起点 CACS 较高(1 874±696),1 年后升高未超过 9%(2038±740,P=0.1),血磷和钙磷乘积明显下降,钙剂、抗高血压药物以及磷结合剂均显著减少。本研究首次阐明 NHD 患者 CACS 分数持续进展,需要进一步分析 NHD 对心血管钙化生理过程的影响。

夜间血透(每周 6 次,8 小时/次)是一种比常规血透(每周 3 次,4 小时/次)更强效的治疗模式,可以降低血压和恢复对充血与硝酸盐的血管扩张反应。Chan 等观察 10 名接受常规血液透析伴有高血压的终末期肾病患者(年龄平均 42 岁±2 岁),在转换为 NHD 之前以及 NHD 2 个月之后。用回归斜线相关的相对危险度间距反映了每一个患者心率对压力反射敏感性,用心搏量/脉压来估计总的动脉顺应性。结果透析剂量(Kt/V)从 1.2±0.05 升高到 2.1±0.1。P<0.05,尽管停用或减少抗高血压药物(从每人服用 2.9 种降压药降至每人 0.1 种),NHD 可降低收缩压(从 143mmHg±4mmHg 降至 120mmHg±6mmHg,P=0.001)。压力反射敏感性(从 4.76ms/mmHg±1.1ms/mmHg 至 6.91ms/mmHg±1.1ms/mmHg,P=0.04)和总动脉顺应性(从 0.98ml/mmHg±0.13mL/mmHg 至 1.43ml/mmHg±0.2ml/mmHg,P=0.02),都在转为 NHD 以后升高。压力反射敏感性的升高与每搏输出量/脉压的升高有相关性(r=0.845,P=0.002)。这些结果与 NHD 通过加大传入中枢的压力感受器对脉搏压力的感受性来增加压力反射敏感性的概念是一致的。更为普遍接受的风险预测指出,增强对循环的压力反射调节和血管的顺应性,可以解释 NHD 的终末期肾病患者发生心血管意外的几率降低。

NHD 增加血管对 NO 和低血压和外周阻力的反应性。Chan 等评估 NHD 对运动时间和能力的影响,选 13 个 ESRD 患者和 14 个健康正常受试者,年龄、体质指数(通过登车试验)相匹配。结果 CHD(每周 3 次,4 小时/次)转换为 NHD(每周 5~6 次,6-8 小时/次)前 2 个月和转换后 3—6 个月进行运动练习。运动时间逐渐增加[617s±50s(CHD)到 634s±47s(NHD 2 个月后)、682s±55s(NHD 3~6 个月后),P=0.03],运动能力也逐渐增加。结论为 NHD 可改善尿毒症患者运动时间和能力。进一步加强尿毒症患者的管理,增加体力活动,或许可以导致更有效的氧气输送或改善肌肉代谢,可以提高 ESRD 患者的生活质量。

Alloatti 等评价了长时间夜间透析(LND)患者的生存率和社会复归。选择 LND 治疗时间大于 6 个月的 13 例患者作为研究对象,其中男性 12 例,女性 1 例,平均年龄为 52 岁±13 岁,透析时间为 21.8 个月±23.8 个月,其中 9 例接受了进一步的代谢评估。使用血仿膜透析器(1-1.4m²),碳酸氢盐缓冲液,血流量为 200~250ml/min,透析液流量为 300-500ml/min,每周 3 次,每次 8 小时。对每例患者均评估了其传统血透期间和 LND 期间的 Kt/V、PCR、透析后体重、人血白蛋白、总蛋白、血红蛋白、Ca^{2+}、磷酸盐、全段 PTH、生物阻抗法测定的总体水、血压和药物(包括降压药、磷结合剂、EPO、维生素 D 和安眠药)使用情况。

结果 LND 患者死亡率是低的(1/247 患者月)。LND 治疗 19 个月±8.1 个月后,透后体重从 68.5kg±9.6kg 增加到 70.8kg±10.7kg,$P \leq 0.01$,血红蛋白浓度从 10.8g/dl±2.2g/dl 增加列 11.8g/dl±1.8g/dl,$P \leq 0.05$;磷酸盐从 5.6mg/dl±2.0mg/dl 下降到 4.4mg/dl±1.3mg/dl,$P \leq 0.01$,收缩压从 152mmHg±15mmHg 下降到 143mmHg±19mmHg,$P \leq 0.05$。磷酸盐并未表现出透析过程中的逐渐下降,而是仅在透析后有中等程度地下降。透析后尿素反弹率 23.4%。作者认为,LND 易于运作,显示出较好的全面效果,结合其他透析方法,使得尿毒症患者的个体化治疗更加易于实现。

夜间透析对溶质的清除的效果非常令人满意,血浆尿素水平逐渐下降,透析前、后尿素水平有较小的波动,透析后无尿素反跳。每次夜间透析尿素排除量大约是常规透析的一半,而 2 种方法每周总尿素排除量相似 (1856mmol/w±413 mmol/w 比 1 636 mmol/w±301mmol/w,$P=0.03$)。常规透析每次(从收集透析液计算)Kt/V 1.26±0.29,高于夜间透析 0.99±0.29,但很明显夜间透析每周 Kt/V 值应该乘 2。尽管常规透析肌酐排除量是高的,但与夜间透析相比,两种方法每周肌酐排除量无差异 (63.75mmol/w±31.78mmol/w 和 60.04mmol/w±44.16mmol/w,$P=0.62$)。每次夜间透析 β_2-MG 排除量 2 倍于常规透析,因此每周 β_2-MG 排除量 4 倍于常规透析(52.12mmol/w±10.6mmol/w 和 12.14mmol/w±2.09mmol/w,$P<0.0001$)。每次夜间透析磷酸盐排除量类似于每次常规透析排除量,每周磷酸盐排除量大约 2 倍于常规透析排除量(150mmol/w±47mmol/w 和 82mmol/w±22mmol/w. $P=0.0006$),透析前血清磷酸盐水平相当于正常人水平。全部患者夜间透析 1~4 周后停用作为磷的结合剂碳酸钙,1 个月后 10/12 人透析后血磷值偏低,其中 8 人透析后血磷间歇性低于 0.6mmol/L,2 人需要在透析液中补充磷酸盐。Mucsi 报道,接受每周 3 次常规血液透析(CHD)的患者转到每周 6 次夜间透析(NHD)的短期研究,测定透析中和透析后血清和透析液磷酸盐浓度,收集全部透析液计算溶质排除量。尽管透析前 CHD 和 NHD 两组患者血清磷酸盐水平近似 (1.7mmol/L±0.6mmol/L 比 1.5mmol/L±0.8mmol/L),但 CHD 透析后磷酸盐明显降低,但用透析液测量排除的磷酸盐,CHD 和 NHD 分别为 25.3mmol/次±5.5mmol/次和 26.9mmol/次±9.8mmoL/次,没有显著性差异。另一方面,累积每周磷酸盐排除量 NHD 明显高于 CHD(分别为 161.6mmol/W±59.0mmol/W 和 75.8mmol/W±22.5mmol/w. $P<0.01$)。长期研究,每月测定 CHD 患者磷酸盐水平连续 5 个月,转到 NHD 后再连续测定 5 个月,在 NHD 时,血清磷酸盐下降 (开始 2.1mmol/L±0.5mmol/L,5 个月后为 1.3mmol/L±0.2mmol/L)。与此同时饮食中磷酸盐摄取增加 50%。NHD 第 4 个月时,无一人口服磷酸盐结合剂。结论认为 NHD 比 CHD 能更有效地控制血清磷酸盐水平,使患者可以停用磷酸盐结合剂而自由进食。夜间透析 1 年后 Hb 水平仍然稳定(透析前 Hb 101.27g/L±10.19g/L,透析后 Hb 11.06g/L±17.52g/L,$P>0.05$),而夜间透析前,EPO 剂量 11 083U/w±9 040U/w,一年后剂量为 9 200U/w±9 295U/w,EPO 剂量无明显变化。

在透析患者中,钙磷乘积升高是产生血管硬化和心血管疾病的独立危险因素。与 CHD 相比,更符合生理透析作用的 NHD 产生的生物化学优点,包括良好地调控血浆磷酸盐水平。高钙浓度透析中的益处同样在夜间透析中也有报道,可以防止钙的丢失和继发性甲状旁腺功能亢进。但也注意到,高钙透析液可促使血清钙浓度增高,钙磷乘积增高而导致血管疾病。

Toussaint 等采取的 NHD 方案(每周 6 次,8—9 小时/次),选择 11 例患者,平均年龄在 49.3 岁,接受 NHD 至少 12 个月,平均 34.3 个月。开始时用低流量夜间透析(LF—NHD)和含钙 1.5mmoL/L 的透析液浓度,经过一段时间后 (平均是 18.7 个月),转变为高流量夜间透析 (HF—NHD)。对比了 CHD 基线、转到 LF—NHD 后和高流量夜间透析期间测定的透析前的人血白蛋白、全段甲状旁腺激素、P、校正后的总 Ca 以及钙磷乘积。作者记录了 NHD 模式中所有患者的骨矿物质密度(BMD)。骨密度扫描仪在 CHD 为基线和开始 NHD 早期完成检查。保存了骨密度恶化记录后,由于使用高流量透析器,透析液的钙浓度同时提升为 1.75mmol/L。分析 BMD 所有的参数后,发现从最初的 12 个月到 24 个月时下降。当增加透析液 Ca 浓度时,中位数 T 和 z 计分也随之增加。与 CHD 比较,LF-NHD 透析前平均 P 水平明显降低 (1.51mmol/L 比 1.77mmoL/L,P=0.014),而在 HF-NHD 中,P 更加减少(1.33mmol/L,P=0.001 比 CHD)。在 CHD 改为 LF-NHD 后,使用透析液钙浓度为 1.5mmol/L 时,透析前 Ca 水平减少 (2.58mmol/L 比 2.47mmol/L,P=0.018)。CHD 平均钙磷乘积是 4.56,明显高于 LF-HD (3.74)和 HF-HD(3.28),P=0.001。尽管后者是高钙透析液。最后作者认为,为防止骨量减少,需要升高 ca 浓度,但由于长时间使用较高浓度水平 Ca,容易导致心血管死亡率。尽管 NHD 最佳的钙浓度仍为未知,但较好地控制磷,尽管 Ca 浓度增加,也能减少钙磷乘积,因此可以减少血管钙化的危险。

夜间透析后很多患者食欲增加,有些患者体重增加 5.5kg,12 个月后全部患者都增加 1.0kg±3.0kg,其中 3 例患者头几个月内目标体重降低而达到容量平衡,血压得到控制。夜间透析前血浆白蛋白水平正常(41.2g/L±26.0g/L),夜间透析后仍然无变化。蛋白摄取增加,头 6 个月从 59g/d±18g/d 到 86g/d±13g/d,热量无明显增加。Wiggins 等测定 10 名 NHD 患者和 10 名年龄和性别配对对照的 CHD 患者体内的 11 种血清蛋白(总蛋白、白蛋白、碱性磷酸(酯)酶、γ-谷氨酰基转移酶、丙氨酸转氨酶、淀粉酶、转铁蛋白、补体 c3、c4、游离甲状腺素和 CRP,同时记录超滤率 (UFR)。结果显示 NHD 患者透析中蛋白下降幅度分别为:总蛋白 (0.63%)、白蛋白(2.40%)、碱性磷酸(酯)酶(1.84%)、淀粉酶(8.82%)、补体 C3(2.73%)和 CRP(8.19%)。初步研究表明,血清蛋白降低的幅度的小一些,但是仍然接近正常人过夜卧位血清蛋白生理性降低幅度。相反,CHD 透析中起床后所有的蛋白反应血管内的容量收缩和血液黏稠度。NHD 患者 UFR 明显低于 CHD (234.52ml/h±20.90mL/h 比 435.38ml/h±38.44mL/h,P<0.001)。作者由此得出结论,NHD 有利于不耐受高 UFR 的患者,因为缓慢清除水,最小限度地干扰正常的卧位血容量分布机制,一定程度上保持了血清蛋白浓度正常的生理学反应。

据报道,夜间透析大多数患者体力增加,感觉良好。以前存在的症状,如瘙痒、恶心、透析后疲乏症状均减轻或消失,食欲增加,饮食不受限制,少数男性患者性功能增加。转到夜间透析前,12 人中 2 人退休,2 人伤残,余下 8 人,3 人无工作,2 人全天工作,3 人工作半天。转到夜间透析后,6 人全天工作,1 人继续半天工作,1 人正在寻找工作。功能性肉碱缺乏症[以异常的肉碱酰基(AC)与游离肉碱(FC)比率(AC/FC)为标志物]在终末期肾病患者中很常见,它可引起明显的临床危害,包括贫血,心肌病和肌无力。已有报道夜间血液透析(NHD)(每周 5~6 次,8 小时/次),能逆转严重的尿毒症标记物。相反,增加血液透析的剂量,也有可能引起血浆中营养物质缺乏。Hothi 等为探讨 NHD 时血浆自由肉碱水平和肉碱代谢中的作用。选择 9 名 ESRD 患者(年龄 47 岁±3 岁)。常规血液透析时,进行常规生化、血流动力学和肉碱代谢过程的分析，作为基础值，转变成 NHD 透析观察 2 个月。FC 和总的肉碱水平由比色法测定。总碱和 FC 浓度之差，由酰基肉毒碱水平表示。使用配对 t 检验来确定统计学显著性。结果转变为 NHD 后，所有患者的尿素清除率均显著增加。血浆 FC 水平（从 26.54mmol/L±2.99mmol/L 降至 15.6mmol/L±2.34mmoL/L，P<0.001）。血浆酰基肉毒碱水平同样也减少（从 13.22mmol/L ±1.34mmol/L 至 6.24mmoL/L±1.20mmoL/L. P<0·001），AC/FC 比率从 0.51±0.03 降至 0.39±0.03，P<0.005（正常<0.25）。作者认为 NHD 可改善 AC/FC 比率，但需要进一步的研究这种代谢的改变在临床上产生的长期影响，并评价这种影响是否会持续存在。

夜间透析并发症少见，主要是导管相关并发症，186 个病人月放置 2 个导管（一个管使用 8.4 病人月），6 个因导管内凝血、4 个因创口感染、6 个因菌血症和 6 个因技术问题而换管。2 人发生胃肠出血，1 人发生 12 次肠出血，1 例截瘫患者结肠溃疡出血，2 例由于抗凝不良反应转到常规透析不用肝素。

作者认为夜间透析优点：①对心血管功能不稳定患者提供血流动力学稳定性；②缓慢的调节患者的体重而没有减少血管内有效容量的症状；③血压控制良好；④增加中分子的清除；⑤每天透析，减少毒素水平的波动，更具有生理性；⑥允许自由进食和饮水；⑦夜间透析具有短时间白天透析和长时间透析（每周 3 次，8 小时/次）的共同优点。PienatosA 比较了白天短时间透析和夜间透析的优缺点，见表。

四、对透析时间与剂量的评价

决定透析质量的因素很多，但在诸多因素中最重要的仍是时间或由频率体现的时间效应。总结起来长时间透析的优点主要体现在以下几方面。

1.生活质量 Buoncristiani 等利用各种调查表充分分析 DHD 所有的指标，发现治疗后尿毒症状态、透析相关症状、性功能、生理功能、精神活力、社会复归率明显改善，高血压、头痛、痉挛、透析后疲乏等症状减少或消失，患者精力和体力充沛，提高了其生活质量，但没有提供统计学参数。睡眠实验室的研究发现，常规血液透析患者 50%伴有睡眠呼吸障碍，转为 NHD 后消失。

每日透析与夜间透析的比较

	短时间每天透析	夜间透析
睡眠	不干扰睡眠	干扰睡眠但可以接受，能纠正睡眠呼吸暂停
疲乏综合征	可能性小	可能性大，但未证普
血管通道	可以用末梢血管	需用中心静脉留置导管
磷酸盐排除	优于常规透析，部分患者需口服磷结合剂	完全纠正高磷血症，可进高磷饮食，多数患者需在透析液中加磷酸盐

	短时间每天透析	夜间透析
β_2-MG 排除	比常规透析多排除 10%~15%	对 β_2-MG 的排除为常规透析 4 倍
透析陪护	有些患者需要	不需要
大体重患者透析效果	改善优于常规透析	增加透析液流量效果极好
时间/效率	每天透析时间少，比常规透析增加工作时间	白天自由，恢复职业工作
血压控制	控制血压，50%患者减少降压药	几乎控制所有患者血压而不用降压药
血流动力学稳定性	优于常规透析	极好，因为延长时间、缓慢透析
对遥控监护的需要	不需要	需要，但不必要

2.控制血压和改善心功能 Woods 等报道,从 CHD 改为 DHD,不用抗高血压药的患者比例从每年 54%升至每年 75%,机制还不清楚,但可以肯定与细胞外液容量减少有关。1998 年 Ting 等报告,CHD 改为 DHD 后,50%患者减少降压药物,心脏肥厚减轻。目前在多伦多哈勃河宗教医院进行 NHD 的 35 个患者中,只有 6 个患者使用少量 β_2-受体阻滞剂(阿替洛尔 25mg/d)来控制血压。Buoncistiani 和 Traeger 等报道患者心脏扩大有明显改善,4 例 CHD 患者改为 DHD 后,观察时间 1 年,每周透析时间相同,结果发现左室心肌重量指数明显下降($P<0.01$)。Pierratos 等认为 DHD 及 NHD 血流动力学稳定,透析中低血压发生率低,且 NHD 透析时间及卧床休息时间较长,更有利于血流动力学稳定。

3.改善贫血 Buoncristiani 等日列报道,DHD 患者的 EPO 剂量从 93U/kg±43U/kg 下降至 53U/kg±44U/kg($P=0.002$)。Woods 等进行多中心研究,发现不用 EPO 的患者,血细胞比容也有明显的提高(27.9%上升至 29.7%,$P=0.002$),转为 DHD 后,EPO 用量从每周 8 000U 下降为 4000U,但无统计差异。Pierratos 等研究发现,NHD 初期 EPO 剂量没有明显减少,当静脉补充铁剂后,EPO 剂量下降 34%,不用 EPO 的患者从 7%增加到 40%,NHD 1 年后 Hb 水平稳定(NHD 前 Hb 101.279/L±10.199/L 而 NHD 后 110.06Ig/L±17.529/L,$P>0.05$),而 NHD 前,EPO 剂量 11 083U/w±9 040U/w,一年后剂量为 9 200U/w±9 295U/w。大部分文献报道,DHD 患者 EPO 用量平均下降 41%。

4.营养状态改善 Buoncfistiani 报道,经过 6 个月 DHD 的患者,人血白蛋白从 39g/L 增加到 44g/L($P=0.001$)。Pierratos 等观察 24 例 NHD 患者,时间 6 个月,用总氮和钾来评估营养状态,发现 75%的患者总氮水平升高,建议增加摄入量以弥补从透析液中丢失的氨基酸,大部分患者为正氮平衡。

5.磷酸盐的控制对肾性骨病的影响 NHD 磷酸盐清除量类似每次常规血液透析,每周磷酸盐清除量是常规血液透析的 2 倍,150mmol/L±47mmoL/L 比 82mmol/L±22mmol/L,$P=0.000\ 6$。Uldall 和 Ouwendyk,22 例透析前血清磷酸盐水平正常者,NHD 1-4 周后,停用碳酸钙 1 个月后,10/12 例透析后血清磷酸盐水平偏低,其中 8 例透析后低于 0.6mmolfL,2 例需要在透析液中补充磷酸盐。长期研究发现,NHD 比常规血液透析能更有效的控制血清磷酸盐水平,使患者停用磷酸盐结合剂,而进高磷食物。75%的患者需在透析液中加磷或补充磷酸盐,防止低磷血症。

DHD 为了维持钙的平衡和抑制 PTH,磷结合剂中含钙量不能满足需要,必需应用高钙透析液 3.0~3.5mmol/L,用双倍剂量 x 线吸收测量(DEXA)技术测定骨密度发现,调整透析液钙浓度是有效的,理想透析液的钙浓度和钙的作用还需要进一步研究。NHD 明显减少磷酸钙的产生,从而使转移性钙化被溶解。Pierratos 认为 NHD 对肾性骨病的影响尚无结论,控制血清磷酸盐水平有助于防治继发性甲状旁腺功能亢进,因此维持高钙水平抑制 PTH 是没有危险的。高磷的清除可能导致骨软化,透析时间延长增加肝素用量对骨病的影响还不清楚。

五、对长时间透析的商榷

关于长时间透析,Levin 提出应该讨论 3 个问题:①透析长时间好还是短时间好?②每例患者都需要长时间透析吗?③透析时间影响透析剂量的计算吗?

(一)长时间透析是否合适

Held 等引证 Collins 用 Cox 模型提示,死亡率与透析时间呈负相关,接受每次平均透析时间超过 3.5 小时的患者相对死亡危险率为 1.17%~2.18%,而透析时间超过 3.5 小时患者死亡危险率 1.0。作者认为,透析时间是构成透析充分性的因素之一,是决定患者死亡率的一个重要原因。Levin 指出,使用高效透析器、长时间透析能更有效的清除大分子物质,血清 β_2-MG 水平比常规透析有明显改善。Buoncristiani 报道,短时每天透析糖基化终末产物(AGEs)清除率增加,可能这些高分子物质在长时夜间透析能提供更好的清除率。每天透析需要超滤量少,所以血流动力学稳定,长时透析高血压能得到极好的控制。但有些作者认为透析时间不是绝对因素,Gotch 和 Uehlinger 观察他们自己的材料,死亡率是继 Tassin 之后居第二位,但他们的患者平均每次治疗时间是 2.5 小时,这说明时间可能不是重要的因素。Collins 等将每次透析时间缩短,但 Kt/V 保持不变,观察发现缩短透析时间第 1 年和第 4 年累计存活率改善,与美国同期常规透析时间、年龄匹配的透析人群存活率比较无差异,因此表明缩短透析时间而保持透析效率(每周 Kt/V)稳定对透析人群健康无损害。值得注意,每天透析可能带来长时间接触肝素和透析生物相容性引起的危害。

(二)是否每个人都需要长时间透析

法国 Tassin 研究透析患者效果为什么如此好,真正原因还不清楚,但已明确与某些因素有关,如高 Kt/V 值、充分超滤、血压控制好、不用降压药、医生精心管理。然而整夜透析或每天 5~8 小时透析,每周 3 次,损害了他们的生活质量。另外,Tassin 组患者年轻,高血压和糖尿病比例较少,他们在透析间期体重增长少,接受低盐饮食,但极好的存活率应归因于极好地控制血压,而血压水平和预后的关系在美国的材料很难得到证明。美国 USRDS 或 NMC 的研究都没有显示时间对存活率的影响,因为他们的患者接受了充分的透析剂量,很少患者像 Tassin 方案透析时间是 5~8 小时,这是很难于解释的,这对在美国决定哪些患者必须采取长时间透析是很有利的。Levin 认为不是所有的患者都需要长时间透析,Gotch 报道,平均每次透析 2.5 小时的患者存活率也很好,长时透析仅适于血管通道很差、心血管功能不稳定、经常发生低血压危象的患者。

(三)时间是否会影响透析剂量的计算

透析时间对计算透析剂量的影响取决于透析效率和透析后血中尿素含量的反跳。一小组人群用高清除率(高 Kt/V 比率)透析,尿素反跳是明显的,所以用平衡(eKt/V)值评价和对比透析剂量是可靠的。

Charra 指出,用 Kt/V 表明的透析剂量,其值都在增加,因为透析工艺改进可使不同的毒素在短的透析时间内排除体外,因而透析时间在不断减少。Tassin 近来应用小样本的高剂量、短时透析经验表明,在短期内显示存活率没有差异,但是影响对血压的控制和营养参数,以上提示,透析剂量和时间的作用是不可能分开的。SchulmanM 指出,由 Kt/V 表明的透析剂量增加,应用碳酸氢盐透析液和生物相容性良好的透析膜,使死亡率降低。有趣的是,由于提高血流量和透析液流量,用高清除率(K)的透析器,Kt/V 增加,使每次透析时间长度增加不多,因而对"时间"作为决定存活率的因素目前产生不同的认识。Charra 等指出,延长透析时间可以改善中分子清除率,使容量负荷和高血压控制满意,多变量统计分析表明,很高透析剂量,Kt/V 也未影响存活率,然而中分子清除率显示有明显的作用。Port 等指出,目前的观察不能证明透析剂量和时间的因果关系,所以透析剂量和时间的重要性是不可分割的。

(四)其他问题

长时间透析表面的不足之外是增加治疗费用,消耗患者更多的时间或者对精神带来负担。长时间透析对肾性骨病还没有结论,控制血浆磷酸盐水平有助防止继发性甲旁亢,因此维持高钙水平抑制PTH是有益的;但是NHD高磷地清除可导致患者血磷降低,可能引起软骨病;转到NHD前已有PTH水平的患者,由于透析充分和血磷控制较好,容易导致骨对PTH抵抗下降,易发生骨纤维化。长时间透析增加肝素量对骨病影响还不清楚;长期透析接触生物膜时间拉长,以及透析本身引起的微炎症状态、氧化应激等因素长期对机体免疫、心血管系统的影响尚无循证医学资料可证实。根据我国国情不可能全面实行长时间透析,但笔者认为对于一些特殊病情,如严重高磷血症、不能纠正的炎症状态、难以控制的高血压或不耐受超滤的水潴留以及由此引起的高血压和心力衰竭等,短时应用长时间透析模式是可取的。

(李 辉)

第八节 血浆置换在肾病领域中的应用

机体血液循环中存在的病原物质对某些疾病的发生发展起重要作用,是介导组织器官损伤的主要致病因子,临床上常需清除这些病原以达到治疗某些疾病的目的。血浆置换(plasma exchange,PE)就是通过血浆分离装置,利用体外循环的方法将血浆分离并滤出,弃去含有致病因子的异常血浆,然后将血液的有形成分以及所补充的置换液回输体内,血浆中所存在的一些致病的物质,代谢产物(如肝衰竭时)和一些自身免疫病的自身抗体和毒物亦随之被清除的方法。血浆置换最早于1914年由Abel提出,从20世纪60年代晚期离心式血浆分离器地推出,1975年Lockwood等首次成功应用血浆置换治疗3例肺出血肾炎综合征,1978年膜式血浆分离器的问世至今,血浆分离已用于治疗多种疾病,并取得了满意的效果。近年来,由于血浆置换装置的改进,新型血浆分离法如双重滤过法、血浆免疫吸附、热滤过法、冷滤过法等逐渐开展,对病原物质地清除更具特异性。

从技术和治疗原理上说,血浆置换属于血液净化技术的一部分,这一技术和血液透析技术的关系最为密切。正是由于血浆置换方面研究的成功,已经大大地改变了几乎涉及所有临床各科的一些难治性疾病的治疗状况,本章节仅就血浆置换在肾病领域的临床应用进行论述。

一、血浆置换治疗原理

血浆置换是指将全血分离成血浆和细胞成分(红细胞、白细胞和血小板),然后遗弃患者血浆和用健康人血浆或血浆代用品予以替补。按现代的观点,从广义上说,既然可去除血浆,也就可以根据临床应用需要去除全血中的细胞成分,例如去除红细胞、白细胞和血小板,更可以通过膜式滤过、离心沉淀和免疫吸附等特殊手段,依治疗需要将血细胞或血浆进一步地分成许多亚成分,乃至特殊的免疫球蛋白,如IgG、IgA和IgM等加以清除,这时可以再依临床需要的不同,有选择地回输相应的某些血液成分。在肾病和透析界的学者中通常将之称为治疗性血液成分分离技术。

血浆置换主要是先分离出血浆,再从其中清除某些疾病的相关致病因子,这些因子包括自身免疫性疾病的抗体(IgG、IgM等)、沉积于组织的免疫复合物、异型抗原和异常增多的低密度脂蛋白和一些副蛋白,如冷凝球蛋白及游离的轻链和重链,有时还包括一些与蛋白结合的毒素。由于血浆置换能直接和快速地清除一些直接导致疾病的因子,所以通过它的治疗常常收到意外的疗效。

血浆置换的作用机制还有非特异性的一面,在一些情况下,血浆置换的治疗作用还可能与减少了非特异性的炎性介质(如补体和纤维蛋白原)有关。有一项实验报告证明,在血浆置换后脾对自体热变性红细胞的清除能力增加,说明这种疗法能改善一些疾病的网状内皮系统功能。

二、血浆置换的方式

血浆置换根据其方法学的不同,可分为3类:①单纯的血浆置换疗法(plasma eX—chang),将所分离的患者血浆弃去并补人白蛋白或新鲜冷冻血浆;②双重滤过血浆置换疗法(doublefihration plasmapheresis,DFPP),是将分离出来的血浆再通过膜孔更小的血浆成分分离器,相对分子质量大的蛋白将剔除,留下白蛋白等小分子蛋白,加上补充液输回人体的治疗方法;③血浆吸附疗法(plasma adsorption,PA),将分离的血浆经过吸附器(内充填选择性的吸附物质)除去血浆中致病因子的方法。

(一)血浆分离方法

最初利用血液成分比重不同,采用离心式分离出血浆或血球,更多地利用于血库储存血浆或血球,供给临床治疗某些疾病。20世纪70年代出现膜式血浆分离方法,这是目前临床较常采用的血浆分离方法,主要用一个血浆滤过器,通过滤过器微孔将血浆分离出来,将血球截流在膜内侧。本法较以前的离心分离法更为简便,纯度更高,且可连续进行。近年有许多更为复杂的技术运用于血浆置换,这样能高度选择地清除循环中的致病物质。例如双膜滤过(采用不同孔径的膜过滤),冷滤过法(将分离出来的血浆冷却,免疫吸附技术(采用已含有配体的吸附柱)等方法。置换液包括新鲜冰冻血浆,5%白蛋白乳酸林格液或其他血浆替代品(706代血浆)等。一般可采用5%人血白蛋白置换液,因为这可减少过敏反应及病毒感染的传播,但受到货源和价格的限制。另外,置换液的成分还要从病人病情需要来考虑,如对于有出血倾向的患者,多数学者推荐使用冷冻新鲜血浆为置换液。目前,血浆置换法已被用于治疗急进性肾炎等肾病领域。

(二)血管通路

血浆置换虽然在多数情况下是在短时间内进行的,时间短暂的治疗同样存在一个血管通路的问题,通路结构完整和功能充分,并易于操作的血管通路是成功完成血浆置换的先决条件。

应首先中心静脉留置导管,既方便又有效,足可以完成短期治疗的需要。有些患者血管条件好,也可选用外周浅表静脉穿刺,但必须保证血流量150-200ml/min 血流量也不宜过大,血流量过大可能造成溶血。

(三)血浆置换的频率和置换量估测

血浆置换的频度取决于病情的严重程度及疗效,多主张每周3~4次,亦有学者主张隔日或隔2天1次。每次的置换量以患者的血浆量1-1.5倍为宜,约40ml/kg体重。有研究指出,置换量超过患者血浆容量1.5倍时,置换效能迅速下降,再增加置换量亦不能取得更佳的效果。故推荐每次置换血浆的量3-4L为宜。

三、血浆置换在肾脏病的临床应用

(一)原发性急进性肾小球肾炎

原发性急进性肾小球肾炎是一种免疫损伤性弥漫增生性新月体肾小球肾炎,根据血清抗体、免疫病理及发病机制可分为3种类型:①Ⅰ型为不伴肺出血的抗肾小球基底膜(GBM)型,为抗GBM抗体介导;②Ⅱ型为免疫复合物型,由免疫复合物介导;③Ⅲ型为稀少免疫沉积物型(pauci—immune rapidly progressive glomerulonephritis),缺乏免疫球蛋白及补体沉积,实际上是系统性血管炎在肾小球毛细血管的坏死性血管炎表现。

急进性肾炎型在病程早期,血中抗GBM抗体阳性率为90%以上,抗体的滴度与疾病活动程度有关。肾脏免疫荧光检查示抗GBM抗体(IgG)沿肾小球毛细血管壁及GBM呈线状弥漫性沉积。此类肾炎预后很差,虽然用激素和细胞毒药物治疗,85%以上病人会发展为终末期肾脏病(ESRD)。国外有学者研究了近20年来大约250例接受血浆置换治疗的此类病人,结果发现血浆置换在大约40%病人中或多或少能迅速降低体内抗GBM抗体的滴度,降低血肌酐,延缓肾衰发展。Harada报道17例本病患者应用血浆置换及免疫抑制剂治疗后,其中10例患者肾功能恢复并维持1~3年。Rondeau等对超过59例病人进行血浆置换和免疫抑制剂治疗,结果85%病人在2个月后仍存活,其中41%发展至ESRD,44%保留肾功能,但是肾功能显著恢复的病例仍不多,尤其在已有少尿、血肌酐大于600mmol/L或已需要透析者。多数学者认为血浆置换疗法是治疗抗GBM肾炎的有效的辅助疗法,它可加速抗GBM抗体的清除和改善肾功能,适用于早期的急进性病例血肌酐大于1600mmol/L,血中抗GBM抗体滴度高或大剂量激素冲击治疗效果不佳者,进行PE仍然不满意。推荐每天置换量4L,用白蛋白为置换液,同时监测尿量、血肌酐及血抗GBM抗体水平来估计疗效,以便决定是否继续使用血浆置换,一般来说,需连续进行2周。

Ⅲ型急进性肾炎型,大多数血中抗中性粒细胞胞浆抗体(ANCA)阳性,如不及时予以激素冲击治疗和细胞毒性药物治疗,80%患者会发展为ESRD,在病情严重者,若能早期作血浆置换治疗,纵使血肌酐大于800mmol/L仍可望恢复肾功能,这一点与抗GBM肾炎不同。我们的经验认为,在血Cr<800mmol/L时,采用血浆置换,合并使用甲基强的松龙冲击加细胞毒药物可望取得较好的疗效。此外,本型肾炎有些病人有肺出血,用血浆置换,疗效颇佳。治疗中要监测尿量、血肌酐、血ANCA滴度和CRP水平,以便评估疗效。

Ⅱ型急进性肾炎型,可见免疫球蛋白及补体沿GBM呈颗粒状沉积,循环中免疫复合物测定阳性。据报告,大剂量激素冲击疗法、环磷酰胺和血浆置换疗法联合使用,大约70%病例有效。

(二)原发性弥漫增生性肾小球肾炎系膜增殖性肾炎临床表现多样,国内报道呈肾病综合征者占24.7%~54%,蛋白尿通常为非选择性,约30%病人有轻度高血压。发病初期肾功能一般正常,有10%—25%的病例后期出现肾功能减退。原发性系膜增殖性肾炎的病因和发病机制至今仍未明确,多数学者认为与遗传、黏膜免疫异常、免疫调节功能紊乱及免疫复合物(IC)清除障碍、细胞凋亡、凝血障碍等有关。而对细胞因子的研究是目前研究的热点。

白细胞介素-1 (IL-1)主要由活化的单核-巨噬细胞产生,分为两类,IL-1α及IL-1β,Werber从免疫复合物肾炎模型中提取RNA,研究免疫复合物肾炎时,大鼠GM-CIL-1的基因表达及IL-1的活性,结果表明,肾小球肾炎的肾脏IL-1 mRNA比正常组肾脏增加2-3倍,提示在免疫复合物肾炎大鼠的系膜细胞处于激活状态,可持续产生大量的IL-1。大量的IL-1又刺激GMC的增殖,如此恶性循环,反复刺激促进肾炎病变的发展及慢性化过程,最终导致肾小球硬化和间质纤维化。

TNF有TNF-α、TNF-β、TNF-γ之分,分别由活化单核巨噬细胞、活化T淋巴细胞和自然杀伤细胞产生。实验证明:TNF-α可以促进GMC主要组织相关抗原Ⅰ和Ⅱ的表达,促进5-核苷酸、促凝物质、糖蛋白合成。在增殖性肾炎患者中,TNF-α和IL-1的生物活性增加,与尿蛋白量呈正相关。朱宁等曾经对13例增殖性肾炎进行血浆置换治疗并检测了细胞因子

(TNF-α、IL-1等)的变化,研究结果表明,治疗前患者血浆 TNF-α、IL-1 明显增加,C3 明显下降,经过5次血浆置换治疗后 TNF-α 清除效应明显,其血浆水平下降,但是 IL-1 的清除效应未见明显变化,补体 C3 清除明显,但是治疗后很快恢复原来水平。结果证实血浆置换可以清除活化细胞因子,结合药物治疗可以对增殖性肾炎起到较好的治疗作用。

(三)肺出血—肾炎综合征(Goodpasture 综合征)

肺出血—肾炎综合征的临床特征为急性肾炎、抗基底膜抗体阳性和肺出血三联征。同 I 型急进性肾炎一样,但后者无肺出血表现。在病程早期血中抗 GBM 抗体阳性,且其滴度与疾病活动程度有关。有急进性肾炎表现者,除给予强有力的免疫抑制治疗外,应行血浆置换治疗,其适应证、方法和疗效与 I 型急进性肾炎型基本相同,但血浆置换疗法对肺出血的疗效颇佳。Pettersson 等用血浆置换治疗 19 例 Goodpasture 综合征患者,3~4 天后肺出血停止,血中抗 GBM 抗体水平下降,即使有些患者抗体仅轻微下降,疾病的活动性也得到明显控制。有报道,用血浆置换后 90% 肺出血得到控制,经每日 1 次共 2 周的血浆置换及免疫抑制剂治疗后,血中抗 GBM 抗体消失,一般不再出现。但是如果肾脏已有明显损害,则较难起效。目前普遍认为血浆置换可快速大量的清除循环抗 GBM 抗体,同时使用免疫抑制剂,可使病情明显好转,改善预后。经血浆置换治疗后,除血中抗 GBM 抗体消失外,6 周内循环抗 GBM 抗体的产生也停止。

(四)系统性红斑狼疮性肾炎(LN)

血浆置换可清除 SLE 患者的循环免疫复合物、抗 DNA 抗体、抗核抗体、抗心磷脂抗体、凝血因子等,而且对于活动期的低补体血症(c_3、c_4),也可通过使用新鲜冰冻血浆得到补充,达到治疗的目的。应用于进行性肾功能恶化以及肾外器官系统受累,如白细胞、血小板减少以及活动性狼疮需要大剂量激素治疗者。

血浆置换对狼疮性肾炎的疗效尚存在不同的看法,有的学者认为,血浆置换可恢复网状内皮系统功能,调整 T 抑制性淋巴细胞和辅助性淋巴细胞的比例。谷定英等报道 7 例用激素及细胞毒性药物治疗不能缓解的 SLE 患者,应用 PE 后,所有患者有不同程度的好转,3 例急性肾衰竭患者的肾功能恢复,SLE 活动得到控制。也有人认为旧 1 血浆置换清除致病抗体后,代偿性使淋巴细胞克隆活性增加,进而自身抗体和免疫复合物的合成增加,此时对细胞毒性药物极为敏感,血浆置换疗法可增加患者对环磷酰胺的敏感性,因此,多数主张血浆置换后立即用环磷酰胺迅速控制症状,可改善预后。Lewis 等比较了 46 例采用免疫抑制剂治疗组和 40 例采用免疫抑制剂并用血浆置换(每周 3 次,共 4 周)治疗组,追踪 136 周,结果发现,虽然使用血浆置换组抗 dsDNA 抗体、IgG 下降更明显,但是两组在任何时间点的血肌酐、尿蛋白、死亡率、肾衰竭进展、肾活检病变严重程度、血 c_3、C_4 浓度下降水平等方面均无显著差异。

目前,血浆置换疗法在 SLE 中的作用尚有争论,主要的原因是尚不能证实免疫复合物、抗 dsDNA 抗体水平与血浆置换效果之间存在相关性。尽管如此,临床上有证据说明有狼疮活动、对免疫抑制剂治疗无反应或复发病例需要用大剂量免疫抑制剂控制病情或有危及生命的并发症者,仍推荐采用血浆置换疗法。

(五)血栓性血小板减少性紫癜(TTP)和溶血性尿毒症综合征(HUS)

TTP 患者血小板凝聚活性增加,血栓常是致命因素,大多数病例于发病后 3 个月内死亡,血浆置换疗法效果较好,但所用置换液需用新鲜冷冻血浆,禁止输血小板。HUS 与唧相似,发病机制尚不清楚,现认为与缺少前列环素和血中存在 PGI_2 抑制物有关。该病一旦确诊应及早进行血浆置换疗法合并应用抗血小板药物和(或)肾上腺皮质激素,可以减少急性期死亡率和改善预后。

Slaricek 等报道了 5 例血浆置换的本病患者,3 例肾功能在 1-2 个月内恢复,2 例因未及时治疗而发展至肾衰竭。多数学者认为,血浆置换早期治疗对疾病的预后起重要作用。应用血浆置换治疗的目的在于:①补充具有抗血栓形成或纤溶活性的机体内缺乏的血浆因子;②去除循环中毒素。本病发展迅速,在没有条件作血浆置换治疗者,多数死亡。一旦确诊,立即采用血浆置换治疗,每天置换量 4L,置换液采用新鲜冰冻血浆,疗程为 7—14 天,同时加用抗血小板凝聚药物(如阿司匹林)和大剂量肾上腺皮质激素、长春新碱等措施,可取得较好疗效。

(六)多发性骨髓瘤肾损害

多发性骨髓瘤是骨髓浆细胞异常增生的恶性疾病,患者常因为合并肺部感染、高黏滞血症及 MODS 无法继续化疗,应用血浆置换或血浆置换联合血液滤过疗法,去除患者体内的致病物质,包括异常血浆成分(大分子免疫球蛋白)自身抗体、同种抗体免疫复合物、各种淋巴因子、炎症因子及内源性或外源性毒素等,纠正了 MODS,为患者的继续化疗赢得了时间,是一种有效而可行的治疗方法。

多发性骨髓瘤治疗以化疗为主,但疗效较差。单克隆免疫球蛋白的轻链和多糖复合物沉积于组织器官可致人体重要器官如心、肝、肾出现淀粉样变,化疗不能减轻已存在的机体损害,在高水平免疫球蛋白基础上进行化疗,体内大量瘤细胞破坏易造成溶瘤综合征、高尿酸血症、高磷血症及高钾血症,加重原有并发症,导致机体不可逆性损害。血浆置换治疗能在短时间内清除血液中免疫球蛋白,阻断器官的序贯性损害。有文献报道一次血浆置换患者血浆 2 000ml 大约可清除血浆中 47%的 IgA 及 45%的 IgG。因免疫球蛋白在血管外含量较高易渗入血管内,往往一次血浆置换后免疫球蛋白又可重新积聚发生反跳现象,使免疫球蛋白进一步增高,故血浆置换与化疗必须两者相结合,有效地化疗可使免疫球蛋白处于低水平而增加血浆置换疗效。

大约 3%~9%多发性骨髓瘤会发生肾衰竭,通常预后差。肾功能不全主要是由于骨髓瘤的轻链蛋白沉积于肾小管,对肾小管造成直接毒性而导致的。另外高钙血症、高尿酸血症、血黏滞度增加、感染、化疗药物也会加重肾功能不全。目前虽然关于血浆置换在骨髓瘤治疗中的作用仍有争论,但在某些伴有肾损害的患者,它可以作为化疗的辅助治疗,以快速减少血浆中骨髓瘤蛋白水平,减少轻链蛋白的滤过负荷和肾毒性。通常开始至少作 5 次连续血浆置换(每次置换量 4L,用白蛋白或血浆为置换液)。

(七)清除血浆中预有群体反应性抗体(PRA)

有些患者肾移植前输过血、预防接种或进行过多次移植,体内存在多价抗淋巴细胞毒抗体可导致肾移植术后发生超急排异反应,限制了部分患者接受肾移植。血浆置换疗法可有效清除血浆中的 PRA,再联用免疫抑制剂可降低术后排异反应的发生率。日本学者报道在 ABO 血型不同的患者进行肾移植,术前应用甲基泼尼松、环孢菌素、硫唑嘌呤等免疫抑制剂并联合血浆置换疗法治疗可有效地降低术后排异反应,提高移植物的存活率,与 ABO 血型相合的患者肾移植术后移植物存活率并无明显差异。Montgomery 等对 7 例移植前血浆高水平的 PRA,其中 4 例进行了血浆置换,每次置换后用丙种球蛋白 0.1g/kg,经过治疗后成功进行了肾移植,未出现急性排斥反应;另 3 例未给予以上治疗,均出现移植后超急排斥反应。Taub 等应用血浆置换治疗 17 例肾移植前高危病人(高滴度 PRA),结果仅 1 例在 1 年后因排斥而失去移植肾。

(八)治疗肾移植后急性排斥反应

血浆置换可清除抗淋巴细胞抗体,同时应用免疫抑制药物抑制同种抗体的产生,可以缓解急性排斥反应,但各中心结论不一,尚不能作为一种标准的治疗方法。国外有 4 组随机对照研究报道了血浆置换疗法在治疗急性排斥中的作用,其中有 3 组的临床研究表明,虽然采用血浆置换治疗组移植肾 5 年存活率优于未采用组,但两者在统计学上无显著差异。但另一组认为血浆置换有益。目前仍不能肯定血浆置换在治疗急性排斥的作用。在治疗慢性排斥中,目前仅有较少数临床研究,虽然血浆置换可以暂时、轻微改善移植肾的功能,但结果仍不令人满意。

(九)移植肾复发性小球疾病的治疗

局灶性节段性肾小球硬化(FSGS)患者肾移植后可有 40%复发,血浆置换疗法对于术后复发性·肾小球疾病有较为肯定的疗效,尤其对于术后复发的 FSGS 采用血浆置换疗法,可以有效地降低尿蛋白水平以及延长移植物的存活时间。Ohta 等学者 M2。在 15 年间,曾对 16 例 FSGS 患者应用血浆置换疗法治疗 11 例,在平均观察期(57.1 个月±40.7 个月)内有 7 人肾功能得以正常维持,尿蛋白明显减少,而其余 5 例未行 PE 治疗的患者移植物均未能存活。Mcloughlin 用血浆置换治疗了 1 例移植 9 个月后复发局灶性节段性肾小球硬化患者,蛋白尿由 4.3g/24h 降至 0.2g/24h,Cr 由 2.2mg/dl 降至 2.0mg/dl。

Dantal 等应用蛋白 A 血浆免疫吸附技术治疗肾移植后复发的肾病综合征,结果 82%患者尿蛋白减少,但是这种作用是暂时的,因此,目前资料仍不足以推荐血浆置换疗法作为复发性肾小球疾病常规治疗。

四、血浆置换临床应用并发症

血浆置换相对来说是一个较安全的治疗措施,其并发症大致有与血管通路相关、血浆置换技术本身相关和与应用抗凝剂相关三类。

据统计,血浆置换副作用的发生率为 1.6%—25.0%,严重的占 0.5%-3.11%。其中血肿、气胸、导管感染是血管通路最常见的并发症,约占 0.02%-4.0%。置换液相关的并发症为:①过敏反应和类过敏反应,主要与冰冻血浆有关;②凝血功能障碍,主要与凝血因子补充不足有关;③病毒性肝炎和其他病毒感染的传播。还有低钙血症,尤其在使用枸橼酸盐抗凝时,占 1.5%~9.0%。低血压的发生率为 0.4%-4.0%,主要与补液量平衡,使用低张力置换液及过敏等有关。

血浆置换过程中可能出现的并发症虽然罗列很多,但通过认真护理患者和仔细的技术操作,完全可以使并发症减少到最低的程度。例如,在一组治疗格林—巴利综合征的报告中,对比用传统治疗方法处理的患者与经血浆置换治疗的患者;结果在感染、心律失常和其他并发症方面,并无明显区别,而且在血浆置换组中的一些并发症来源于患者的潜在疾病,因而并不该归咎于血浆置换治疗本身。

(考玉芹)

第七篇　腹膜透析

腹膜透析于20世纪20年代初期开始应用于临床,至20世纪60年代Tenckhoff发明了慢性腹膜透析管,为慢性腹膜透析奠定了基础,至20世纪70年代CAPD和CCPD的概念被确定,开始了现代腹膜透析的进程。目前腹膜透析已经成为血液净化学的重要分支,由于腹膜透析具有良好血液动力学稳定性以及短期的高生存率,故腹膜透析成为终末期肾病一体化治疗的首选方法。

1 腹膜透析的原理

腹膜分为壁腹膜和脏腹膜,其面积相当于人体的体表面积,具有半透膜的特性。在腹膜透析中利用腹膜作为生物性透析膜,其结构包括毛细血管内静止液层、内皮细胞间隙、毛细血管基底膜、间质、间皮细胞间隙和腹腔内静止液层。

腹膜透析排出废物的主要机制是扩散。腹膜作为半透膜,将血液和腹透液分隔,半透膜对溶质的通透性随溶质的分子量增加而减少。尿素氮、肌酐、维生素B12等物质可以经腹膜由血液弥散至腹透液中,这种扩散作用除受膜阻力的影响,还受溶质的浓度梯度、分子量和时间的影响。

腹膜透析排出体内多余水分的主要机制是超滤。腹透液中含有较高浓度的葡萄糖作为渗透剂使腹透液的渗透压提高,造成与血液之间的渗透压差异,血液中的水分子即通过腹膜进入腹腔。这种过滤作用除受膜阻力的影响外,主要受腹透液葡萄糖的浓度和时间的影响。超滤水平首先随时间的延长而增加,但随时间进一步延长,葡萄糖吸收进入血液,腹透液的渗透压下降,过滤水平直线下降。

通过扩散和过滤作用腹膜透析具有维持电解质平衡的作用,同时,由于腹透液中含有缓冲剂,如乳酸盐,可以纠正体内代谢性酸中毒。

2 腹膜透析的装置

2.1 腹膜透析管

腹膜透析管分为慢性腹膜透析管和急性腹膜透析管。慢性腹膜透析管包括Tenckhoff管、Swan-neck管(Missouric管)、Moncrief-Popovich管和胸骨前Missouric管等。

慢性腹膜透析管基本材料是硅胶,其特征性结构包括侧孔、Cuff和不能透过x线的标记线。按其置入体内后的解剖位置分为三段:腹内段、皮下段和体外段,其中腹透管穿出皮肤点特称为外口，皮下段中两个 Cuff 之间部分称为隧道。腹透管的外端一般与特殊接头（钛金属或塑料）相连接，再由后者与各种腹透外管路相连接。

目前较为常用的慢性置管方法是直视下手术置管术和腹腔镜引导下置管术，而急性置管方法为穿刺置管术，Tenckhoff 套管针置管、Seldinger 盲插置管等。目前国内慢性置管方法仍以手术法为主。

2.2 腹膜透析液

腹膜透析液依其使用方式分为连接式和分离式，连接式腹透液为单袋单引流管，腹透液在腹腔保留时，空袋仍与病人内管路连接，由于其较高的感染率而很少使用。常见的分离式腹透液包括 Y.sel 系统和 Ultra-set 系统，前者包括腹透液袋，空引流袋和 Y 型外管路，腹透液交换时与病人连接，交换后与病人分离，一次性使用；后者将腹透液、引流袋和 Y 型外管路合并为一体，在较大程度上减少了感染的发生率。

腹膜透析液中主要含有电解质成分、缓冲剂和渗透剂。电解质包括钠、钙、镁、氯离子，目前商品化腹透液中的缓冲剂多为乳酸盐，醋盐腹透液已被淘汰，绝大多数商品化腹透液中的渗透剂为葡萄糖，同时如氨基酸、多聚葡萄糖等为渗透剂的腹透液已经开始进入市场。一般腹透液中不含有钾离子。

3 腹膜透析的适应证和禁忌症

3.1 适应证

腹膜透析作为血液净化学的方法之一，可以广泛应用予血液净化的诸多方面。急性腹膜透析可以应用于急性肾功能衰竭，急性中毒和药物过量，急性水电解质平衡紊乱，急性肝功能衰竭，急性胰腺炎，体温过低，以及经腹腔给予药物或营养.慢性腹膜透析主要应用于慢性肾功能衰竭的治疗，其他的适应证包括难治性充血性心力衰竭，多发性骨髓瘤，淀粉样变性病，牛皮癣等。一般在临床上，对于老年、合并心血管系统疾患、糖尿病和出血性疾患等病人应首选腹膜透析。对于有较高工作能力要求的病人，可选用自动化腹膜透析。

3.2 禁忌证

腹膜透析的绝对禁忌症为腹腔内广泛粘连和纤维化。相对禁忌症包括新近接受腹腔手术，腹部有外科引流管，腹腔内存在异常通道（如横膈裂孔、疝气、睾丸鞘膜腔积液等）以及直肠脱垂、子宫脱垂等；腹腔内巨大肿瘤或高度肠梗阻，妊娠晚期；严重的呼吸功能不全；腹腔内存在活动感染灶或可能导致感染性腹膜炎的疾病（如限局性腹膜炎、肠道憩室、肝胆系统感染、肠道手术术后等）；不能正常摄入热量和蛋白质等。

4 腹膜透析的开始时机

依据 DOQI 的建议，当残余肾 Kt/V<2.0/周或 nPNA<0.8 克/天/公斤体重时即具有腹膜透析的指征，但当病人营养状态良好或没有尿毒症的症状时可暂时不开始透析。

5 腹膜透析的基本方式

腹膜透析分为急性腹膜透析和慢性腹膜透析。

急性腹膜透析的基本方式为间断式腹膜透析（Intermittent Peritoneal Dialysis, IPD），这种透析方式保留时间较短，一般 1~2 小时，连续进行透析若干天。

慢性腹膜透析的基本方式较多. 如连续性不卧床式腹膜透析（Continuous Ambulatory Peritoneal Dialysis, CAPD），连续性循环式腹膜透析（Continuous Clycer Peritoneal Dialysis, CCPD）。前者为白天进行 3 次交换，每次保留时间 4 小时，晚间进行一次长时间的保留，时间

8-10小时；而后者相反，晚间进行4次交换，每次保留时间3小时，白天进行一次长时间保留,时间10-12小时。CCPD需要自动化腹膜透析机协助完成。

在一些特殊情况下，可在CAPD或CCPD的基础上进行透析方式的变化，如腹膜溶质转运功能较高的病人，可以采用DAPD或NIPD的方式，即缩短保留时间且存在一定的干腹膜时间。

6 腹膜透析的处方

腹膜透析的处方包括四个重要因素，即透析方式、透析量、透析液浓度和保留时间。

依据病人的病情确定适当的腹膜透析方式；透析量取决于病人的体表面积、残余肾功能和腹膜功能；透析液浓度是决定超滤水平的主要因素；保留时间决定了毒素清除水平和超滤水平。

随透析时间的延长，毒素清除水平提高，但对于小分子物质而言，一般在保留4小时后毒素清除水平不再提高，而较长时间的保留对中分子物质的清除仍然是有益的。随透析时间的延长，超滤水平开始增加，但2-3小时后开始下降，若透析液浓度较低时较长时间的保留甚至可以导致负超滤。临床上，需要考虑以上两反面因素决定透析时间。如CAPD的典型处方：1.5%腹膜透析液：2000ml Tid，4.25%腹膜透析液2000ml Qn。

在临床中，一般首先根据病人的体表面积和残余肾功能水平确定起始的透析量，透析2周后，测定腹膜溶质转运功能，根据其结果进一步确定起始的透析量。腹膜透析的透析量的进一步调整，应根据病人腹膜透析疗效的综合评价和残余肾功能的减退水平而动态确定。

7 腹膜平衡试验

腹膜平衡试验(Peritoneal Equilibration Test.PET)是确定腹膜溶质转运功能的重要方法。根据PET的结果将病人腹膜溶质转运功能分为四组，即。腹膜溶质转运功能即毒素清除功能，呈与超滤功能呈反比关系，如高转运组病人往往存在严重的超滤功能障碍。根据腹膜溶质转运功能可以确定适当的透析方式，即高转运组适用DAPD或NIPD，高平均转运组和低平均转运组适用CAPD，部分低平均转运组适用高容量的CAPD，而低转运组需高容量的CAPD或转入血液透析。

8 腹膜透析疗效的评价

腹膜透析疗效的评价包括三方面的内容，即临床表现、实验室检查和透析充分性的测定。透析充分的病人不应存在尿毒症症状，血压正常.良好的水电解质平衡，在不使用EPO的情况下可以较好地控制贫血，具有良好的神经系统稳定性。实验室指标包括适当的血清肌酐，正常的白蛋白、电解质和HCT水平。Kt/V、TCCr和nPNA是三个较为常用的透析充分性指标，一般认为Kt/V>1.9/周，TCCr>60升/周/1.73m^2体表面积，nPNA>1.2克/天/公斤体重为透析充分。

当病人透析状态相对稳定时，如果血清肌酐和尿素氮水平升高，其原因可能为残余肾功能下降或透析不充分；而当血清肌酐和尿素氮水平下降时，其原因多为蛋白质摄入不足，即营养不良。因此，腹膜透析病人应保持适当高度的血清肌酐和尿素氮水平。

9 腹膜透析的并发症

9.1 感染性并发症

腹膜透析的感染性并发症包括腹膜炎、隧道炎和外口炎。

导致腹膜炎的常见病原体为细菌，占94%，其中以表皮葡萄球菌和金黄色葡萄球菌最为多见,各占 45%和 20%,也可以见到真菌导致腹膜炎的发生。

腹膜炎的临床表现包括三方面。即相应的症状和体征病人出现腹痛、发热、腹部压痛和反跳痛;腹透液混浊,常规检查细胞数量>100/ml,其中中性粒细胞数量>50%;Gram 染色或细菌培养阳性。以上三者符合两者即可诊断。

腹膜炎发生后应在使用抗菌素前留取标本进行病原体检查,由于细菌培养的阳性较低,一般采用血培养的方法或其他集菌的方法。

腹膜炎的治疗应首先按照 Gram 染色的结果,针对 Gram 阴性细菌和 Gram 阳性细菌分别使用不同的抗生素,待细菌培养及药物敏感试验结果回报后据此选择抗生素。当没有病原学资料时,可采用经验性方法,一般首选头孢唑啉首剂 1.0 克,维持剂量 0.25 克/升,及丁胺卡钠 0.2 克/天,如为肠球菌感染,可选用氨苄青霉素;金黄色葡萄球菌感染,可选用头孢类抗生素及利福平,也可选用万古霉素;假/黄单胞杆菌属感染,可选用头孢他啶及氨基甙类抗生素;如发现多种致病菌或厌氧菌感染,应高度怀疑腹腔内脏器穿孔导致的感染,需外科处理。一般抗生素的使用需持续 14~21 天,治疗持续 5 天后仍然无效应考虑拔除腹透管继续抗生素治疗。真菌性腹膜炎一旦发生,多数情况下需拔除腹透管,全身抗真菌治疗。

隧道炎表现为腹透管皮下段体表皮肤红肿热痛,同时出现波动感,隧道炎的出现往往导致腹膜炎发生。一旦出现隧道炎后应积极抗感染治疗,治疗无效时应及时拔除腹透管。

外口感染,也称窦道炎,表现为外口处皮肤红肿热痛,同时出现浆液性或脓性分泌物,慢性感染时可出现肉芽组织的增生。外口感染的治疗主要是全身及局部抗生素治疗,同时加强外口护理

9.2 非感染性并发症

9.2.1 机械性并发症

漏液是指腹透液沿腹透管途径渗漏至体外或直接渗漏至皮下组织及腹腔外其他体腔,如胸腔、睾丸鞘膜突、疝囊等处渗漏。

腹透管功能障碍指腹透管引流困难,其常见原因包括腹膜炎,便秘和机械性梗阻。其中机械性梗阻,包括腹透管移位,网膜包裹,腹透管内阻塞和腹透管皮下段扭曲打折等情况。

腹膜透析管自身张力过度,井口位置选择不良时可以导致外 Cuff 脱出。

腹膜透析相关的疝包括腹股沟直疝或斜疝,脐疝和切口疝,以及直肠下坠和子宫下坠。其中切口疝多发生于经白线切口(正中切口)。

另外,部分病人当渗透液进入腹腔时可以出现疼痛。

以上的并发症多与腹透管和腹腔内压力相关,必要时应外科处理。

9.2.2 水电解质平衡紊乱

对于腹膜溶质转运功能为高转运的病人,由于超滤功能障碍,可以导致长期水负荷过度的状态,对心血管系统具有一定的影响。同时,有部分腹膜透析病人长期处于脱水状态,可合并低血压,原因尚不明确,但多见于营养状态较差的病人。

由于目前多数腹膜透析液为无钾透析液,经腹透液清除钾离子,如果病人钾摄入障碍,则可导致低钾血症。可以通过提高腹透液中钾离子浓度治疗低钾血症。如果病人长期透析不充分,也可以导致高钾血症。

9.2.3 营养不良

腹膜透析后由于长期大量经腹透液吸收葡萄糖导致血糖升高,同时腹腔内腹透液的存

在可以导致胃肠道功能紊乱,这些因素可以导致病人食欲下降,蛋白质摄入减少;另外,经渗透液可以丢失一定水平的白蛋白,最终导致营养不良的发生。因此,腹膜透析病人需要保证充足的蛋白质摄入,一般要求蛋白质的摄入量为 1.2 克/天/公斤体重。

四、硬化性腹膜炎

反复的腹膜炎发作和长期接触高渗葡萄糖等因素可以导致腹膜间皮细胞的脱落,腹膜间质纤维结缔组织增生,逐渐出现透析和超滤功能的下降,同时腹膜明显增厚,可导致肠粘连,肠梗阻,甚至肠穿孔。因此在临床上应避免长期大量使用高渗葡萄糖透析液,预防腹膜炎的发生。一旦出现硬化性腹膜炎,应及时退出腹膜透析,可使用激素/免疫抑制剂的治疗,必要时外科治疗。

9.2.4 糖代谢紊乱和脂代谢紊乱

由于多数腹膜透析液是以葡萄糖为渗透剂,导致病人长期葡萄糖负荷增加,部分病人可以出现葡萄糖耐量异常,甚至出现显性糖尿病。长期葡萄糖摄入的增加,同样可以导致脂代谢的紊乱,出现高脂血症,因而动脉粥样硬化导致的心脑血管疾患是导致腹膜透析病人死亡的重要原因。

腹膜透析液的成分及新进展

1 电解质

1.1 钠 Sodium 不同厂家新鲜腹透液钠为 130~133mmol/L

透析液中钠平衡由弥散和对流机制达到,超滤移动钠依靠对流原理。每升超滤液净钠的排出为 70mmol/L,每日不同净钠清除是与血清钠浓度有关。食物摄入量增加,血清钠增加,则透析液中钠清除增加。Noiph 等研究证实每日钠摄入量为 150mmol 可被 132mmol/L 钠透析液每日四次交换超滤达 1.2L/d 所抵消。此外,残余肾功能有助于钠的排除(70mmol/L)。近年来,一些学者以不同钠浓度透析液进行临床研究,Colombi 认为,在没有残余肾功能者应降低至 130mmol/L 钠浓度;De vetchi 报告 137mmol/l 钠浓度能较好的改善透析低血压。更有超低钠 98mmol/L 用于超滤不足引起的容量超负荷患者,有利于排钠,增加超滤量和降血压的作用。一般来说腹透液钠浓度以略低于血浆浓度为宜。

1.2 钾 Potassium 透析液钾浓度 0~2mmol/L

无钾透析液临床常应用,由予透析液中不含钾并且细胞外液钾浓度是低的,因而弥散是最主要的净钾清除机制。使用无钾腹透液 2L,4 次交换/日,大约 30mmol/L 由透析液中清除,残余肾功能排除约 20mmol/L,其总排除量明显低于每日摄入量 79~80mmol,尽管这样多数病人仍有正常血钾水平,可能是可由粪便中排除。

早年报告应用 4mmol/L 钾的腹透液,大约 50%病人出现高血钾。而无钾腹透液使用,即便肌内钾和总体钾含量仍有轻度增加的情况下,大约 10.36%病人出现低血钾。低血钾是否由于合成代谢的结果或由低营养摄入的结果并不清楚;由透析液中补钾,有助于钾的平衡。

1.3 镁 Magnesium 透析液镁浓度 0.25~0.75mmol/l

镁是一些酶反应过程中的重要离子,透析病人血清镁浓度取决于饮食摄入和透析液浓度,多数研究报告使用 0.75mmol/L 透析液使血镁升高,但临床无症状;由于粪便的排出,持续性血镁升高并不常见。高血镁可以抑制骨质重建,与肾性骨营养不良发病有关,但也有报告说有防止动脉钙化的作用。研究证实 0.75mmol/L 镁的 1.5%腹透液通过弥散作用使体内镁轻度增加(正常血清镁范围 0.65~0.98mmol/L),如用 4.25%腹透液,通过对流作用排出增加,抵消了弥散作用,使血镁减少。为防止高血镁,Nolph 等提出腹透液镁浓度低至 0.25mmol/L。可使血镁下降至正常范围且不发生低血镁、低钙低镁 PD 液加口服镁盐作为无钙的磷酸盐结合剂,可治疗高血磷,因此,无镁透析液已开始研究。

1.4 钙 Calcium 标准 CAPD 溶液含钙 1.75mmol/L

由于正常血清中可弥散的钙离子浓度为 1.15~1.29mmol/L,通过弥散,腹透液中的钙被吸收,可提高血钙,过多的超滤可减少钙的吸收。透析液用钙的摄入与血清总钙呈反向关系。

研究指出腹透液中钙大约 30%由于被乳酸"螯和"形成非离子钙,离子钙跨过腹膜较非离子钙要快,由于随着腹透液中 PH 值进入腹腔后很快增加,减少了离子钙,腹透液与血中钙梯度很快消失,如钙浓度为 1.5mmol/L 负钙平衡将出现。

近来有应用低钙透析液的趋势,如应用 1.25mmol/L 钙,可允许大剂量口服碳酸钙以控制血磷水平,预防甲状旁腺机能亢进。

1.5 目前常用腹透液氯离子浓度为 95~106mmol/L 与血浆氯离子浓度(98~106mmol/L)相同。

2 渗透剂

2.1 小分子物质渗透剂

2.1.1 葡萄糖 Glucose 葡萄糖为右旋糖 Dextrose

直到目前葡萄糖溶剂是仅有的用于腹透的商业产品,腹透袋子上以无水右旋糖或水化合物的右旋糖来表示的,1.5%、2.5%和 4.25%含水右旋糖相当于 1.36%、2.26%和 3.86%脱水右旋糖。

葡萄糖产生渗透压,使组织内及血管内的水分移向腹腔,从而达到超滤的目的。不同浓度的葡萄糖产生不同的渗透压(346~478mmOsm/kg)以达到不同超滤量。一般 2.3 小时后腹膜容量达到高峰,透析液与血浆渗透压达到平衡,以后腹透液开始被吸收,腹腔内液体进行性减少。液体吸收率主要决定于淋巴流的吸收,葡萄糖吸收的决定因素是糖浓度、交换时间、腹膜通透性的个体差异。以下经验公式可以估计每日糖的吸收量

每日糖的吸收量 g=(11.3×透析液中糖的平均浓度-10.9)×腹透液量(L)

葡萄糖的吸收增加了人体热卡,但大量糖的吸收可以产生糖尿病、高胰岛素血症、动脉粥样硬化及高脂血症。

近年来研究证明了高糖有以下的毒性作用:

(1)高糖伴溶液的低 pH 值影响宿主细胞防御功能及间皮细胞生存力。

(2)高糖的降解产物 5-Hydroxymethyifurfurai(5-HMF)羟甲基糠醛,可在腹透析液中测到,特别是长期贮存在腹透液中,一般 5-HMF 对生物组织无害,但易与阴离子(包括乳酸)结合形成 Schiff 碱,可使一些缓织成分发生变化,腹膜超滤功能有所下降。

(3)严重腹膜炎下,腹腔内葡萄糖产生蛋白质非糖基化,其终末产物对腹膜造成伤害,

Dobbie 等已证实：严重、反复发生的腹膜炎，间皮细胞被破坏，基底暴露于高糖下，引起间皮细胞基底膜和基质血管的糖尿病样重塑。

因此，葡萄糖作为腹透液的渗透溶质并不理想。

2.1.2 甘油 Glycerol

甘油为小分子糖醇，甘油作为腹透液渗透剂，优点为溶液PH值高，生物相容性较葡萄糖好。代谢不需胰岛素，渗透压高，开始超滤大于葡萄糖。糖尿病人应用，开始3~4月内可减少胰岛素用量，更易控制血糖；缺点为甘油易在体内蓄积，可出现高渗综合征。当前认为并不是理想渗透剂，但尚有应用前景，即甘油+氨基酸混合液。

2.1.3 木糖醇 Xylit01

代谢不依赖胰岛素，适用于糖尿病人，有资料报告：四个糖尿病人治疗六个月，明显减少胰岛素需要量，血糖控制好，血脂正常；缺点是有报告说增加血乳酸和尿酸量。

2.1.4 Sorbitol 山梨醇

60年代末试图以山梨醇PD液替代葡萄糖，以控制血糖和防止高渗综合征。但缺点是腹膜吸收超过体内代谢能力，因蓄积导致高渗状态，可出现精神错乱、抽搐和昏迷，因此也不再推荐。

2.1.5 果糖 Fructose

分子量类似葡萄糖，但没有比葡萄糖溶剂更多优势，产生高甘油三脂血症和高渗状态较葡萄糖更明显。

2.1.6 氨基酸 Amino acids

60年代末Giessing提出应用混合氨基酸溶液，以改善腹透病人的体内氨基酸异常及防止腹透液中蛋白质的丢失。

氨基酸分子量范围为75~214d。在氨基酸混合液中，小分子量氨基酸比例高。溶液中氨基酸的平均分子量为100d。经研究证实造成的超滤量并不优于葡萄糖溶液，小分子物质的清除相当于葡萄糖溶液。氨基酸透析液更大优势是营养作用，尤其适用于营养不良的腹透病人，可改善蛋白质营养不良和代谢状态。近来研究证实：每日一次1.1%氨基酸透析液，对改善营养有效，表现为血浆白蛋白、转铁蛋白、前白蛋白及IGF-1明显上升。

氨基酸溶液存在的问题是：(1)促使血中尿素氮水平升高，因此主张一般每日腹透仅用一次氨基酸腹透液交换，如营养不良、蛋白质摄入量低者可用两次，否则会引起氮负荷加重。(2)出现酸血症，严重者引起酸中毒。这是由于赖氨酸的氯氢盐以及含硫氨基酸代谢为硫酸盐产生的酸负荷增加，同时服用碱性药物及补足热量可减少酸负荷。(3)透析液中吸收蛋氨酸，可加重同型半胱氨酸血症，从而增加了尿毒症病人动脉硬化的危险性。(4)理想的氨基酸剂量，最佳使用时机，在氨基酸中加入葡萄糖的有效性等还需要进一步研究。(5)花费为葡萄糖液的两倍。

2.2 大分子物质渗透剂

2.2.1 白蛋白（Albumin）

大约100年前，即发现白蛋白为一个理想的渗透剂用于腹膜透析，分子量为69000d。缓慢从腹膜吸收，产生持久的胶体渗透压，无毒、无生化及代谢障碍，但由于价钱昂贵不能在临床应用。

2.2.2 合成的聚合物（Synthetic Polymers）

聚丙烯酸盐(Polvacrylate)、聚乙烯胺(polyethylene-amine)、葡聚糖硫酸钠(DextranSodium Suphate),多用于动物实验,不适合临床应用。

2.2.3 血浆替代物 Plasma Substitutes

明胶(Geiatin)中性葡聚糖(Neutral Dextran)羟乙基淀粉(HydroxyethylStarch)

由于分别有室温下高粘浓度,过敏反应,消毒困难,体内蓄积.产生肝脏贮存病等缺点。不适合替代葡萄糖应用。

2.2.4 葡萄糖聚合物(Glucose Polymers lcodextrin)

葡萄糖聚合物或称多聚葡萄糖,是由玉米淀粉水解而得到的链长短不等的多糖混合物。已有不同浓度的 Icodertan 被临床研究。1987 年 Manchester 小组研究了 7.5%GP 溶液(分子量 20000d,等渗),研究表明:(1)7.5%GP 溶液可用于整个夜间 12 小时交换,达到稳定超滤(500~1000ml 净超滤量)。(2)用于 APD 白天长交换。(3)适用于糖尿病病人,低热卡,不产生胰岛素反应。(4)由于渗透压较葡萄糖低,较葡萄糖产生更好的生物相容性。

目前,推荐 7.5%Icodextrin 用于:(1)失超滤病人。(2)糖尿病病人。(3)水孔蛋白-1(Aquaporin-1)通路障碍。可能出现的副作用有:(1)GP 吸收不完全,造成降解产物麦芽糖和麦芽多糖增加,由于人类缺乏麦芽糖酶,有可能蓄积,但临床上数百人的应用;并没有人发现由于麦芽糖蓄积造成的副作用。(2)可在巨噬细胞内蓄积,可致吞噬细胞受损。

2.2.5 多肽(Peptides)

Kiein 于 1986 年首先使用多肽混合物作为兔透膜模型上的渗透剂,发现较 2.5%葡萄糖溶液有明显高的超滤率(每小时产生 2 倍于葡萄糖溶液的超滤量)。无急性中毒发生。1993 年临床报告:多肽溶液含有 1.5%葡萄糖和 1%的多肽(分子量 600~700d)具有 381mmOsm/kg 渗透压;所有病人均能很好的耐受.清除率和尿素、肌肝和葡萄糖 MTAC 和葡萄糖溶液相当,有较好的超滤量,无副作用。这些初步研究表明,多肽溶液可用于做腹透液渗透剂,有很好超滤特性,并可提高血清氨基酸水平(多肽被吸收后,被水解蛋白分解成氨基酸),有望改善营养状态。可能会出现过敏问题,应注意防护。

3 缓冲碱

3.1 醋酸盐 Acetate

1962 年 Boen 首先使用,但由于其有缺点,尤其是易于丢失腹膜超滤功能和引起硬化性腹膜炎,目前已放弃不再使用。

3.2 乳酸盐 Lactate

是目前最常用的腹透液缓冲碱,乳酸天然存在于两种立体异构形式:D.L-乳酸,目前商业腹透液为 L-乳酸盐或 D.L. 乳酸盐混合物。在体内 D-乳酸盐代谢较 L-乳酸酸盐明显慢。CAPD 病人乳酸盐注入约 O.19mmol/kg/h,IPD(5L/h)为 1mmol/kg/h,后者血清乳酸水平偶尔升高。乳酸盐被吸收后,在肝脏生成碳酸氢盐。代谢有两种途径:(1)通过三羧循环被氧化,约占 80%~85%。(2)通过糖元异生作用转化为葡萄糖,约占 15%~20%。如肝功能正常,腹透病人不出现乳酸中毒。乳酸盐透析液的显著缺点是:非生理性低 PH 值,在低 PH 值情况下乳酸盐致细胞内酸化,再有,乳酸盐体内积蓄过多,造成乳酸与丙酮酸高比例,影响细胞磷酸化,将影响一些重要细胞功能。体外实验已证实:乳酸盐/低 PH 可损害一些重要腹膜功能和外周白细胞功能,如:吞噬功能、细胞杀菌力等,这些表现在人体内尚没有观察到,这是由于:① 腹透析低 PH 值(开始 5.2~5.5),很快在 20~30 分钟内达到平衡而升高。②透析液乳酸水平在透析过程中逐渐下降。③残余腹透液具有丰富蛋白质而有保护作用。乳酸不良反应表现为血压降低,心血管功能不稳定,脑病症状,焦虑不安、抑郁、意识障碍,精神错乱,过度换气等。

腹膜透析充分性

透析充分性就是选择合理腹膜透析剂量,得到最佳的透析效果,透析患者死亡率下降,生存率及生存质量提高。

1 腹膜透析充分性评估

1.1 临床症状

根据临床症状的定量和定性分析,发现临床症状与透析充分性有一定程度的相关性,因而可根据临床症状和体征评估患者透析充分性。①没有尿毒症临床症状(失眠、恶心、呕吐、乏力、纳差等);②血压控制良好,无明显水肿;(3)未用 EPO 时红细胞压积(HCT)>25%;(4)神经传导速度正常。

由于据此对透析充分性的评估带有一定程度的主观性和盲目性,因而提倡利用尿素和肌酐动力学来进行溶质清除率的测定则可以定量地反映透析的充分性。

1.2 尿素清除指数(KT/Vurea)

美国透析研究协作组(NCDS)首先确定透析充分性的客观指标,认为尿素动力学模型(uKM)计算的尿素清除指数(KT/Vurea))能较好地反映血液透析充分性的而应用于临床,随后 Teehan 将 UKM 应用于腹膜透析,以反映腹膜透析的充分性。

KT/v 是一个监测腹膜透析溶质清除的指数,KT/V 中 K 为尿素清除率,在腹膜透析时,尿素的清除包括两部分,即残余肾清除 KrT/V 和腹膜清除 KpT/V,KT 则为透析时间的尿素清除量,不同患者体表面积(BSA)及总体水量(V)不同,要比较不同患者的尿素清除效果.必须用尿素分布容积 Vurea 进行标准化。

腹腔 K 是通过收集 24 小时的腹透液,有残余肾功能需同时收集 24 小时尿,采血.其标本化验尿素氮,根据以下公式计算 KT/Vurea。

每周 KT/Vura =KrPT/Vurea
=7x(KrT/vurea+KpTF/Vurea)
=7x[(D/Purea mmol/L)×透出液(L)＋U/Purea(mmol/L)×尿量(L)]/Vurea

反复测定 KrpT/Vurea,其变异系数为 8%,KrT/Vurea 的变异度为 35%,. 而 KpT/Vurea 的变异度为 7%。造成这两种变异度差别的原因在于 Vurea 的不同所致,临床上,一股认为 Vurea 等于体内总水量,但实际上 Vurea 比体内总水量小约 12%~14%,体内总水量(V)在男性为体重的 60%,女性则为体重的 55%。也可采用 Waston 公式计算体内总水量。

男性 V(L)=2.447+0.3362×体重(kg)+0.1074×身高(cm)−0.09516×年龄(Yr)
女性 V(L)=2.097+0.2466×体重(kg)+0.1096×身高(cm)

1.3 肌酐清除率(ccr)

肌酐是反映体内小分子的一个重要参数,肌苷分子量大于尿素,腹膜对尿素的转运速度大于肌苷,故理论上肌酐清除率更能反映腹膜对小分子毒素的清除功能,是反映腹膜透析充分性的一个指标。腹膜透析患者总肌酐清除率包括残余肾肌酐清除率(CrCr)和腹膜肌酐清除率(CpCr)两部分。然而在 ESRD 时,肾小管可代偿性分泌肌酐(15%),干扰了残余肾肌酐清除率的准确性,故计算残肾肌酐清除率应取肾尿素清除率和肾肌酐清除率两者的平均值。

(1)残肾 Ccr=(尿肌酐(mmol/L)/血肌酐(mmol/L))×尿量(L/天)×7+【尿尿素(mmol/L)/血尿素(mmol/L)×尿量(L/d)×7

(2)腹透 Ccr=[腹透出液肌酐(mmol/L)/血肌酐(mmoI/L)]×24 小时透出液×7

(3)每周总 Ccr=(残肾 Ccr-腹透 Ccr)

不同患者由于体表面积(BSA)和总体液水量(V)不同,在评价肌酐清除率时必须考虑 BSA 和 v 的影响,可用 BSA 和 V 对肌酐清除率进行校正。

标准化每周肌酐清除率(L/W/1.73m^2)=每周总 Ccr×1.73,实际体表面积

NKF-DOQI 依据多中心临床研究,结果提示,当每周 KT/V 值降低 0.1、及每周 Ccr 下降 5L/1.73m2,相应的腹透患者死亡危险性增加 5%及 7%。由此得出,透析充分性与腹透患者的存活密切相关,在此基础上制定了透析充分性标准为:CAPD 每周 KT/V>2.0,每周总的 Ccr 至少为 60L/1.73m^2;CCPD 每周 KT/V>2.1,每周总的 Ccr 至少为 63L/1.73m^2;NIPD 每周 KT/V>2.2,每周 Ccr 为 66L/1.73m^2

2 透析充分性与提高透析充分性策略

据统计:1997 年全美共有 24000 名患者在 3100 多个透析亭心接受不同的透析治疗,由于没有一个全面的方法使透析标准化,也未制定提高透析效果的具体方案,因而不同国家,不同透析中心患者透析质量和预后有相当大的差异,至于怎样采取措施提高透析质量,和改善患者的临床预后尚有争论和矛盾之外。为此,Eknoyan 和 Levin 为首于 1995 年 3 月起组织 NKF-DOQl(National Kidney Foundatiorv--Dialysis OutcomesQuality lnitative)来制定有关。

透析充分的量化标准

以 Arkansas 大学 Golper 和 McmaSter 大学 Churchill 为首缓织美国和加拿大 10 多家透析中心的专家负责了腹膜透析充分性临床实践指南 DOQI 标准的制定,为我们在腹膜透析临床实践中怎样使腹透标准化及怎样提高透析充分指明方向。依据 DOQI 指南精神,透析开始标准,当病人钩残余肾功能的 KrT/V urea 为 2.0/W 时,(相当于残余肾尿素清除率 7ml/min 及残肾肌酐清除率 9~14ml/min/1.73m^2 建议开始透析治疗。在进行腹膜透析后,KT/V 及 Ccr 目标分别为>2:0/W 及 60L/1.73m^2。鉴于中国人种,身材及饮食等情况的差异,其标准目标尚无明确,1997 年我国腹膜透析规范化会议暂规定其最低标准:KT/V>I.7/w,Ccr>50L/W/1.73m^2。

1.1 残余肾功能与透析充分性

残余肾功能在腹膜透析中对小分子溶质清除起着十分重要的作用, 当残余肾功能尿素

清除率为 1ml/min 时，每周 KT/V 可增加 0.25，每周 Ccr 可达 10.8L。在接受腹膜透析后，虽然较血透相比其残余肾功能下降速度较血液透析慢，但随着时间的推移，不可避免的最终丧失残余肾功能而影响透析充分性。

如何保护残余肾功能，①为了保持肾脏有效的血流量，腹膜透析超滤脱水不宜过度,尽可能做到水的出入平衡，亦可应用襻利尿剂保持一定的尿量；②当发生腹膜炎时，应避免使用肾毒性药物；尤其是曾主张将氨基糖甙类抗生素作为腹膜炎的经验性治疗，经临床观察，发现许多患者在每次腹膜炎后，残余肾功能进一步下降；③积极控制高血压，心力衰竭；④积极纠正钙磷代谢紊乱，避免肾脏异位钙化；⑤提高机体免疫力，减少感染机会。

2.2 腹膜转运特性与透析充分性

腹膜透析时，腹膜对溶质转运特性与透析充分性有关。通过腹膜平衡实验针对每位腹透患者腹膜溶质转运特性作为调整透析处方的必备因素，包括 24 小时透析液总量，每次交换量，腹膜透析液留置时间，交换次数及选用葡萄糖浓度透析液。应避免由于透析处方错误而导致透析不充分。如腹膜透析置留时间与腹膜转运类型不匹配，白天留置腹腔内时间过短，而夜间置留时间过长，灌入量少，引流时间过长，夜间选用腹透液葡萄糖浓度不合理等。

2.3 透析剂量与透析充分性

腹膜透析容量增加与腹腔的接触面积加大，有助于溶质交换，增加透析液容量是增加溶质清除的有效方法，那么如何确定透析充分的透析剂量。根据 CANUSA 研究资料，目前世界上绝大多数腹透患者仍采用标准的 CAPD 透析剂量，即每天共 8L 透析液，分 4 次交换，然而有 40% 或更多的腹透患者的每周 KT/V 及 Ccr 均小于 2.0，50L/1.73m²。尤其发生在残余肾功能丧失后，体表面积过大的患者，应该增加透析剂量和增加透析次数提高透析的充分性。一般认为每次透析剂量在 0.5~2.0L 之间，腹膜的清除量与透析剂量之间呈线性相关，若透析剂量增加至 2.0~3.0L 时，其腹膜清除效能增加就不甚明显。为了避免透析剂量过度或不充分，可根据所测值，确定透析剂量，如每日增加 0.8L 透析液（CCPD 每日增加 1L）KT/V 可提高 0.1，也可依据残余肾功能（RRF）、体重（BW）等参数，用 $DV (L/d)=0.23BW-(2.7+1.44RRF)$ 计算出每日透析剂量（Dv），或选择单位体表面积（PV/BSA）作为制定透析剂量的具体指标，其中 $DV(L/d)=(5.6-0.24\times RRF)\times BSA$。可以极大程度地避免透析盲目性。

2.4 定期监测腹腔平衡试验及透析充分性指标

当患者最初开始透析，透析易达充分，随着透析时间延长，食欲改善，体重增加，残余肾功能下降，腹膜通透性改变，有可能出现溶质和水的清除不充分。因此，对腹透患者透析充分性指标要进行定期观察。依据 DOQI 观点：透析开始后 2~4 个月（一般为 4 个月）应行膜平衡试验，以后每 6 个月复查一次；在开始透析后 6 个月内，每 2~3 月测定 KT/V 及肌酐清除率，6 个月后每 2 个月测定一次残余肾 KrT/V 直至 KrT/V<0.1，每 4 个月测定一次总 KT/V 及总肌酐清除率，PNA，如在透析过程中出现透析不充分，应寻找其原因并及时调整透析方案。

（王 华）

第八篇 泌尿生殖系统疾病的检查

泌尿生殖系统疾病主要包括肾脏疾病，输尿管、膀胱、男性的前列腺、睾丸和女性阴道等部位的疾病；涉及内科的原发性和继发性肾小球肾炎或肾病、肾小管疾病、感染性疾病；泌尿外科的结石、外伤、肿瘤、男性不育症、感染性阴道炎等。患泌尿生殖系统疾病及其相关疾病时，凡是血液中经过肾脏滤过或排泄的各种物质成分的种类、浓度改变，尿液、精液、前列腺液、尿道和阴道的分泌物中各种可溶性物质和有形成分的变化，均可通过尿液分析、肾功能试验、精液及前列腺液检查、阴道分泌物检查等进行实验诊断。因此，泌尿生殖系统疾病的实验检查不仅常用于泌尿生殖系统有关疾病的诊断与鉴别诊断、疗效观察等，而且对其他系统疾病(如糖尿病、肝脏疾病、多发性骨髓瘤等)的诊断与筛查、一些易导致肾损害药物(如氨基糖苷类及喹诺酮类抗生素、万古霉素、磺胺类药物等)治疗时的监测、一些接触重金属(如铅、汞等)的职业病的辅助诊断及健康评估等也有非常重要的意义，特别是尿液常规检查(临床常简称"尿常规")几乎成了所有患者就医和普通人群健康体检的必查项目。

第一章 尿液分析

尿液是血液流经肾脏后，经肾小球滤过、肾小管重吸收与分泌作用而形成。肾小球基底膜的毛细血管壁可以允许血液中的水、离子、糖、尿素以及小分子蛋白质自由通过，但是其中大部分又被肾小管重吸收入血。每天肾小球滤过约180L的液体，而其中99%均被肾小管重吸收，所以成年人实际每日(24h)尿量约1000~2000ml左右。生成的尿液经过肾盂、输尿管进入膀胱暂存，最后经尿道排出体外。尿液成分及其含量的改变不仅受泌尿系统、生殖系统的影响，而且与血液循环、内分泌、消化、代谢、呼吸等系统的生理或病理变化有关。尿液分析(urinalysis)主要包括尿液的常规检查(理学检查、常见化学成分定性或半定量分析、尿沉渣中有形成分的显微镜检查)，尿液中细胞与管型的定时绝对计数(如1小时尿细胞排泄率测定),尿液的特殊化学检查等。

一、尿液常规检查

【适应证】

1.泌尿系统疾病,如急慢性肾小球肾炎、急慢性肾盂肾炎、急慢性肾功能衰竭、肾病综合征、膀胱炎、尿道炎、泌尿系结石、泌尿系肿瘤等。

2.全身性疾病伴继发性肾损害,如糖尿病肾病,狼疮性肾病,高血压和动脉硬化肾损害,多发性骨髓瘤肾损害等。

3.其他系统或器官的疾病,如糖尿病、溶血性贫血、黄疸性肝炎、水与电解质或酸碱平衡失调等。

4.肾毒性药物的治疗监测,如氨基糖苷类抗生素(如庆大霉素、卡那霉素、妥布霉素)、某些三代头孢菌素、磺胺类药物、某些免疫抑制剂。

5.健康体检,如接触重金属类导致肾损害的职业病监测等。

【标本采集】

1.采集前准备:患者正常饮水,用药者应需注明药物种类及用药时间。收集尿液前清洁采集部位,包括尿道口和周围皮肤,避免月经、阴道分泌物、前列腺液、精液、包皮垢、粪便等影响,不能从便池内采集。

2.准备收集尿液容器:一般为专用的惰性材料制品,如一次性透明塑料杯,最好带杯盖,杯的容积应大于50ml,若要检查12h或24h尿量则应用500ml以上的透明玻璃瓶,但必须洁净、干燥、无渗漏。

3.采集尿液

(1)晨尿(morning urine):清晨起床后第一次排尿时采集,为首次晨尿,对检查尿液的理学特性(如比密)、化学成分和有形成分较好,但对尿糖检查可能因尿液在膀胱中停留时间过长(大于8h)、糖被分解而影响结果。采集后注意防尘、防污染,在1h内及时送检。

(2)随机尿(random urine):随时留取的尿液标本,对门诊和急诊患者均适宜,对尿化学成分和有形成分检查均可,但只能反映采集时的尿液改变,并易受多种因素,如饮食、饮水量、运动状态等的影响。有些病理变化可能不易被查出,导致漏诊,而且每一次随机尿的检查结果可能出现较大变化,重复性差,有时甚至可造成临床结果对比混乱。

(3)尿三杯试验标本:一次尿标本分三次采集,即初段尿、中段尿和末段尿,分别盛于三个透明塑料尿标本采集杯中送检。

4.尿液的保存

(1)防腐:由于某些原因,标本采集后不能及时检查,可加入化学防腐剂保存。1000ml尿可加入40%的甲醛5~10ml,适于对尿液有形成分的保存。1000ml尿加甲苯5~20ml于液面上隔绝空气,可用于尿糖或尿蛋白测定。

(2)保存时间:2~8℃一般不超过6h,时间过长仍可致尿中成分破坏。冷藏时,尿酸盐、磷酸盐等易结晶析出,可干扰有形成分的显微镜检查。

【检测方法】

1.理学检查:包括尿量(必要时查)、颜色、透明度、气味和比密;比密又称比重(specific gravity,SG),临床常用干化学法(化学试剂条法)作为筛查试验,折射计法(re-fractometer)测定较为准确。

2.一般化学检查：包括 pH 值、蛋白质、葡萄糖、酮体、亚硝酸盐、胆红素、尿胆原、隐血、白细胞，比密一般也同时测定，总计有十项。临床常称为"尿十项"化学检查。目前，临床实验室均采用多联试纸条(muhistrip)干化学法(dry chemistry)检测，其原理是将各种检测试剂干固在试剂条上形成多个模块，当模块与尿液接触后发生颜色反应，通过尿干化学分析仪检测其颜色变化并转换为定性或半定量结果。现已有半自动和全自动仪器应用于临床。由于维生素C(Vitamin C, VitC)可干扰部分化学检查项目，如葡萄糖、亚硝酸盐、胆红素、隐血，因此在一些尿液多联试剂条中加入了 VitC 测定试剂模块，便于分析结果是否受 VitC 的影响。

3.尿沉渣检查

(1) 离心镜检法：将混匀后的 10ml 尿液放置尖底离心管中，经 1500 转/分 (ring Per minute, rpm)、5min 离心，弃上清尿液留 0.2ml 尿沉渣(urinary sediments)滴入专用尿沉渣微量计数板中，显微镜下计数并换算成每微升(pl)尿沉渣中细胞、管型等的数量，可以人工计数，也可用流动计数池由计算机控制的仪器计数。目前临床常用离心镜检法：将上述条件下离心的尿沉渣均匀涂在载玻片上，显微镜下直接观察各种细胞、管型等数量.以每个视野中的最低至最高值(或平均值)报告，管型应观察 20 个低倍镜(10×10)视野(10w Dower field, LPF)，细胞应观察 10 个高倍镜(10X40)视野(high power field.HPF)。尿沉渣中的形态成分较为复杂，若将其染色后观察，则更为准确。

(2)自动化尿沉渣分析仪检查：综合运用流式细胞分析技术和沉渣染色法，直接检测未离心的尿液，可定量计数尿液中的有形成分，如 UF-100 尿沉渣分析仪。但这种仪器只能对尿沉渣进行快速筛查，仍不能达到人工观察那样准确识别各种细胞和管型等，对检查结果异常的标本应该用显微镜确认。

健康成年人尿液成分的参考范围

序号	中文名称	检测项目英文名称	英文缩写	参考范围	检测方法
1	尿量	urine volume		1000-2000ml/24h	体积测量法
2	颜色	color		新鲜尿为淡黄色	肉眼观察法
3	透明度	pellucidity		清澈透明	肉眼观察法
4	气味	odor		新鲜尿有微弱芳香味	
5	比密	specific gravity	SG	晨尿:1.015-1.025	折射法
				随机尿:1.003-1.035	
6	酸碱度	hydrogen ion Concentration	PH	晨尿:5.5-6.5	干化学法
				随机尿:4.5-8.0	
7	蛋白质	protein	PRO	阴性(<100mg/L)	干化学法
8	葡萄糖	glucose	GLU	阴性(<2.0mmol/L)	干化学法
9	酮体	Ketone	KET	阴性(<50mg/L)	干化学法
10	胆红素	bilirubin	BIL	阴性(<4μmol/L)	干化学法
11	尿胆原	urobilinogen	URO	阴性或阳性(0-20μmol/L)	干化学法
12	隐血或	occult blood	OB/ERY	阴或 ERY <10 个/ul	干化学法
13	红细胞	or erythrocyte			
14	白细胞	leukocyte	LEU	阴或 LEU<10 个/ul	干化学法
15	亚硝酸盐	nitrite	NIT	阴性干化学法	

序号	中文名称	检测项目英文名称	英文缩写	参考范围	检测方法
15	维生素C	vitamin C	Vit C	阴性(M100mg/L)	干化学法
16	红细胞	red blodd cell	RBC	①0~3个/HPF 平均0.4~1个/HPF	①离心镜检法
				②男性<4个/μl 女性<9个/μl	②尿沉潭微量计数板计数法
				③男性<10/μl 女性<12个/μl	③UF-100尿沉渣分析仪
17	白细胞	white blood cell	WBC	①0~5个/HPF 平均05~2.1个/HPF	①离心镜检法
				②男性<5个/μl 女性<12个/μl	②尿沉潭微量计数板计数法
				③男性<10/μl 女性<26个/μl	③UF-100尿沉渣分析仪
18	鳞状上皮细胞	squamouct epithclial cell		男性,偶见,女性:0~5个/HPF	离心镜检法
19	移形上皮细胞	transitional epitbelial cell		偶见	离心镜检法
20	肾小管上皮细胞	renal tubular epithelial cell		无	离心镜检法
21	透明管型	hyaline cast		无或偶见/LPF	离心镜检法
22	颗粒管型	granular cast		无	离心镜检法
23	细胞管型	cellular cast		无	离心镜检法

【参考范围】

尿液的理学检查、常见化学成分的干化学检查、尿沉渣检查的参考范围见下表,其中干化学检查红细胞和白细胞的计数值是通过检查红细胞中血红蛋白的伪过氧化物酶样活性和中性粒细胞脂酶活性换算而得,仅供筛查,准确计数结果应以尿沉渣微量计数板计数法为标准。

【临床意义】

1.尿量

健康成年人每日尿量约为1000~2000毫升,儿童按每公斤体重计量约为成年人的3~4倍。昼夜尿量之比为3:1,一般情况下夜尿量不超过750毫升。

(1)多尿(polyuria):指24h尿量超过2500ml。生理性饮水过多或食用含水分高的水果、饮料等可使排尿增多。病理性多尿常见于糖尿病、尿崩症。前者由于尿液中含有大量糖分,比密增高;后者比密减低,而且尿量大大超过前者,常多达5000毫升以上。此外,还见于急、慢性肾功能衰竭的多尿期。

(2)少尿(oliguria):指24h尿量不足400毫升,而24h尿量小于100ml为无尿(anu-ria)。引起少尿和无尿在临床上分为三种情况:①肾前性少尿:常见于严重脱水(剧烈呕吐、腹泻、大量出汗、大面积烧伤等)、急性失血、慢性充血性心力衰竭、慢性肝炎、肝硬化合并肝肾综合征、休克等。②肾后性少尿:常见于尿路梗阻,如前列腺肥大等。③肾性少尿:主要由于各种原因所致的急性和慢性肾功能衰竭。

2.尿液的颜色与透明度

尿液的颜色随机体的生理和病理的变化而不同,正常尿液为淡黄色、清晰透明的液体。食物和药物可影响尿液的颜色,例如服用黄连素后尿色发黄,口服利福平后尿色发红,均不属于病理性改变。透明度可以用浑浊度(turbidity)表示,分为清晰、雾状、云雾浑浊和明显浑浊几个等级。尿液的浑浊程度与尿液中混悬物质含量有关。正常尿液的浑浊常和尿液中结晶有关,如草酸盐、磷酸盐结晶析出。而病理性浑浊与尿液中细胞、细菌等含量有关。以下外观为病理性尿液。

(1)血尿(hematuria):每升尿液中含血量≥1ml时,尿液呈鲜红或暗红色混浊外观,出血量多时可见血凝块,称为肉眼血尿,常见于急性肾小球肾炎、泌尿系结石、肾结核、泌尿系肿瘤、泌尿系外伤、急性肾盂肾炎及膀胱炎等;其他系统的疾病,如急性白血病、再生障碍性贫血、血小板减少性紫癜、血友病、肾综合征出血热等也可出现肉眼血尿;临床常见抗凝血药物,如香豆素类抗凝药、普通肝素使用过量时可出现血尿。临床可通过简单的"尿三杯试验"鉴别血尿的来源,尿道出血时血尿以第一杯为主,膀胱出血时血尿以第三杯为主,肾脏或输尿管出血时三杯均有血尿。

(2)血红蛋白尿(hemoglobinuria):尿液中血红蛋白含量>0.3mg/L一时为血红蛋白尿,多呈洗肉水样,隐血试验阳性。血尿与血红蛋白尿的鉴别,前者含大量红细胞,离心后上清液无色;后者含血红蛋白,离心后上清液仍为红色。如在酸性尿中,则表现为酱油色、紫褐色或紫黑色尿,是亚铁血红蛋白转变为高铁血红蛋白所致,属于血红蛋白尿的特殊类型,常见于慢性血管内溶血,如阵发性睡眠性血红蛋白尿(PNH)。血红蛋白尿常见于急性溶血,如血型不合的输血反应、急性溶血性贫血等。

(3)肌红蛋白尿(myoglobinuria):当心肌或骨骼肌组织出现严重损伤时,尿液中肌红蛋白检查呈阳性,尿液呈粉红色或暗褐色,称肌红蛋白尿。由于肌肉损伤时也常伴有红细胞破坏。因此肌红蛋白尿也常伴随血红蛋白尿。肌红蛋白尿常见于急性心肌梗死、肌肉疾病、创伤等。

(4)胆红素尿(bilirubinuria):尿中含有大量结合胆红素时称胆红素尿,尿液呈深黄色,震荡后呈黄色,在空气中放置过久胆红素氧化为胆绿素,尿液可变为棕绿色。胆红素尿常见于急性黄疸性肝炎、急性胆囊炎、胆石症、胰头癌等。

(5)脓尿(pyuria):尿液中含有大量白细胞或脓细胞及炎性渗出物等,尿液呈黄白色脓状,常可见脓丝状悬浮物。脓尿常见于急性膀胱炎、淋病、前列腺炎、尿道炎等。

(6)乳糜尿(chyluria)或脂肪尿(lipiduria):乳糜液或淋巴液进入尿中时,尿液呈乳白色混浊,离心后无变化,加入脂溶剂如乙醚提取后,乳白色混浊变清。提取物用苏丹Ⅲ染色后在显微镜下可见橘红色脂肪滴。乳糜尿或脂肪尿可见于腹腔结核、肿瘤、丝虫病和创伤等。

(7)盐类结晶尿(crystaluria):尿液含较多的盐类结晶,可呈灰白色或淡粉红色混浊状,常见的有磷酸盐、碳酸盐、尿酸盐类和草酸盐结晶尿。

3.气味

正常尿液久置后可因尿素分解而有氨味。如果新鲜尿液有明显氨味则提示有慢性膀胱炎或尿潴留;糖尿病酸中毒患者的尿液有烂苹果味;有机磷中毒时有大蒜味。

4.比密

在4℃尿液与同体积纯水的重量比称为尿液的比密(SG)。SG的高低与尿中的水分、晶体胶体性溶质的量及性质有关,可粗略反映肾小管的浓缩与稀释功能。在病理状况下,SG还受尿中的蛋白、糖及细胞等成分的影响。连续监测尿液SG改变比一次测定更有意义。

(1)高比密尿:常见晨尿SG>1.020,表明肾小管的浓缩功能良好,但也常见于大量出汗、高热、脱水时。持续性高比密尿主要见于心功能不全、早期休克、糖尿、蛋白尿和注射右旋糖苷、甘露醇等。

(2) 持续性低比密尿：即比密经常保持在或低于 1.010，与肾小球滤液比密接近，常见于急慢性肾功能不全、特别是慢性肾盂肾炎所致的肾功能不全、尿崩症等。

(3) 尿比密监测在补液中的意义

尿比密的检查对临床上补液和休克的扩容治疗有良好的指导作用。例如，休克抢救时，若在扩容过程中，随着尿比密从高减低、血压恢复，则说明扩容有效；如果尿比密仍处于 1.025 以上，则说明液体补充不足，可以继续扩容治疗；如果尿比密持续偏低，保持在 1.010 左右，则提示有急性肾功能衰竭，要限制液体入量。

5. 尿液酸碱度

采用酸碱指示剂法，可测定尿液 pH 4.5~9.0 的变异范围，多数标本为 pH 5.5~6.5。尿液 pH 的参考范围较宽与饮食关系较大，进食含蛋白质较高的食物过多，尿中排出的酸式磷酸盐和硫酸盐增多，尿 pH 减低(pH<6)；进食过多蔬菜、水果时，尿 pH 增高(pH>6)。

(1) 酸性尿：pH 减低，见于代谢性和呼吸性酸中毒、痛风、糖尿病酮症酸中毒、低血钾症和服用维生素 C、氯化铵等酸性药物。

(2) 碱性尿：pH 增高，见于代谢性和呼吸性碱中毒、醛固酮增多症、高血钾症、泌尿系感染、肾小管酸中毒以及服用碱性药物如碳酸氢钠等。

(3) 监测尿液酸度调整药物的应用：泌尿系感染治疗时，尿液应保持酸性为宜。治疗尿酸盐结石时，尿液应保持碱性。

6. 蛋白尿

正常的肾小球滤过膜只允许小分子(20~40 kD)的蛋白质通过，如溶菌酶、β_2-微球蛋白、免疫球蛋白轻链等，而中分子白蛋白(69 kD)和大分子(>90 kD)的球蛋白)不能通过。近曲肾小管能将原尿中的大部分小分子蛋白重吸收，故正常尿液中蛋白含量极微量，而且其中一半都是远端肾小管和髓袢升支上皮细胞分泌的 Tamm-Horsfall 蛋白和尿道组织蛋白。健康人尿液中蛋白质定性试验呈阴性，<0.1g/l。定性试验阳性或定量超过 0.1g/L 即称为蛋白尿(proteinuria)。干化学法测定蛋白尿的半定量结果分别报告为阴性、+(0.3 g/L)、++(1.0 g/l、+++(5 g/L)。根据蛋白尿产生的机制可分为肾前性、肾性、肾后性蛋白尿和生理性蛋白尿。

(1) 肾前性蛋白尿

肾前性蛋白尿(prerenal proteinuria)多属于溢出性蛋白尿(overflow proteinuria)。是由于血液流经肾脏前的疾病所致，如多发性骨髓瘤时大量的低分子量的异常免疫球蛋白轻链在血浆中含量过高，从肾小球滤过到尿液中，形成的本-周蛋白尿(Bence-Jone proteinuria)。出现本-周蛋白尿是诊断多发性骨髓瘤的重要依据。由于组织细胞严重损伤后，组织细胞中的蛋白质进入血液，如超过肾阈值从肾脏排出所致的蛋白尿，如肌红蛋白尿和血红蛋白尿。

(2) 肾性蛋白尿

主要由于肾脏疾病所致的蛋白尿称为肾性蛋白尿(renal proteinuria)。肾小球滤过膜由肾小球毛细血管内皮细胞、基底膜和脏层上皮细胞三部分组成，形成一个包括分子屏障和电荷屏障在内的完整屏障，其中任何一种屏障遭到破坏，中分子的白蛋白，甚至大分子的球蛋白就会通过滤过膜进入尿中。形成所谓肾小球性蛋白尿(glomerular proteinuria)。如果肾小管的重吸收功能受损，则尿中小分子蛋白增多，形成所谓肾小管性蛋白尿。若病变同时累及肾小球和肾小管而导致的蛋白尿.则出现混合性蛋白尿(mixed proteinuria)。

(3) 肾后性蛋白尿

多为偶然性蛋白尿，尿中混有脓血及黏液等成分而出现尿蛋白阳性。常见于急性膀胱炎、尿道炎或有阴道分泌物、精液混入尿中，一般肾脏无病变。

(4) 生理性蛋白尿

可分为功能性蛋白尿(functional proteinuria)和直性蛋白尿(orthostatic proteinuria)等。功能性蛋白尿为一过性、微量的尿蛋白，常与剧烈运动、寒冷刺激、交感神经兴奋等有关，上述原因去除后，尿蛋白可以恢复正常。此外，直立性(或称体位性)蛋白尿与长期站立脊柱对肾脏的挤压有关，卧位后可以消失。生理性蛋白尿的蛋白定性试验多为"+"阳性，<0.5g/24h，多见于青少年。

患者发现有蛋白尿之后。应首先排除生理性蛋白尿，如果蛋白尿为持续性或阳性程度明显增加，则为病理性蛋白尿，而且蛋白尿的程度多与疾病病情相关。许多疾病都可以引起蛋白尿。但是，不同的疾病引起蛋白尿的原因和种类不同，因此，必须进一步对蛋白尿的来源及种类进行分析，以确定病因。常用的疗法有尿蛋白电泳、蛋白定量检测。

7. 糖尿与酮体尿

(1) 糖尿：健康人尿液几乎不含葡萄糖或有微量(<2.0 mmol/L)。24h 尿糖定量为 0.56~5.0 mmol/L。当血糖浓度>8.88 mmol/L(肾糖阈)时，超过了肾小管回吸收的能力，过多的葡萄糖就可以从肾小球滤出，使尿中葡萄糖增高，尿糖定性试验呈阳性(>2~5mmol/L)时称为葡萄糖尿(glucosuria)。于化学法测定尿糖的半定量结果分别报告为阴性(<2.0 mmol/L)、+(2.8 mmol/L)、++(5.5 mmol/L)、+++(17 mmol/L)、++++(55 mmol/L)。根据糖尿发生的机制可分为：①高血糖性糖尿：血糖持续升高，超过肾糖阈时出现糖尿，主要见于糖尿病。因此尿糖测定常作为糖尿病的筛查和疗效观察。此外，在一些内分泌性疾病，如甲状腺功能亢进、肢端肥大症、嗜铬细胞瘤、库欣(Cushing)综合征等引起的血糖增高也可出现糖尿。②肾性糖尿(renal glucosuria)：当肾功能减退，肾小管对葡萄糖的重吸收能力减低，导致肾糖阈下降，尽管血糖浓度正常仍可出现糖尿，见于先天性肾小管疾病所致家族性糖尿、慢性肾盂肾炎、肾病综合征、某些药物中毒、妊娠、新生儿等。③暂时性糖尿：进食大量糖类饮食、含糖饮料、静脉输注大量葡萄糖、颅脑外伤、脑血管意外、急性心肌梗死等，可出现暂时性糖升高而致糖尿。

(2) 酮体尿

酮体是脂肪代谢的中间产物，包括丙酮、乙酰乙酸、β-羟丁酸均属酸性物质。健康人血中酮体含量极微。定性试验阴性，定量检查(以丙酮计算)为 0.34~0.85mmol/24h(20~50mg/24h)。干化学法测定尿酮体的半定量结果分别报告为阴性、+、++、+++。

当机体糖代谢障碍、脂肪分解加速，肝脏产生酮体超过肝外组织的利用速度时，血中酮体浓度增高(酮血症)，过多的酮体排入尿中而形成酮尿(ketonuria)，尿液酮体定性试验阳性(>50 mg/L)。当糖尿病病情严重并出现糖尿病酮症酸中毒(ketoacidosis)时，尿酮体和尿糖浓度明显增高，尿巾酮体升高多早于血清。但是，在疾病未控制的早期，尿液中酮体以 β-羟丁酸为主时，可能出现假阴性结果(因为干化学法不能检测羟丁酸)。服用双胍类降糖药(如降糖灵)的糖尿病患者，由于药物抑制细胞呼吸，也可出现酮尿。此外，孕吐、饥饿、禁食过久、严重腹泻、全身麻醉、剧烈运动等也可出现酮尿。

8. 尿胆红素与尿胆原

(1) 胆红素：为含血红素辅基蛋白质的代谢产物，主要由红细胞破坏产生。胆红素分为与葡萄糖醛酸结合的结合胆红素和未结合胆红素两种。前者溶解度高并可通过肾小球滤过膜由尿中排出。健康人血液中结合胆红素浓度极低(<4μmol/L),故尿中几乎无胆红素,定性试验为阴性。干化学法测定尿胆红素的半定量结果分别报告为阴性、+、++、+++。当肝脏疾病、胆道阻塞时,血中结合胆红素浓度增高,出现胆红素尿。

(2)尿胆原:胆红素经肠肝循环形成胆素原,部分被肠黏膜细胞吸收进入血循环并经尿液排出。健康人尿液中尿胆原为0~20μmol/L,定性试验呈阴性或弱阳性。干化学法测定尿胆原的半定量结果分别报告为阴性、+(17μmol/L)、++(70/μmol/L)、+++(140μmol/L)、++++(200μmol/L)。溶血性疾病、肝脏疾病等可见尿胆原排泄增多。

(3)尿胆红素和尿胆原的检查有助于黄疸类型的鉴别诊断,见下表:

黄疸类型	尿胆红素	尿胆原	常见临床疾病
肝细胞性黄疸	阳性	阳性	急性病毒性肝炎,药物性肝炎,肝硬化,肝癌
梗阻性黄疸	阳性	阴性	急性胆囊炎,胆石症,急性胰腺炎,胰腺癌
溶血性黄疸	阴性	阳性	急性溶血(血型不合的输血),溶血性疾病

9.亚硝酸盐

当膀胱及其以上的泌尿系部位被细菌感染时,尿液中来自食物或代谢产生的硝酸盐可被许多革兰阴性细菌产生的硝酸盐还原酶还原为亚硝酸盐。亚硝酸盐阳性提示有泌尿系感染,见于40%~80%的大肠埃希菌的感染。亚硝酸盐试验阳性反应需要四个基本条件:①尿液中含有硝酸盐;②尿液在膀胱中停留4小时以上;③感染的细菌可产生硝酸盐还原酶而且有足够的菌量(105CFU/ml);④标本新鲜,一般取清晨第一次尿。阴性结果可能是非硝酸盐还原菌、尿频、尿稀释等所致,因此也不能排除泌尿系感染。

10.尿隐血与红细胞

(1)尿隐血与红细胞的干化学检测:采用多联试剂条干化学法测定血尿、血红蛋白尿、肌红蛋白尿中血红素的过氧化物酶样活性,氧化色素原而呈色,称为隐血(occult blood, OB)试验,阳性提示尿液中存在红细胞(ERY)或血红蛋白(Hb)、肌红蛋白(Mb),Mb尿一般较少见。当尿液中Hb>150ug/L、ERY为>5~10个/ul时,OB试验呈阳性,主要提示血尿、血红蛋白尿,或两者同时存在。干化学法测定尿隐血与红细胞的半定量结果分别报告为阴性、+(5~10 ERY/ul)、++(25 ERY/ul)、+++(50 ERY/ul)、++++(250 ERY/ul)。OB试验具有较高的灵敏度,临床上常用于尿隐血与红细胞、肌红蛋白尿的筛查。

(2)显微镜检查尿沉渣中红细胞(RBC):尿液干化学检测()B试验呈阳性的标本,离心后尿沉渣显微镜观察可出现如下实验结果:①镜下血尿:RBC>3个/HPF,肉眼观察尿液无明显红色;②肉眼血尿:肉眼观察尿液为红色,离心后尿沉渣为红色,上清尿液为淡黄色,高倍视野中有大量RBC;③RBC和Hb混合尿:肉眼观察尿液为红色,离心后尿沉渣和上清尿液均为红色,高倍视野中有大量红细胞;此种标本较为常见;④Hb尿:肉眼观察尿液为洗肉水样红色、棕红角或酱油色,离心后尿沉渣无RBC;⑤假阳性:由于尿液含有食物中的不耐热酶所具有的或某些细菌产生的类过氧化物酶样物质等,可出现假阳性结果。有的研究人员曾发现尿液OB试验阳性的标本约有一半镜检有红细胞。因此,OB试验呈阳性的标本必须进行离心后尿沉渣显微镜检查,红细胞数量以镜检为准,必要时用特异性强的单克隆抗体法确诊是否为 Hb。

(3)与血尿相关的疾病

①泌尿生殖系统疾病,包括肾小球肾炎、肾病、肾盂肾炎、肾或尿路结石、肾结核、肾脏肿瘤、肾外伤、肾血管病变、多囊肾和肾下垂、肾静脉血栓形成等。

②全身性疾病,也常是造成血尿的重要原因,例如白血病、再生障碍性贫血、出血性疾病、流行性出血热、心力衰竭、系统性红斑狼疮、药物作用(比较常见的有磺胺药、水杨酸制剂、抗凝剂和溶栓药物)等。

③尿路附近病变,容易被误诊,如急性阑尾炎、急性和慢性盆腔炎、结肠炎和肿瘤等。

(4)红细胞形态变化对鉴别血尿来源的意义

血尿中红细胞的形态变化常常与血尿发生的部位有关,因此临床上用相差显微镜或普通显微镜观察红细胞的形态特点,以相差显微镜观察形态更为逼真。

①变形红细胞尿(metamorphotic erythrocyte hematuria):血尿中75%以上的红细胞形态异常,出现如面包圈样、出芽样、头盔样、蘑菇样、皱缩红细胞、影形红细胞(即红细胞内血红蛋白溢出细胞外,红细胞只留下一层膜)、裂片样红细胞等,提示为肾小球源性血尿,主要见于各种类型的急、慢性肾小球肾炎(包括继发性肾损害,如系统性红斑狼疮性肾炎,糖尿病肾病)和肾小球肾病等。红细胞形态异常的肾小球源性血尿,主要是因为肾小球基底膜因炎症被破坏,红细胞通过基底膜的裂缝受到血管内压力挤出时受损,受损的红细胞在后来通过肾小管时又受到不同渗透压和pH的作用,呈现出变形的红细胞形态,红细胞容积变小,甚至破裂,形态各异,大小不均等。

②均一性红细胞尿(homogeneous erythrocyte hematuria):血尿中75%以上的红细胞形态正常,为双凹圆盘状,提示红细胞来源于肾盂,输尿管,膀胱和尿道.称为非肾小球源性血尿,常见于肾盂肾炎、泌尿系结石、肾结核、肾或膀胱肿瘤以及肾外伤等。

③混合性血尿:尿中形态异常与正常的红细胞各占一半左右,对判断血尿来源应结合其他检查综合分析。

11.白细胞尿

尿液中的白细胞(leukocyte,LEU)包括中性粒细胞、淋巴细胞、单核细胞和嗜酸性粒细胞。尿沉渣中白细胞数超过参考范围上限(>5个/HPF),称为镜下白细胞尿或脓尿(pyuria);若尿中含大量白细胞,使尿呈乳白色,甚至有脓丝或凝块,称为肉眼脓尿。

(1)干化学法检测尿液中白细胞:主要是通过检测中性粒细胞胞浆中的酯酶而间接推算出每微升尿中白细胞的数量。半定量结果分别报告为阴性、+(10~25 LEU/ul)、++(75 LEU/ul)、+++(500 LEU/ul),由于干化学法可特异地检测中性粒细胞,因而对泌尿系统感染的筛查有参考价值。但由于不能检测出尿液中的单核细胞和淋巴细胞,不能用于免疫性肾脏疾病、泌尿系结核和肾移植后排斥反应时淋巴细胞增多的检查。

(2)显微镜检查尿沉渣中白细胞:干化学法检查白细胞阳性,应进一步做尿沉渣镜检。镜检可以准确识别各种白细胞。尿中的中性粒细胞是炎症反应的主要细胞,常因在炎症过程中出现退化变性,导致细胞形态不规则,结构不清,单食或成堆出现,常称为脓细胞。白细胞或脓细胞的数量对诊断各种泌尿生殖系感染有重要意义。中性粒细胞增多(脓尿)主要见于各种类型的细菌感染,如急慢性肾盂肾炎、膀胱炎、尿道炎、前列腺炎、肾结核、阴道炎、宫颈炎、淋病等。淋巴和单核细胞增多见于急性间质性肾炎、肾小球肾炎、肾移植后排异反应、系统性红斑狼疮等。嗜酸性粒细胞增多可见于药物变态反应、急性间质性肾炎等。

12. 泌尿系上皮细胞

尿沉渣中所见上皮细胞由泌尿系各部位脱落而来,包括鳞状上皮细胞(squamous epithelium)、移行上皮细胞(transitional epithelium)和肾小管上皮细胞(renal tubular epithelium)。一般只能通过显微镜检查尿沉渣识别各种上皮细胞。

(1)鳞状上皮细胞:主要来自尿道前段.女性尿中常混行来自阴道脱落的鳞状上皮细胞。健康人男性尿沉渣中可偶见。女性约 0~5 个/HPF。尿道炎时,可见大量出现或片状脱落,并伴有较多白细胞或脓细胞。女性患者应注意排除阴道分泌物的污染。

(2)移行上皮细胞:由尿道近膀胱段、膀胱、输尿管和肾盂的移行上皮组织脱落而来,因其脱落部位和脱落时膀胱的缩张状态的差异,其形态多变,可有小圆、大圆或尾形上皮细胞。健康人尿中无或偶见移行上皮细胞。泌尿系感染时增多,见于肾盂肾炎、膀胱炎,并常伴白细胞增多。输尿管和肾盂结石也可见移行上皮细胞增多。

(3)肾小管上皮细胞:来源于肾小管的立方上皮。比中性粒细胞略大 1.5 倍,健康人尿中无肾小管上皮细胞。尿中出现表明有肾小管损伤。急性肾小管坏死时常见成堆肾小管上皮细胞。肾移植后一周内,尿中易见较多肾小管上皮细胞,以后逐渐减少;若发生排异反应则可大量出现。慢性肾小球肾炎也可见肾小管上皮细胞增多,而且其细胞中常可见脂肪小滴,称为复粒细胞。此外,血管内溶血(如 PNH)、肾梗死、慢性心力衰竭时,由于含铁血黄素沉积在肾小管上皮,导致其变性脱落于尿中而增多,经普鲁士蓝染色后,含铁血黄素沉积的肾小管上皮细胞胞质呈蓝绿色,此即 Rous 试验,对诊断 PNH 有一定意义。

13. 管型

管型(casts)是尿液中的蛋白质在肾小管、集合管内凝固形成的圆柱状结构物,对肾脏疾病的诊断与鉴别有重要的临床意义。构成管型主要成分包括由肾小管上皮分泌的 Tamm-Horsfall 蛋白(T-H 蛋白)、血浆蛋白、各种细胞及其变性的产物等。形成管型需要四个条件:①蛋白尿,主要是白蛋白和 T-H 蛋白,构成管型的基质;②肾小管有浓缩酸化功能,使蛋白质、无机盐类浓缩和酸化而析出;③尿流缓慢,有局部性尿淤积,有足够的停留时间使各种成分凝聚;④具有交替使用的肾单位,有利于管型的形成和排泄。研究表明,管型体积越大、越宽,表明肾脏损伤越重。但是,当肾脏疾病发展到后期,可交替使用的肾单位、肾小管和集合管的浓缩稀释功能完全丧失后,管型则不能形成。所以,管型的消失是否是疾病的好转或恶化,应结合临床综合分析。由于组成管型的成分不同,尿中可见形态各异的不同管型。

(1)透明管型(hyaline casts):主要由 T-H 蛋白构成,也有白蛋白及氯化钠参与,为无色透明,圆柱状体,偶尔有少量颗粒。健康人无或低倍镜视野(LPF)下偶见。此管型在碱性尿液中可溶解消失。剧烈运动、发热、麻醉、心功能不全时尿中出现。急慢性肾小球肾炎、急性肾盂肾炎、肾病综合征、原发性高血压病、肾动脉硬化、肾功能衰竭等尿中可显著增多。

近年来,有人将透明管型又分为单纯性和复合性两种。前者不含颗粒和细胞,临床意义不大。后者含有少量颗粒和细胞,有重要临床意义。根据管型中内容物不同,可分为透明红细胞管型,是肾出血的主要标志;透明白细胞管型是肾盂肾炎的重要标志;而透明脂肪管型多见于肾病综合征。

(2)细胞管型(cellular casts):管型中含有细胞或细胞碎片,其量超过管型体积的 1/3,称为细胞管型。健康人尿液中无细胞管型。细胞管型包括红细胞、白细胞、上皮细胞和血小板管型。①红细胞管型(erythrocyte cast)：提示肾小球出血，主要见于急性肾小球肾炎活动期、狼疮性肾炎、亚急性感染性心内膜炎累及肾脏，也可见于急性肾小管坏死、肾梗死、肾静脉血栓形成、肾移植术后排异反应等。若管型中红细胞全部破坏，可形成棕红色均质性血红蛋白管型(hemoglobin cast)。血红蛋白管型也可见于引起血红蛋白尿的疾病。②白细胞管型(1eukocyte cast)：主要见于急性肾盂肾炎、肾脓肿、肾病综合征、狼疮陸肾炎、急性肾小球肾炎等。③肾小管上皮细胞管型(renal epithelial cast)：主要见于急性肾小球肾炎、急性肾功能不全、肾移植急性排异反应、急性肾小管坏死、慢性肾小球肾炎晚期、重金属(如汞、镉)及某些化学药物中毒等。④血小板管型：主要见于弥散性血管内凝血，但较少见。

(3)颗粒管型(granular casts)：由变性细胞分解产物等崩解产生的大小不等的颗粒聚集于T-H蛋白基质中形成，管型内颗粒量常超过1/3，可分粗颗粒和细颗粒管型两种。健康人尿中无颗粒管型，运动后、发热时偶见细颗粒管型。尿中持续出现颗粒管型主要见于肾实质损害，如各种类型的急慢性肾小球肾炎、肾病综合征、慢性肾盂肾炎、药物性肾损害、慢性铅中毒、肾移植后排异反应等。患者病情较重或处于进展期时，易见粗颗粒管型，而且数量多、体积大。在慢性肾功能不全晚期时，可见宽而短的颗粒管型(比一般管型宽2~6倍)，称为宽大管型(broad cast)或肾衰竭管型(renal failure cast)，提示预后不良。宽大管型也可出现于急性肾功能不全多尿期，但随着肾功能改善可逐渐减少和消失。

(4)蜡样管型(waxy casts)：可能由细颗粒管型衍化而来，也可因淀粉样变性的上皮细胞溶解后逐渐形成，呈淡灰或蜡黄色、有折光性、外形宽大、易断裂。常见于慢性肾小球肾炎晚期、慢性肾功能衰竭、肾淀粉样变性。蜡样管型出现表明肾脏病变严重，预后较差。

(5)脂肪管型(fatty casts)：在管型基质中含有脂肪滴所形成，大小不等、卵圆形、折光性强，为肾上皮细胞脂肪变性的产物。称为卵圆脂肪体(oval fat body)。常见于肾病综合征、慢性肾小球肾炎、中毒性肾病等。

(6)其他管型：①混合管型(mixed cast)：管型基质中含有不同细胞或颗粒成分，见于肾小球肾炎反复发作、狼疮性肾炎、高血压性肾病、肾小管出血或坏死、肾梗死等。②血红蛋白(Hb)或肌红蛋白(Mb)管型，可见Hb或Mb尿，两者从形态不能分开。③细菌管型(bacterial cast)或真菌管型(fungus cast)：管型基质中含大量细菌或真菌(形似颗粒管型，用相差显微镜或染色法可鉴别)，常见于肾脏细菌或真菌感染。

在分析尿管型的临床意义时，一定要结合尿蛋白的性质、浓度，尿pH和尿量多少综合考虑，因为上述因素可影响管型的数量和类型。

14.尿液中的盐类结晶

尿液中出现结晶(crystal)称为结晶尿(crystaluria)。结晶尿分为代谢性和病理性两大类。代谢性尿盐类结晶，例如磷酸盐类结晶、草酸钙结晶、尿酸结晶和尿酸胺结晶。病理结晶包括胱氨酸、亮氨酸、酪氨酸和胆固醇结晶等，有些药物可引起结晶尿，例如磺胺结晶。尿液中结晶的析出与该物质的溶解度、尿pH、温度和黏液蛋白等有关。

(1)代谢性盐类结晶：①酸性尿中常见结晶：尿酸、草酸钙、非晶形尿酸盐等。尿酸结晶明显增多，见于白血病、淋巴瘤及其化疗之后，痛风急性发作和慢性间质性肾炎；如果大量尿酸结晶伴红细胞增多时，提示有可能存在或发生肾结石或膀胱结石。草酸钙结晶出现一般无临床意义，若大量增多并伴有尿路刺激症状或红细胞增多，可见于泌尿系结石。非晶形尿酸盐一般无临床意义。②碱性尿中常见结晶：非晶形磷酸盐、三联磷酸盐、磷酸钙、尿酸胺结晶等。

非晶形磷酸盐结晶在尿中较为常见,尿液呈灰白色混浊,无临床意义。三联磷酸盐经常出现提示有结石形成的可能。磷酸钙结晶大量出现常见于慢性肾盂肾炎、慢性膀胱炎、膀胱尿潴留、前列腺肥大等。新鲜尿中出现大量尿酸胺结晶提示有膀胱细菌感染。

(2)病理性结晶:①磺胺结晶(sulfa drug crystal):服用少数磺胺药物时,如磺胺嘧啶、磺胺甲基异䉁唑,易在酸性尿中形成结晶。如果新鲜尿液出现磺胺结晶并伴有红细胞时,应及时停药并采取措施,如多饮水、碱化尿液等,以防发生泌尿道结石和减轻肾损害。②亮氨酸和酪氨酸结晶:见于肝硬化、急性肝坏死、急性磷中毒、糖尿病昏迷等。③胆固醇结晶:见于肾淀粉样变、肾盂肾炎、膀胱炎和丝虫病时的乳糜尿。④胆红素结晶:见于阻塞性黄疸、重症肝炎、肝硬化、肝癌、急性有机磷农药中毒等。⑤胱氨酸结晶:主要见于先天性氨基酸代谢异常,如胱氨酸病。

15.尿液其他有形成分:①泌尿生殖系感染时,尿沉渣中还可见细菌、真菌、阴道毛滴虫、斑氏微丝蚴等病原体。②男性尿液有时还可见精液及前列腺液中的成分,如卵磷脂小体、精子等。③泌尿生殖系肿瘤,如肾癌、膀胱癌、前列腺癌等,尿中可查到胞体较大的癌细胞,未染色的尿沉渣检查一般难以确定,必要时可进行特殊染色后检查。

【评价与问题】

1.尿液干化学检查应注意的问题

(1)尿干化学检查法:即多联试纸条结合尿干化学分析仪的检查方法,具有简便、快速、可定性或半定量等优点,目前临床上广为应用。所谓干化学是相对于使用液体化学试剂进行试验的传统检查(即湿化学)方法而言。尿液在浸入不同检测项目的试纸条后,根据设计的不同反应原理,呈现出不同的反应颜色。根据反应颜色的变化进行定性或半定量检查。这种试纸条有单联和多联之分,多联又分3、4、8、9、10、11联不等,分别代表能检测3、4、8、9、10和11项检查。单联或多联试纸条可用肉眼观察,但大多采用仪器检测更为准确,一些项目,如尿糖、尿蛋白、酮体、隐血等可用于患者自己在家中监测。

(2)尿干化学检查法的局限性:①对尿中一般化学成分的检测只是一种筛查试验,由于多联试纸条各项试验的原理不同,加之尿中存在多种干扰因素,检查结果有一定的假阳性或假阴性率,不能代替湿化学法,后者可准确定量,而且干扰因素少。②对于有关细胞的筛查项目,如白细胞、红细胞检查,也不能取代尿沉渣涂片的显微镜检查。③亚硝酸盐试验阳性或阴性也不能取代尿液细菌培养等检查。

(3)尿干化学与尿沉渣检查联合应用:临床实践和研究表明:尿液颜色正常、无混浊,干化学检查隐血/红细胞、白细胞、蛋白质、亚硝酸盐四项结果同时阴性的标本,若为普通人群体检或一般患者的筛查时,可免除尿沉渣显微镜检查,以缩短试验时间。但是,对于疑为或已诊断的肾脏疾病、泌尿外科疾病患者,无论干化学试验结果如何,都必须做尿沉渣显微镜检查。此外,对一些只能通过显微镜检查作为诊断和疗效观察依据的尿中有形成分,如淋巴细胞、吞噬细胞、上皮细胞、肿瘤细胞、管型、结晶等,只做干化学检查就可能漏诊。因此,临床上的尿常规检查应该包括理学、干化学和尿沉渣镜检三部分内容。

2.尿液干化学检查的影响因素

(1)比密:干化学法多依据试剂条中的多聚合电解质含有随尿中离子浓度变化而解离的酸性基团,可使试剂模块中pH改变,进而换算成比密。因此,尿液pH值对用于化学法测定尿比密有很大影响。当尿液$pH \geqslant 7.0$时,OH^-中和了H^+,导致H^+不与比密试纸条中酸碱指示剂反应,使测定的比密结果偏低,应在测定值上增加 0.005 作为补偿。此外,干化学法测定尿液比密是测定尿液中的离子浓度,与折射仪法测定尿液中固体物质浓度原理不同,所以结果存在一定的差异。如果尿液中非离子型化合物增多,如葡萄糖,造影剂等,折射仪法的测定结果高于干化学法。干化学法不适用于测定比密太低的尿液,如新生儿尿液（比密可在 1.002~1.004 之间）。干化学法测定比密的梯度(0.005)太大,不能反映较小的尿比密变化。若需要准确测定比密时,可选用折射仪法。

(2)pH:采用酸碱指示剂法测定,尿液必须新鲜,放置过久被环境中细菌污染后,细菌可分解尿液成分使尿液 pH 改变,例如变形杆菌分解尿素产生氨,尿液变碱。在测定过程中,如果试纸带浸尿液时间过长,尿液 pH 呈减低趋势。食物、药物、生理活动以及肾功能状况都会对尿液 pH 产生影响,在分析结果时应综合考虑上述因素。

(3)蛋白质:干化学法根据 pH 指示剂蛋白误差原理测定尿蛋白,即在 pH 3.2 时,溴酚蓝产生的阴离子与带阳离子的蛋白质(主要是白蛋白)结合后发生颜色变化而检测。因此,干化学法受尿 pH 影响,偏酸(pH<4.5)或偏碱(pH>9.0)可致假阴性或假阳性,将尿液 pH 调至 5~7 再做试验,可以纠正。干化学法主要对白蛋白敏感,对球蛋白的敏感度只有白蛋白的 1/50~1/100,当 5.5g/L 球蛋白时仅为弱阳性反应,因而对肾病晚期出现高球蛋白尿(非选择性蛋白尿)时可呈假阴性。此外,当使用大剂量青霉素时,可出现假阴性。

用湿化学法可以克服干化学法的一些缺陷。常用的方法有磺基水杨酸法和加热醋酸法,对尿蛋白检测的灵敏度分别为 0.05~0.19/L 和 0.15g/L。磺基水杨酸法灵敏度高,对白蛋白、球蛋白均可反应,但影响因素也不少。加热醋酸法的准确性高,是尿蛋白定性的参考方法。当遇干化学法受干扰、高球蛋白尿时,宜选用这两种方法测定。

由于临床蛋白定性试验多采用随机尿,易受尿液浓缩和稀释的影响,难以准确反映尿蛋白的排出总量,一般应以尿蛋白定量为准。

(4)尿糖:采用葡萄糖氧化酶法测定,特异性较强,但不能检测其他糖(如果糖、半乳糖、甘露糖等)。尿中大量维生素 C 可使干化学法出现假阴性。此外,尿量可影响结果,尿少时尿糖阳性强,尿多时阳性减弱。临床可见糖尿病治疗后血糖下降但尿糖阳性不减弱,可能是患者喝水减少引起尿量减少所致。

(5)酮体:由于干化学法的试剂不与尿液中的 β-羟丁酸反应,而糖尿病酮症患者早期以 β-羟丁酸为主,可以造成假阴性结果,从而影响对患者的病情分析。标本放置过久可以导致乙酰乙酸氧化成丙酮,使阳性反应强度减弱或呈假阴性。此外,服用头孢类抗生素和高度色素尿、体内存在左旋多巴代谢产物、美司那(巯基乙酸钠)和其他巯基化合物可以产生假阳性。

(6)胆红素与尿胆原:①尿胆红素:胆红素与重氮盐偶联反应显色而定性,检测灵敏度为 3.4 μmol/L。尿液必须新鲜并避光,否则可致结合胆红素氧化降解,使阳性反应减弱或转为阴性。尿中大量维生素 c 可出现假阴性,大量氯丙嗪、盐酸苯偶氮吡啶可致假阴性。②尿胆原:尿胆原-b 重氮盐偶联反应显色而定性,灵敏度与胆红素相同。尿液久置后尿胆原可转变为尿胆素而呈假阴性。

(7)亚硝酸盐:当尿液中有较多大肠埃希菌时,产生的硝酸盐还原酶可将尿液中的硝酸盐还原为亚硝酸盐,后者与对氨基苯砷酸发生重氮化反应,再 1,2,3,4-四氢并喹啉-3 酚偶联呈红色。阳性反应的灵敏度为 0.3~o.6mg/L 亚硝酸盐。当尿液被环境中细菌污染、标本放置时间过久、尿液中色素含量高时可呈假阳性;如果粪链球菌等非利用硝酸盐细菌感染、尿液在膀胱中停留时间过短、使用利尿剂、高比密尿、大量维生素 c 干扰、尿液中缺乏硝酸盐等可致假阴性。

(8)隐血/红细胞:干化学法是测定血红蛋白中亚铁血红素的过氧化氢酶样活性,其灵敏度为 150~300ug/L,本法既可与游离的血红蛋白或肌红蛋白反应,又能测定完整的红细胞。泌尿系统感染时,某些细菌产生的过氧化物酶也可导致假阳性反应。干化学法与显微镜法检测尿中完整红细胞具有一定的相关性,但干化学法更灵敏,也有较高的假阳性率(可达30%左右),因此最适合筛查尿中有无红细胞,阳性者必须镜检确认。大量蛋白尿,高比密尿,pH<5.0,大剂量维生素 C(>100mg/L)或其他还原物质可抑制反应,造成假阴性。

(9)白细胞:干化学法检查白细胞阳性时,应做尿沉渣的显微镜检查,但可出现干化学阳性而镜检阴性,可能是尿中的中性粒细胞已溶解,胞质内的酯酶释放于尿中所致;或高浓度胆红素尿,服用呋喃坦啶等药物等导致的假阳性。此外,高比密尿,大量蛋白尿(>5g/L),尿糖浓度过高(10~20g/L 以上),使用大剂量先锋霉素Ⅳ、庆大霉素后,维生素 C 浓度增高和高浓度草酸可致干化学法检查白细胞呈假阴性。

(10)维生素 C(Vit C):一般采用还原法测定,灵敏度约为 50~100mg/L。尿中 Vit C 浓度增高,可抑制隐血/红细胞、胆红素、葡萄糖、亚硝酸盐与试剂的反应而使其检查呈假阴性,抑制的程度随 Vit C 浓度增加而加大。因此,Vit C 测定不是作为尿中 Vit C 定量用,主要是依据其浓度提示上述几项检测结果的准确性,避免出现假阴性结果。

二、尿液细胞和管型计数

尿液常规检查时,多为随机尿或晨尿标本,受尿量、运动状态、尿留取时间长短、饮水状态和检查方法等多种因素影响。通过定量、计时等标准化要求,可准确计数一定时间内尿液中细胞和管型的绝对数量,更有助于对病变程度的判断。

【适应证】
肾小球肾炎、泌尿系感染性疾病的诊断、疗效监测、尤其是适合于动态观察等。

【标本采集】
定时留取 3h 或 12h 全部尿液于干燥、洁净的多个透明玻璃瓶(容量为 500ml)中,并及时送检。3h 尿不需防腐,多采用早晨 6~9 时的尿液,也可为日间任意时间,但每次复查的时间应相同。12h 尿留取时间较长,可从试验前一天晚 8 时至第二天早晨 8 时,收集 12h 内的全部尿液于预先加入甲醛 1 -2ml 防腐的 500ml 透明玻璃瓶中,可收集至多个玻璃瓶内,全部标本及时送至实验室检查。

【检测方法】
1. 1h 尿细胞与管型排泄率测定:将 3h 全部尿液混匀后,用刻度量筒测量尿液总量,取 10ml 于刻度离心管内,1500 转/min 离心 5min,吸弃上层 9ml 尿,混匀剩余的 1ml 尿及沉渣,滴入专用尿沉渣计数板或细胞计数池内,计数出每微升尿中的各种细胞和管型的数量,并换算成每小时的排泄率。

2. 12h 尿细胞与管型计数(又称 Addis 计数):将 12h 全部尿液混匀后,按上述方法计数,换算成 12h 的尿细胞与管型的总量。

[参考范围]
1. 1h 尿液细胞与管型排泄率

成人:红细胞:男性<3×10^4 个/h,女性<4×10^4 个/h。
白细胞:男性<7×10^4 个/h,女性<14×10^4 个/h。
儿童:红细胞 0~9.4×10^4 个/h,白细胞 0~12.7×10^4 个/h。
透明管型 0~0.2067×10^4 个/h,颗粒管型 0~0.2733×10^4 个/h。
北京大学第一医院 123 例 2~7 岁健康儿童调查结果。

2.艾迪(Addis)计数
红细胞 0~50×10^4/12h,白细胞:0~100×10^4 个/12h,管型 0~0.5×10^4/12h。

【临床意义】
泌尿系感染患者 1h 白细胞排泄率和艾迪计数白细胞增高。急、慢性肾小球肾炎患者 1h 排泄率和艾迪计数红细胞、管型显著增高;白细胞也增高,但不如红细胞与管型增高明显,治疗有效后降低或恢复至参考范围,动态观察更有临床意义。

【评价与问题】1h 尿细胞与管型排泄率和艾迪计数相比,前者方法简便,不受饮食影响(但注意不能大量饮水),适合于门诊及住院病人,临床较常用。艾迪计数由于标本留取时间过长,患者标本留取困难,加防腐剂仍不能完全保证细胞和管型的形态不受影响或溶解等,故目前临床应用较少,但对于住院病人疗效监测仍具有重要意义。

三、尿液的特殊化学检查

(一)24h 尿蛋白定量

尿蛋白检查受尿量和标本留取时间长短及生物节律的影响,对临床已查出蛋白尿的患者,更应排除这些因素的影响,因此需要观察 24h 内尿蛋白总量的变化,而且对疗效监测意义更大。

【适应证】
随机尿液标本检查发现蛋白尿,急慢性肾小球肾炎、肾病综合征、慢性肾功能衰竭患者的诊断、肾功能损伤程度的判断及疗效监测等。

【标本采集】
试验前一天早 8 时排空膀胱,弃去此次尿液。然后收集以后至次日清晨 8 时的所有尿液于干燥、洁净的透明玻璃瓶(容量为 500ml)中,可收集至多个玻璃瓶内。为了防止尿液被污染,每 500ml 尿加入 2~3ml 甲苯防腐,并盖上瓶盖。储存于 4℃ 冰箱中。试验当天及时送检。

【检测方法】
将全部尿液加入体积较大的洁净、干燥容器中混匀,用刻度量筒测量尿液总量后测定尿蛋白总量。双缩脲比色法为经典方法,重复性好,对白蛋白和球蛋白反应灵敏度较一致。其他方法,如考马斯亮蓝法、丽春红 S 法、邻苯三酚红钼法也有采用者。

【参考范围】
尿蛋白:成人<0.15g/24h 或者<0.1g/L,青少年<0.3g/24h。

【临床意义】
(1)蛋白尿的诊断:24h 尿蛋白定量可更准确地反映每天排泄的尿蛋白量。成人尿蛋白>0.15g/24h、青少年尿蛋白>0.3g/24h 时称为蛋白尿,比干化学定性试验结果更具有诊断意义。

(2)蛋白尿轻重程度分级:①轻度蛋白尿:成人尿蛋白>0.15~1.0g/24h;②中度蛋白尿:成人尿蛋白>1.0~3.5g/24h;③重度蛋白尿:成人尿蛋白>3.5g/24h,对判断肾脏病变程度有意义。

(3)肾脏疾病疗效监测：在临床出现各种蛋白尿的肾脏疾病的治疗过程中，尿蛋白总量变化的监测优于随机尿蛋白定性试验，尤其是对住院患者更为重要。治疗有效者，蛋白尿程度减轻或消失，复发时出现蛋白尿或蛋白排量增多。

【评价与问题】

(1)标本采集的影响：24h 尿蛋白定量结果的准确与否主要取决于标本的采集，若尿液收集不完全、混匀不充分、加防腐剂不当或未加防腐剂导致细菌生长等，都可致定量误差。

(2)连续观察对疗效监测更有意义。

(二)尿蛋白电泳

蛋白尿可源于多种病因。尿蛋白定性或定量检查只能判断蛋白的排出量及估计病情的轻重。尿蛋白电泳(electrophoresis)可通过对尿蛋白组分的分析，确定尿蛋白的类型，并有助于病因的确定和预后判断。

【适应证】

各种肾脏疾病及相关疾病所致蛋白尿的诊断与分型，判断肾小球或肾小管受损伤后的严重程度。

【标本采集】

新鲜晨尿或随机尿 20ml，置于洁净、干燥的尿标本采集杯中及时送检。

【检测方法】

尿液经离心后取上清液，经透析、除盐、浓缩后进行电泳—可根据需要选择醋酸纤维膜电泳、琼脂糖电泳、SDS-聚丙烯酰胺凝胶电泳(SDSPAGE)。

【参考范围】

(1)醋酸纤维膜电泳：从阴极至阳极各种蛋白及其比例分别约为白蛋白(37.9%)、球蛋白(27.3%)、α球蛋白(19.5%)、β球蛋白(8.8%)、γ球蛋白(3.3%)、Tamm-Horsfall 粘蛋白(1%~2%)。

(2)SDS-PAGE：从阴极至阳极分别为低分子量蛋白(α-微球蛋白、β-微球蛋白)、中分子量蛋白(主要是白蛋白)、大分子量蛋白(主要是γ-球蛋白和 Tamm-Horsfall 粘蛋白)，约80%左右的健康人主要为中分子或低分子量蛋白，无或极微量大分子量蛋白。

【临床意义】

(1)蛋白尿的分类：根据电泳结果，可对蛋白尿进行分类。如果仅是小分子量蛋白，则为肾小管性蛋白尿(tubular proteinuria)或是组织性蛋白尿，表明蛋白主要由于肾小管病变或血液中产生过多(如免疫球蛋白轻链)所致。如果是中分子量或同时还有大分子量蛋白，则为肾小球性蛋白尿(glomerutar proteinuria)，表明蛋白尿主要由于肾小球病变所致。如果尿蛋白以小分子和中分子量蛋白为主，但大、中、小分子量蛋白均增多，类似于血浆蛋白的组成，称为混合性蛋白尿(mixed proteinuria)。表明肾小球和肾小管同时或相继受损而产生蛋白尿。

①肾小球性蛋白尿：由于肾小球基底膜病变，通透性增加所致。其特点是以白蛋白为主，病情严重时可出现球蛋白。白蛋白属于中分子量蛋白，分子量 40~90kD 之间。球蛋白属于大分子量蛋白，分子量大于 90kD。各种涉及肾小球病变的疾病常表现为肾小球性蛋白尿，如急性肾小球肾炎、慢性肾小球肾炎早期、肾病综合征、狼疮性肾炎、糖尿病肾病、肾小球动脉硬化等。肾小球性蛋白尿 24h 尿蛋白定量常≥2g。

②肾小管性蛋白尿：由于肾小管病变使重吸收减少或主动分泌增多所致，其特点是以分

子量小于 40kD 的小分子量蛋白(α-微球蛋白和 β-微球蛋白)为主。24h 尿蛋白定量多不超过 2g。肾小管性蛋白尿常见于急性肾盂肾炎、慢性肾盂肾炎早期、肾小管酸中毒、慢性间质性肾炎、重金属及某些药物中毒等。

③混合性蛋白尿：电泳图谱中可见白蛋白、$α_1$ 球蛋白、$α_2$ 球蛋白、β 球蛋白、γ 球蛋白均显著增加，常见于慢性肾炎晚期、尿毒症、急性肾功能衰竭，严重间质性肾炎等。

(2)选择性与非选择性蛋白尿

根据电泳结果可以将蛋白尿分为选择性和非选择性蛋白尿。选择性蛋白尿(selective proteinuria)一般以中分子量蛋白，即白蛋白或转铁蛋白为主；非选择性蛋白尿(non-se-lective proteinuria)不仅有中分子量蛋白，而且还有大分子量的球蛋白增高，如 IgC、IgA，甚至 IgM 也漏出。通过测定血清和尿液中 IgG 和白蛋白 (Alb) 的浓度，计算选择性蛋白尿指数(selective proteinuria index,SPI)，可以较为准确地鉴别选择性或非选择性蛋白尿。

也可以改用尿转铁蛋白(Tf)/血清转铁蛋白(Tf)

SPI<0.1 时，为高选择性蛋白尿，提示病变轻微，如微小病变性肾病。SPI 为 0.1~0.2 时，为中度选择性蛋白尿，肾脏病变开始加重。当 SPI 为>0.2 时，为非选择性或低选择性蛋白尿，表明肾脏病变严重，如膜性肾病后期、膜增殖性肾小球肾炎、局灶性阶段性肾小球硬化、狼疮性肾炎等。

区别选择性和非选择性蛋白尿对肾脏疾病的诊治有重要的临床意义。选择性蛋白尿的蛋白定性多为强阳性，蛋白定量常>3.5g/24h，如肾病综合征，而且对激素和免疫抑制剂的疗效较好。非选择性蛋白尿的蛋白定性多为较强阳性，蛋白定量常在>0.5~3.0g/24h，多为持续性蛋白尿。对激素和免疫抑制剂的疗效不佳、预后较差，多有发展成肾功能衰竭的危险。

【评价与问题】

(1)尿蛋白电泳有重要的临床意义，凡属持续性蛋白尿患者均应进行电泳检查，SDS-PAGE 更有价值。对轻度或中度蛋白尿，应注意适当地将尿液浓缩后再电泳，否则电泳结果不准。

(2)血清 IgG 和 Tf 浓度，个体差异较大，使 SPI 值受到一定的影响。因此，SPI 应结合尿蛋白电泳结果综合分析。

(三)肌红蛋白尿检查

肌红蛋白(myoglobin,Mb)是横纹肌和心肌细胞内的一种含亚铁血红素的蛋白质，当肌肉组织损伤时，细胞内的肌红蛋白释放进入血循环，由于 Mb 分子量较小，可迅速通过肾小球滤过而排泄入尿液中。尿 Mb 检查阳性称为 Mb 尿。通过检查尿液以及血清中肌红蛋白的含量有助于诊断急性骨骼肌损伤和急性心肌梗死。

【适应证】肌肉疾病、创伤、心肌梗死、行军性肌红蛋白尿症等。

【标本采集】新鲜尿液并及时送检。

【检查方法】尿隐血试验做筛查。化学发光法结合 Mb 的单克隆抗体做定量检查。

【参考范围】尿隐血试验阴性，Mb 定量<4mg/L。

【临床意义】Mb 增高见于：①肌肉创伤，如烧伤、挤压综合征、手术等。②组织局部 缺血坏死，如急性心肌梗死。③肌肉病变，如多发性肌炎、皮肌炎、肌营养不良。④代谢性肌损害，如酒精中毒、一氧化碳中毒等。④行军性肌红蛋白尿症：见于剧烈运动后发生肌 肉疼痛，1~2 天出现血红蛋白尿。

【评价与问题】

(1)尿液常规检查时,Mb尿外观呈红色或深红色、深褐色、棕色尿,镜检无或偶见红细胞,但只能作为筛查。

(2)Mb尿阳性作为急性心肌梗死辅助诊断时,应注意与血清中Mb和其他心肌损伤标志物检查综合分析,一般不以此作为确诊的依据。

(四)乳糜尿与脂肪尿检查

脂肪在肠道吸收后皂化形成乳糜液,正常情况下乳糜液进入肠道淋巴管,参与淋巴循环。如果因为某种原因淋巴液引流不畅,乳糜液没有能够进入血循环,而逆流到泌尿系统淋巴管中,使淋巴管内压力增高,曲张破裂进入尿液,则形成乳糜尿(chyluria)。此时,尿液外观呈现不同程度的乳白色,典型的乳糜尿为牛奶状。尿液中混有脂肪小滴时称为脂肪尿(lipiduria)。

【适应证】腹腔肿瘤、结核、创伤或外科手术及丝虫病等导致的乳糜尿。

【标本采集】新鲜尿并及时送检。

【检查方法】乳糜尿经乙醚提取,尿的乳浊程度减轻或变澄清。乙醚提取物中加入苏丹Ⅲ染液涂片,在显微镜可见脂肪颗粒被染成大小不等的橘红色球形小滴。

【参考范围】阴性。

【临床意义】乳糜尿中主要含卵磷脂、胆固醇、脂肪酸盐及少量纤维蛋白原、白蛋白等,合并泌尿系感染时可出现乳糜脓尿。乳糜尿排出体外后可凝集成白色胶冻状,严重乳糜尿则可分3层,下层为红色沉淀物,内含细胞或微丝蚴等病原体,中层为乳白色或较清澈液体,上层为脂肪层。乳糜尿可见于累及淋巴循环的有关疾病,如腹腔结核、腹腔肿瘤压迫、先天性淋巴管畸形、腹腔创伤损伤淋巴管或胸导管。丝虫病也是引起乳糜的重要原因。此外,脂肪尿见于肾病综合征、肾小管变性有关疾病、骨折及脂肪栓塞等。

【评价与问题】尿中含有大量非晶形磷酸盐或尿酸盐时,肉眼观察可类似乳糜尿,加热或加酸可溶解。离心法可简单区别乳糜尿、脓尿和结晶尿。乳糜尿离心后外观不变,尿沉渣中无或仅有少量细胞;脓尿和结晶尿离心后上清尿液澄清,尿沉渣中可见大量脓细胞/白细胞,或非晶形磷酸盐、尿酸盐结晶。

(五)尿液纤维蛋白降解产物测定

纤维蛋白降解产物(FDP)是纤维蛋白原或纤维蛋白被纤溶酶水解的产物,包括X、Y、D、E等碎片。健康人血浆中FDP<10mg/L,尿中无FDP。当血浆中FDP增高或肾脏有血栓形成及纤溶亢进时,尿中出现FDP。

【适应证】弥散性血管内凝血(DIC)、原发性纤溶亢进、肾病综合征、肾小球肾炎、肾静脉血栓形成、泌尿系感染等。

【标本采集】新鲜尿液并及时送检。

【检测方法】FDP胶乳凝集试验(LAT)或ELISA。LAT主要用于定性或半定量FDP,ELISA可准确定量。

【参考范围】LAT阴性,ELISA 11~45ug/L

【临床意义】尿中FDP的来源途径有:①DIC或原发性纤溶亢进,血浆FDP增高而排入尿中;②肾小球内局部发生微血栓形成或肾静脉血栓形成继发纤溶亢进,肾小球基底膜通透性增高而排入尿中;③泌尿系感染引起的炎症反应,局部组织渗出的纤维蛋白沉积在'肾小球基底膜被纤溶酶降解后排入尿中。因此,尿液 FDP 阳性或增高,提示肾脏或泌尿系病变有进行性发展,如肾病综合征(尤其是膜性肾病)。肾静脉血栓形成、肾肿瘤、泌尿系感染等。DIC、原发性纤溶亢进时尿 FDP 增高。肾移植后若出现 FDP 持续增高,提示可能排异反应。

【评价与问题】LAT 定性或半定量尿液 FDP 在临床应用较多,常作为肾脏疾病有关血栓形成的筛查。近年来,血浆 D-二聚体测定广泛用作为活动性血栓形成的分子标志物,测定尿液中 D-二聚体也开始在临床应用于肾脏血栓形成的检查,可能 FDP 与 D-二聚体两者同时测定对判断肾脏病变及有无血栓形成更有意义。

(考玉芹)

第二章 肾功能检查

肾脏主要由肾小球、肾小管和集合管组成,其主要功能是维持体内水、电解质和酸碱平衡,同时也是体内代谢产物和毒素主要排泄器官。泌尿是肾脏最基本的功能,尿液形成是由肾小球滤过和肾小管重吸收两个相互作用的过程完成的。一方面肾小球每天要滤过 180L 的液体,称为原尿;另一方面原尿的 99% 又都被肾小管重吸收。肾小球的滤过能力(常用肾小球滤过率表示)由毛细血管壁内外压力差、血浆流经肾小球的速度和毛细血管的滤过面积与通透性三方面共同决定。凡是能引起上述机制发生变化的原因和疾病都会导致肾小球滤过率下降。肾小管病变则可引起重吸收功能减弱或丧失。通过尿液分析可以了解一部分肾功能,但肾功能试验能更特异和灵敏地评价。肾小球、肾小管的功能状态,尤其是肾脏出现早期损伤时的检查,对肾脏疾病的诊断、治疗等有重要的临床意义。

一、肾小球滤过功能试验

肾小球滤过(glomerular filtration)是指血液流经肾小球毛细血管网时,血浆中的水、电解质及一些小分子物质(如低分子量蛋白)和蛋白质、核酸、糖等物质的代谢产物通过滤过膜进入肾球囊形成原尿的过程。单位时间内两肾生成原尿的量称为肾小球滤过率(glo— merular filtration rate,GFR),用微穿刺法测定体表面积为 $1.73m^2$ 健康成年人的 GFR 为 125ml/min 左右,但此法不能在临床上应用。临床上只能用一些合适的内源性或外源性物质从肾脏清除的速率,简称清除率(clearance rate,Cr)来间接反映 GFR。肾小球清除率(glomerrular clearance rate,Gcr)是指肾脏清除某种物质的能力.即肾脏在单位时间(一般为每分钟)内能将多少毫升血浆中的某种物质完全清除的能力。$Gcr=(U×V)/P$,计算公式中 u 为尿中某种物质的浓度,P 为血浆中某种物质的浓度,V 为每分钟的尿量(ml/min)。可用于检测肾小球清除率的物质具有以下特点:①内源性物质应完全由机体自身产生,生成量较为恒定,很少或不受外界因素的干扰。外源性物质不在体内代谢或转化。②基本上是通过肾小球滤过,不从其他途径排出体外。③基本上不被肾小管重吸收或排泌,,不受肾小管功能变化的影响。肾小球清除率试验能直接、敏感地反映肾功能。临床常用的有内生肌酐清除率和近年来开展的血清半胱氨酸蛋白酶抑制剂 C(cystatin C)测定。此外,血清中肌酐、尿素、尿酸含量的变化也在一定程霞可反映肾小球的滤过功能。

（一）内生肌酐清除率测定

肌酐（creatinine）是肌肉中磷酸肌酸的代谢产物，健康人在安静状况下肌肉活动产生的肌酐量基本恒定，而且所产生的肌酐从肾小球滤过后，不被肾小管重吸收，近端小管仅排泌少量。因此，测定血清和尿液中肌酐浓度，并根据每分钟尿量，可以计算出体内肌酐的清除率，又称内生肌酐清除率（creatinine clearance，Ccr），可较好地反映了肾小球的滤过功能，在临床上最为常用。

【适应证】

(1)评价肾小球的滤过功能，评估肾脏疾病时肾小球功能的损伤程度。

(2)肾脏及有关疾病的治疗与用药指导。

(3)肾移植术后的监测。

【标本采集】

(1)试验前准备

受试者无肌酐饮食三天。在这三天中患者不能进食肉类（避免外来肌酐的干扰），每日蛋白摄入量（指植物蛋白）少于40g。避免运动，使血液中内生肌酐保持稳定。试验前24小时禁服利尿剂、试验开始前排尽尿液。

(2)标本采集

试验前一天早8时排空尿液，留取至次日早8时的24h尿，置于洁净、干燥、无渗漏500ml以上的透明玻璃瓶，可收集多瓶。留标本期间可适量饮水，禁服茶、咖啡等利尿饮食，次日送检全部尿液。将全部尿液混匀后准确计量其体积。取10ml尿液和当日空腹不抗凝或肝素抗凝血2ml送检，分别用于测定尿肌酐和血清肌酐浓度。

【检测方法】

(1)常用苦味酸法：苦味酸与肌酐在碱性溶液中生成红色化合物，颜色的深浅与肌酐含量成比例关系。

(2)根据血清和尿液中肌酐的含量、24h尿量，按以下公式计算内生肌酐清除率：

内生肌酐清除率（Ccr）=尿中肌苷含量/血中肌苷含量×每分钟尿量（ml/min）

由于肾脏大小的个体差异。以每个人的体表面积进行矫正，计算矫正Ccr。

简易受试者体表面积（A）计算方法：

Dubois公式：$Lg(m^2)=0.725Lg$ 身高（cm）×$0.425Lg$ 体重（kg）−2.144

矫正清除率从理论上讲比实际计算的清除率更能准确反映病人自身的肾小球滤过功能，但由于缺乏中国人的标准体表面积参考值，也难于准确计算出每个受试者的体表面积。

【参考范围】

Ccr：80~120ml/min 成年男性比女性略偏高，分别为85~125ml/min和75~115ml/min。2岁以内小儿偏低，健康人成年以后每10年平均下降4ml/min。新生儿：25~70ml/min。

【临床意义】

(1)较早反映肾功能损伤，如急性肾小球肾炎，在血清肌酐和尿素两项指标尚在参考范围时，内生肌酐清除率可低于参考范围的80%以下。

(2)确定肾小球滤过功能受损的程度和分期：不同Ccr水平的减低可作为基本的判断标准。①轻度肾功能损害51~70ml/min；②中度肾功能损害30~50ml/min；③重度肾功能损害<

30ml/mim ④肾功能衰竭<20ml/min;⑤终末期肾功能衰竭<10ml/min。

(3)用于临床治疗和用药指导参考:①当 Ccr 为 50~80ml/min 时,一般为肾功能不全的代偿期。②当 Ccr 30~50ml/min 时,应限制患者的蛋白摄入量,每日不能超过 30g。③当 Ccr 10~30 ml/min 时,噻嗪类利尿剂常无效,应换用袢利尿剂。④当 Ccr<10ml/min 时,袢利尿剂也多无效,应进行透析治疗。

(4)评估肾移植是否成功的一项参考指标,如移植成功,Ccr 会逐渐回升或达参考范围,否则提示移植失败;若恢复后又再度下降,提示发生排异反应。

【评价与问题】

(1)尿液收集不全和尿液总量计量不准是影响 Ccr 准确性的常见原因,应向受试者说明试验注意事项和具体要求。

(2)为方便门诊病人,也可采取短时间留尿法,如 4 小时留尿法。这种方法所得 Ccr 值可能较 24 小时留尿法结果偏高。

(3)Ccr 替代 GFR 存在一定的缺陷:在 GFR 下降时,肾小管可以少量分泌肌酐;肾功能衰竭时,肠道细菌可以分解肌酐;不同个体的肉食摄入量和肌肉总量的差异影响血浆肌酐浓度,一些药物可以减少肾小管排泌肌酐,使血浆肌酐升高,从而出现肾功能不全的假象。因此,Ccr 在评价急性肾功能衰竭和恢复阶段有一定偏差,应加以注意。

(二)血清肌酐测定

血清肌酐(serum creatinine,Scr)浓度在控制外源性(食物)来源,没有进行剧烈运动时,主要取决于肾小球的滤过率。

【适应证】尿液常规检查异常,如蛋白尿、管型尿、肾小球源性血尿等。高血压、及慢性肾脏疾病、脓毒症、休克、多发性创伤、糖尿病、高尿酸血症、多发性骨髓瘤、肾毒性药物治疗的监测、血液透析治疗。

【标本采集】血清和肝素抗凝血均可。

【检测方法】苦味酸法(Jaffe 反应动力学法或终点法)。

【参考范围】成人:30~106μmol/L,儿童:18~53μmol/L。(Jaffe 反应动力学法)。

成人:44~133μmol/L,儿童:27~62μmol/L(Jaffe 反应终点法)。

【临床意义】

(1)血清肌酐浓度增高:表明存在肾功能不全,但对其早期诊断并不敏感,当肾小球清除率降低到正常的 50% 时,仍可正常;当减低到正常的 1/3 时,Scr 才明显上升。所以,Scr 增高提示肾脏的病变较重,临床常作为氮质血症(azotemia)、肾功能衰竭、尿毒症的辅助诊断和病情观察指标。

(2)判断肾功能损害的程度:由于 Scr 比 Ccr 测定简便,临床更为常用,尤其适合于门诊病人。根据血清肌酐的水平,可初步判断肾功能损害的程度:①轻度肾损害<178μmol/L,②中度肾损害>178μmol/L(氮质血症),③重度肾损害>445μmol/L(肾功能衰竭)。尿毒症时,Scr 可达 1800μmol/L 甚至更高。

(3)配合指甲肌酐测定,可了解 3 个月前的血清肌酐水平和肾功能状态,对急、慢性肾功能衰竭的鉴别诊断有意义,但应用较少。

(4)引起 Scr 水平改变的其他因素:糖尿病酮症酸中毒和一些药物,如头孢噻吩、头孢西丁、阿司匹林、甲氰咪胍、甲氧苄氨嘧啶等可使 Scr 增高。肝病、恶液质、年龄增大,Scr 可降低。

【评价与问题】

(1)Scr 日内生理波动为 10% 以内，这与个体肌肉量有关。肌肉发达者与消瘦者相比生理水平有明显差异。剧烈运动时，Scr 有一过性增高。

(2)妊娠时由于血浆稀释而比正常人偏低，多在 35.2~52.8μmol/L，如果孕妇 Scr>70.4μmol/L 则被认为有升高倾向。

(3)高蛋白饮食可使 Scr 升高。

(三)血清尿素测定

尿素(urea)是蛋白质代谢的终产物之一，在肝脏中经鸟氨酸循环生成，进入血循环中由肾脏排泄。肾小球滤过率减低时，尿素排除减少，血清尿素(serum urea,Sur)浓度增高。

【适应证】急、慢性肾功能衰竭，肾前性与肾后性氮质血症的鉴别等。

【标本采集】血清和肝素抗凝血浆。不能用氟化钠和肝素铵抗凝血浆。

【检查方法】血清中的尿素被尿素酶分解生成氨，氨在谷氨酸脱氢酶的作用下使 NADH 氧化为 NAD+，NADH 在 340nm 处的吸光度值降低的速率可反映尿素的浓度（尿素酶偶联法）。

【参考范围】Sur 成人：1.8~7.1 mmol/L，儿童：1.8~6.5mmol/L。

【临床意义】只有在蛋白质代谢较为恒定的状态下，血清中尿素浓度才与肾脏排除的速度有关，故尿素测定只能在一定程度上反映肾小球的滤过功能。一般在肾功能不全的失代偿期时或氮质血症时，尿素才会明显增高。

(1)肾前因素导致 Sur 增高：见于急性失血(如胃肠道出血)、休克、脱水、烧伤等，其有效循环血量减少，肾小球滤过率减低，尿素排出减少，Sur 增高。充血性心力衰竭、肾动脉狭窄等使肾脏灌注下降，Sur 增高。应用糖皮质激素、四环素等也可致 Sur 增高。

(2)肾后因素导致 Sur 增高：见于尿路梗阻，如结石、肿瘤、前列腺肥大等。

(3)蛋白分解代谢亢进导致 Sur 增高：见于甲状腺功能亢进、烧伤、消化道出血及挤压综合征等。

(4)Sur 生理性改变：增高见于高蛋白饮食后，生理性减低见于妊娠期。

(5)肾前性与肾后性氮质血症的鉴别：肾前性氮质血症主要表现为血清尿素浓度增高，肌酐不增高；肾后性氮质血症表现为血清尿素和肌酐同时增高，但尿素增高更为明显。

【评价与问题】

(1)Sur 不能用于早期肾功能不全的筛查和诊断，但对晚期肾功能诊断仍有意义。由于检测方便、快速、可以与血清肌酐一起作为肾功能不全患者的病情观察和治疗效果评价指标。

(2)由于 Scr 较少受肾外因素影响，因此，往往 Scr 和 Sur 同时检测。通常情况下，Sur/Scr 大约为 10:1。如果两项结果同时按比例增高，则提示肾功能损伤；如果 Sur 增高明显，而 Scr 增高不明显，Sur/Scr 增大，多为肾外因素所致，脱水时 Sur/Scr>20:1。

(3)肝病、营养不良、镰状细胞性贫血等，Sur 减低，在单纯用 Sur 评价肾功能时应注意。

(4)非蛋白氮(nonprotein nitrogen,NPN)：指血液中蛋白质以外的含氮化合物，大部分从肾脏排出，曾经作为反映肾小球滤过率的一个指标。由于血中 NPN 包括 15 种以上具体成分，其中尿素氮(blood urea nitrogen,BUN)占 45%，所以可以通过测定血中 BUN 含量反映肾小球滤过率。由于 BUN 测定方法存在多种缺陷，近年来逐渐以尿素酶法测定尿素(urea)替代

BUN测定。

(四)血清尿酸测定

尿酸(uric acid,UA)是核酸的代谢产物,全部从肾小球滤出,在近端肾小管几乎全部被重吸收。肾小球滤过率降低时,尿酸排出减少,血液中含量增高。所以,血清尿酸(serum uric acid,SUA)也是反映肾小球滤过功能的指标之一,但由于较多的肾外因素可影响SUA水平,在分析结果时应综合考虑。

【适应证】原发性痛风和各类白血病、多发性骨髓瘤所致的痛风性肾病,肾脏疾病所致的肾小球滤过功能损伤、妊娠高血压、子痫、利尿剂、抗结核药等药物监测、铅中毒。

【标本采集】血清和肝素抗凝血均可。

【检查方法】尿酸酶法。

【参考范围】SUA 男性:180~440μmol/L,女性:120~320μmol/L。

【临床意义】

(1)肾小球功能减退时SUA增高,但应注意肾外因素的影响。

(2)高尿酸血症的诊断:高尿酸血症最常见于痛风,SUA可高达800~1500μmol/L。痛风属于一种嘌呤代谢失调性疾病,可分为原发性和继发性两类,前者为遗传性疾病,后者可见于核酸代谢亢进,如白血病、多发性骨髓瘤等。痛风可引起痛风性关节炎和痛风性肾病。

(3)妊娠高血压、子痫时肾血流量减少,因尿酸排出减少而使SUA增高。

(4)长期用利尿剂、抗结核药(如吡嗪酰胺)等药物可致SUA增高,铅中毒者SUA常增高。

(5)SUA减低:见于范可尼贫血、Wilson病(肝豆状核病变)、急性肝坏死等。

【问题与评价】

(1)SUA容易受较多肾外因素影响,血清中含量变化不一定与肾功能损害相一致。

(2)在严重肾功能衰竭时,肾小管可部分排泌尿酸,导致SUA在慢性尿毒症时升高并不显著。

(五)血清半胱氨酸蛋白酶抑制剂C测定

半胱氨酸蛋白酶抑制剂 C(cysteine proteinase inhibitor C)是机体各种有核细胞合成的一类小分子蛋白质,又称为cystatin,分为A、B、C等九个亚类,其中的光抑素(cystatin C,cys c)属于糖基化碱性蛋白质,分子量约为13 kD,能自由通过肾小球滤过膜,并几乎被近曲小管全部重吸收,而且不受肾小管排泌影响,尿中浓度极低。Cystatin C的产生速度不受炎症、肌肉质量等因素影响,目前认为是较理想的反映肾小球滤过率的标志物。

【适应证】肾小球滤过功能评价,可引起肾毒性药物治疗的监测。

【标本采集】血清或肝素抗凝血浆。

【检查方法】乳胶颗粒增强的免疫比浊法。

【参考范围】男性(17~60岁)0.62~0.91mg/L;女性(17~60岁)0.52~0.83mg/L(北京大学第一医院资料。2001年)。

【临床意义】Cystatin C是一种可以敏感、特异地反映肾小球滤过率的内源性物质,其血清中浓度与肾小球滤过率的相关性良好,可以更准确地反映肾小球的滤过率,对肾小球滤过功能评价的敏感度和特异性高于肌酐清除率。有研究表明:在肾移植成功时,血清cystatin C下降的速度和幅度均大于肌酐清除率;而在发生移植排斥时,血清cystatin C增高也明显早于肌酐清除率。因此,血清cystatin C有可能取代操作较为复杂的Ccr用于评价肾小球滤过功能。

【评价与问题】

(1)新生儿血清 cystatin C 浓度略高于成年人,0~4 个月为 0.8~2.3mg/L,5 个月~13 岁接近于成人。

(2)由于血清 cystatin C 测定试剂盒未完全推,一些实验室尚未开展本试验。

二、肾小管功能试验

肾小管功能主要是重吸收和排泌。肾小管的重吸收作用主要在近端肾小管进行,包括葡萄糖、氨基酸、乳酸、肌酸等几乎全部重吸收;HCO_3^-、K^+、Na^+、水的大部分被重吸收;而其他盐类、尿素、尿酸部分重吸收,仅肌酐不被重吸收。重吸收的过程就是对原尿的浓缩功能。肾小管的排泌功能是指肾小管上皮细胞将其代谢产物分泌到肾小管管腔和将血液中的某些物质转运到管腔的过程,其中包括泌 H^+、泌 NH_3 和 H^+-Na^+ 交换等功能。

(一)肾小管浓缩—稀释功能试验

1.尿浓缩—稀释试验

肾小管的主要功能是参与对原尿的重吸收,也就是肾脏的浓缩和稀释功能。通过密切观察 24h 内尿量、尿比密的变化可以判断肾小管的浓缩和稀释功能。

肾脏对水分的重吸收取决于以下三个因素:①血容量:大量饮水后,肾小管的重吸收减少,尿液稀释,比密可降至 1.010 以下;相反,脱水后,肾小管重吸收增加,尿比密可增至 1.020 以上。因此,在日常或特定的饮食条件下,观察尿量和尿比密变化,可以评价肾脏的墩缩和稀释功能,称为浓缩稀释试验(concentration dilution test)。②远端肾小管,特别是集合管上皮细胞功能状态,如果上皮细胞受到药物、毒素和其他因素的影响,其功能遭到损害,则对水分重吸收能力下降,造成夜尿增多,尿比密下降。③与抗利尿激素有关,如果脑垂体后叶分泌此激素减少,则可导致尿量剧增,尿比密明显减低,临床上称为尿崩症。

【适应证】急慢性肾小球肾炎、慢性肾盂肾炎、间质性肾炎、高血压性肾病、尿崩症等。

【标本采集】正常饮食,每餐含水量不超过 500ml,不再额外饮水。早 8 点将尿排空,然后每隔两小时留尿一次,到晚 8 点;然后自晚 8 点到次日早 8 点再留尿一次,夜间各次尿合并为一份,共 7 份尿。注意每次要尽量排空尿液。

【检测方法】用量筒测量每次的尿量,用折射仪测定各次尿比密。

【参考范围】24h 尿量为 1000~2000ml,夜尿(晚 8 时~次日早 8 时)<750ml。日间与夜间尿量之比≥2:1。日间各次的尿比密因尿量不同有变化,可波动在 1.002~1.020 之间,最高尿比密与最低尿比密之差>0.009。夜尿比密>1.020 以上。

【临床意义】 ①多尿和尿比密减低:如果夜尿增多(>750ml),昼夜尿量比值减低,但各次尿比重变化无异常,提示为肾小管浓缩功能早期受损,可见于慢性肾小球肾炎、间质性肾炎、高血压性肾病、痛风性肾病等。夜尿增多、各次尿比密最高不超过 1.018,最高尿比密与最低尿比密之差<0.009,提示肾小管浓缩与稀释功能受损较重。若各次尿比密持续在 1.010 左右,则表明肾小管浓缩功能严重受损。尿崩症时,尿量显著增多,>4L/24h,尿比密均低于 1.006。

②少尿和尿比密增高:尿量减少或少尿(<400ml/24h),各次尿比密均较高,为 1.018 左右,而且各次间的差值<0.009,主要由于原尿生成减少,肾小管浓缩与稀释功能基本正常,常见于急性肾小球肾炎。

【评价与问题】①尿比密测定不宜用于化学法,折射仪法虽较为准确,但仍可受尿蛋白、尿糖、造影剂等影响。②注意气温变化的影响,受试者可因夏季高温大量出汗使尿量减少、比密增高;冬季寒冷可致尿量增多、比密减低。

2.尿渗量测定

渗量(osmolality,osm)是指溶液中全部溶质质点的数量,即每公斤水所含各种溶质颗粒(离子或分子)的总摩尔数。单位是渗量摩尔每千克水(mosmol/kg·H_2O)或毫渗量每千克水(mosmol/kg·H_2O 溶液的渗量只与所含溶质的颗粒数有关,而与溶质的分子量无关。如果两种溶液的渗量相同,则都具有相同的渗透压,不论它们内含的成分是否相同。例如,1mmol/L 的葡萄糖的渗量为 1mosmol/kg·H_2O,1mmol/L 氯化钠溶解后解离出 Na^+和Cl^-,其渗量为 2 mosmol/kg·H_2O。

用渗量衡量肾小管浓缩—稀释功能要比尿比密有明显的优点。尿比密受尿液中分子量较大物质的影响较大,如尿蛋白、葡萄糖。而尿渗量与溶质的离子数有明显关系,不能离子化的物质,如蛋白、葡萄糖对其影响较小,故可较准确地反映肾小管的浓缩-稀释功能。通过尿液和血浆渗量的比较,可以较为准确地判断肾脏地浓缩与稀释功能。

【适应证】慢性肾盂肾炎、慢性肾小球肾炎、尿酸性肾病等。

【标本采集】

①禁饮尿渗量测定:常用于尿量基本正常或增多的患者,晚餐后禁饮水 8h,送晨尿检查。同时空腹采肝素抗凝的静脉血送检。

②随机尿尿渗量测定:常用于尿量减少的患者,同时空腹采肝素抗凝的静脉血送检。

【检测方法】多采用冰点下降法(freezing point depression method),其基本原理是溶质溶于溶剂后,它的冰点要比原来纯溶剂下降。1渗量的溶质可使1 kg 水的冰点下降,所以尿液渗量(urine osmolality,Uosm)或血浆渗量(plasma osmolality,Posm)的计算公式为:

渗量(osm/kg H_2O)= 尿液或血浆冰点下降的度数/1.858℃

【参考范围】

①禁饮 Uosm:600~1000mosmol/kg·H_2O,平均值 800 mosmol/kg·H_2O。

②禁饮 Posm:275~305mosmol/kg·H_2O,平均值 300mosmol/kg·H_2O。尿/血浆渗量(Uosm/Posm)比值:3~4.5:1。

③24h 变化范围为 50~1200mosmol/kg·H_2O(取决于受试者液体摄入量)。

【临床意义】

①等渗尿与低渗尿:禁饮 Uosm 经常在 300mosmol/kg·H_2O 左右时,与血浆渗量接近为等渗尿。<200mosmol/kg·H_2O 为低渗尿。等渗尿提示肾小管浓缩功能严重受损,见于慢性肾盂肾炎、慢性肾小球肾炎、阻塞性肾病、多囊肾和尿酸性肾病等。低渗尿表明肾小管浓缩功能丧失,但稀释功能仍存在,见于尿崩症等。

②鉴别肾前性和肾性少尿:肾前性(脱水、休克)与单纯肾小球性(急性肾小球肾炎早期)少尿,尿量明显减少,Uosm、Uosm/Posm 正常或增高。肾小管坏死所致少尿者,Uosm、Uosm/Posm 减低,接近等渗尿。

③Uosm/Posm 直接反映重吸收后形成的尿液中溶质的浓缩倍数,比值越高,说明尿浓缩倍数越大,远端肾小管对水的重吸收能力越强;比值减低,表明肾脏浓缩功能减退。急性肾小管坏死时,Uosm/Posm≤1.2,同时尿 Na>20mmol/L;肾功能衰竭时,比值≤1.0;而肾小球损伤

时(如急性肾小球肾炎),比值>1.2,同时尿 Na<20mmol/L。

【评价与问题】
①渗量测定不受温度影响,重复性好,优于尿比密测定。
②测定尿渗量与血浆渗量比值比单独测定尿渗量更有意义。
③血浆渗量测定应选用肝素抗凝剂,以免其他抗凝剂影响。

(二)肾小管性酸中毒的诊断试验

为了维持血液中的碱储备,肾小管几乎全部重吸收原尿中的 HCO_3^-,并排泌 H^+,泌 H^+ 的同时吸收 Na^+;H^+ 和 NH_3 结合生成 NH_4^+,H^+ 和 HPO_4^{2-} 结合生成 HPO_4^{2-},分别以 NH_4Cl 和酸式磷酸盐从尿中排出,使尿液呈弱酸性,这就是肾小管的酸化功能,由此调节体内的酸碱平衡。如果远端肾小管的泌 H^+ 功能或近端肾小管对碳酸氢盐离子重吸收发生障碍,则引起体内酸中毒,即肾小管性酸中毒(renal tubular acidosis,RTA)。通过酸负荷或碱负荷试验可以判断肾小管的酸化功能,有助于诊断肾小管性酸中毒。

【适应证】遗传性或获得性肾小管性酸中毒的辅助诊断。

【标本采集】

(1)氯化铵负荷试验(酸负荷试验):受试者停用碱性药物 2 天后,按每千克体重 0.1g/d 的剂量口服氯化铵,分 3 次口服,连服 3 日。分别于服药前一天(晨尿)、第 3 日末次服药后第 3、4、5、6h 共留取 5 次尿标本各 20~30ml 并尽快送检。

(2)碳酸氢离子重吸收排泌试验(碱负荷试验):受试者按每千克体重 1~2mmol/d 的剂量口服 $NaHCO_3$,连服 3 日。在此过程中,注意监测血浆 $NaHCO_3$ 浓度,当≥26mmol/L 时留取尿液 20~30ml 及时送检。

【检测方法】酸负荷试验用精密 pH 计测定尿液 pH 值。碱负荷试验需测定尿液 HCO_3^- 和肌酐(Ucr)、血清 HCO_3^- 和肌酐(Scr)的浓度,计算尿中 HCO_3^- 部分的排泄率。尿中 HCO_3^- 部分的排泄率%=尿 HCO_3^-·Scr/血清 HCO_3^-·Ucr

【参考范围】(1)酸负荷试验:口服氯化铵之前,晨尿 pH 值一般为<5.5;口服氯化铵 2h 之后,尿 pH 值应低于 5.3。

(2)尿中 HCO_3^- 部分的排泄率≤1%。

【临床意义】

(1)肾小管性酸中毒的分型

临床常将 RTA 分为四型:①Ⅰ型:由于远端肾小管功能缺陷,使肾小管内液与外液之间不能建立生理性 pH 梯度,导致泌 H^+ 和生成 NH_4^+ 减少,H^+ 滞留于体内而引起远端肾小管性酸中毒。本病可分为遗传性和获得性两类,前者自幼发病,多有家族史和常染色体显性遗传;后者多见于慢性肾盂肾炎、梗阻性肾病、药物或化学物质中毒、狼疮性肾病、干燥综合征等。②Ⅱ型:近端肾小管重吸收碳酸氢盐的功能减低,使原尿中的 HCO_3^- 不能被重吸收,导致近端肾小管泌 H^+ 减少,H^+-Na^+ 交换障碍,尿液不能被酸化,从而产生近端肾小管性酸中毒。近端肾小管性酸中毒多为先天性,易见于婴幼儿期发病;继发性患者可见于范尼贫血(Fanconi anemia)、多发性骨髓瘤、药物及重金属(铅、镉、汞)中毒等。③Ⅲ型:近端与远端肾小管均有功能障碍。④Ⅳ型:同时存在代谢性酸中毒和高钾血症(hyperkalemia)。

(2)肾小管性酸中毒的诊断

典型的 RTA 的共同特点是血液 pH 值减低,阴离子间隙(anion gap)增大,肾小管稀释功能障碍,尿液碳酸氢盐增多、pH值偏碱,但肾小球滤过功能正常。①远端肾小管性酸中毒:在酸负荷试验服氯化铵后,机体产生酸血症;由于远端肾小管功能异常,主动多分泌H^+减少,H^+不能从尿中排出,使尿液不能酸化,血液pH值下降;服氯化铵之前、后各次尿液的pH值均>5.5,一般在6~7之间。此外,还表现为血液中高氯、钠、钾、钙、磷浓度下降,而尿液中升高。②近端肾小管性酸中毒:由于$NaHCO_3$从肾小球全部滤出,近端肾小管不能将其全部重吸收,导致较多的$NaHCO_3$从尿中排出,尿液呈碱性,因血液储备碱不足而导致酸中毒。碱负荷试验的尿中HCO_3部分的排泄率>15%对近端肾小管性酸中毒的诊断有意义,若<3%~5%则不支持近端肾小管性酸中毒,而支持远端肾小管性酸中毒。此外,近端肾小管性酸中毒常伴有低钾血症(hypokalemia)、糖尿、氨基酸尿等。

【评价与问题】

氯化铵酸负荷试验只适用于仅有酸化功能不全、无明显酸中毒时的不典型或不完全性肾小管性酸中毒的诊断,已有酸中毒的患者不应做此试验,否则可加重病人的酸中毒。

三、早期肾损伤的检查

早期肾损伤(early renal injury)是指由于多种原因导致的肾实质改变或功能异常,但尿液常规检查及常用肾功能试验无明显异常,而且缺乏有关的症状与体征。早期肾损伤可以被肾脏强大的代偿功能所掩盖而不易发现,特别是近年来糖尿病肾病等全身性疾病伴发的早期肾损伤在临床上日渐增多,成为慢性肾功能衰竭的主要原因。因此,尽早发现和诊断早期肾损伤,及时采取预防或干预治疗,避免肾损伤发展至不可逆的肾功能衰竭有重要的临床意义。目前,已经建立了一些试验方法用于早期肾功能损伤的诊断,例如,尿微量白蛋白、转铁蛋白定量可以诊断早期肾小球损伤。尿中部分低分子量蛋白和尿酶定量对早期肾小管损伤诊断有重要价值。

(一)尿微量白蛋白测定

生理状况下,带负电荷、分子量为69kD的白蛋白几乎不能通过肾小球滤过屏障,即使少量地滤入原尿也可被肾小管重吸收。当肾小球受损,即使早期的轻微受损,白蛋白在尿中的漏出量也可增加,出现微量白蛋白尿(albuminuria)。1982年,Viberti等在研究糖尿病性肾病(diabetic nephropathy)时提出微量白蛋白尿(microalbuminuria)的概念,首先开始对糖尿病早期肾损伤的研究。微量白蛋白尿是指通常的尿蛋白定性试验阴性(<100mg/L,-)或尿蛋白定量(<150mg/24h)处于参考范围上限时,不能诊断为临床蛋白尿,而患者尿液中白蛋白的排量超过参考范围上限(30mg/24h),处于30~300mg/24h的范围内,提示患者已经有早期肾功能损害存在。

【适应证】糖尿病肾病、高血压肾病、狼疮性肾病等。

【标本采集】4h、8h、12h、24h定时留尿或随机尿。定时留尿时应将尿液留于干燥、洁净的500ml玻璃瓶内,并置于2~8℃冰箱内,尽快将全部尿液送检。随机尿标本5~10ml即可。

【检测方法】定时留尿的标本混匀后用量筒准确测定其总体积,留5ml用于测定。临床常用免疫渗透或免疫比浊法,可以单个标本或成批自动化分析。定时留尿可计算每分钟白蛋白的排泄率(albumin excretion rate,AER),24h标本一般计算白蛋白的总排出量。随机尿标本需同时测定尿液肌酐(U_{cr})的含量,以每毫克白蛋白与每毫摩尔或每克肌酐的比值表述结果,避免受尿量的影响。

【参考范围】

(1) 定时留尿:AER<20ug/min,<30mg/24h。

(2) 随机尿:<3.17 mg/mmol Ucr,或<28mg/g Ucr。

【临床意义】

(1) 糖尿病肾病的早期诊断与监测:微量白蛋白尿是糖尿病患者发生肾小球微血管病变的最早期的指标之一。糖尿病患者尿白蛋白排泄率处于参考范围内或间歇性出现微量白蛋白尿,此时肾小球毛细血管基底膜仅出现增厚改变,尚处于极早期的病变阶段;当持续出现微量白蛋白尿时患者处于发展为糖尿病肾病(尿白蛋白>300mg/24h)的早期,如果及时治疗并控制血糖水平,可以阻止病变加重或使病变逆转;当尿白蛋白排泄量持续>300mg/24h后,患者为临床糖尿病肾病。出现持续性微量白蛋白尿的患者发生糖尿病肾病的危险度明显高于尿白蛋白排泄量正常的糖尿病患者。因此,尿微量白蛋白测定应为糖尿病患者每年的必查项目或定期监测指标,以便及早发现早期。肾损伤、监测病情的进展或疗效观察。

(2) 高血压肾病:微量白蛋白尿是高血压病患者并发肾脏损伤的指征之一,有报道约1/4的原发性高血压患者出现微量白蛋白尿,当血压得到控制后微量白蛋白尿程度可减轻。妊娠诱发高血压可出现微量白蛋白尿,持续性微量白蛋白尿常预示妊娠后期易发生子痫。

(3) 其他疾病:狼疮性肾病、泌尿系统感染、心力衰竭、隐匿型肾炎等也可出现微量白蛋白尿。

6. 评价与问题:剧烈运动后尿中白蛋白排量可增加,故标本采集应在清晨、安静状态下为宜。

(二) 尿转铁蛋白测定

转铁蛋白(Tf)是由679个氨基酸构成的糖蛋白,分子量为76.5kD,分子量接近白蛋白,属于中分子蛋白。在生理情况下不容易通过肾小球滤过膜,但由于转铁蛋白所带负电荷比白蛋白少,当肾小球滤过膜上电荷屏障发生轻度损伤时,转铁蛋白比白蛋白更容易漏出。

【适应证】糖尿病肾病、高血压肾病、狼疮性肾病等。

【标本采集】定时留尿或随机尿。

【检测方法】免疫透射或散射比浊法。随机尿液标本测定应同时测定肌酐,以尿Tf与尿肌酐(Ucr)浓度的比值报告,避免尿液浓缩与稀释的影响。

【参考范围】透射比浊法<0.173mg/mmol Ucr或<1.53mg/g Ucr,免疫散射比浊法<2.0mg/L

【临床意义】一些研究资料表明,肾脏早期损伤时,Tf在尿中增加早于白蛋白,对早期发现和诊断糖尿病肾病等早期肾小球损伤性疾病比微量白蛋白测定更敏感,对判断肾小球疾病损伤程度亦有一定参考价值。

【评价与问题】虽然尿Tf比微量白蛋白诊断早期肾损伤更敏感,但也有其不足之处,主要是尿中的含量比白蛋白更低,在pH≤4时易降解,使检测的难度增大,精密度不如尿白蛋白测定。所积累的临床应用资料尚少,尚须进一步研究。目前大多数临床实验室还是以微量白蛋白测定为主。

(三) β_2—微球蛋白测定

β_2-微球蛋白(β_2-microglobulin,β_2-MG)主要由淋巴细胞产生,肿瘤细胞也具有较强的合成能力,广泛存在于有核细胞表面,健康人每天合成约150~200毫克。β_2-MG分子量为11.8KD,属小分子蛋白,在生理情况下可自由通过肾小球滤过屏障,但约99.9%被近曲小管吸收,故尿中含量很低。当含量增加时反映肾小管重吸收功能减低,是诊断肾小管损伤的指标之一。

【适应证】肾小管早期损伤性疾病,如急性肾小管坏死、药物或化学物质中毒、肾移植后的早期排异反应、恶性肿瘤、自身免疫性疾病等。

【标本采集】血清,随机尿并及时送检。

【检测方法】酶免疫分析法或免疫比浊法。尿液标本测定时应同时测定尿肌酐(Ucr),以尿 β_2-MG 与肌酐浓度的比值报告,避免尿液浓缩与稀释的影响。

【参考范围】血清 1~2mg/L,尿液<0.2mg/g Ucr。

【临床意义】

(1)血清 β_2-MG 升高:①肾小球滤过功能评价:肾小球滤过功能受损使 β_2-MG 潴留于血液中而升高,内生肌酐清除率低于 80ml/min 时即可出现,而此时血清肌酐浓度仍处于参考范围内,故在评价肾小球滤过功能方面,β_2-MG 比血清肌酐浓度变化的灵敏度更高。②肾移植监测:肾移植成功后,血清 β_2-MG 浓度迅速下降,而且比血肌酐减低更早。发生肾移植排异反应时,血清 β_2-MG 浓度回升;但若应用免疫抑制剂可影响淋巴细胞的合成而导致 β_2-MG 增加不明显,因注意与其他指标结合分析。

(2)尿液 β_2-MG 升高:肾小管重吸收 β_2-MG 的阈值为 5mg/L,当血中浓度超过此值时,可出现肾小管非重吸收功能受损的 β_2-MG 尿。因此,当血液 β_2-MG<5mg/L,尿 β_2-MG 增高,提示为肾小管重吸收功能受损,见于肾小管—间质性肾病、烧伤诱发急性肾小管坏死、先天性肾小管疾病等。

(3)血清和尿液 β_2-MG 均升高:免疫性疾病,如系统性红斑狼疮、风湿性关节炎、干燥综合征的疾病活动期;恶性肿瘤,如多发性骨髓瘤、慢性淋巴细胞白血病、呼吸与消化系统恶性肿瘤;一些感染性疾病,如病毒性肝炎等,β_2-MG 合成显著增多,血清浓度显著升高并超过肾小管重吸收 β_2-MG 的阈值,血清和尿中均可增高。

【评价与问题】

(1)酸性尿对测定的影响:尿 pH≤5.5 时,尿中酸性蛋白酶可迅速降解 β_2-MG,在 25℃、24h 内尿中 β_2-MG 浓度可下降 80%。因此,标本采集后应及时送检,而且不宜进行长时间留取尿液检查。

(2)年龄对血清 β_2-MG 有影响,高龄者高于低龄者。

(四)α_1-微球蛋白测定

α_1-微球蛋白(α_1-microglobulin,α_1-MG)为肝细胞和淋巴细胞产生的一种糖蛋白,分子量仅为 30kD,属于小分子蛋白。α_1-MG 在血浆中可以游离存在,或与白蛋白、IgG 结合。

游离的 α_1-MG 可以自由通过肾小球滤过膜,但 99%可被近曲小管重吸收,尿中排量较低。

在酸性尿液中比较稳定,尿中浓度也远高于其他小分子蛋白。

【适应证】肾小管功能损伤性疾病,如肾盂肾炎、间质性肾炎、急性肾小管坏死、药物或化学物质中毒,肾小球滤过功能早期损伤性疾病,如糖尿病肾病、高血压肾病、狼疮性肾病等。

【标本采集】血清,24h 定时留尿或随机尿。

【检测方法】酶免疫分析法和免疫比浊法,以后者较为常用。随机尿液标本测定时应同时测定尿肌酐(Ucr),以尿 α_1-MG 与肌酐浓度的比值报告,避免尿液浓缩与稀释的影响。

【参考范围】血清 10~30mg/L;尿液<15mg/24h,或<10mg/g Ucr。

【临床意义】

(1)尿液 α_1-MG:肾小管重吸收功能损伤时升高,α_1-MG 不受恶性肿瘤的影响。不论是否同时存在微量白蛋白尿,若 α_1-MG 明显增加,可诊断为肾小管损伤。

由于在尿中 α_1-MG 含量相对较高,测定的重复性较好,对肾小管损伤诊断的灵敏度优于其他。

(2)血清 α_1-MG:当肾小球滤过功能减低时,血清中 α_1-MG 可因潴留而升高。在内生肌酐清除率(Ccr)减低时,α_1-MG 先于 β_2-MG 和血清肌酐升高。若血清和尿液 α_1-MG 均升高,则提示肾小球和肾小管双重受损。肝实质病变,如重症肝炎、肝坏死等可因合成减少,血清 α_1-MG 降低。

【评价与问题】

(1)影响 α_1-MG 的肾前性因素较少,在酸性尿中不被降解,对近曲小管和肾小球滤过功能的早期损伤诊断的灵敏度比 β_2 高。因此,α_1-MG 有替代 β_2 微球蛋白测定的趋势。

(2)随年龄增高,尿中 α_1-MG 有上升趋势。运动后尿中排出量可增加,尿液检测时应在安静状态为宜。

(五)尿 N-乙酰 β-D-氨基葡萄糖苷酶测定

N-乙酰 β-D-氨基葡萄糖苷酶(N-acetyl-13-D-glucosaminidase,NAG)是广泛分布于各种组织中的溶酶体酶,分子量为 140kD,在肾皮质含量最高,髓质次之。NAG 在近曲小管上皮细胞内含量最丰富,远远高于输尿管和下尿道。由于溶酶体对各种毒素、化学物质、自由基和免疫反应敏感,即使在肾小管轻微损伤时,尿 NAG 活性也会增高。因此,测定尿中 NAG 活性对对早期发现肾毒性损伤有重要意义。

【适应证】各种肾毒性药物、化学物质等导致的肾小管—间质性肾病、糖尿病肾病、高血压肾病、泌尿系感染、肾移植监测等。

【标本采集】随机尿液并及时送检。

【检测方法】常用合成色原底物终点比色法或速率法,后者适于自动化检测。随机尿液标本测定时应同时测定尿肌酐(Ucr),以尿 NAG 与肌酐浓度的比值报告,避免尿液浓缩与稀释的影响。

【参考范围】速率法<2.37U/mmol Ucr 或<21U/g Ucr;终点法<1.81U/mmol Ucr 或<16U/g Ucr。

【临床意义】

(1)肾小管毒性损伤:氨基糖苷类抗生素,顺铂等抗癌药物,重金属(镉、汞等)引起的肾小管毒性损伤,尿 NAG 活性显著升高,早于尿蛋白和管型出现,甚至早于肾功能改变。

(2)糖尿病肾病、高血压肾病:近年来的研究发现糖尿病、高血压患者出现肾病的早期即可有肾小管损伤,尿 NAG、α_1-MG 等肾小管损伤标志物的变化甚至早于微量白蛋白尿的出现,三者的联合检查对早期发现糖尿病、原发性高血压、妊娠诱发高血压并发肾病有意义。

(3)泌尿系感染:泌尿系感染引起肾小管—间质性肾病时,尿 NAG 活性显著增高。上尿路感染高于下尿路感染,有助于感染的定位诊断。

(4)肾移植的监测:肾移植存活者,尿 NAG 不增加。肾移植后出现排异反应时,尿 NAG 活性增高常早于内生肌酐清除率(Ccr)、蛋白尿、管型尿或血尿出现。

【评价与问题】

尿 NAG 活性增高主要用于早期肾毒性损伤,尿 α_1-MG 与 β_2-MG 增高则主要见于肾小管重吸收功能损伤,彼此不能替代,联合运用更有价值。

(刘　娟)